看護サービス管理

第5版

編 集

小池 智子
慶應義塾大学大学院マネジメント研究科／看護医療学部 准教授

松浦 正子
大阪信愛学院大学看護学部 教授

中西 睦子
元 国際医療福祉大学大学院 教授

医学書院

看護サービス管理

発　行	1998 年 6 月 1 日	第 1 版第 1 刷
	2001 年 3 月 1 日	第 1 版第 3 刷
	2002 年 2 月 15 日	第 2 版第 1 刷
	2007 年 2 月 1 日	第 2 版第 6 刷
	2007 年 8 月 15 日	第 3 版第 1 刷
	2012 年 7 月 15 日	第 3 版第 7 刷
	2013 年 3 月 15 日	第 4 版第 1 刷
	2017 年 11 月 1 日	第 4 版第 5 刷
	2018 年 12 月 1 日	第 5 版第 1 刷©
	2023 年 11 月 15 日	第 5 版第 3 刷

編　集　小池智子・松浦正子・中西睦子

発行者　株式会社　医学書院
　　　　代表取締役　金原　俊
　　　　〒113-8719　東京都文京区本郷 1-28-23
　　　　電話　03-3817-5600（社内案内）

印刷・製本　三報社印刷

本書の複製権・翻訳権・上映権・譲渡権・貸与権・公衆送信権（送信可能化権を含む）は株式会社医学書院が保有します．

ISBN978-4-260-03661-0

本書を無断で複製する行為（複写，スキャン，デジタルデータ化など）は，「私的使用のための複製」など著作権法上の限られた例外を除き禁じられています．大学，病院，診療所，企業などにおいて，業務上使用する目的（診療，研究活動を含む）で上記の行為を行うことは，その使用範囲が内部的であっても，私的使用には該当せず，違法です．また私的使用に該当する場合であっても，代行業者等の第三者に依頼して上記の行為を行うことは違法となります．

JCOPY　〈出版者著作権管理機構　委託出版物〉
本書の無断複製は著作権法上での例外を除き禁じられています．複製される場合は，そのつど事前に，出版者著作権管理機構（電話 03-5244-5088，FAX 03-5244-5089，info@jcopy.or.jp）の許諾を得てください．

執筆者一覧 (執筆順)

中西睦子	元 国際医療福祉大学大学院 教授
水流聡子	東京大学総括プロジェクト機構サービスエクセレンス総括寄付講座 特任教授
金井 Pak 雅子	関東学院大学 看護学研究所 客員研究員
杉本なおみ	慶應義塾大学 看護医療学部 教授
川渕孝一	東京医科歯科大学大学院 医療経済学分野 教授
福井小紀子	東京医科歯科大学大学院 保健衛生学研究科 在宅ケア看護学分野 教授
山田雅子	聖路加国際大学大学院 看護学研究科 教授
小池智子	慶應義塾大学大学院マネジメント研究科／看護医療学部 准教授
田村やよひ	前 日本赤十字九州国際看護大学 学長
岩満裕子	東京医療保健大学 東が丘・立川看護学部 基礎看護学領域 准教授
尾﨑フサ子	新潟リハビリテーション大学大学院 特任教授
川村治子	医療法人社団慶生会青梅慶友病院 看護介護開発室顧問
勝原裕美子	オフィス KATSUHARA 代表
佐藤紀子	東京慈恵会医科大学医学部看護学科 教授
陣田泰子	KGS 看護現場サポーター
藤本幸三	京都橘大学大学院 看護学研究科 看護管理学 教授
鳥原真紀子	前 国際医療福祉大学大学院 講師
河口てる子	聖隷クリストファー大学看護学部 教授
松浦正子	大阪信愛学院大学 看護学部教授

第5版の序

　本書は，看護サービス管理を看護専門職が取り組む1つの独立した専門分野として確立させ，看護管理というものについての学術的かつ実践的な展望を広げ，常に動いていく社会のなかで，看護活動を正当に位置づけるための枠組みを提供することをねらいにしています．1998年に初版が発刊されて以降，時代の変化に合わせて改訂を重ねてきました．

　2013年の第4版では，看護活動の内部の変化に目を向けた見直しがなされ，組織デザイン，在宅看護，医療現場におけるコミュニケーションなどが新たに加えられました．第4版発刊から5年が経過した今回の改訂にあたっては，社会全般や社会保障制度改革等に伴って生じている保健医療福祉分野のさまざまな変化に適応するために，最新の理論や情報に基づき内容を大幅に加筆しました．

　本書は，利用する主な対象者として，現場の看護管理者，あるいは将来看護管理者をめざしている看護師をはじめ，看護学士課程の学生や大学院生を想定しています．看護管理学を学ぶための教科書として，学生にとっても教員にとっても使いやすくなるように，各章の冒頭に「Learning Objectives」を提示し，どのようなことを理解し，どのような行動がとれるようになるかを明示しました．

　昨今の教科書は初等，中等，高等問わず，また洋の東西を問わず，フルカラーのものが増えてきました．4色刷りの教科書に慣れた学生が増えていることから，また，本書には図表が多く提示されており，それらをより見やすくするために，これまでの2色刷りから4色刷りに変えています．

　また，初版から本書の骨子を作ってこられ，2015年に逝去された故中西睦子先生が，生前，次の改訂の際に検討してほしいという内容を残されており，それを踏まえて以下の2点を各章に組み込みました．

　1つ目に，本書の内容には関連する諸理論を積極的に採用していますが，抽象的な説明だけでは学習者がイメージしにくいため，具体的な事例を加えました．看護管理学は，「静的」な学問ではなく，これらを用いてどのように活動するかという「動的」な学問でもあります．理論と身近な具体例とを何度か読むことで，仕事の場面で知識や理論がどのように活用されているかを知り，理解を深めることができるようになると思います．

　2つ目に，学習者が単に知識を得るだけでなく，能動的に学習し「考える力」を高めることができるよう，要所要所に「Think for yourself」という問いを設定しました．問いには「考えてみよう」といった本書の内容を思考することを促すだけでなく，「調べてみよう」「分析してみよう」といった学習行動を促すものもあります．それらの問いに挑戦することにより，本書の内容を漠然と理解するだけでなく，自ら学び思考を深めることで知識を身につけるとともに，それらの知識を活用して問題の解決に取り組むマネジメント力を高めることができるでしょう．

　私たちは，過去の積み重ねの上に立っていますが，未来は不確実なものです．マネ

ジメントにおいても，未来を考えて意思決定を行う局面に多く接しています．その時々の状況において現象の背後にある本質を見極め行動する能力や，新たな解決策を創造し行動する能力が求められている現在において，これらの問いは学習者が深く学び考え抜く力を育てる助けとなるでしょう．

　第5版では，上記のようなさまざまな工夫を凝らし，いっそうの内容の充実をはかりました．本書を手にするすべての人々にとって，看護管理学を興味深く学ぶことのできる教材となれば幸いです．

　最後に，「たゆまず構想力を鍛えて，よりよい未来を創りあげよ！」と，看護管理学を学ぶ者たちを鼓舞し続けてくださった故中西睦子先生に心からの感謝を捧げます．

2018年11月1日

小池智子　松浦正子

初版の序

　本書の著者たちには，1つの野心があった．それは，「看護管理の担い手はナース自身である」ことを実体化するための1つの大きな設計図を描くことである．したがって，病院があるから師長がいて，だから看護管理があるというような問題設定の仕方は，本書ではされていない．看護サービスの提供は，あくまでもミクロ・マクロの視点から複眼的にとらえられる．つまりは制度・政策から個々の病棟の看護管理に至るまで，実際それは1つの巨大システムとして眺められる．看護実践の進歩も向上も，変革も創造も，すべてはそのような体系的な視点のなかから生まれるものだということを著者たちは信じている．

　マクロの視点に立てば，ここ数年来，老人介護の問題が世間の関心をひいていること，2000年には介護保険が導入されること，すでに健康保険法が改正され，患者医療費の自己負担が増えていること等々の構造的な変化がある．それは病院のなかでみれば，患者の入院期間が短くなり，その分看護業務が増えるという現象になっている．これを「仕事が増えて大変」という局面でとらえているだけでは，事態は改善されず，まして看護ケアの質の向上もめざすことができない．

　本書のねらいは，看護サービス管理を看護専門職が取り組む1つの独立した専門分野として確立させ，看護管理というものについての展望を広げ，看護活動をつねに動いていく社会のなかで正当に位置づけるための枠組みを提供することである．看護サービス管理とは，このような枠組みを縦横に使うことによって，仕事の仕組みを自ら変革したり，つくり出していくダイナミックな活動分野であるという考え方が，その前提にある．

　したがって，本書の内容には，関連する諸理論は積極的に採用していること，さらに将来の研究領域，学問領域も提示していることが1つの特徴である．

　本書を利用される主な対象としては，看護学士課程の学生，現場の看護管理者，あるいは将来の看護管理者をめざしている研修中の方たちを想定している．もとよりそれ以外の立場の方たちにも活用していただければありがたい．

　冒頭に著者たちの野心について述べたが，本書ができあがったいま読みなおしてみると，現在の激しい制度的変化から特に在宅ケアにおける看護管理の部分は近い将来補筆が必要になるように思う．おそらくはデータの蓄積も実践モデルの開発も速やかに進むだろうことが予想されるからである．

　ふりかえってみると，最初に本書の企画が示された時点からすでに3年が経過している．その間，編者をはじめ何人かの著者たちの職場移動もあり，制作過程は困難を極めた．この長い道のりに終始かわらず辛抱強くつきあってくださった医学書院看護出版部の大野学氏に著者を代表して厚く感謝したい．

1998年5月1日

中西　睦子

第3部

目次

第1章 看護サービス管理とは何か

看護サービス管理とは ……………………………………………… 中西睦子　1
1. なぜサービスか ……………………………………………… 2
2. ヒト・モノ・カネ・情報という資源 ……………………………………………… 2
3. 組織と管理の一般的概念 ……………………………………………… 3
4. 看護サービス管理の対象 ……………………………………………… 7

看護をサービスとしてとらえることの意味 ……………………………………………… 水流聡子　8
1. コンシューマリズムの流れ ……………………………………………… 8
2. 貨幣経済社会システムからみた看護 ……………………………………………… 9
3. サービスの消費者としての患者とサービスの質 ……………………………………………… 10

医療費と看護サービス ……………………………………………… 11
1. サービス対価としての医療とその動き ……………………………………………… 11
2. 質的ニーズの増大は医療費抑制を招く ……………………………………………… 13
3. 看護経済学の可能性 ……………………………………………… 15

生産性の高い看護提供システムの構築 ……………………………………………… 16
1. システムアプローチ ……………………………………………… 16
2. 情報システムがもたらす空間的・時間的効率性 ……………………………………………… 18
3. 最終的には看護職自身に還元されるシステム ……………………………………………… 19

第2章 看護サービス管理の基礎

リーダーシップ・マネジメント ……………………………………………… 金井Pak雅子　22
1. リーダーとは ……………………………………………… 22
2. リーダーシップ能力 ……………………………………………… 24
3. リーダーシップスタイル ……………………………………………… 25
4. 状況別リーダーシップ ……………………………………………… 27

モチベーション(動機づけ) ……………………………………………… 28
1. マズローの欲求体系理論 ……………………………………………… 28
2. ハーツバーグの二要因理論 ……………………………………………… 30
3. 強化理論 ……………………………………………… 31
4. 期待理論 ……………………………………………… 32
5. 公平理論 ……………………………………………… 33

組織の仕組みと機能 ... 33
- 1 人間行動の環境としての組織 ... 33
- 2 医療における組織 ... 34
- 3 組織構造 ... 35

管理論(さまざまな管理モデル) ... 38
- 1 管理論の歴史的変遷 ... 38
- 2 仕事に対する姿勢 ... 39
- 3 マネジメント論 ... 40
- 4 管理職のアセスメント ... 43

組織コミュニケーション ... 杉本なおみ 43
- 1 組織とは ... 43
- 2 コミュニケーションとは ... 44

組織コミュニケーション能力 ... 46
- 1 組織コミュニケーション能力の定義 ... 46
- 2 組織コミュニケーション能力の考え方 ... 46
- 3 組織コミュニケーション能力の向上 ... 47

看護管理に必要な組織コミュニケーション能力 ... 48
- 1 組織コミュニケーションにおける管理者の役割 ... 48
- 2 看護管理者に求められる組織コミュニケーションの知識 ... 48
- 3 看護管理者に求められる組織コミュニケーション行動 ... 50

第3章 看護サービス管理の要素とプロセス

看護サービス管理の諸要素 ... 金井 Pak 雅子 53
- 1 マネジメントとは ... 53
- 2 管理者の仕事 ... 54
- 3 サービスとは ... 54

看護サービス管理のプロセス ... 55
- 1 アセスメント ... 56
- 2 プラニング ... 61
- 3 組織化 ... 63
- 4 行動化 ... 70
- 5 統制 ... 73

第4章 日本の医療と介護サービス提供システム

医療経済の仕組み ... 川渕孝一 75
- 1 増嵩する国民医療費 ... 75
- 2 医療経済をミクロで考える ... 81

介護保険制度と看護サービス提供 ... 福井小紀子 85
- 1 看護職にとって身近になった介護保険制度 ... 85
- 2 介護保険制度, 介護保険法, 介護報酬とは ... 86

3 介護保険制度の仕組み ･････････････････････････････････ 86
　　　4 介護保険制度の利用手続き ･････････････････････････････ 86
　　　5 介護サービスの種類 ･･･････････････････････････････････ 89
　　　6 居宅介護支援/介護支援専門員(ケアマネジャー)とは ･･････ 90
　　　7 介護サービス提供における看護配置基準 ･････････････････ 91
　　　8 医療保険と介護保険の違い ･････････････････････････････ 91
　　　9 看護サービス管理者に求められるもの ･･･････････････････ 93
　　在宅看護におけるマネジメント ･･･････････････････････ 山田雅子 **93**
　　　1 在宅看護が看護マネジメントにとって重要であるわけ ･････ 93
　　　2 在宅看護の基本的な考え方 ･････････････････････････････ 95
　　看護サービス提供システムの現状と課題 ･･････････････････････ **99**
　　　1 看護市場(マーケティング) ････････････････････････････ 100
　　　2 トランジショナル・ケア ････････････････････････ 小池智子 110
　　組織デザインとしてのチーム医療 ･････････････････････ 小池智子 **114**
　　　1 限りある人的資源の活用 ･･････････････････････････････ 114
　　　2 「チームワーク」の質を高める ･････････････････････････ 115
　　　3 チーム医療の推進 ････････････････････････････････････ 116
　　　4 チームの組織デザイン ････････････････････････････････ 118
　　　5 「協力の科学」としての医療 ･･･････････････････････････ 124
　　　6 チーム医療を促進する組織文化の醸成 ･･････････････････ 125

第5章　看護行政の仕組みと看護政策

　　看護行政の仕組み ･･･････････････････････････････ 田村やよひ **130**
　　　1 看護行政の組織と機能 ････････････････････････････････ 131
　　　2 看護政策の展開 ･･････････････････････････････････････ 133
　　政策決定過程と看護職の参画 ･････････････････････････ 小池智子 **138**
　　　1 わが国の立法の成立過程 ･･････････････････････････････ 140
　　　2 診療報酬改定の過程 ･･････････････････････････････････ 142
　　　3 政策決定過程への参加 ････････････････････････････････ 147

第6章　看護サービスの質保証

　　病院機能評価の考え方と仕組み ･･･････････････････････ 岩満裕子 **153**
　　　1 病院機能評価の沿革 ･･････････････････････････････････ 153
　　　2 病院機能評価の仕組み ････････････････････････････････ 155
　　医療機能評価機構が掲げている課題と評価の視点 ･････････････ **157**
　　　1 地域医療の質向上に寄与するためには ･･････････････････ 157
　　　2 医療の質改善を促進させるための組織への支援 ･･････････ 158
　　　3 医療の質改善を促進させるための教育 ･･････････････････ 159
　　　4 評価の視点とその対応方法 ････････････････････････････ 160

看護部門の自己評価 ... **161**
1. 看護部理念・目標から評価項目を読み解く ... 162
2. サービスの視点からの質評価 ... 163
3. 看護実践と評価 ... 164
4. トータル・クオリティ・マネジメント(TQM) ... 165

患者満足 ... 尾崎フサ子 **167**
1. 患者満足度に関する研究の始まり ... 167
2. 患者満足度が注目されてきた背景 ... 167
3. 患者満足度調査 ... 168
4. 医療に求められるサービス ... 168
5. 患者満足度に影響する要因 ... 168

看護師の職務満足 ... **169**
1. 職務満足に関する研究の背景 ... 169
2. 職務満足はなぜ必要か ... 172

第7章 看護サービス管理におけるリスクマネジメント

医療現場のリスクマネジメント ... 川村治子 **174**
1. リスクマネジメントとは—その歴史とわが国の医療現場への導入 ... 174
2. システムとしての安全をめざす医療のリスクマネジメント ... 176

リスクマネジメントからみた看護事故防止の考え方 ... **177**
1. 2群の看護事故における危険要因の主たる所在の違い ... 177
2. 療養上の世話における事故の防止 ... 178
3. 診療の補助における事故の防止 ... 178

ヒヤリハット事例(インシデント)のリスクマネジメントへの活用 ... **179**
1. 個々事例の分析と活用 ... 180
2. 多数事例の分析と活用 ... 182

リスクマネジメントにおける看護部門の役割 ... **184**

看護師の労働安全衛生とリスクマネジメント ... **185**
1. 職業感染 ... 185
2. 抗がん剤の曝露 ... 186
3. 放射線の曝露 ... 187
4. 消毒剤グルタルアルデヒドの曝露 ... 188
5. ラテックスアレルギー ... 188
6. 患者・家族からの暴力 ... 189
7. 職業性腰痛 ... 190
8. パワーハラスメント ... 190

個人と組織のレジリエンスを高める ... **191**

第8章 看護と情報管理のシステム

看護サービスの提供と情報管理 ……………………………………………… 水流聡子 **196**
1. 看護サービス提供のプロセス …………………………………………… 196
2. スタッフナースに必要な情報 …………………………………………… 198
3. 看護管理者に必要な情報 ………………………………………………… 199

看護を支援する情報システムの実際 ……………………………………………… **200**
1. 求められている看護サービス …………………………………………… 200
2. 診療支援システム ………………………………………………………… 201
3. 看護ケアを支援するシステム …………………………………………… 204
4. 看護管理を支援するシステム …………………………………………… 206

看護情報システムの課題と展望 …………………………………………………… **208**
1. 電子カルテと看護 ………………………………………………………… 208
2. 看護実践のための分類基準(標準化の事例) …………………………… 210
3. 臨床で用いる看護実践用語の標準化 …………………………………… 210
4. 臨床看護知識の構造化と再利用 ………………………………………… 211

第9章 看護キャリア開発

専門職としての展望 ………………………………………………… 勝原裕美子 **213**
1. 専門職とは ………………………………………………………………… 213
2. 看護の専門職化(プロフェッショナリゼーション) …………………… 214
3. 看護の専門分化 …………………………………………………………… 216
4. 専門分化の統合 …………………………………………………………… 217

キャリア開発の方策 ………………………………………………………………… **218**
1. キャリア開発に関連する用語の整理 …………………………………… 218
2. 組織におけるキャリア開発の位置づけ ………………………………… 219
3. キャリア開発モデル ……………………………………………………… 220
4. 生涯発達の視点 …………………………………………………………… 222

新人看護師教育—プリセプター制度 ……………………………… 佐藤紀子 **224**
1. プリセプター制度の歴史 ………………………………………………… 225
2. わが国のプリセプター制度の特徴 ……………………………………… 226
3. プリセプターの役割 ……………………………………………………… 226
4. プリセプター制度をめぐる混乱 ………………………………………… 226
5. クリニカルラダーの活用 ………………………………………………… 229

現任教育におけるキャリア開発
—見えにくい看護の知の見える化の方法 ………………………… 陣田泰子 **229**
1. 看護師という道を選択した者としてキャリア開発するという自覚 ………… 230
2. キャリア開発(学習)の2つの方法 ……………………………………… 232
3. 理論と実践の統合,統合体としての身体(達人レベルの熟達)をもつ
   専門職 …………………………………………………………………… 232

4 認識の発展を促す方法 ･･･ 233
　　　5 実践を探究し，看護の知を創造していく ･････････････････････････････････････ 238

第10章　看護倫理と看護サービス管理

看護職の体験する倫理的ジレンマ ･････････････････････････････････ 中西睦子　242
　　1 看護職のジレンマの特質 ･･･ 242
　　2 複雑になった倫理的判断基準 ･･･ 244

看護サービス管理の場に生じる倫理的問題 ･････････････････････････････････ 245
　　1 看護管理者の体験する倫理的ジレンマ ･････････････････････････････････････ 245
　　2 管理の場に生じる倫理的問題の例 ･･･ 247

看護サービス管理の倫理原則と看護管理者の役割 ･･････････････････ 248
　　1 看護管理者の役割 ･･ 248
　　2 看護管理者の倫理原則 ･･･ 249

看護倫理を実現するシステムづくりと組織文化の創造 ･･･････････ 252
　　1 看護倫理教育 ･･･ 253
　　2 システムづくり ･･ 254

第11章　看護サービス管理における教育と研究

看護サービス管理における教育 ･･･ 259
　　1 看護サービス管理の基礎教育 ･････････････････････････････ 藤本幸三　259
　　2 看護管理者の育成と大学院教育 ･････････････････････････ 鳥原真紀子　267
　　3 看護情報の電子化は研究と教育をどのように変えてきたか ･････････ 河口てる子　272
　　4 ケース・メソッドによる看護管理者教育 ･････････････････････ 小池智子　280

看護サービス管理における研究 ･･･ 285
　　1 看護サービス管理研究の動向と課題 ･････････････････････････ 小池智子　285
　　2 研究成果の看護サービス管理への応用―データを生かす ･･･････ 松浦正子　295

索引 ･･ 307

第1章 看護サービス管理とは何か

> **Learning Objectives**
> 1. 看護サービス管理の定義，目的，対象について理解する
> 2. 看護をサービスとしてとらえることの意義を理解する
> 3. 医療費の構造を理解し，医療費に対する看護サービスの影響を知る
> 4. 生産性の高い看護提供システムの構築に必要な観点・考え方を理解する

看護サービス管理とは

　看護職をめざす人は，そのための基礎的な学習を終えたとき，専門職を志向する個人として1つの重要な選択を行う．それは，なるべく自分が成長できるような条件を備えている職場を選ぶという選択である．その際，仕事は少しくらいたいへんでも，いろいろな学習ができる職場のほうがよいとか，大きな組織で責任の範囲がはっきりしているほうがよいとか，確実に自分の希望する部署に配置してくれるところがよいとか，いろいろな理由があげられるかもしれないが，その多くが，看護の職場環境だったり，職場の条件だったりする．

　看護職は，看護のための職場環境や条件を整え，それによってよりよい看護ケアが提供できるように専門職として努力する責任を負っている．そして職場環境をどのように整えていくかという問題にミクロ・マクロの視点から取り組んでいくのが，看護サービス管理の仕事の1つである．本書では，いわゆる看護管理(nursing management)といわれる活動を"看護サービス管理"という言葉で表すことにする．"看護管理"も"看護サービス管理"も基本的に変わるところはないが，後者のほうが，次で述べるように，看護活動の位置づけを理念的に明確にしているからである．

　ギリーズ(Gillies)[1]によれば，看護管理とは，「患者にケア，治療，そして安楽を与えるための看護スタッフメンバーによる仕事の過程」である．そして看護管理者の仕事は，「最も有効で可能なケアを患者およびその家族の人々に与えるために，計画し，組織化し，指示を与え，そして入手できる財政的・物質的・人的資源を統制すること」である．

　また，日本看護協会看護師職能委員会によれば，「臨床における看護管理とは，患者や家族に，看護ケア，治療への助力，安楽を与えるために看護職員が行う仕事の過程である．看護管理者は，最良の看護を患者や家族に提供するために，計画し，組織化

し，指示し，調整し，統制を行う」[2]とある．

いずれの定義も内容的に変わるところはない．要は，患者ケアの提供という目的のために，計画・組織化・指示・調整・統制といった諸活動を行うことなのである．

1 なぜサービスか

最初に，本書では"看護サービス"という言葉をなぜ使うかということについて述べよう．"サービス"という言葉は，経済社会における産業の一形態を指すものであり，それによって看護の仕事を近代社会のなかで改めて位置づけようとするところからきている．これはもちろん，かつて医療は医師の主導するもので，医師の仕事は聖職，つまりそれ自体神聖かつ崇高であり，金銭的な報酬を第一義としない仕事であるとみなされてきたことに対する1つのアンチテーゼである．

そのような見方の変化が起こるには，歴史的な経緯がある．1970年代にアメリカ合衆国(以下，米国)では，少数派または社会的弱者の解放運動が次々に起こった．その代表的なものが黒人解放運動，女性解放運動，そして消費者運動である．この消費者運動の潮流のなかで，医療がかつての聖域の砦を外され，市場経済の枠組みのなかでとらえられるようになり，患者はむしろ"顧客(クライエント)"として位置づけられるようになった〔「サービスの消費者としての患者とサービスの質」の項(☞10頁)参照〕．"顧客"は当然，消費者としての権利を有し，他方，医療は，その権利を擁護しつつ提供する1つのサービスとなる．

看護師の仕事も，西洋では尼僧の務めから始まった．ナイチンゲール以前にさかのぼる時代の看護師がもつ基礎的価値は，禁欲主義として特徴づけられる[3]．すなわち，自己否定により現世的な欲求を抑え，精神の高みに昇り，聖なるものに仕えることに価値を置く考え方である．看護という仕事もまた聖職であった．このような伝統に基づく西洋式の看護師教育が日本に導入されたのは，明治の中葉，19世紀末である．

しかし，その後，近代科学のめざましい発達，それを受けた社会の工業化の進展のなかで，医療の位置づけが変わり，そのなかで看護の位置づけも変わった．看護師はもはや聖なるものに仕えるのでなく，人間と社会の健康に仕える自立した専門職であり，その活動は，経済的な対価に耐えうる1つの専門的なサービスとして認識されはじめているのである．

2 ヒト・モノ・カネ・情報という資源

専門職としての看護の仕事は，チームで行うことが多い．たとえば，病院を例にとると理解しやすい．病院のなかで看護が行われる代表的な場である病棟は，病院の規模にもよるが，たいていいくつかの単位に分かれている．それは診療科ごとである場合が多いが，そこに何人かの看護師が配置され，チームを編成して活動する．また，最近は地域看護の現場でも，保健師，看護師，ヘルパーといった組み合わせや，さらにそこに介護職やリハビリテーションの専門家が加わり，さらにケースワーカーが加わるというようにして職際的なチームを編成し，援助を必要とする人々にかかわるという場面が多くなってきている．

つまり，看護の仕事は多くの場合，その目的を達成するためそれぞれ責任を分担し

て遂行される．責任が分担される場合，それを統合して，全体として患者のケア・ニーズを満たすために，必要な諸資源が具合よく配分されていなければならない．

ここにいう必要な資源とは，第1に"ヒト"である．人がいなければ何もできないし，むろんサービスも成り立たない．しかし人が有効に活動するためには，必要な設備・機材のたぐいも用意されていなければならない．これが第2の資源"モノ"，すなわち物的資源である．またヒトとモノを適正に確保し，維持していくためには，ヒトは職員として採用し，モノは購入その他の方法で調達するという具合に，資金が必要である．これが第3の資源"カネ"である．

このようにして，特定の目標を達成するために，ヒト・モノ・カネを合理的・合目的的に有効に動かす仕事が，看護の専門的な実践を支える部分としてきわめて重要となる．そしてそれ自体，高度な知識と技術を必要とする分野でもある．たとえば，ヒト・モノ・カネのうちどれ1つをとっても，ほかの2つと無関係に扱うことはできない．つまり，ヒトを動かすことを考えるときには，モノとカネを同時に考えなければならない．

さらに，ヒト・モノ・カネを現場のニーズに応じて最も効率よく確保，調達するには，適切な情報が必要となる．それゆえ情報は1つの貴重な資源であり，情報の確保ルートは専門職であるなら，立場のいかんを問わず，とりわけ重要な関心事となるはずである．換言すれば，必要な情報はどこから，または誰からどんな機会に得てくるかという情報確保ルートを意識的にもっていることが必要となる．たとえば，ヒトをある部署に動かし，ある成果を期待するとき，その活動を支えるモノやカネが，どの程度調達できる体制にあるかを同時に見通しておかなければならない．また，モノを動かす（調達・整備する）ことを考えるときには，ヒトやカネについても同時に考えなければならない．いずれにしても情報を使わなければ，できる活動ではない．

以上は，一般にいう人事・労務管理，物財管理，予算管理に相当し，看護専門職としてその責務を担う分野が，一般に看護管理と呼ばれている．

3 組織と管理の一般的概念

a 組織とは

"組織"は英語の organization の訳語である．組織とは何かを説明するためにしばしば用いられるたとえの1つは，organisms，すなわち"生き物"である．これまでにも組織を説明するために多くの定義が試みられてきたが，いずれも十分ではないとして打ち出された定義が，次のものである．

「組織とは，人間の社会相互作用のダイナミックな集合体である．そうした相互作用は，使命を共有し，個人や組織の業績のために才能とエネルギーを発揮するメンバーの生み出す調整と葛藤を通して，持続的につくり出され，維持されていくものである」[4]．

確かにこの定義は，組織のもつフォーマル，インフォーマルな要素を盛り込んだものであるが，それだけにやや複雑である．以下は，組織の基本的要素だけを取り出したものなので，合わせてあげておく．組織とは，
①複数の個人および集団により構成されており，
②継続を前提として，

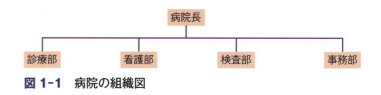

図 1-1　病院の組織図

③分化した職能を通して合理的に調整および方向づけを行いながら，
④ある目標や目的を達成しようとするものである[5]．

　組織は，別の見方をすれば，職務を遂行するために編成された責任と権限のシステムである．責任とは引き受けられた義務または任務であり，権限とは，他者の行動を統制するためになんらかの根拠により正当化された力である．組織のなかでこれが地位によって与えられる場合は，職務権限ともいい，その実体は，指示・命令権である．責任と権限は表裏一体であり，組織においては，一連の職務遂行のために，個々人の地位に応じてその範囲が定められている．

　たとえば病院によって，看護部長は，看護職員の人事管理，労務管理に関して，定員数の決定を除くほかは，いっさいの権限を与えられているという具合である．また，管理師長または病棟師長は，その病棟における看護職員の勤務スケジュールの管理に関して，看護部長のもつ権限を一部委譲されているというのが通例である．

b 病院組織の構造

　病院組織の構造は，通常，指示・命令系統により各部門をつなぐ図式をもって示される．それはのちに述べる管理者層ならびに各部署を位置づけ，さらに部署間のつながりを示すように構成され，それによって基本的な責任と権限の範囲を示すものである．たとえば，病院の場合，図 1-1 のような組織が望ましいとされる[6]．

　これは，病院長のもとに，診療部，看護部，検査部，事務部等のように職能によって分化させ，それぞれを等格に位置づけている．

　組織をどのような構造につくりあげるかは，管理における中心的な活動といわれる．その組織がどのような理念をもち，どのような目的・目標をめざすかによって，つくられる組織の構造も異なる．組織構造は，それによって効果的な仕事体制と，コミュニケーション網が与えられ，また個人と組織に一体感を与え，結果として仕事の満足感を醸成するものでなければならないのである[7]．

　近代的な組織の多くが，下敷きにしているモデルがある．それは，官僚機構である．官僚機構は，かなり多数の職員を統制するために考え出されたもので，上部組織が下部組織を統括する階層的な構成をもっており，その特徴は，下方への分化（下部組織がたくさんできる），専門分化（いわゆる縦割り体制が進行する），多くの規制や基準への依存（文書事務が増える），非人格化（人間疎外），効率主義等が特徴とされる．

　現代の病院も大規模になればなるほど，これを統合的に動かしていく必要が大きくなるため，組織としては，官僚機構型に限りなく近づくようになる．なぜなら，そのほうが管理上効率がよいからである．ただこの場合，管理者がよほど官僚機構型組織のもつ欠点に気づいていないと，職員も患者も人間として疎外され，よりよいサービスは，うたい文句に終わってしまう．

　官僚機構型組織の欠点を補うものに，アドホクラシー（adhocracy）機構がある[8]．アド

看護サービス管理とは

ホクラシーというのは，特別委員会または特別委員会からなる政府機構のことで，そのときどきの必要に応じて各部署が柔軟に動けるよう，自由な形で編成される．この場合，強調されるものは，統制権は中央に置きつつ，職務遂行は権限分散型で，職務の評価はコンピュータ化するというものである．これは，「さまざまな分野の組織構造上の階層から集まった多様な分野のスペシャリストたちによる特別プロジェクトチームが，期限の決まっている重要な仕事を行う流動的な組織構造形態」と解説されている[9]．

> *Think for yourself*
> 官僚機構型組織の欠点を補う方法として，ほかにどのようなものがあるだろうか．

これは，現段階では，組織構造の1つの可能性を示すものであり，病院組織のどの部分にこのモデルを導入できるか等，まだ十分な検討はされていない．

C 管理とは

管理という言葉はたいてい，management の意味で使われているが，administration も同じく管理の意味をもち，この2つの言葉は同じ意味で使われることも多い．ちなみに経営という言葉も，もとは management であるが，これは主に企業やビジネスの分野で用いられている．

管理（management）とは，「組織の目的・目標を達成するための計画立案・組織化・方向づけ・統制を通した資源のコーディネーションとの統合」[10]として定義されているが，これでは理解のための手がかりが乏しい．以下の定義は，もう少し具体的である．

管理とは，「状況を合理的にアセスメントし，目的・目標を体系的に定め，それを達成するための方略を体系的にうち立て，諸資源を整備し，合理的計画を立て，諸活動を組織化し，方向づけ，統制し，それに携わる人たちを動機づけ，報酬を与える」ことである[11]．

これでみると，管理のキーワードは，「目標志向性」，「体系性」，「合理性」であり，きわめて科学的な活動であるかのように理解できる．しかし，企業経営の分野では，management における直観の果たす役割が注目されている．特に，中・長期の目標を設定する等，不確実な要素が数多く関与し，科学的・合理的に予想が立てにくい場合には，人間の脳に本来備わっている非合理的な直観的能力が重要になってくるともいわれている[12]．したがって，管理は，局面や課題に応じて科学的な手続きと直観，合理と非合理の両次元において行われる活動としてとらえておくべきであろう．

administration も management とほぼ同様に"合理性"を強調して説かれている[13]が，「マネジメント・経営幹部の仕事・否定的な意味でない官僚主義・リーダーシップと同義に解釈する」として，management を責務とする組織上の地位，すなわち管理職の仕事を表すものとして述べられている場合もある．

マネジメントを機能的側面からみると，「計画する」「組織化する」「リーダーシップを発揮する」「コントロールする」の4つに集約することができる[14]．これらは担当部署にかかわらず，すべての管理者が共通して行うものである．4つの機能の内容は，以下のとおりである[15]．

(1) 計画する

「組織の使命と目的を設定し，それらを達成するために必要な活動の方向を決定すること」である．活動の方向は，基本方針，プロジェクト，プログラム，手続き，戦略等により決定される．

(2) 組織化する

「組織目標を達成するのに必要な資源と活動を組み合わせて公式の組織構造をつくり，責任を割り当て，権限を委譲すること」である．公式の組織構造は階層に反映され，命令系統(chain of command)，部門化(departmentalization)，コミュニケーションの流れ等を含む．

(3) リーダーシップを発揮する

「部下に影響を及ぼし，目標を達成すること」である．そのためには，権力，懲戒だけでなく，適切なリーダーシップに基づくコミュニケーション，動機づけ等により，指示，命令，協力要請，諮問等を行う．

(4) コントロールする

「計画された仕事を確実に達成するための方法や手段を案出すること」である．そのために必要な行動には，遂行すべき水準の設定，遂行度の測定，測定された遂行度と遂行すべき水準の比較，必要に応じた修正行動の実施がある．

> **Think for yourself**
> 4つのマネジメント機能を実践している管理職の例を探してみよう．例としてふさわしい理由を書き出してみよう．

d 管理者とは

組織のなかで管理を主な責務としている人たちは，一般に管理者と呼ばれる集団を形成している．管理者は，組織のなかで得ている地位によって，次のような階層的な構成となる．

(1) トップ・マネジメント(最高管理者層)

幹部管理者ともいう．方針決定機関としての取締役会や理事会と社長または組織の長からなる．

(2) ミドル・マネジメント(中間管理者層)

トップ・マネジメントの方針を実行するための管理計画の立案と実施に責任をもつ部課長クラスからなる．

(3) 監督者層

部課長の指揮を受けて，スタッフを直接監督する職能で，職長や係長のレベルをいう．

病院では，理事長・病院長・副院長がトップ・マネジメントに，看護部長や各診療科の部長がミドル・マネジメントに，病棟師長・主任，医局等の長が監督者層にひとまず相当するが，個々の管理者や管理者層をどのように処遇し，どのような権限を与えるかは，組織の設置主体により異なるので，一概にはいえない．

管理者層は，与えられている権限の相違により意思決定の範囲が異なる．トップ・マネジメントは，その組織の運営の基本方針の決定にあずかり，かつ責任を負う．これは本来，組織の維持・存続にかかる決定である．また管理を託された部署の活動を保証し権威づける．トップ・マネジメントの責務は，基本的に各部署が行う決定の前提となる意思決定を組織的に行うことである．それは現実的に次のような組織的影響力を通じて行う[16]．

- 組織目的や管理戦略を設定する：組織メンバーに行動の指針を与える．
- 組織単位の特殊化をはかる：部門別業務を決め，目的や活動を特殊化(専門分化)する．
- 意思決定を定型化する：標準的手続きや業務規準を決める．
- 情報システムを確立する：過去の記録を保管し意思決定の利用に供する．
- 権限とコミュニケーションのシステムを確立する：組織メンバーの意思決定を調整

し，全体としての合理性を確保する．
- 組織的忠誠心を高める：組織の目的にかなう意思決定に価値を置く心理的態度をつくる．
- コントロール・システムをつくる：予算や業績評価システム等によって組織メンバーの合理的な意思決定を動機づける．

なお，一般に使われる"管理職"という職名は，企業等における職位の課長あるいは次長以上を指すというから，ここではミドル・マネジメント以上の職位を総称していることになる．

監督者層は，第1レベルの管理者ともいい，現場に最も密着して仕事をしているため，流動的でダイナミックに展開していく現場の状況のなかで，たとえば，職員の突然の欠勤や機器の故障，人間関係のトラブル等，計画された行動を撹乱しかねない不測の要因をいかに取り扱っていくかが重要な課題となる[17]．

つまり監督者層は，"計画"，"組織化"，"コントロール"のいずれの段階でも，不測の事態に備えて柔軟に対応することが求められる．病棟師長の日常は，このような不測の要因を合理的に手際よく処理することに当てられるとみてよい．

> **Think for yourself**
> 管理者と非管理職員はどう違うのか，説明してみよう．

4 看護サービス管理の対象

看護サービス管理の対象は，複雑である．看護管理者が対象とするのは，
① 体制がどうあれケアを受ける人々
② 看護ケアを提供する人々，すなわち看護要員
③ 社会的相互作用の単位としての看護組織

である[18]．①はとりたてて説明するまでもないが，患者，家族，地域の生活者等が含まれる．②は，直接ケアを行う看護職のほか，看護補助者やその他直接ケアを支えてくれる職種がすべて含まれ，さらに現場の管理者，前述した監督者層が含まれる．③については，ケア提供にかかる諸資源，予算，ケアの質，ユニット間の相互作用，社会的・専門的な仕事環境等が管理対象となる．

表1-1 看護の主要概念からみた臨床の実践と管理者の実践のパースペクティブ

主要概念	臨床の実践	管理の実践
人間	患者，家族，コミュニティ	左のほか，個人として，集団として，また組織全体としてのケア提供者
相互作用	患者-環境の相互作用	左のほか，ケア提供者-環境の相互作用，管理者層-環境の相互作用
移行	健康/病気，患者/家族	左のほか，新しい地位，異なる地位につく看護職，職場を転じる看護職
環境	心理社会的，身体的，文化的，患者の，家族の，コミュニティの健康増進	患者をめぐる環境のほか，ケア提供者をめぐる環境（人的・物的），および，ミクロ/マクロのレベルでみた経済的，政治的，法的，倫理的環境
健康	ウェルネスの知覚，脆弱さのレベル，機能レベル	左と同じだが，ケア提供者については，個人にしても集団にしても組織全体にしても，より大きくとらえる

注：表の原題は「臨床の実践と管理者の実践が規定する看護の主要概念」

〔Jennings, B.M., Meleis, A.I.：Nursing Theory and Administrative Practice—Agenda for the 1990s. *In* Ward, M.J., Price, S.A. (eds.)：Issues in Nursing Administration, chap.1, pp7-17, Mosby, St. Louis, 1991 より〕

このように，看護管理者が目配りしなければならない対象は，非常に多様であるが，ケアの質の向上をめざそうとするとき，②と③の管理が順調であれば，おのずから成果が期待できるという関係にある．

ジェニングス（Jennings）とメライス（Meleis）[19]は，看護理論と看護実践，看護管理の関係を検討しているなかで，看護の主要概念が実践と管理でどのように規定されてくるかを対比的に示しているので，**表 1-1** にあげておく．これは看護サービス管理の対象，すなわち看護管理者のパースペクティブをとらえるのに役立つ．

（中西睦子）

看護をサービスとしてとらえることの意味

1 コンシューマリズムの流れ

"コンシューマリズム"とは，購入した商品・サービスによって生命や幸福が脅かされないようにするための考え方や行動規範を示す概念といえる．

コンシューマリズムは，米国において 1920～1950 年代にかけて萌芽し，1960 年代に活発な市民運動としての展開をみせた消費者運動のなかで形成されていった．現在，消費者運動は，市民運動として 1 人ひとりの生きている人間の運動と位置づけられている．また市民は，政府や企業から提供される物とサービスのみでなく，空気・大地・水といったすべての環境の消費者であるとされている[20]．

CI（Consumers International；国際消費者機構）が示す消費者の 8 つの権利と 5 つの義務[21]（**表 1-2**）をみると，"コンシューマリズム"が非常に広い一般化された概念として示さ

表 1-2　CI（国際消費者機構）が示す消費者の 8 つの権利と 5 つの義務

消費者の 8 つの権利	
1. 生活の基本的ニーズが保証される権利	●適切な食べ物をはじめ衣服，住居，医療，教育，衛生等の基本的な物資とサービスを受ける権利
2. 安全の権利	●健康と生命に害を与える物資の販売とサービスに反対して消費者の安全が守られる権利
3. 正しい情報が知らされる権利	●正直でない広告宣伝，誤った認識を与えるような広告宣伝，表示があり，これに反対して正しい事実と情報と表示が与えられる権利
4. 選ぶ権利	●商品，サービスの値段比較ができ，かつ質が保証されてそれがわかるような権利
5. 意見が反映される権利	●政府政策の決定・実行に消費者の意見が反映される権利
6. 救済される権利	●にせものやいかさまの商品，満足のいかないサービスに対して救済される権利
7. 消費者教育を受ける権利	●賢い消費者になるために，必要な知識と技術を受けることができる権利
8. 健康なる環境のなかで生活し働くことのできる権利	●人間的な尊厳が認められ，まともな生活ができるような環境づくりの権利
消費者の 5 つの義務	
1. 批判的意識	●物質やサービスの価格，品質について油断せず，疑問を投げかける責任
2. 主張と行動	●正しいと信じることを主張し，公正な取り扱いが得られるように行動する責任
3. 社会的関心	●自分たち消費者がほかの市民，特に不利な立場，あるいは力のない人々に与える影響について自覚する責任
4. 環境への自覚	●自分たちの消費が環境に及ぼす結果を理解する責任
5. 連帯	●消費者として連帯して組織をつくる責任

れていることが理解できる．

　このような消費者運動の新しい動きは，量から質への視点の変化，適正化思考，消費者から生活者へ，生活という全体像，共存と省エネルギー，地球規模の視点等から説明される[22]．すなわち，コンシューマリズムはより広く一般化された概念へと変化してきており，個々の人間が生活者として地球規模の視点で主体的に自らの生活を設計していくことを意図した概念としてとらえることができる．

　生活に焦点を当て当事者の主体的な生活設計を尊重するコンシューマリズムは，看護にとって重要な概念としてとらえられる．むろん，看護のみに限らず，コンシューマリズムは医療全体のあり方を考えるうえで，非常に重要な概念といえる．コンシューマリズムはさらに，米国における新しい健康概念をめぐる動き，すなわち，新しい医師-患者関係，セルフケア，ヘルスプロモーション，ホリスティック・メディスン，インフォームド・コンセント等の動きを生み出してきたともいわれる[23]．

2 貨幣経済社会システムからみた看護

　コンシューマリズムの概念を看護に適用する場合，看護を生産者側に，そしてクライエント（患者を含む医療の受け手）を消費者側に置き，提供する生産物を看護サービスとしてとらえる枠組みとなる．ここでは，看護をサービスとしてとらえることの意義について，われわれが生きている社会が貨幣経済社会であるという視点から考えてみる．

a 生産活動

　貨幣経済社会のなかでのわれわれの生活は，種々の産業によって生成された生産物を，労働によって得た貨幣で交換することにより営まれている．ここでは，労働は生産活動そのものである．経済活動は，生産活動と消費活動の循環する持続的活動とみなされるが，消費を1つの切れ目として，経済社会の究極の目的を消費，あるいは消費の与える満足ととらえるのが経済学の基本的な立場である[24]．このような経済社会をシステムとしてみた場合，入力を"消費者ニーズ"，出力を"消費に伴う満足"とする"生産と交換の巨大なシステム"としてとらえられる．またこのシステムには，"価格機構"というフィードバック制御機構が存在する．すなわち，開放性の動的平衡システムとして位置づけられる（図1-2）．生産の概念に関する歴史的変遷は，次のように3段階に分けられる[25]．

(1) 第1段階は"自然"を対象にした生産活動で，採取・狩猟を経て農耕・牧畜・漁労へと移り，農業・林業・漁業という第1次産業へと進展した．
(2) 第2段階では"市場生産"(production for the market)の概念によって生産の考え方が確

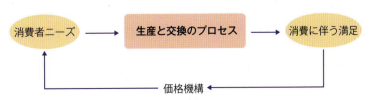

図1-2 開放性の動的平衡システムとしてとらえた経済社会システム

立し，形ある物(有形物)が強調された．これは，製造業・建設業といった第2次産業へと進展した．
(3) 第3段階では，"効用"(utility)の概念によって生産の解釈が拡大された．ここでは効用の生成ないし増大をもって生産と理解されたことから，輸送・販売・通商等いわゆるサービス活動が生産の範疇に含まれるようになった．

　看護は，無形生産物であるサービスを提供する生産活動としてみなされ，それは心身の健康に対する消費者ニーズの充足という効用をもたらすものとして理解される．看護サービスの消費者は，さまざまな健康レベルにある一般市民であり，医療の受け手になった場合，それは患者と呼ばれる．
　ここで，看護サービスの提供を，1つの生産システムとしてとらえてみると，入力は"看護サービスへのニーズ"，出力は"看護ニーズの充足に対する満足"，そして，システム内部では生産された看護サービスが報酬と交換されているというシステム構造を描くことができる．

b 消費者の評価
　ここで，フィードバック制御機構は何であろうか，考えてみたい．図1-2の経済社会システムでは，ニーズの充足状況を評価した"価格機構"が消費者ニーズを制御していた．看護サービスも貨幣と交換されるものであるからには，"価格機構"がニーズの量的・質的充足状況を評価して，看護サービスへのニーズを制御する役割を果たしていることは明らかである．
　問題は，誰が評価しているかである．われわれの経済社会は，消費者すなわち一般市民がニーズの充足状況を評価している消費者主権の社会である．看護サービス提供システムが，誰のニーズを満たすための生産システムなのかを考えると，看護サービスのクライエント(医療機関では患者，地域では住民または在宅サービスの利用者，企業では労働者，学校では児童・生徒・学生・教職員)による評価によって制御されると考えるのが妥当であろう．

3 サービスの消費者としての患者とサービスの質

　商品は，消費者による監視によってその品質が向上していく．消費者運動とともに，あるいは消費者運動のなかで発生・発展してきた"商品テスト"[20,26]が，消費者監視の1つの方法である．
　米国の消費者運動のなかでネーダー(Nader)が次々と設立したグループの活動[26]は，"公共の利益"や"市民の権利"を探求し，政策的に実現し，生活に具現化することを目的として，監視・調査研究・情報流通・行動・資金調達といったネットワークを形成しているが，そのなかの議会監視・企業監視・商品監視といった監視機構が，ネットワーク活動のトリガー(引き金)的役割を果たしていたと考えられる．

a 患者が評価することの意義
　看護をサービスとしてとらえた場合，「看護サービスを患者(クライエント)が監視することによって，看護サービスの質が向上する」という構造が見えてくる．図1-3に

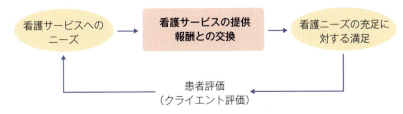

図 1-3 開放性の動的平衡システムとしてとらえた看護提供システム

おけるフィードバック制御機構(患者評価)が，ここでは監視機構に該当する．
　われわれ看護職は，質の高い看護を提供したいと願ってきた．看護職のこの願いをかなえてくれる原動力になるのが，実は患者による看護の監視・評価であるという視点は，看護をサービスとしてとらえると非常にわかりやすい．さらに，看護をサービスとしてとらえた場合，CI の提示する消費者の権利は，われわれ看護職がめざす質の高い看護を形成するヒントになる．

> **Think for yourself**
> 消費者としての患者が医療サービスに求めるものは何だろうか．

　社会学者であるウィーナー(Wiener)[27]やストラウス(Strauss)[28]は，コンシューマリズムをもとに"患者の仕事"という概念を提示している．入院中の患者は，治療生活がうまく進むように，可視・不可視の多くの仕事を行っている．それらの患者の仕事によってサービスの生産性が強化されている．そのような患者の仕事の1つに，"医療監視"という仕事があると考えられる．

b 看護がサービスであることの意義

　看護提供システムを生産システムととらえ，"看護サービスの提供と報酬との交換"として示したことに，多少の疑問を感じる人がいるかもしれない．ここでわが国の看護の歴史をもう一度振り返ってみたとき，看護に聖職性を植えつけた社会構造[29]に注目する必要がある．現在，そして今後，専門職としての看護職に要求されているものが何なのかを，コンシューマリズムを通して[30〜34]，また新しい健康関連概念を通して[35〜44]見つめたとき，看護がサービスであることの意義が見えてくると思われる．

> **Think for yourself**
> 医療サービスの消費者としての患者が求める看護サービスとはどのようなものだろうか．

　看護職が看護サービスを提供するうえで大切なことは，患者(クライエント)の権利を守ることであり，それは消費者(一般市民)の権利であることを忘れてはならない．

医療費と看護サービス

1 サービス対価としての医療とその動き

　量的ニーズの充足は，次の段階として質的ニーズの充足に向かわせるが，やがて提供するサービス資源の有限性が明らかになると，適正化のための選択が必要となる．
　たとえば一般家庭での家電製品の選択をみると，経済的に余裕のないときには，必要最低限の機能がついた低コスト商品を購入し，必要な数(量)の家電製品をそろえようとする．そして経済的に余裕が出てくると，機能やデザイン等(質)に対する希望が出てくる．しかし，この経済的余裕にも限界があるため，すべての家電製品に最高の機能やデザインを要求することはできなくなる．すなわち，予算枠のなかで量と質を

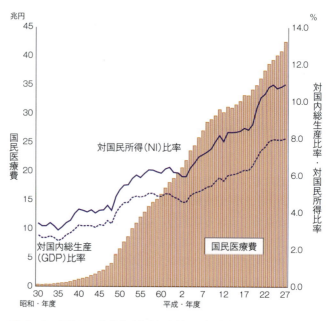

図 1-4 国民医療費と対国民所得の年次推移
〔厚生労働省:平成 27 年度国民医療費の概況より〕

吟味して,総合的に最も満足度が高くなるような組み合わせを考えなくてはならなくなる.

　医療サービスについても同様のことがいえる.広くてきれいで便利な個室に入院し,高度医療機器を用い,多くの医療従事者から丁寧に時間をかけて医療サービスを受けることは,理想的であるかもしれない.しかし,そのような医療サービスの提供を実現するには,病室や機器や人手に対して多くの費用を必要とし,それを誰かが負担しなければならないのである.公的・私的にこの費用を負担することができないとなれば,量と質のバランスを工夫するしかない.

　わが国では,医療サービスが量の充足から質の充足へと移行した結果,国民医療費の大幅な増加が生じた.1954(昭和29)年度に2,152億円であった国民医療費は増加の一途をたどり,国民皆保険が達成された1961(昭和36)年度以降は特に著しい増加を示し,2003(平成15)年度には31兆5,375億円となり,国民1人あたり医療費としては24万7,100円となった.

　2000(平成12)年以後,厳しい医療費抑制政策の効果か,国民医療費は横ばいか若干減少した年度もあるが,2004(平成16)年には国民1人あたりの医療費も25万1,500円となり,25万円台に突入した[45].2009(平成21)年度には,36兆67億円に上り,国民所得に占める国民医療費の比率は10.19%(前年度9.56%)となり,初めて1割を超えた.さらに2016(平成28)年度の国民医療費は42兆1,381億円と増加し,国民1人あたりの医療費は33万2,000円,国民所得に占める比率は10.91%(前年度10.79%),国民医療費の国内総生産(GDP)に対する比率は7.96%(前年度7.88%),となっている(図1-4).

　OECD諸国の医療費対GDP比率(2016年)によると,世界では米国が17.2%と突出している.しかしながら,米国の平均寿命は決して高い水準にはなく,米国の医療は高度医療では世界をリードしているが平均的な国民のニーズには応えていない.わが国

医療費と看護サービス

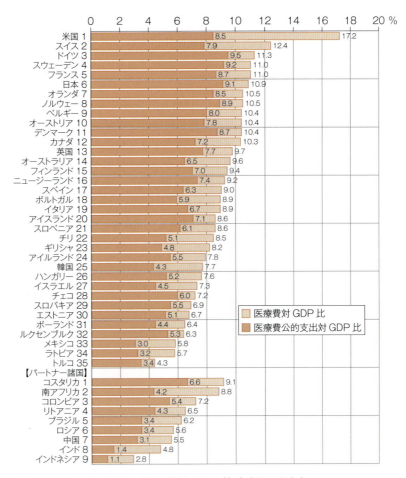

図 1-5　OECD 諸国の医療費対 GDP 比率（2016 年）
〔OECD：Health at a Glance：OECD Indicators, 2017 より〕

は 35 か国中 6 位の 10.9％である．一方平均寿命は世界一であり，米国とは逆に世界一効率的な医療が行われていると一般に見なされている（図 1-5）[46]．

2 質的ニーズの増大は医療費抑制を招く

a 米国の場合

　米国では 1930〜1960 年代にかけて，量と質の充足のための準備・導入を行った．たとえば，1930 年には在郷軍人病院組織が開設され，1935 年には社会保障老齢遺族年金が設立された〈経済保障〉．1933 年には各科専門医制度をつくり，1947 年には医師不足を補うため外国医学校卒業医師が多数流入してきた〈人材確保〉．1965 年にはメディケイド（貧困者救済保険）・メディケア（老齢者・障害者保険）が実施された〈弱者対策〉．また 1953 年に HWE（米国健康福祉教育省）が，1954 年には NIH（国立保健衛生研究所）が設置された〈教育研究体制〉．
　このような医療サービスの充足の結果，1970 年代には，さまざまな問題が噴出してきた．利益の低い患者を閉め出すことにより増収を得る病院の出現，医師過剰問題，医師数の増加と高額医療の実施，また人口の高齢化に伴うメディケアの支払い増加等

によって，米国の医療費は急増した．

　ここに至って，医療規制政策が開始され，1980年代にはそれが次々と試みられた．たとえば，1983年のDRG（診断関連群に基づく定額支払制度），1984～1987年にかけてのメディケアの支払い凍結と1987～1989年にかけてのメディケアの支払い額削減等が行われ，その結果，1985～1989年にかけてのHMO（医師・保険会社・加入者の3者からなる集団保険）の急増，マルチ営利病院の没落等が生じた．

　1990年代には，医療規制はますます強化されている．1990年には医師および医療の評価が始まった．またメディケアでの医師への支払いはさらなる大幅な削減が実施され，米国医師会と保健財政管理局は，医療の標準化（診断に対する標準的治療法を決定し定額払いとする）を検討しはじめ，実施が予定された[46,47]．

　2001年より，DRG/PPS（診断群別/事前支払方式）がメディケア，メディケイドに適用され，マネジドケアが強力にシステム化された．

　米国では，特に高度医療・急性期医療の品質向上を具現化してきた．しかし，それが医療費の急増を招いたことは否定できない事実であり，支えきれなくなってきた現実に直面しているといえる．そして現在は，国家財政破綻を防止するために医療費を抑制するという現実を直視した施策をとらざるをえなくなっているのである．

b わが国の場合

　医療サービスの量と質の充実をはかるため，わが国でも経済保障・人材確保・弱者対策・教育研究体制に対する政策的措置がなされてきた．

　経済保障・弱者対策としては，医療費の公費負担制度や生活保護・身体障害者保護の対象者への医療サービスの現物給付制度等が充実していった．

　人材確保・教育研究体制面では，医師不足解消のため全国の都道府県に国立の医科大学が設置されたこと，看護師不足に対する予算措置が確保されたこと，看護職の高等教育機関が増設されたこと，また，高齢社会に対応するため理学療法士・作業療法士等の教育機関が増設されたこと等があげられる．

　また，老人福祉法の改正（1973年）により老人医療費の無料化が実施され，健康保険法改正（1973年）により被扶養者への7割給付と高額療養費制度が，1980（昭和55）年の健康保険法改正では被扶養者の入院8割給付が実現された．

　しかし，その後，人口の高齢化への対応が検討されるようになり，1983（昭和58）年には老人保健法が創設され，老人医療費の定額一部個人負担が導入された．以後，医療費の個人負担割合が増加する制度改革が実施されている状況にある．

　2006（平成18）年の診療報酬改定においては，高齢者の心身の特性を踏まえ，高齢者独自の点数として引き続き存続させることが特に必要なものを除き，点数表の簡素化の観点から，原則として医科診療報酬点数表と一本化する方向で見直しが行われた[48]．

　すなわち，わが国では1980年まで続けられた患者負担の軽減をはかる制度改正によって質の高い医療サービスを平等に入手できるようになったが，このような医療サービスの質の充実はわが国の医療費増大を招き，問題視されはじめた．公共財政負担によって国民皆保険を実現している体制のなかでは，医療費増大は国家予算を圧迫する因子として重視されており，さまざまな適正化のための対策が実施されている．

　1980年代から1990年代にかけて，老人医療費の自己負担率は徐々に増加していった．高齢者の社会的入院が問題視され，長期入院の場合は入院医療費の点数が低く設

定されるようになった．また，本来医療サービスの対象ではなかった人を医療機関から移行させるための施設(介護療養型医療施設，介護老人保健施設，介護老人福祉施設)の充実がはかられてきた．病院は機能別に分類され，急性期入院医療を提供する病院では，診断群分類包括評価(DPC)を用いた入院医療費の定額支払い制度を導入する病院が増加するような施策がとられ，むだな医療サービスを実施しないように方向づけられている．また薬剤費を抑制するために，薬価基準は確実に低下してきている．

　医療のむだをなくすためには，医療従事者の認識が重要である．前述した米国の医療規制策は，医療従事者の行為に対して強い制限を加えている．看護においても，そのコスト意識は非常に強い状況にある．米国に比べ，わが国の医療従事者のコスト意識は低かったが，毎年1兆円ずつ増加する医療費に対する医療費抑制政策のなかで，医療サービス提供にかかるコストについて，強く認識する医療者が増えてきたといえる．

Think for yourself
国際的に比較すると日本の医療サービスの提供状態は，どのように評価できるだろうか．

3 看護経済学の可能性

　米国の看護は，医療費の急増を招く高給取りの医師の代替として，その発展が促進されたという側面ももつ．前述した医療規制策が強化された1980年代においても，看護の高等教育課程の増加傾向が変化しなかったことは，医師の代替者となれる人材としての政策的期待が反映されているのかもしれない．しかし，臨床場面においては看護サービスも国民医療費のなかに算定されるため，医療費抑制の網は当然かけられてくる．このような歴史的経緯を踏んでいることから，米国では，看護実践が費用対効果の高いものであることを示す必要がある[49,50]．

　わが国でも，介護保険を含む医療費抑制政策は速い速度で展開しつつある[51]．看護の高等教育化の進行は，米国と同様にコンシューマリズムと医療費抑制の2局面を反映した現象とも受け止められる．しかし，米国の看護職がもつ費用対効果意識に比べ，わが国の看護職の意識はまだ低い．医療費抑制に対する議論はあるが[52,53]，医療に投資する資源が有限であることは事実であり，提供する医療にかかる費用と効果の関係を明らかにすることは今後強く要求されるであろう．このような費用対効果に対する感受性が，看護職にも要求されることは明らかである．

　保健医療分野に経済の概念や方法論が組織的に応用されたのは1980～1990年代のことである[54]．医療経済学は，実証研究が支配的である1つの応用分野であり，"金融と保険"，"産業組織"，"労働"，"財政"という経済学における4つの伝統的領域から，主要な理論を引き出して応用している．医療経済学の研究には，医療技術と医療制度の詳細な知識が必要であり，健康の測定・評価・分析は難しい[54]．政策は選択を意味し，有限な資源をより効率的に使用することにより最大効果を上げるように選択する必要がある．医療経済学者フュックス(Fuchs)[54]は，「医療経済学はこのような政策選択，政策上の意思決定に貢献するものである」と述べている．

　医療経済学のなかで，看護はどのように取り扱われるであろうか．医療経済学の研究者は，医師か経済学者のいずれかの場合が多い．高額医療・高額収入によって医師に対する批判は米国においても高まってきた．それゆえ，医師自身が医療を経済学的に評価する姿勢を示しはじめたことが推測される．このような医療経済学の展開を踏まえると，看護領域にも経済学研究が必要となってくることが理解できる．

> **Think for yourself**
> 国の経済状態と医療ニーズに即した医療費とはどのようにあるべきだろうか．

また「医療経済学の研究には，医療技術と医療制度の詳細な知識が必要であり，健康の測定・評価・分析は難しい」というフュックスの指摘[54]を参考にすれば，看護の理念が具現化された看護実践を経済学的に評価するためには，看護学・看護制度・看護実践の知識をもった研究者が必要といえる．すなわち，看護経済学という研究領域が必要になってくるものと考えられる．

1996（平成8）年以降わが国においても，看護経済評価・看護経済学に関する議論・報告もみられるようになった[55,56]．看護の政策選択に必要な研究領域として，看護経済学研究を発展させる必要があると考えられる．

生産性の高い看護提供システムの構築

看護に経済性が要求されていることは明らかであるが，看護実践の費用対効果を証明できるような生産性の高い看護提供システムを実現するには，どのような取り組みが必要であろうか．これからの看護には，経済性を追求しながら，患者の看護ニーズを最大限に充足するシステムを構築する努力が必要とされている．ここでは，そのような看護提供システムの構築にとって有用と思われるいくつかの概念・理論について述べる．

1 システムアプローチ

組織の効率的な運営のために，組織の再構築をはかる必要性が生じることは多々ある．このような場面では，システム科学で用いられる概念・理論・方法論が有用である．

a 一般システム理論

システムとは，全体および全体の性質を示す概念である．生物学者フォン・ベルタランフィ（von Bertalanffy）[57]は，それまでの物理学や化学の枠組みの還元主義では，生命現象が示す全体性に関する説明ができないことに気づき，「生物科学の主目標はそのいろいろなレベルでオーガニゼーションの諸原理を発見することにある」と言明した（1925～1926年）．その後，彼は，生物学・社会学・経済学等全体性の概念が重要な諸学問領域において，"全体性"すなわち"システム"には同形性が存在することに気づき，これを1950年代になって"一般システム理論"として提示しはじめた．

システム科学が扱うオーガニゼーションの特性は，全体性，成長，分化，階層的秩序，優位性，制御，競争等の概念であり，システム理論はこれらの事柄がうまく扱える．以上のことから，看護サービス管理の目的を考えたとき，システム科学がその有用な接近法となりうる可能性がうかがえる．

b システム思考

チェックランド（Checkland）[58]は，システムアプローチをシステム思考とシステム実践からなる接近法として位置づけている．

システム思考とは，システムという言葉でとらえた全体性という特別な概念を意図

的に使用し思考を秩序づけるものであり，システム実践とは，この思考から生まれたものを利用して，世界のなかにおけるわれわれの行為を律していくことを意味する．システムアプローチは，「視野を広くとり，すべての側面を考慮し，問題内のいろいろな部分間の相互作用に焦点を合わせて問題に対処するアプローチ」である[58]．

彼は，システム思考を"ハードシステム思考"と"ソフトシステム思考"に分けて，システムアプローチを行う方法を提案している．従来のシステムアプローチは，化学プラントや生産ライン，ロケット開発等の人工物理システムを対象に開発されたものであり，チェックランドはこれをハードシステム思考によるアプローチとしている．これに対し，人間を含むシステムの問題に対処するには，異なる方法論が必要であるとして，ソフトシステム思考を提案している．

ハードシステム思考は，一般的に以下の段階を追う．

(1) 出発点・問題状況の認識
(2) 分析・既存システムの明確化
- 既存システムの目標
- 既存システムの階層構造
- サブシステム間・要素間の相互作用
- 既存システムの問題の明確化

(3) 設計・既存システムの修正部分の明確化
- 修正システム・新システムの設計（複数の代替案）

(4) 評価
- 新システムに対する代替案の比較評価
- 新システムの決定

(5) 実施
- 新システムの実施・管理

これに対し，ソフトシステム思考では，現実世界とシステム世界を分離し，現実世界で表現された問題①を，システム世界のなかで本質的概念モデル②にまで加工していく（**図 1-6**）．その概念モデルを用いて，再び現実世界に戻り，初期に取り上げた現実世界の問題を比較する．

この時点で，①と②を比較し，弁護できる概念モデルとなっていることが確認できれば，このモデルをもとに実行可能で望ましい改革案を複数作成し，選択された改革案を実行する．このアプローチでは，現実世界とシステム世界の間で，納得のいくまで行き来して最終コースにたどり着く．

C 看護管理のシステムアプローチ

看護管理のシステムアプローチとして実践されてきたのはハードシステム思考によるアプローチであると考えられる．ギリーズ[1]の提示する看護管理におけるシステムアプローチもハードシステム思考によるアプローチが主体となっており，看護のなかの人工的物理システムに近似するシステムに関しては，このアプローチは有効に作用すると考えられる．

しかし，看護サービス管理システムが，患者や看護職を含むシステムであることを考えると，今後チェックランドが提案するソフトシステム思考を，1つの思考方法として看護管理学のなかに取り込む必要がある．問題の本質的把握が重視されるソフト

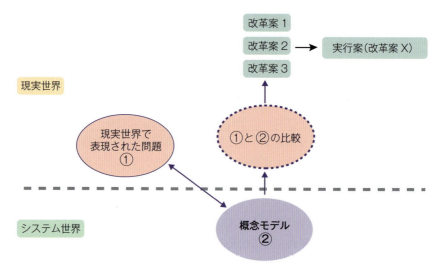

図1-6 ソフトシステム思考によるアプローチ

システム思考では，特に看護職自身がそのシステムアプローチに取り組まなければ意味がない．看護サービス管理システムの構築は看護職自身が行う必要があり，そのためには看護サービス管理におけるシステム論的枠組みを提示する研究が必要となる．

工学的考え方，品質管理工学における知見は，看護サービスを設計する際に有用と思われる．

2 情報システムがもたらす空間的・時間的効率性

情報は抽象的な概念であり，シャノン(Shannon)とウィーヴァー(Weaver)の情報理論によって，この抽象的な情報を測定する情報量測度がもたらされた[58]．彼らは工学者として，メッセージそのものには興味を示さず，信号化・伝送・受信のプロセスの効率を研究課題とする確率論的情報理論を提示し，科学的研究課題として確立した．通常われわれは，あるデータに対してなんらかの属性的意味を見いだしたとき「情報が得られた」という．チェックランド[58]はこのような意味的情報理論研究がいまだ初期段階にあることを指摘している．

しかしながら，シャノンとウィーヴァーの情報理論をもとに発展した通信システム工学分野は，われわれの職場や日常生活の空間的・時間的条件の制限に対し，革新的な影響を与えている．情報技術は結合の技術であり関連の技術であり，さらに知的所有の技術であるといわれる[59]．ネットワーク技術は，物理的に離れた複数の空間を同一空間のように取り扱うことを可能とした．

たとえば，支社にいて本社の会議に出席できない人の場合，テレビ会議によって本社の会議に出席させることができる．本社の会議室ではその人をテレビ画面上に登場させ，会議席に座って意見を述べているような状況をつくり出す．また電子メールでは，送り手と受け手の両者がそれぞれに異なる場所で異なる時間を使ってコミュニケーションをはかり，その記録を活用することができる．電子メールの便利なところは，受信者本人がどこに移動しようが受け取ることができる点である．

このような情報交換に関するまったく新しい方式は，組織の形態・運営・考え方を

根本的に変革する可能性をもっている．現実の展開をみるとネガティブな感覚をいだかせられる"組織のリストラクチャリング"は，本質的にはポジティブな組織改革である．これを，ビジネス・プロセスのリエンジニアリングと表現する場合もある．リエンジニアリングは情報技術・情報システムを基盤とした組織構築から呼び起こされた技術であり，最新の経営方法に結びつくものとみなされている．最新の経営方法はまた，革新的な組織構築とそれを支える情報技術とその思考によって実現される[59]．

　すなわち情報システムの発展は，それまで人手でやってきた情報処理業務の単なる置き換えである自動化を意味するものではなく，組織再構築の強力な支援ツール・支援環境として作用する段階にきていることが理解できる．このような情報システムのもつ可能性を看護サービス管理のなかに生かし，組織の生産性向上に活用していく姿勢が必要ではないだろうか．

　この作業も同じく看護職自身が関与する必要がある．看護が求める情報システムの仕様を，システムエンジニアに対しきちんと提示できる能力をもつ人材を組織に抱えることが，重要となってくるのかもしれない．ICT（情報コミュニケーション技術）に精通し，活用できる看護職を育成・採用することは，看護の組織的活動にとって有用である．

3 最終的には看護職自身に還元されるシステム

　良質な看護サービスを患者に提供することで，患者のニーズが充足されたとき，われわれ看護職は専門職として満足を感じる．すなわち，**図1-3**(11頁)に描かれたシステム内の"報酬との交換"において，"報酬"は貨幣という外的報酬と"満足"という内的報酬を意味することになる．良質な看護サービスを提供できたと思えたとき，内的報酬のレベルも高くなることを多くの看護職が経験している．よって，良質な看護サービスを提供できるシステムとは，看護職自身に内的・外的報酬が還元されるシステムとして理解できる．

　一般システム理論の意味を提示したフォン・ベルタランフィ[57]は，人間性の真の価値は個々人の心のなかに由来する価値にあり，人間社会を「個人の達成に基礎を置くシステム」として位置づけている．それをオーガニゼーションの理論が与えることのできる最後の教訓として示している．

　個々の看護職が自己実現できるような看護サービス管理システムを構築し，その効率性をめざすことが大切な視点と考えられる．

(水流聡子)

Think for yourself
看護サービスの生産効率を向上させるためには，どのようなシステムが必要だろうか．

■引用文献
1) Gillies, D. A.(著), 矢野正子(監修)：看護管理―システムアプローチ, p1, HBJ出版局, 1986.
2) 日本看護協会看護婦職能委員会(編)：看護婦業務指針, p89, 日本看護会出版会, 1995.
3) Bevis, E. O.：Curriculum Building in Nursing：A Process(3rd ed.), pp36-37, Mosby, St. Louis, 1982.
4) Decker, P. J., Sullivan, E. J.：Nursing Administration―A Micro/Macro Approach for Effective Nurse Executives, p25, Appleton & Lange, CT, 1992.
5) 原岡一馬, 若林　満：組織の中の人間, p175, 福村出版, 1989.
6) 前掲書2, p66.

7) Marriner-Tomey, A.：Guide to Nursing Management and Leadership(5th ed.), pp120-122, Mosby, MO, 1996.
8) 同上, p124.
9) 前掲書1, p499.
10) Sullivan, E. J., Decker, P. J.：Effective Management in Nursing, p131, Addison-Wesley, CA, 1985.
11) Zaleznik, A.：Managers and Leaders；Are They Different? In Ward, M. J., Price, S. A.(eds.)：Issues in Nursing Administration, chap. 3, pp27-38, Mosby Year Book, MO, 1991.
12) トーマスW. ベヒトラー(編), 川崎晴久(訳)：マネジメントと直観, p13, 東洋経済新報社, 1990.
13) ヘレンM. ドノバン(著), 尾田葉子, 他(訳)：看護サービス管理, p12, 日本看護協会出版会, 1981.
14) スティーブンP. ロビンス, デービッドA. ディチェンゾ, 他(著), 高木晴夫(監訳)：マネジメント入門 グローバル経営のための理論と実践, pp8-11, ダイヤモンド社, 2014.
15) 大津　誠：経営学と経営行動科学, 経営行動学学会(編)：経営行動科学ハンドブック, pp26-28, 中央経済社, 2011.
16) 占部都美(著), 加護野忠男(補訂)：経営学入門(改訂増補), p110, 中央経済社, 1997.
17) 前掲書10, p31.
18) 前掲書4, p29.
19) Jennings, B. M., Meleis, A. I.：Nursing Theory and Administrative Practice—Agenda for the 1990s. In Ward, M. J., Price, S. A.(eds.)：Issues in Nursing Administration, chap.1, pp7-17, Mosby Year Book, MO, 1991.
20) アンワー・ファザール(著), 日本消費者連盟(編訳)：ジャンク・フード—国際消費者運動の新しい波, 学陽書房, 1982.
21) 下垣内博：消費者運動—その軌跡と未来, 大月書店, 1994.
22) 松原治郎：消費者—消費者運動と生活構造, pp277-317, 東京大学出版会, 1982.
23) 福田吉治：医療におけるコンシューマリズム. 日本保健医療行動科学会年報, vol. 11, pp249-260, 1996.
24) 大石泰彦：消費者—経済学上の消費者, pp1-27, 東京大学出版会, 1982.
25) 人見勝人：生産システム論, 同文館, 1990.
26) コルストンE. ウォーン(著), リチャードL. D. モース(編), 小野信夸(訳)：アメリカ消費者運動の50年—コルストンE. ウォーン博士の講義, 批評社, 1996.
27) Wiener, C., Fagerhaugh, S., Strauss, A., et al.：Patient power-complex issues need complex answers. Social Policy 11(2)：30-38, 1980.
28) Strauss, A. L., Corbin, J., et al.(著), 南　裕子(訳)：慢性疾患を生きる—ケアとクオリティ・ライフの接点, 医学書院, 1987.
29) 女性史総合研究会(編)：日本女性史, 第4巻近代, 東京大学出版会, 1982.
30) Strasen, L. L.：コンシューマ主義とマーケティングがアメリカ合衆国ヘルスケア産業で果たす役割. 看護管理5(7)：431-445, 1995.
31) Strasen, L. L.：専門職看護のためのコンシューマ主義とマーケティングの応用. 看護管理5(7)：475-485, 1995.
32) 村松静子：開業看護とマーケティング. 看護管理5(7)：489-491, 1995.
33) 井部俊子：病院看護とマーケティング. 看護管理5(7)：492-498, 1995.
34) 堀内成子：助産婦ケアとマーケティング. 看護管理5(7)：499-505, 1995.
35) 園田恭一, 川田智恵子(編)：健康観の転換—新しい健康理論の展開, 東京大学出版会, 1995.
36) ジャン・ベルナール(著), 藤木典生, 中澤紀雄(訳)：バイオエシックス—生物学から倫理へ, 医学書院, 1993.
37) R. フェイドン, P. ビーチャム(著), 酒井忠昭, 秦　洋一(訳)：インフォームド・コンセント—患者の選択. みすず書房, 1994.
38) 柳田邦夫(編)：元気が出るインフォームド・コンセント, 中央法規, 1996.
39) 川渕孝一：医療・看護の変革とインフォームド・コンセント, 医学書院, 1996.
40) 野嶋佐由美：エンパワーメントに関する研究の動向と課題. 看護研究29(6)：453-464, 1996.
41) Underwood, P. P.：パワーを獲得する. 看護管理7(1)：14-20, 1997.
42) Underwood, P. P.：パワーを使う. 看護管理7(1)：21-27, 1997.
43) 羽山由美子：批判的思考(critical thinking). 日本保健医療行動科学会年報, vol. 12, pp291-294, 1997.
44) 武井麻子：新しい法律・制度と人権—当事者のアドヴォカシーの視点から. 日看科会誌17(2)：33-34, 1997.

45) 厚生労働省：平成 27 年度国民医療費の概況について．(http://www.mhlw.go.jp/toukei/saikin/hw/k-iryohi/15/dl/data.pdf)，2017 年 9 月 13 日発表
46) OECD：Health at a Glance：OECD Indicators, 2017
47) Hiatt, H. H.(著)，遠藤　明(訳)：医療救命ボートに乗り遅れるな―アメリカの医療に学ぶ．日本医事新報社，1989．
48) 厚生統計協会：2006 年国民衛生の動向，p210，厚生統計協会，2006．
49) ジョイス C. クリフォード(著)，武山満智子(訳)：今日の米国内外にみるヘルスケア・リフォームにおける看護の役割．看護 49(3)：44-48，1997．
50) リンダ M. ヘリック，カレン E. オメーラ(著)，阿部俊子(訳)：メイヨー・メディカルセンターの看護．看護 49(1)：169-176，1997．
51) 里見賢治，二木　立，伊藤敬文：公的介護保険に意義あり，ミネルヴァ書房，1996．
52) 二木　立：「世界一」の医療費抑制政策を見直す時期，勁草書房，1994．
53) 二木　立：日本の医療費―国際比較の視角から，医学書院，1995．
54) V. R. フュックス：保健医療政策の将来，勁草書房，1995．
55) 金井 Pak 雅子，安川文朗：看護の経済的価値とその評価．看護管理 6(3)：208-213，1996．
56) 金井 Pak 雅子，安川文朗：求められる看護経済学の活用．看護管理 6(12)：908-912，1996．
57) フォン・ベルタランフィ(著)，長野　敬，他(訳)：一般システム理論，みすず書房，1973．
58) ペータ・チェックランド(著)，高原康彦，他(訳)：新しいシステムアプローチ―システム思考とシステム実践，オーム社，1985．
59) 桶田宏昭，桶田幸宏：情報化の経営と組織，中央経済社，1996．

第2章 看護サービス管理の基礎

> **Learning Objectives**
> 1. リーダーシップとマネジメントの違いについて知る
> 2. リーダーシップスタイルについて理解する
> 3. モチベーションについて知る
> 4. 組織の仕組みと機能について説明できる
> 5. 組織のコミュニケーション能力を高める方法を理解する

リーダーシップ・マネジメント

1 リーダーとは

　複数の人間が一緒に何かをなし遂げることを目的として集まったとき，必ずリーダーが存在する．しかし，人が集まることのみに焦点を当てて考えてみると，たとえば，電車に乗り合わせている人たちは，それぞれなんらかの目的をもって乗車しているのだが，お互いの作用はほとんど皆無である．また，デパートに買い物に集まった人々は，"買い物"という目的は同じだが，それを達成するために1人ひとりが協調し合う必要はない．つまり，偶然に居合わせた状態，あるいは目的はあってもその目的が共有されず，集まった人々の相互作用が生じない状態であれば，リーダーの存在は問われないのである．

　リーダーは，集団を統率し，メンバーを目的に向かわせる役割がある．たとえば，国という単位では，大統領や首相，会社組織では社長，スポーツチームでは監督がリーダーである．リーダーは，組織のある部門のトップに位置し，目的達成のためにメンバーに働きかける．したがって，目的がどのような形で達成されるのか，ビジョンを描くことがリーダーの能力として問われる．また，目的達成のプロセスにおいて関係する部門の状況アセスメントおよびそれらとの調整ができることが要求される．つまり，リーダーは，率いる部門の現在の状況の把握と，目的が達成できたときの将来の状態を見通す立場にいる存在である．

　図 2-1 は，病棟師長としてのリーダーモデルである．薬剤部，医局，そしてほかの病棟などとの調整をはかりながら病棟の看護をどのように発展させていくかについてのビジョンを描き，スタッフを動かす役割を担っているのが師長である．

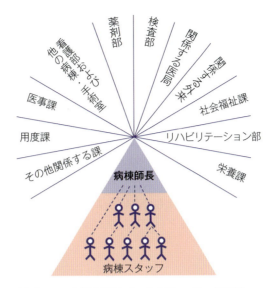

図 2-1 病棟師長としてのリーダーモデル

a リーダーシップの定義

　リーダーシップとは，ある目的のために集まった人々がその目的を達成するまでのプロセスにおいて，意欲的かつ効率的に取り組むことができるように援助する役割である[1]．看護において病棟内での身近なリーダーシップの例は，チームリーダーがその日のスタッフに患者の受け持ちや業務を割り当て，勤務時間内に患者の看護が遂行できるようスタッフに働きかけることである．この場合，チームリーダーはその日の勤務が終われば，リーダーとしての役割は終了する．

　これに対して，比較的長期展望のリーダーであり，抱えるメンバーも多いのが，病棟師長である．病棟師長は，病棟のスタッフ全員が患者の看護を24時間通して遂行できるよう援助する．また病院全体の看護の統括として看護部があり，そのリーダーは看護部長である．

b マネジメントの定義

　リーダーシップとマネジメントは，たびたび同じように使われることがあるが，本質的には両者の意味は異なる．マネジメントとは，組織の目的を達成するため，あるいは組織の発展のために事業やプロジェクトを計画，組織化，指示，そしてコントロールを通して資源の調整や統合を行うことである[1,2]．ここでいう資源とは，物理的，経済的，人的すべてを網羅している．マネジメント能力を発揮する前提には，効率的かつ効果的なリーダーシップが必須条件である．マネジメントに関する内容はのちの項（☞40頁）で詳しく述べる．

　補足として，マネジメントというと"管理"と訳されることが多いが，ここではあえて訳さずカタカナを使う．その理由の1つに，"管理"という言葉の含む意味，つまり上から下への命令系統，支配関係のみと誤解されることを避けたい意図があるからである．

2 リーダーシップ能力

　リーダーシップは，ある目的に向かって人を動かす"パワー"である．人がどのように目的に向かって動くか，つまり意欲的に行うか，あるいはとにかく終わらせようと最小限の労力を注ぐのかは，リーダーの手腕にかかっているといっても過言ではない．

　リーダーシップはもって生まれた素質で，誰もがリーダーになれるわけではないと思われがちである．たしかに，さまざまな状況におけるリーダーたちのなかで，大衆を引きつける非凡な才能をもったカリスマ的リーダーの存在は見逃すことができない．しかし，多くの人はリーダーとなりうるそれぞれ異なる可能性をもっており，能力は生まれもったものというより，むしろ個々人が自己の性格や特徴を活用し開発できるものであるといえる．なお，ここでいう能力とは，知識を踏まえた能力を意味する．

a 能力の種類

　リーダーシップ能力には，次の3つがある[1]．

(1) 専門的能力[注1]

　これは，目的達成のために必要な実践上の知識と技術である．患者の看護を例にとれば，注射ができること，清拭ができること，気管内吸引ができること，看護計画が立てられること，ECG(心電図)が読めること，等があげられる．

(2) 対人的能力

　これは，他人と協調して効果的に仕事ができ，チームワークをとることができる能力である．これは，いかなるレベルのリーダーでももつべき能力として重要なものである．

(3) 概念化能力

　これは，物事の関係性を幅広く考えたり，長期的計画を立てたりすることができる能力である．自分の手をすぐ下すというより，ある事態や状況に直接および間接的に関係する事実を選び出し，それらの関係性を明らかにし，長期計画においては，それらをどのように結びつけていくか，あるいはどのようにかかわるかを考えることができる能力である．

b 能力の比重

　すべてのリーダーが，これら3つの能力を同じ比重でもち合わせている必要はない．組織のなかで，どのような位置のリーダーなのかにより，どの能力を主に問われるかが異なる．一般的な会社を例にとれば，幹部に相当する社長や取締役レベルでは，概念化能力が要求され，専門的能力の比重は低い．これは，会社経営に関して会社内の調整，外部との交渉，かかわり等が主な業務であるゆえんである．これに対して，係長レベル，あるいはプロジェクトリーダー等は部下の業務監督に直接携わるため，専門的能力がより多く要求される．

　病院の看護部の例でいえば，看護部長は，看護部の方針を決めたり，医局やほかの医療関係部門との連携をはかる役目を担うため，注射や吸引の技術といった専門的能

注1：文献1ではtechnical skillとあるが，本項では全体の内容を考慮し，専門的能力とした．

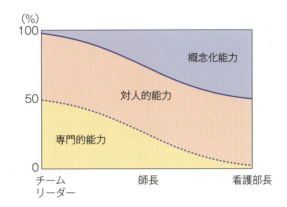

図 2-2 病院の看護部組織におけるリーダーと3つの能力との関係

〔Davis, K., Newstrom, J.W.: Human Behavior at Work: Organizational Behavior. McGraw-Hill, New York, 1981 より改変〕

力よりは概念化能力の比重が高い．病棟師長は，病棟運営に必要な概念化能力および，それにかかわる他部門との連携等対人的能力と患者の看護にかかわる専門的能力とが要求される．病棟でのチームリーダーは，スタッフを指導したり患者に対して看護ケアを行ったりするので，主に専門的能力が要求される（**図 2-2**）．

3 リーダーシップスタイル

　リーダーシップスタイルとは，目的達成のために，いかなる方法でメンバーに影響を与えそして動かすか，リーダーのとるべき方法論である[2]．その方法論を引き出すには，
①結果の重要性
②仕事そのもの
③メンバーの特性
④リーダーの性格
の4つの因子が影響する[3]．

a スタイルの種類

　以下に，代表的な5種類のリーダーシップスタイルを述べる（**図 2-3**）．
(1) 独裁的リーダーシップ
　このスタイルでは，グループの目的，活動計画，各メンバーの課題等，運営に関する意思決定はすべてリーダーによって行われる．メンバーの役割は，決められた課題を遂行することである．リーダーの関心はメンバーでなく，目的達成そのものにある．多くの場合，リーダーは自分が権威ある地位に存在するものと思い，メンバーから尊敬され，メンバーがリーダーの指示に従うことを期待する．また，リーダーは，ほかからの提案を聞くことはするが，受け入れることは少ない[2,3]．
　独裁的リーダーは，たびたび自己のもつ権力を行使する．性格的には，かたくなで物事を言い張るタイプであり，威圧的である．メンバーに対する見方は，怠け者，仕

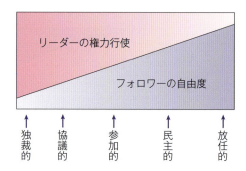

図 2-3 リーダーの権力行使とフォロワーの自由度との関係

〔Tannenbaum, R., Schmidt, W.H.: How to Choose Leadership Pattern. Harvard Business Review, May/June, 1973 より改変〕

事嫌い，責任をもちたがらない，等である[2]．

独裁的リーダーが必ずしもマイナスのイメージのみをもっているわけではない．このようなリーダーの利点は，意思決定が早いこと，そして比較的有能でないメンバーを使えることである[2]．したがって，緊急時や災害時においては，その特性を生かすことができる．

(2)協議的リーダーシップ

このスタイルでは，リーダーは決定したことをメンバーに知らせるか，アイデアを提示しメンバーからの質問を受ける．リーダーは，誰が，いつどのように活動するかを決める[3]．

(3)参加的リーダーシップ

このスタイルでは，リーダーは案を出し，メンバーからの意見を聞いたのちに最終決定する．この場合，権力を使うことは前の2者に比べて少ない．メンバーにとっては，仕事に対する動機づけができる[1,3]．

(4)民主的リーダーシップ

このスタイルでは，メンバーが特定範囲内で意思決定する自由を与えられる．リーダーが物事を決定しメンバーに指示することは，前述の3つのスタイルに比べると少ない．人間的かかわり，チームワークや効果的チームのあり方をつくりあげていくことが強調されるため，メンバーは重要な貢献をしていると感じられる．

その結果，メンバーの満足度と自由度はかなり高い．時には，メンバーによる仕事方法の改善，改革が行われることもある[1~3]．民主的リーダーシップのもとでは，生産性が常に高いわけではないが，メンバーの仕事への満足度を高めていることは，研究により証明されている[4]．

(5)放任的リーダーシップ

このスタイルでは，リーダーによる権力の行使をできるだけ避けており，メンバーの自由度を最大限活用する．リーダーが命令を下すことはなく，すべてメンバーの自由採配に任されている．このスタイルは，動機づけのしっかりした専門職集団に適用される．したがって，さまざまな職種の集まりである医療サービスの現場においては適切でない[1~3]．

b リーダーシップスタイルの使い分け

Think for yourself
過去の経験から,どのような場面で,どのようなリーダーシップスタイルを活用したか,振り返ってみよう.

この5つのリーダーシップスタイルは,既存のリーダーをこのなかの1つのスタイルに当てはめてラベリングをする目的で分けているのではない.それぞれのスタイルの特徴を考慮し,同じ組織内でも部門により,プロジェクト内容や性質により,そしてメンバーの特質により,使い分けることができれば,効果的かつ効率的に目的を達成できることを示している.

また,どれか1つのリーダーシップスタイルが,すべての状況に適切かつ的確に当てはまるわけでもない.

4 状況別リーダーシップ

ハーシー(Hersey)とブランチャード(Blanchard)[5]は,メンバーの仕事に関する成熟度により,リーダーのかかわり方を示唆する状況別リーダーシップを提唱した.基本概念として課題達成重視の度合いとメンバーとの関係性重視の度合いの組み合わせにより,リーダーは以下の4つの行動様式をもつ(**図2-4**).そして,メンバーの仕事に関する成熟度により,この4つの行動様式を使い分ける.

(1) 高い課題達成度と低い関係性 (S1)

成熟度が低い場合はS1を採用し,リーダーはメンバーの役割を明確にし,いつ,どこで,何を,どのようにすべきかを指示する.

メンバーとの関係性が低いということは,そっけなく扱うとか関係性を重要視していないという意味ではない.関係性をもつために費やす時間より,仕事の内容を細かく指示することに重きを置き,そのための時間をより多く費やすという意味である.

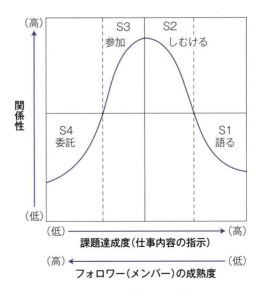

図2-4 状況別リーダーシップ

(Hersey, P., Blanchard, K.H. : Management of Organizational Behavior : Utilizing Human Resources (4th ed.). Prentice-Hall, Englewood, NJ, 1982 より改変)

(2) 高い課題達成度と高い関係性（S2）

成熟度が比較的低い場合はS2を採用し，方向性はリーダーが決め，それをメンバーに与える形をとる．同時に，メンバーとの関係性もかなり重要視する．

(3) 低い課題達成度と高い関係性（S3）

成熟度が比較的高い場合はS3を採用する．リーダーは意思決定の場面にメンバーを参加させ，仕事に関する微細にわたる指示はほとんどしない．しかし，関係性を保ちながらメンバーの精神的サポートは怠らない．

(4) 低い課題達成度と低い関係性（S4）

成熟度が高い場合はS4を採用する．メンバー自身で仕事をこなしていくことができるので，リーダーからの指示やサポートは最小限でよい．

しかし，S4の状態でメンバーが安定して仕事をこなしていても，メンバーの家族に不幸が起こったりして危機状態に陥る場面がある．このようなときは，一時的にS3やS2になったり，事態の変化によってはS1になる場合もある．そして，危機を乗り切ったときには，再びS4の状態を取り戻すことができる．

危機状態に限らず，メンバーが昇進した場合も同じように考えることができる．たとえば，今までスタッフナースとして長年の経験もあり，S4の状況を維持していた看護師が主任に昇進した場合，主任としての業務については未熟なため当初はS1の状況となる．主任としての業務を次第に習得していく段階で再び，徐々にS2，S3となっていくわけである．

モチベーション（動機づけ）

「リーダーシップの定義」の項（☞23頁）で，メンバーが意欲的に目的を果たすよう働きかけることがリーダーの役割であると述べた．この"意欲的"が，すなわちモチベーションである．いかに意欲をもたせるかとは，いかにモチベーションをつけるかということである．

単純な方法としては，"馬づら人参方式"と呼ばれるものがある．業績を上げた者にはなんらかの報奨（たとえば，表彰，特別ボーナス）を与える．そして，業績を上げなかった者にはそれらを与えず，逆に下がった者には制裁を与えるという方法である．

しかし，人間はこのような単純な動機づけで行動を起こしているわけではない．特に仕事となると，個人の興味，才能，個人をとりまく環境，仕事の条件等が複雑に作用し合ってモチベーションを形成しているわけである．

モチベーションに関しては，幾多の理論が提唱されている．ここでは，マズロー（Maslow）の欲求体系理論，ハーツバーグ（Herzberg）の二要因理論，強化理論，期待理論，公平理論について述べる．

1 マズローの欲求体系理論

人間は自己の内的な欲求によって1つひとつの行動をとる．内的な欲求を段階別に分け，人間行動の動機となる欲求を一定の順序として体系化したのが，マズローの欲求体系理論[6]である（図2-5）．

> **Think for yourself**
> 自己を振り返って，意欲が出たときはどのようなときだったか．これらの理論と照らし合わせて考えてみよう．

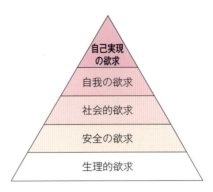

図 2-5　マズローの欲求体系

〔Maslow, A.H. : A theory of human motivation. *In* Mattson, M.T., Ivancevich, J.M.(eds.) : Management and Organizational Behavior Classics, pp369-391, BPI, Irwin, IL, 1989 より〕

a 内的欲求の段階

(1) 生理的欲求

　欲求体系の最も基本となるのが生理的欲求で，人間が生命を維持するうえで満たされるべき欲求である．食物，空気，睡眠等がこれにあたる．この欲求が脅かされると，ほかの欲求よりも優先される．つまり，飢餓にさらされたり，極度な睡眠不足の状況になると人間はそれらを満たそうとする欲求のみが強く出現し，その上の次元の欲求は一時停止状態となる．

(2) 安全の欲求

　生理的欲求がある程度満たされてくると，次の段階である安全の欲求が出現する．これは，自己の身に迫る危険，たとえば，犯罪や事故から自分を守る欲求である．企業組織等では，雇用の継続性の保障が安全の欲求となる．

(3) 社会的欲求

　生理的欲求および安全の欲求が満たされると，社会的欲求が出てくる．これは，人に認められたいと願う気持ちや友情，愛情等である．

(4) 自我の欲求

　社会的欲求も満たされてくると，次は自分自身を尊重したい，また人から尊重されたいという欲求が出てくる．企業組織のなかでは，業績を上げたい，あるいは高い職位を得たいという欲求である．この欲求はとどまるところを知らず，より多くの満足を求めて永遠に努力を重ねる．

(5) 自己実現の欲求

　これは，自己を成長させたい，あるいは創造的でありたいと願う欲求である．この欲求の現れ方は，それぞれ個人により異なる．

b 欲求の到達水準

　人間行動に関する前提として，人間は欲望を常にもち，より多くを求め，いったん満たされた欲望やある程度満たされた欲望は，もはや行動の動機にはならないので，常により高い次元の欲望を追い求めていくことになる．行動の動機ではなくなった欲

求も，消失するわけではないが，さしあたって重要性，緊急性が低く，さし迫ったものでなくなる[7]．たとえば，自己実現の欲求の段階にいる者は，それ以下の段階である食物，空気，安全，愛情の欲求がある程度満たされている必要がある．

しかし，マズローの欲求体系理論は，一般論としては適応できるが，すべての状況を説明することはできない．また，人間の行動様式は外部からの刺激や個人の欲求水準により，そのつど左右されるものなので，単純に階段を上っていくような動機づけのモデル化はできない[7]．

2 ハーツバーグの二要因理論

ハーツバーグは，職務満足と不満足についてエンジニアと会計士を調査した結果から，満足と不満足は同じレベルの両極でないことを提唱した．

a 満足と不満足の関係

つまり，満足の反対が不満足，不満足の反対が満足ではなく，満足の要因と不満足の要因はそれぞれ別なものとして存在する．それらの要因をハーツバーグは，環境要因(あるいは維持要因)と動機要因と名づけた(**表 2-1**)[1,2,8]．

(1) 環境要因(維持要因)

環境要因は，不満足に関係する要因で，例としては給料，労働条件，会社の管理体制，監督内容の質等があげられる．

この要因が満たされないと不満足となるが，満たされた場合は満足でなく「不満足ではない」という状態となる．簡単な例をあげると，給料をいくら高くしても，仕事に対して"満足度"を増してより励んで精を出すことにはならない．仕事に見合った給料は，不満足を解消するのみにとどまるだけである(**図 2-6**)．

(2) 動機要因

動機要因は，満足に関係する要因で，例としては仕事そのもの，昇進，達成度，認められること等である．人間が仕事に対して意欲的になるのは，これらが直接の動機づけとなり，行動を起こす引き金となっているからである．これらが満たされない場合は不満足となるわけではなく，「満足ではない」状態となる(**図 2-6**)．

b 仕事のモチベーションの分析

ハーツバーグの二要因理論については，その後，多くの研究から二要因理論を"支持する結果"および"支持しない結果"の両者の報告がされている．支持する結果を出した研究を振り返ると，その多くは管理職，専門職そして比較的上級のホワイトカラーを対象にしている．支持しない報告では，職務満足とモチベーションとは直接関係ないとの結論を出している[1,2]．

いずれにせよ，二要因理論は仕事に関与するモチベーションの要素を分類することに役立つ．したがって，マズローの欲求体系理論と同様，比較的よく活用されている．ハーツバーグの二要因理論の環境要因の上に動機要因を位置づけてみると，マズローの欲求体系理論との類似点がみられる．**表 2-2**はこの2つの理論の比較とこれらを看護職に当てはめてみたものである．

表 2-1 ハーツバーグの二要因

	環境要因（維持要因）	動機要因
例	会社の管理体制 監督内容の質 同僚との関係 部下との関係 給料 仕事の安定性 労働条件 地位	達成度 認められること 昇進 仕事そのもの 成長の可能性 責任

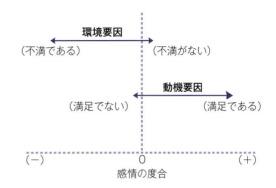

図 2-6 ハーツバーグの二要因の関係

表 2-2 マズロー・ハーツバーグの比較と看護職の重ね合わせ

マズロー		ハーツバーグ	看護職
高次元	自己実現の欲求 満足感	動機要因：仕事そのもの／達成度／成長の可能性／責任／昇進／認められること	看護業務/研究 患者の回復 知識・技術の充実 責任領域の拡大 昇進
	自我の欲求		
	地位 社会的欲求	環境要因：地位／上司との関係／同僚との関係／部下との関係／監督内容の質／会社の管理体制	地位 師長・主任あるいは看護部長との関係 看護師どうしの関係 他職種との関係 患者との関係 看護管理の質 病院および看護部の方針 仕事の危険性（感染の可能性） 労働条件（夜勤回数）
低次元	安全の欲求 生理的欲求	給料	給料

3 強化理論

　強化理論は，行動科学的見地からモチベーションのプロセスを説明したものである．

a オペラント条件づけ

　人間の行動はオペラント条件づけと呼ばれる過程において形成される．オペラント条件とは，行動に対する反応を操作することにより，行動修正を行うことである．期待する行動を対象にとらせるため，期待する方向に少しでも近い行動をとった場合にはポジティブ強化として，対象がより好む対応をする．逆に期待しない行動をとった場合には，ネガティブ強化として対象の嫌う対応をする．

　これを繰り返すことにより，対象の行動は次第に期待する方向へと修正され，最終的には期待しない行動は消失し，期待する行動のみが持続する．ポジティブ強化とネガティブ強化をどのように与えるかは，いかに行動修正を行うかのスケジュールによる．

b 人間の個別性と知性の無視

この方法は，たしかに行動を変える手段となりうる．しかし，強化理論によってオペラント条件を一般化することはできない．なぜなら，それらは対象により個別性があるからである．

強化理論に対する批判として，モチベーションを外からの刺激にのみ頼っており，内面からの自己実現へのモチベーションについては無視していることがあげられる．また，何よりも人間の知性を侵害しており，自ら意思決定ができうる存在であることすら無視している[1]．

4 期待理論

期待理論は，ヴルーム(Vroom)により提唱され，その後，ポーター(Porter)やロウラー(Lawler)らにより開発された．

a モチベーションの3要因

ヴルームによると，モチベーションは次の3つの要因からなる[1]．

(1)誘発性(valence)

誘発性は，報酬に対する個人の好みである．ここでいう"報酬"とは，単なる金銭的，物質的なもののみではない．地位や名声等も含まれる．そして，その"報酬"は個人によってそれぞれ異なる．たとえば，ある会社員が昇進を強く望んでいるとするならば，その個人にとって昇進が誘発性となる．

また，誘発性は，外因のみでなく，個人が何かをなし遂げたいと切望し，それを達成できたとき，その達成自体が報酬となる．

(2)期待(expectancy)

期待とは，努力することにより結果につながるという信念をもつ状況のことである．人間は，ただ努力するというのではなく，自己のエネルギーを注ぐことにより，ある結果がもたらされることを予測している．ある結果とは，満足のいく業績であったり，創造性であったり，信頼性であったりする．たとえば，臨床においてすばらしいケアを行うことに努力すれば，仲間の看護師や患者から信頼される存在となることが予測される．

(3)媒介(instrumentality)

媒介は，努力の結果が次の成果につながるという認識を示すものである．これは，確約されたものというより，むしろ個人の認知レベルである．したがって，かなり主観的なものでもある．たとえば，よいケアをした結果，仲間の看護師たちから信頼されたとすると，その結果が主任昇格へつながることを意識するというわけである．

b 3要因の成果

モチベーションは，これらの3要因が関係した成果である．これらの関係を図式化すると下記のようになる[1]．

モチベーション＝誘発性×期待×媒介

5 公平理論

　公平理論は，働く者が組織の報酬システム（精神的，社会的，および経済的）に対していだく感情や反応として説明されている．同じ組織に働く者は，仕事への労力投資に対する報酬は他者が受ける報酬と比較して公平だと判断する傾向がある．つまり，同じ仕事をした場合の報酬は，同じであるべきという理論である．
　この理論を使うと次の3つのケースが考えられる．

(1) 報酬が多い場合
　仕事に対してやる気を起こして精を出す一方，報酬そのもののありがたみをそれほど感じなくなることもある．
(2) 報酬が仕事に見合っている場合
　公平さを感じ，個人はそれまでと同じレベルで仕事を続ける．
(3) 報酬が少ない場合
　仕事に対する満足度が低くなり，質的にも量的にも仕事は低下する．状況によっては，転職や退職という事態にもなりうる．

Think for yourself
　管理職は，部下のモチベーションを高めるために，どのような対策をとったらよいか，考えてみよう．

　以上のように，動機づけに関する理論的な枠組みは数多くあるので，スタッフや同僚等の動機を高めたいと願う看護管理者は，これらの枠組みを適宜使いながら，その効果を検証してみることができる．

組織の仕組みと機能

1 人間行動の環境としての組織

　人間は生まれながらにして，必ずなんらかの組織に属している存在である．この世に生を受けたとき，家族という組織の一員となる．家族は人間が生活を営むうえで，最も基本的な組織である．家族は地域に属し，地域は地方公共団体に属し，地方公共団体は国家に属する（図 2-7）．これらの1つひとつも組織である．
　そして，人間は成長するに従い，さまざまな組織の一員となる．たとえば，学校，地域のサークル活動やスポーツクラブ，ボランティア活動等，教育，行政，社交，宗教等のさまざまな分野において組織の構成員となる．社会人となると多くは企業組織に属し，多くの人々はそこで人生の大半を費やす．
　組織はすべての人間行動の環境の1つであり，常に人間に影響を与えている．人間の行動，考え方，価値観，生き方，時には夢や希望に至るまで，その及ぼす影響力ははかりしれない[9]．
　おそらく古代から，人間が集まって生活を営むところには必ず組織が存在していたであろう．なぜなら人間は，個人では生きることが不可能であるからである．原始時代においては，まず生きること，つまり食べるために狩猟をする．人々が食物を得るために，団結し協力する．そこには，人間の相互作用が生じる．個人の力は微力であるが，それらが集まると大きな力となる．1人では倒すことのできない巨大な獲物も，多数の力でうち倒すことができ，飢えをしのぐことができる．

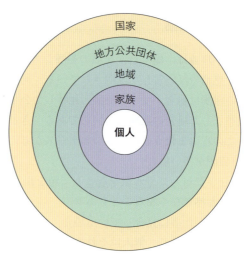

図 2-7　個人と組織

　次第に文化が発達し，科学技術の発展に伴い，組織そのものが量的・質的に複雑化してきたが，「何かを果たそうという目的をもって人が集まる」という基本は，古代においても現代においても変わりはない．組織とは，「複数の人が相互作用しながら目的に向かって行動している状態」である．つまり，組織は固定化された静的なものでなく，常に動いている動的なものである．

　個人では達成不可能な目標も，複数の力により可能になる．さらに，各人の分担をより専門的な分野にまで集約することにより，個人の労力と時間はかなり削減される．

　このことを，アダム・スミスが『国富論』のなかで，ピン製造を例にして分業による効率性を説明していることは有名な話である．1人が1本のピンをはじめから最後まで仕上げる方法より，1人ひとりの分担個所を決め，各人がピン製造のある部分を担当するほうが，短時間に高い生産効率を上げることができるという話である．

　現代社会の企業においては，まさにこの原理に基づいて，かなり細分化された専門性が追求されている．

2　医療における組織

　生産関係の企業に限らず，科学の発達に伴い医療においても細分化による専門性が出現した．人体の解剖生理学的解明，細菌や病原菌等の発見，薬の開発等に伴い，治療も複雑化してきた．さまざまな器械を用いたり，人間の体にメスを入れたり，化学物質として合成した薬を投与したり，そのため治療を施すところとして"病院"という組織が誕生した．医療は，治療のみでなく予防という側面からも保健所等さまざまな組織を生み出した．

　治療中心の病院組織内では，分業化が進み，治療は医師，患者の療養上の世話は看護職，薬は薬剤師，患者の食事は栄養士，清掃はハウスキーピングスタッフ，診療に対する支払いは医事課スタッフ等，患者中心にみると，院内のさまざまな専門分野の組織が1人の患者の診療にかかわっている（図 2-8）．米国の病院等では，さらに患者を病棟から検査室，あるいは他の病棟へ運搬するトランスポーター（運搬士），呼吸療法

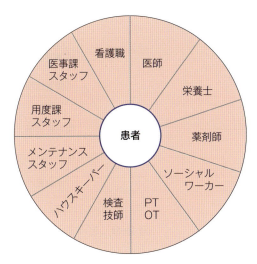

図 2-8　患者と医療従事者

士，ECG モニターテクニシャン，点滴療法ナース等，職務内容がより細分化されている．

　診療分野で病院組織をみると，内科，外科等の専門に分かれており，さらに，同じ内科でも呼吸器専門，循環器専門等と枝分かれをしている．あまりに専門分化しているため，患者のある一部分，たとえば肝臓に関してはたいへんよくみることができるが，人間としての全体像を把握することはより困難になってきている現実がある．専門性をより追求するがために，特定分野の機能を細分化することによる弊害として生じるこのような現象は，診療領域に限らず，組織構造が複雑化すればするほど起こってくるものである．

3 組織構造

　組織構造とは，組織全体としての目的や任務を果たすために，機能の責任範囲と活動範囲を職務遂行可能な単位にグルーピングした構図である．機能が縦型に分化したのが，ピラミッド型組織である（図2-9）．これは，経営機能の垂直分化ともいわれ[10]，階層的構造である．少数のトップ管理職にある者がその組織の最高責任者あるいは最高権力者として位置し，その下に中間管理職，そして現場監督者，従業員という組織である．一般企業を例にとれば，社長や取締役等の幹部の下に，部長，課長，係長，スタッフという存在がある．すべて縦系列であるため，個人の権限や責任の範囲はその上司の権限と責任の範囲内にあるわけで，それらがどこでどのようにして委譲されたり，あるいはされなかったりするかがわかる．また，個人は直属の上司に報告したり，あるいはまた，その直属の上司から指示が下りる仕組みである．

a ラインとスタッフ

　組織における各地位の職務や責任についてほかの地位との関係を表す構図に，ラインとスタッフという概念がある．これは，組織内の2種類の責任を規定するもので，古典的な組織上の原理の1つである[11]．

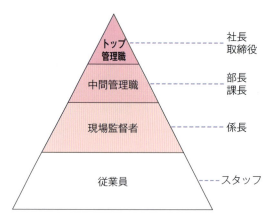

図 2-9　ピラミッド型組織

(1) ライン型組織

　ラインとは，経営機能が垂直的に分化し階層的構造になるとともに，職務，権限，責任も階層化された形である．このようなライン型を組織図として表すと図2-10のようになる．組織図とは，人と所属課の関係を図式化したもので，コミュニケーションの方向性，責任の範囲，意思決定の所在等を示すものである．

(2) ライン・アンド・スタッフ型組織

　組織が比較的大きくてまた特別な機能を要する場合には，ライン・アンド・スタッフ型組織を用いる場合が多い（図2-11）．スタッフとは，直接的執行活動を司るラインを助ける機能であり，ラインのように直接的命令や指揮権限をもたない[10]．看護部の例としては，リエゾンナースを特別機能として，ライン系列の枠外に位置づける目的でライン・アンド・スタッフ型を用いている病院も存在する．

(3) 機能型組織

　機能型組織とは，1つの機能単位に複数の管理職者がかかわる組織形態である（図2-12）．たとえば，簡単に紹介するとC，D，Eの単位に対して，業務関係はAチーフ，人事関係はBチーフが担当者というような例である．この場合，C，D，Eの各職員は，ライン型のように同じ上司から指示を受けたり，報告したりするのではなく，内容により上司が違うわけである．

(4) 委員会型組織

　委員会の権限をより重要視する場合は，委員会型組織がある（図2-13）．この場合，全体を統率する者が組織としてのビジョンと委員会の動向をしっかり把握し，委員会間の調整をはかる役割を発揮することが，組織運営の鍵となる．

(5) マトリックス型組織

　マトリックス型組織（図2-14）は，たとえばCNS（clinical nurse specialist；臨床専門看護師）[注2]を病棟配属にせず職務内容の専門性により，院内にて横断的に仕事をする仕組みである．たとえば，がん患者の看護に関しては，がん専門CNSが，循環器疾患患者の看護に関しては，循環器専門CNSが，スタッフナースの指導にあたる．この場合，

注2：日本ではCNS（専門看護師）の英語表記として certified nurse specialist としているが，諸外国では clinical nurse specialist である．

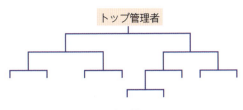

図 2-10　ライン型組織

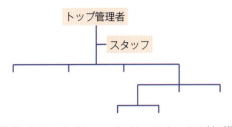

図 2-11　ライン・アンド・スタッフ型組織

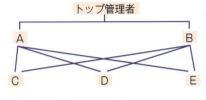

図 2-12　機能型組織

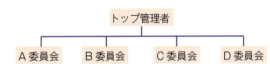

図 2-13　委員会型組織

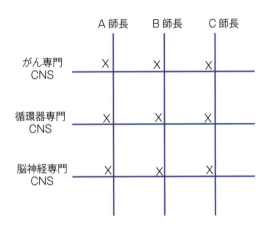

図 2-14　マトリックス型組織
X＝スタッフナース

（Stevens, B.J.：The Nurse as Executive(3rd ed.). An Aspen Publication, Rockville, MD, 1985 より）

Think for yourself
自分の所属している組織の組織図を描いてみよう．

師長とCNSとの職務権限を明確にしないと，スタッフを困惑させる原因となりうる[12]．

b 組織図の必要性

　組織図については，管理職になってから初めて自分の所属する施設のものを意識するのではなく，就職時に新任者には必ず提示すべきである．筆者は，病院でリーダーシップ研修等を担当する際には，まず必ず各自の所属する部署そして看護部の組織図を書いてもらうことにしている．

　経験年数4～5年以上であっても，副看護部長が何人いるか，師長は全体で何人いるか等について，正解する看護師は数少ない．学生時代は，どのようにしたらよいケアを提供できるかという教育のみが強調されている．また，就職しても組織的に系統的にケアを提供していくという観点からどのような職種の人たちがどのように働いているのかについて，把握されていないことが多い．これらがしっかりとオリエンテー

ションされないままでは，結果的に患者に対して質のよいサービスは提供できない．

組織の一員として自己の位置づけや指示命令系統を認識することは，企業においては当然のことであるが，医療機関では少々薄れている．患者にいかに的確な技術を提供するかは，たしかに専門職として必須条件ではあるが，その患者がどのような職種の人からどのようなサービスを受けているのか，たとえば，リネン交換や病室の清掃は正職員なのか委託会社の人なのか等についても知っておく必要がある．

また管理者としては，CNS等新たな役割の看護師を採用したときにも，それらの役割の人たちが組織図上どこに位置しているのか，どのようなルートで活用するのか等，各スタッフに明確に伝達することが求められる．

c 組織構造の重要性

管理職の地位にある者は，自己の所属する組織図はもとより，所属する組織全体の構造も明確に認識しておく必要がある．病棟師長の例をとれば，看護部の組織構造および病院の組織図は理解しておくべきである．なぜなら，病棟のリーダーとして看護部内での病棟の位置づけ，また看護部と他部門との関係を認識したうえでのマネジメントが必須であるからである．つまり，組織構造が意思決定に関与しているのである．

たとえば，ライン型組織では，権限が上位階層に集中している集権的マネジメントと権限を下位階層に委譲する分散的マネジメントに分けることができる[10]．

また新しい組織をつくる場合，組織図の作成はその後の組織運営を司る鍵となる．権限と責任をどのように配分するのか，誰が権限をもつのか，責任や権限は個人にあるのか，ある限られた集団にあるのか，意思決定はどこでされるのか等の要素を十分考慮したうえで，どのような組織図とするかが決まる．したがって，組織図の最終決定はかなり慎重に行われるべきである．なぜなら，一度軌道に乗った組織図の変更は不可能ではないが，人間の習性から推測すると，権限や責任範囲の変更はかなりの抵抗が生じるからである．

> ***Think for yourself***
> 自分の働いている組織，もしくは実習している組織の看護部門では，どの役職がラインでどの役職がスタッフポジションなのか，改めて確認してみよう．

管理論（さまざまな管理モデル）

1 管理論の歴史的変遷

経営理念の歴史的変遷を知ることは，現在の経営を理解し，将来展望を描くうえでたいへん重要である．経営理念の歴史は，4期に分けることができる[9]．

a 科学的管理以前の経営管理（第1期）

第1期は，人類が共同作業を行うようになってから，科学的経営管理の理念が出現するまでの1880年ごろまでをいう．この時代は，権力と地位のある者が，社会の実権を握り，ほかの者を支配していた．封建制度のもとで労働者は，支配者の欲望を満たすべく，かなり過酷な労働を強いられていた．

b 科学的管理時代（第2期）

第2期は，1880〜1930年ごろまでで，産業革命が起こった時代でもある．労働者に

対する賃金もそれまでの生存保障手当てという考え方から，仕事に対する報酬という概念に進歩した．

"科学的管理の父"ともいわれるテイラー（Taylor）の貢献により，それまで権力者の独断的発想から，生産性の追求は個々の労働者の生産能率の最大化によるものという考え方に変化した．テイラーは，生産性の増大をはかる方法を見いだす目的でさまざまな研究を重ねた．テイラーのほかにもこの時代，フィヨール（Fayol）やジョーンズ（Jones）らが科学的管理の視点の拡大にさらに貢献した．

さまざまな学者の出現とともに，この時代は技術の発展もめざましいが，"人間"に対する研究はほとんどされていない．生産性を追求するあまり，労働者は単なる歯車のような存在に扱われ，機械と同様に操作可能なものと考えられるようになってしまった．

c 人間関係時代（第3期）

第3期は，それまでの人間性軽視の時代から，組織内の人間関係を重視した時代である．この時期は，1930〜1950年ごろをいう．企業経営における人間関係論の先駆者，シェルドン（Scheldon）は，組織内で働く労働者の人間関係を，生産技術上の問題と同等に扱うことを提案した．そして，労働者の仕事に対する態度は，それまでの視点である「同僚との関係に左右されないそれぞれ独立した個人」から，同僚との相互作用を求め，また影響し合う存在に変化した．

この理念を如実に実証したのが，ホーソン実験（Hawthorne effect）である．この実験により，生産性は物理的条件の変化に影響されないことが証明された．この実験を行ったメイヨー（Mayo）は，作業能率を向上させる鍵は組織内の人間関係の調和をはかることであると提唱した．

d 精緻化，拡大および統合化の時代（第4期）

第4期は，1950年ごろから現在までで，この時期は，科学的管理法および人間関係論の双方の価値を重視した．また，有能な管理者とは，"人間"と"生産性"の両者を引き合わせた組織運営ができる者ととらえ，科学的管理のより深い追求や人間関係論の進歩も著明にみられた．

この時期にはさらに，行動科学の視点を踏まえた経営管理論および組織論の開発が次第に深まりつつあり，さまざまな学派が出現している．

2 仕事に対する姿勢

仕事に対する姿勢は，その人の育った文化的環境，たとえば家庭や学校等が影響している．

a マクレランドの分類

マクレランド（McClelland）[13]は，人々の仕事に対する姿勢の違いを，研究の成果から3つ（達成型，友好型，パワー型）に分類した．

(1) 達成型

達成型は，障害を乗り越えながらも，目標に向かって常に突き進む．達成すること

は自分のためであり，それに対する報酬はほとんど考えていない．この型の人間は，失敗によるリスクが少ないと判断したとき，努力に対して個人的に意義があると感じたとき等は，一生懸命に働く．

達成型の人間が管理者になると，部下を信用し，自己の考えを比較的オープンにする反面，目標は高く，部下も自分と同じような姿勢で目標達成のために努力を惜しまないことを期待する．

(2) 友好型

友好型は，同僚との社会的つき合いを重視し，他人との協調性について賞賛を受けると，さらに一生懸命働く．

アシスタントを選ぶとき，達成型は個人感情より仕事ができるできないを条件とするが，友好型はいわゆる"友だち"的な存在を条件とする．仕事においても，関係づくりのできる自由度を望む．

(3) パワー型

パワー型は，人に影響を与えたり状況を変えたりすることにより，所属する組織に強い影響力をもたらすことを願う．

この型の人間が権力のある地位につくと，その権力を建設的に使うこともあれば，逆に破壊的に使うこともある．また，組織を動かす原動力としてその権力を使う場合は，評価の高い管理職となりうるが，個人的なレベル，つまり個人の欲望や目的を満たすことに利用すると，組織のリーダーとしては成功しない．

以上3つの型は，人をこれらのうちのどの型に当てはめるかという議論で使うのではなく，あくまで部下が仕事に対して動機づけを得られるには，どのような働きかけが求められるのかを探求する手がかりとして使うべきである．たとえば，職務内容の選択に視点を置くと，達成型の部下には，ある程度自分で目標が立てられる内容，友好型の部下には，人との協調性を発揮できる内容，パワー型の部下には，たとえ小さなプロジェクトでもその遂行が組織に何か影響をもたらす内容等を考慮することにより，部下は自己の責務を察知し，より意欲的に仕事に励むわけである．

> **Think for yourself**
> これまで所属した部活や委員会，もしくは自分が現在運営する部署（部門）において，メンバーや部下の仕事に対する姿勢は，マクレランドの3つの分類のどれに該当するか，それぞれについて分析してみよう．そのうえで，各自のモチベーションを引き出しながら，いかにかかわるか検討してみよう．

3 マネジメント論

a X理論，Y理論

マグレガー（McGregor）[14]は，「管理方法は管理者のもつ人間行動に対する前提によるものである」という理論を提唱した．その前提は，X理論とY理論の2種類がある．

X理論とは，「人は本来働くことを好まず，できるだけ避けたいと思っており，責任をとりたがらず，また大望をもち合わせていない．したがって，このような人々を働かせるには，怠けると罰則を与えるなどの脅迫や威圧が必要である」[1]とする理論である．

Y理論とは，X理論とは正反対で，「人は本質的に仕事をすることがごく自然な状態にある．そして，適切な環境を整え，人々の可能性を引き出すように働きかけていれば，専心している仕事に対して目標を果たそうと自ら努力するものである．したがって，管理職の役割は部下の能力を十分引き出せるような環境を整えることである」[1]とする理論である．

マグレガーの理論は，それまでの管理職の"人"に対する要因を考慮したマネジメントの軽視を強調している．管理職にある者は，Y理論のような部下に対してX理論を前提でアプローチしてはいないか．たしかに，X理論の前提に近い人々も存在するが，多くの人が環境さえ整えば自然に課題を達成するものである．管理職にある者は，そのことを踏まえてマネジメントすることが必要である[1,14]．

b セオリーZ

セオリーZは，日系三世の米国人経営学者オウチ(Ouchi)[15]により提唱された．オウチは，高い生産性と労働意欲を保ち，戦後めざましい経済成長をなし遂げている日本企業の経営方式を分析した．そして，日本の組織と米国の組織ではあらゆる点において重要な相違があることを見いだした．

オウチは，日本の企業組織に共通する経営方式の特徴を「セオリーZ」と名づけた．当時，米国の企業においても，セオリーZの経営理念を採用している組織は存在した．たとえば，ヒューレット・パッカード社，デイトン・ハドソン社，インテル社，ロックウェル・インターナショナル社等であった[15]．

セオリーZは，米国が日本企業の経営方式について学ぶという視点で紹介されたものであるが，逆に日本の立場からみると，ふだん当然のことのように認識していることが，実際には組織運営上重要な要素であることを改めて認識させられる．

たとえば，雇用制度でみると，米国では州により規定は異なるが，大学を含む学校の教員の雇用契約は最初は1年ごとである．終身雇用権(tenure)を得るには，決められた年数を経て，なおかつそのルートに乗る地位を得ることが要求される．働く側からみると，自分に合わない職場であれば1年後には辞めればよいが，逆に自分は続ける意思があっても契約が継続されない場合もあり，その場合，自己や家族の生活自体も考えねばならない．このような状況は，雇用の不安定を招き，ひいては基本的生活の保障や健康保険の継続にまで影響を及ぼす．病院でも入院患者の長期減少が起こると看護職の一時解雇が行われる．解雇された側は生活に直接影響を及ぼされるわけだが，運よく解雇を免れた者も，明日はわが身と精神的衝撃を受ける．このような精神的不安定な状態では，生産性の高い仕事を望むことは不可能であり，また長期展望に立った改革の見通しもつかない状況となる．

わが国の看護界が米国を"めざすもの"として，さまざまなアイデアを輸入する一方で，セオリーZは，日本的経営の要素を見直しながら日本文化に消化しうるものをつくりあげていくことが望ましいことを示唆している．それには，日本企業の経営方式自体を病院の管理者が再認識する必要がある．企業と病院では，"生産性"は異なるが，そこに働く"人"をどのように動かすかについての要素は変わらない．

オウチは，著書『セオリーZ』のなかで日本のある企業の例を以下のように紹介している．

「○○工場では，4時間，6時間，および8時間勤務のシフト制で作業を行っている．幼児を抱えた女性が，子どもが幼稚園，学校に行っている間働きたいというそのスケジュールに合わせてそれぞれの始業時間を変えている」[16]．

最近の傾向として，看護職にもパートタイムや短時間正職員制度の導入はされてきてはいるが，病院に勤務する看護職には，夜勤が伴うことが当然であるという慣例が一般的である．女性が大半を占める看護職では，このような日本企業の経営対応策を

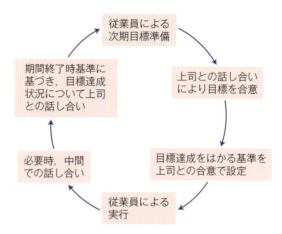

図 2-15　目標管理のサイクル

〔Davis, K., Newstrom, J.W.：Human Behavior at Work：Organizational Behavior. p167, McGraw-Hill, New York, 1981 より改変〕

積極的に取り入れることを推奨する．経営面からみると，全員をフルタイムで雇うより財政的効率がよいわけで，工夫のしかたによればフルタイムの者への還元として研修へ出す等の余力が経済的にも，人的にも可能になる．

　男性社会の日本企業の経営と女性社会の看護職では，比較対応そのものに無理がないわけではないが，経営面からの論点には類似点があり，いかに効率よく人材を確保したり運用したりするか，マネジメントの視点の拡大が看護に求められている．

C 目標管理方式(MBO)

　目標管理方式(management by objectives：MBO)は，働く者がある一定の期間に何をなし遂げたいかについて，上司と話し合い，相互理解のもとに目標を決める方法である．話し合いでは，上司は目標やその達成方法についてアドバイスを与える．目標達成に関する評価方法までも話し合いで決める．目標達成予定時期には，再び上司と話し合いをもち，評価し，次の目標を定める．このプロセスは円のように終わりがなく，常にどこかの状態にある(**図 2-15**)[1]．

　MBO は，管理職，専門職，セールス担当者等，比較的独立して仕事をしている職種に適している．たとえば，外科病棟に配属された新人看護師の場合，「9月までに全身麻酔下における胃全摘術後患者(合併症のない)のアセスメントを1人で行える」等と目標を立てることができる．しかし，MBO は流れ作業のようなルーチンワークの職種には適切でない[1]．

　MBO による方法は，従来的な管理方式に比べて上司も部下も役割関係が異なる．上司は，部下に対して「○○を仕上げよ」等の指示的かかわりから，「目標を達成するためにサポートできることはないか」というアプローチに変わる．また部下も，いつも指示を受けて行動する受動的な仕事のやり方から，自ら目標を立て達成に向かう能動的な仕事のやり方に変わる．

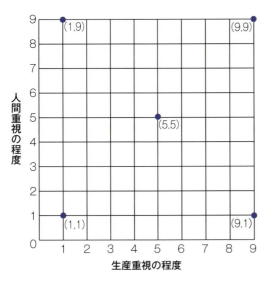

図 2-16　マネジアル・グリッド
1,1 型（おそまつ型）
リーダーは，従業員にも彼らの業績にも興味を示さない．いわば放任型リーダーである．
9,1 型（黙ってついてこい型）
業績への関心が高いが，従業員への関心は全くと言ってよいほどない．従業員は組織の目標を達成させるための道具のような位置づけである．
1,9 型（和気あいあい型）
従業員との人間関係を重視する．業績はそれに付随するものとなる．
5,5 型（妥協型）
従業員，業績の両方のバランスを重視する．
9,9 型（チーム・ワーク型）
理想的なリーダーで，従業員および業績の両方に最大の関心を示す．

4 管理職のアセスメント

　ブレイク（Blake）とモートン（Mouton）は，管理職の仕事に対する態度をアセスメントするテストを開発した．テスト結果を，マネジアル・グリッド（図 2-16）上に位置づけると，管理者が生産性を重視しているのか，人間性を重視しているのか，両者なのか，どちらでもないのかをみることができる．有能な管理者は，生産性も人間性も重視する[1,7]．

（金井 Pak 雅子）

組織コミュニケーション

　組織コミュニケーションは「組織としての目的の達成に向け，さまざまな"記号"を駆使して，集団としての意味体系を創出・調整・修正する過程」[17]と定義される注3．本項では「組織」と「コミュニケーション」について医療現場の例を交えつつ概説した後，看護管理に必要な「組織コミュニケーション能力」について考察する．

1 組織とは

　私たちの周りにはさまざまな集団が存在するが，そのすべてが「組織」ではない．組織とは「ある特定の目的を持つ複数の人々により構成された集団」[18]のうち，主に次のような特徴を有するものを指すと考えられてきた[19]．

注3："the process of creating and negotiating collective, coordinated systems of meaning through symbolic practices oriented toward the achievement of organizational goals" 厳密には組織内・組織間双方のコミュニケーションを指すが，ここでは主に組織内のコミュニケーションについて論じる．

a 目的がある

組織には目的（goal）がある．同一組織内に複数の目的が存在したり，その内容が競合したりすることも多い．また組織全体の目的とは別に個人としての目的が存在する場合もある．たとえば，医療機関には「医療を提供する」という組織としての目的に加え，「生計を立てる」「臨床経験を積む」といった医療者個人の目的が存在する．このような不一致や競合の存在は組織内のコミュニケーションを複雑にする．しかし，だからといって目的の統一を強制し，組織内の多様性や士気が損なわれれば，さらに大きな組織的損失が生じる．

b 役割分担・機能分化がされている

組織においては，目的達成に向け成員（メンバー）間の役割分担や部署別の機能分化（differentiation of tasks and functions）が生じる．つまり，患者受付から診療録管理，画像検査と治療，処方箋発行と会計までを歯科医師1人が担う個人経営の診療所は「組織」ではないが，これらの業務を医師や看護師，歯科衛生士，放射線技師や事務職員が分担して行う診療所は，その規模にかかわらず「組織」とみなされる．医療機関は，役割分担や機能分化の進んだ組織の1つであるが，これも過度の「縦割り」となれば部署間の連携を損ねたり，組織全体の硬直化を招いたりしかねない．

c 相互依存性がある

同じ組織の成員は相互に影響を受ける．そのため役割分担や機能分化がどれほど進んでいても，組織としての目的を個人や単一の部署で達成することは不可能に近い．この相互依存性（interdependence）という特徴はどの組織にもみられるが，医療の高度複雑化が進むなか，医療機関においてはその傾向がいっそう強くなる[20]．また特に相互依存度の高い目的に関しては，それぞれに特化したチーム（例：栄養管理，褥瘡対策）が結成されることもある．

2 コミュニケーションとは

コミュニケーションは「他者との関係性によって意味が生み出されるプロセス」[21]である．冒頭に示した組織コミュニケーションの定義のなかでは「さまざまな"記号"を駆使して（中略）意味体系を創出・調整・修正する過程」という部分に該当する．複数の異なる目的が存在し，機能分化が進む一方で相互依存度が高い医療機関という組織においては，このコミュニケーションの過程を難しくする次のような要因がある．

a 方法に制約がある

まずコミュニケーションの方法に制約が伴う．特に看護職は人数も多く，交替制勤務であるため，一堂に会する機会がない．また異動や退職に伴う流動性も高い．全員が一度に顔を合わせることが常に最善というわけではないが，そのような選択肢がないことは看護職内のコミュニケーションの大きな特徴である．

次に，この交替制勤務や流動性という要因は，看護職内だけでなく他職種とのコミュニケーションも難しくする．たとえば，日々の業務のなかで「今日はどの看護師と話をすればよいのか」と戸惑い，相手が変わるたび同じ説明を繰り返すことが続けば，

他職種が「看護職との関係性によって意味を生み出す」過程に影響が及ぶ場合もある．

　さらに，人命にかかわるような重大な局面ほどコミュニケーションの方法に制約が生じ，結果として難易度の高い手段で情報を伝達しなければならなくなる．医療現場で伝達される情報のなかには口頭では正確に伝えにくいもの（例：薬品名・数字）が多くある[22]．しかし，このような情報に限って患者の急変時等は口頭指示により伝達せざるをえず，医療職は日常会話よりもはるかに難易度の高い方法でのコミュニケーションを強いられる[20]．

b さまざまな力が働く

　組織のコミュニケーションには多様な力が作用する．まず成員を統制する仕組み（control mechanisms）がある．個人の目的が優先されたり，外的要因に阻害されたりして組織としての目的の達成が疎かにならないよう成員の行動をコントロールするのである．技術（例：タイムレコーダーによる出退勤管理），理念（例：「すべては患者さまのために」というスローガン）等さまざまな仕組みの統制が行われている[19]．これらの仕組みがあること自体は特段大きな問題ではないが，不適切に運用されれば成員に対する不当な圧力が生じる等，組織のコミュニケーションに悪影響を及ぼす．

　次に，組織に固有の文化が形成されることがある[23]．医療機関の場合，職種ごとの文化が存在し，診断に用いる用語から，論拠を提示する順序，説得に用いる論理，「患者のため」と考える行為に至るまで大幅に異なる場合が多い．すなわち，医療機関の組織コミュニケーションは一種の異文化コミュニケーションでもある[20]．そして各文化内では「自分たちのやり方が最善である」と成員に思わせる「自文化中心主義（ethnocentrism）」[25]の力が働く．そのため，ほかの職種との文化差に気づかない，あるいは気づいても相手のほうが間違っているように感じる，といったことが起きる．

　さらに，権力勾配という力も働く．円滑な組織コミュニケーションには「フラット化（上下間の階層を少なくすること）」[25]が不可欠である．しかしながら，特に大規模な医療機関においては，従前の権力勾配を維持する組織構造が効率的であるとして堅持され，「それぞれの専門職間での力関係で意見が言えない」[26]状況が未解決のままになっている場合がある．また医療現場では高度な専門性が求められるため，わずかな経験年数の違いも圧倒的な力の差として現れる．そのためほかの組織に比べ，立場の弱い成員がいっそう強い閉塞感を覚える場合がある．

c 理解が不足している

　制約や圧力等，医療現場での組織コミュニケーションを複雑にする要因は数多く存在するが，その当事者である医療職が（組織）コミュニケーションについて体系的に学ぶ機会は限られており，正確な理解が不足している場合がある．主な誤解としては以下の例があげられる．

　第1に，「コミュニケーションの場さえ設ければ，あとはうまく運ぶ」という誤解がある．「当院はコミュニケーションを大事にしています」と言う管理者ほど，「皆で話し合う機会が多くその時間が長ければコミュニケーションがとれている」という勘違いをしていて，実際には非効率な申し送りや理不尽な委員会構成，誰もが嫌なのにそうとは言い出せない忘年会等を漫然と行い自己満足していることがある[27]．組織内のコミュニケーションを活性化する機会を設けることは大切だが，それで終わりとするの

ではなく，その内容や方法を吟味し，適正な方向に導き，必要性や運用方法を定期的に評価すべきである．

第2に，「コミュニケーション＝話すこと」という誤解も根強い．正しくは視線や語調，回覧書類や病院の公式ウェブサイトといったあらゆる「記号」が組織内におけるコミュニケーションを司っている[28]．つまり，多様性に配慮した表現を用いるよう職員に対して厳格に求める傍ら，「白衣姿の男性医師とピンクの着衣の女性看護師」だけが登場するポスターを各所に掲示している医療機関は，その成員に対し2つの矛盾するメッセージを投げかけていることになる．

最後に，コミュニケーションとは「情動を出し合い，受け止め合うこと」であり，「心を込めて話し，聞けばよい」という誤解も存在する[29]．看護職は相手の心情に寄り添うように教育されるため，このようなとらえ方をするのもやむをえぬ側面がある．だがそれも度を超すと，組織上のトラブルが当事者個人の誠意の欠如に転嫁されたり，人格や資質の問題として矮小化されたりする危険性がある．

組織コミュニケーション能力

組織とコミュニケーションの概説を通じて，①組織には複数の目的が存在し競合する場合もある，②「記号」は話し言葉に限らない，③意味体系は職種ごとの「文化」に影響を受け，④意味を創出・調整・修正する過程にはさまざまな力や制約が存在することが示された．そこで次に，このような特徴を有する組織コミュニケーションを最適化するために必要な能力について考察する．

1 組織コミュニケーション能力の定義

組織コミュニケーション能力の考え方は研究の発展に伴い変遷を遂げているが，本項では，組織内注4のコミュニケーションを最適化し，組織全体や成員個人から最大限の効果を引き出す能力[18]と定義する．

2 組織コミュニケーション能力の考え方

組織コミュニケーション能力は学習により向上するが，その結果が行動に直結するとは限らないし，維持する努力を怠れば低下する．このような特性を理解するには，次のような考え方[30]が役に立つ．

a 連続体である

組織コミュニケーション能力は，絶対的・二元的（例：あり・なし）ではなく，相対的・連続的（例：高い・低い）という考え方をする．つまり入職直後の看護師Aには「組織コミュニケーション能力がない」のではなく，「看護師B」や「適切な学習を経た半年後のA自身」と比べて「能力が低い」段階にあるということになる．

注4：厳密には組織間のコミュニケーションも含まれる．

b 変化する

組織コミュニケーション能力は変化する．学習により飛躍的に向上することもあれば，実践から離れていた，不慣れな状況に直面した等の理由により低下することもある．1年がかりで向上した「外科病棟全体の組織コミュニケーション能力」が，新年度に成員の大半が異動したために一時的に低下するというのがその例である．

c 行動に直結しない

組織コミュニケーション能力は必ずしも行動に直結しない．人間は常に合理的に行動するとは限らないのである．単に気乗りがしないこともあれば，自己効力感が低いため「自分がかかわったところで状況は変わらない」と諦めてしまうこともある．さらに，すべての人があらゆる場面において自分の能力を最大限に発揮するわけではない．組織にとって有用な行動ができるにもかかわらず，面倒なことに巻き込まれるのが嫌でほかの簡便な対応ですませることがある．たとえば，師長に注意されて意気消沈している新人看護師を，本人の言いぶんもじっくり聞いたうえで励ますべきだとわかっていても，業務の多忙さからつい見て見ぬふりをしたり，「いつでも相談に乗るから」という常套句ですませたりという具合である．

3 組織コミュニケーション能力の向上

組織コミュニケーション能力は，「組織とコミュニケーションに関する知識」を得て「熟練した行動」がとれるようになり，「的確に職務遂行しようとする動機」があって初めて発揮される[31]．

a 正確な知識

体系的な理解なくして適切な実践はありえない．これは解剖学の知識を得ずに正しいケアを行えないことと似ている．組織コミュニケーション学では新しい概念や知見が次々と生まれているので，文献等を通じて常に正確かつ最新の情報を入手したい．

b 熟練した行動

「コミュニケーション＝話すこと」という誤解があるうえ，「話すことは特段誰にも教わらずできるようになったのだから，コミュニケーションもとりたてて練習等しなくても上手にできるはず」と思われていることが多い．しかしながら採血のような手技と同様，組織コミュニケーション能力も正しい手順に沿った熟練が必要である．

そのためには，まず「お手本」を見て，それを真似つつ自分でも実際に体験し，その成果に対して指導者からフィードバックを得たうえで，次は少し異なる状況設定のもと再度挑戦し，徐々に精度を上げたり守備範囲を広げたりするという教育学的に正しい手順を踏むことが必要である．

c 十分な動機

豊富な知識を得て，練習を積んだとしても，動機が不十分であれば組織コミュニケーションの最適化には至らない．そして動機づけの際には，外発的動機（例：昇格）ではなく内発的動機（例：達成感）に訴えることが望ましい．そのためには当事者自身が組

織コミュニケーションに対して肯定的な意味づけ(例：「委員会活動は楽しい」)ができるよう支援する．

看護管理に必要な組織コミュニケーション能力

　前述の組織コミュニケーション能力の定義に則れば，看護管理に必要な組織コミュニケーションとは「看護職内のコミュニケーションを最適化し，組織全体および各職員から最大限の効果を引き出す能力」を指すことになる．

1 組織コミュニケーションにおける管理者の役割

　従来，管理者は組織の目的達成に向け一方的に戦略を講じる独立した存在と考えられてきた．しかし近年は管理者も組織の一員であり，ほかの成員との関係性のなかで意味体系をつくり出すというとらえ方に変化している[32]．これに伴い管理者の役割も「自ら采配をふるい，組織アイデンティティを強固にする」という伝統的な考え方から「意図的にある特定の行動をとったり，特殊な言葉を発したりする」ことにより「組織に有用な意味解釈を支援する」[33]という新しいとらえ方に移行しつつある．
　したがって組織コミュニケーションについても，個人としての能力だけでなく，組織としての能力も考えるようになってきた．つまり，「外科病棟師長個人」の能力に加え，「外科病棟職員全体」の能力という視点でとらえるのである．
　本項ではこれらの新しい考え方を反映し，「看護管理者に必要な組織コミュニケーション能力」ではなく，「看護管理に必要な組織コミュニケーション能力」として，管理者のみならず看護職全員に望まれる知識と行動について考察する．

2 看護管理者に求められる組織コミュニケーションの知識

　組織コミュニケーションに特効薬は存在しないが，①組織にとって有害な言説にはどのようなものがあるか，②組織資源の浪費はどのように生じるか，③組織の代表にはどのような役割が求められるのか，という知識を得ることで，最適化をはかることができる．

a 有害な言説

　組織にとって有害な言説ほど一見無害なことが多い．たとえば「すべては患者さまのために」というスローガン自体に問題はないが，不当な残業を強いるために利用されれば有害となる．あるいは，手技の習得が遅い新人に対して先輩が言い放つ「何でできないの？」は，実際には質問の形を借りた叱責であり，新人は答えに窮する．問題は解決せず，自己効力感は減退する．このような言説を見抜き，極力排除することが組織コミュニケーションの最適化には欠かせない．

b 組織資源の浪費

　組織資源の浪費は成員の徒労感を不当に増す．17時から19時まで10名が参加して

漫然と行う活動の「コスト」は，2時間ではなく20時間(2時間×10名)である[34]．一方，同じ活動に2名だけで3時間集中して取り組めば，組織全体にかかるコストは6時間ですむ．また配付予定の資料が一読では理解しにくいなら，1人が30分かけてつくり直す．会議冒頭で議事が10分停滞した場合の「コスト」(10分×10人＝100分)を考えれば，そのほうが組織の資源を浪費せずにすむ．このような知識に基づき，組織全体の疲弊を防ぐ．

C 代表の役割

看護職の特性上「人に優しい」ことへの志向性が高いためか，組織の代表としての役割よりも「嫌われない」ことのほうが優先される場合がある．そのために負担が増えたり混乱が生じたりするようでは組織コミュニケーションの最適化は望めない．たとえば，病院ボランティアの受け入れを任された委員会の代表が，活動に必要な予算を請求できず，ボランティア用の茶菓代を自分たちで工面するという例がある．ほかにも，ある会議体で自分の意に反する決議に至った場合，代表自ら「私はよい案だと思ったのにほかの人の反対で…」と言明する例もある．このようなことが起きないようにするためには，所属する組織を代表する際に果たすべき役割について，キャリアの早い段階から知っておくべきである．

ではここで，これらの概念を具体的な事例に当てはめてみよう．

> **事例**
>
> 年1回の職員研修を企画・運営するはずの教育委員会が，今年は11月になっても動く気配がない．業を煮やした教育担当副部長は，日頃から院内研究の衰退を憂えていることもあり，有名な外部講師を招いて看護研究研修を開くよう指示した．ところがあまりに急で講師の予定がつかず，結局年の瀬も押し迫った12月後半に2時間の研修を開催することとなった．100人は受講しないと高い講師料の割が合わず面目も潰れると考えた副部長は，全病棟に最低5人は受講するようにというノルマを課した．
>
> しかし時間外手当もなく「受講したら院内研究を押しつけられる」という噂が流れたため受講希望者がいない．そこで師長たちは「連帯責任」と称して，勤務態度に問題のある若手職員とその同期に受講を命じた．
>
> 当日，研修の開始時刻には受講者が29人しかいなかった．どれほど遅刻しても出席扱いになることが知られているため，終了直前に来ることが常態化しているのだ．結局30分遅れで看護部長の挨拶が始まった．「私が師長だったころ，新人が素晴らしい研究をしたが，当時は看護師の学会旅費を補助する仕組みがなく，医師に事情を説明して彼のポケットマネーで払わせた」という手柄話に，日勤の疲れから居眠りを始めたり，病棟業務を気にして腕時計を凝視したりといった行動が目立ちはじめた．そして後半の休憩後には多くの受講者が会場に戻らなかった．その様子を目の当たりにした部長は，急遽「早退者は出席扱いにしない」と言い出した．

この事例では，不適切な計画と運営が組織資源の浪費を招いている．「繁忙期の2時間×100人」という資源を費やす意義を慎重に検討し，「研修は年1回」という決まりにとらわれることなく開催の要否を判断すべきである．また開始時刻の遅れが常態化すれば「時間どおりに出席した人数×遅れた時間」という資源が浪費されると考え，形骸化された出欠管理を改善すべきである．

次に，有害な言説の例も散見される．師長の言う「連帯責任」には「罰ゲーム」の響きがあり，部長の挨拶も時代遅れの感が否めない．同じ手柄話でも「学会費用補助の必然性を組織に訴え予算を勝ち取った」経験談であれば，看護職の真のエンパワメントにつながったであろう．さらに「早退者は出席扱いにしない」という唐突な方針転換も組織内に無用の緊張を生むため望ましくない．

3 看護管理者に求められる組織コミュニケーション行動

組織コミュニケーションを最適化するには，知識だけでなく正しい行動様式を身につけることも必要である．なかでも看護管理においては，組織コミュニケーションの①適切な方法を用いる，②能力を育てる，③多様なニーズに応える，といった行動が重要である．

a 適切な方法を用いる

組織コミュニケーションの方法に絶対解はなく，状況に応じ適切な方法とそうでない方法がある．たとえば，会議は「全員で集まるのが一番」という考え方と「極力メール審議等ですませるべき」という考え方はいずれも間違いではなく，会議の性質により使い分ければよい．ところがその手間を惜しみ，常にどちらか一方だけに偏れば自ずと不適合が生じる．

たとえば研修の告知が延々と続くだけの会議なら「全員で集まるのが一番」ではない．回覧や電子メールで案内するほうがはるかによい．一方，膨大な資料の複数箇所を参照しながら検討するような議題であれば「メール審議ですませるべき」ではない．資料を印刷して読み比べ，意見を書き込んで返信するという作業を勤務時間外に強いることになる．それならば対面審議で一気にすませるほうが得策だろう．

b 能力を育てる

先述のとおり，組織コミュニケーション能力は，個人レベルだけでなく組織レベルでも存在する．したがって各自が個人としての能力を伸ばすだけでなく，自らの所属する組織全体としての能力や，ほかの成員の能力を育てることも重要である．

具体例を2つあげる．まず，特定の業務を担う委員会を任命したら，適切な権限委譲を行い[18]，過度の干渉を避ける[34]．また「教育」の名のもとに搾取をしない．「あなた自身の勉強になることだから」という口実で巧みに新人を巻き込み，本来自分がすべき業務を丸投げするだけでは人材が育たない．もし本当に人を育てるなら，その労力と忍耐は自分でその作業を行う場合の数倍に及ぶという覚悟が必要だ．

c 多様なニーズに応える

人々が組織コミュニケーションに求める機能は実に多様である．たとえば看護職は

Think for yourself

組織内コミュニケーション能力の高い管理者の例を，身近な組織や書籍等から探してみよう．例としてふさわしい理由を書き出してみよう．

情緒性を志向するが，病院全体としては論理性や根拠性を重要視する[27]という違いがみられる．

　看護職の研修は長時間に及び，「ガス抜き」の機能を内包していることが多い．グループワークや質疑応答のなかで日常業務の不満等の感情を吐露するのである．感情労働に従事する看護職が職務への動機を保つうえで，この「ガス抜き」機能が重要であることは想像に難くないが，そのために研修が必要以上に長引くことは避けたい．そこで，本来の研修を効率よく終わらせた後，情報交換会などの名目で自由参加の「ガス抜き」機会を設ける．それにより「知識・技術を習得したらすぐ帰りたい」と「会場に残ってほかの病棟の様子を聞いてみたい」，「公的な場で感情を吐露すべきでない」と「誰かに気持ちをわかってもらいたい」というような，組織コミュニケーションへの異なる期待に応えることが可能になる．

（杉本なおみ）

■引用文献

1) Davis, K., Newstrom, J. W.：Human Behavior at Work：Organizational Behavior. McGraw-Hill, NY, 1981.
2) Sullivan, E. J., Decker, P. J.：Effective Management in Nursing(2nd ed.). Addison-Wesley, CA, 1988.
3) Rowland, H. S., Rowland, B. L.：Nursing Administration Handbook(2nd ed.). An Aspen Publication, MD, 1985.
4) Locke, F. A., Schweiger, D. M.：Participation in decision making：One more look. In Cludew, B.(ed.), Research in Organizational Behavior, vol. 1, JAI Press, CT, 1979.
5) Hersey, P., Blanchard, K. H.：Management of Organizational Behavior：Utilizing Human Resources(4th ed.). Prentice-Hall, NJ, 1982.
6) Maslow, A. H.：A theory of human motivation. In Mattson, M. T., Ivancevich, J. M.(eds.)：Management and Organizational Behavior Classics, pp369-391, BPI, Irwin, IL, 1989.
7) Hicks, H. G.(著)，影山裕子(訳)：人間行動と組織．産業能率大学出版部，1969．
8) Herzberg, F.：New Approaches in Management Organization and Job Design. In Mattson, M. T., Ivancevich, J. M.(eds.), Management and Organizational Behavior Classics, pp229-237, BPI, Irwin, IL, 1989.
9) Tannenbaum, R., Schmidt, W. H.：How to Choose Leadership Pattern. Harvard Business Review, May/June, 1973.
10) 工藤達男：基本経営管理論．白桃書店，1979．
11) ドノバン，H. M.(著)，尾田葉子，他(訳)：看護サービス管理．日本看護協会出版会，1981．
12) Stevens, B. J.：The Nurse as Executive(3rd ed.). An Aspen Publication, MD, 1985.
13) McClelland, D.：Human Motivation. Scott Foresment Company, IL, 1985.
14) McGregor, D.：The Human Side of Enterprise. McGraw-Hill, NY, 1960.
15) Ouchi, W. G.(著)，徳山二郎(訳)：セオリーZ．CBSソニー出版，1981．
16) 前掲書13，p64．
17) Mumby, D. K.：Organizational communication：A critical approach. p15, Sage, London, 2013.
18) 山口生史：組織コミュニケーション・コンピテンス―組織とメンバーの高パフォーマンスを導き出す能力．鈴木　健(編著)：コミュニケーション・スタディーズ入門，pp112-134，大修館書店，2011．
19) 前掲書17
20) 松井由美子：チーム医療／ケア．池田理知子，五十嵐紀子(編)：よくわかるヘルスコミュニケーション，pp160-161，ミネルヴァ書房，2016．
21) 池田理知子：コミュニケーションの捉え方．池田理知子，五十嵐紀子(編)：よくわかるヘルスコミュニケーション，p9，ミネルヴァ書房，2016．
22) 杉本なおみ：改訂　医療者のためのコミュニケーション入門，精神看護出版，2013．
23) Apker, J.：Communication in health organizations. Polity, Cambridge U. K., 2012.
24) 石井　敏，久米昭元，遠山　淳，他(編)：異文化コミュニケーション・ハンドブック　基礎知識から応用・

実践まで,有斐閣,2007.
25) 前掲書18, p125.
26) 前掲書20, p160.
27) 古川久敬(編著):看護師長・主任のためのグループマネジメント入門・リーダーとしての基軸づくり,日本看護協会出版会,2010.
28) 鈴木志のぶ:組織コミュニケーションの量的研究.日本コミュニケーション学会(編著):現代日本のコミュニケーション研究—日本のコミュニケーション学の足跡と展望,pp68-89,三修社,2011.
29) 前掲書27, p16.
30) Jablin, F. M., Sias, P. M.:Communication Competence. In F. M. Jablin & L. Putnam(Eds):The New Handbook of Organizational Communication, pp819-864, Sage, CA, 2001.
31) 前掲書18, p114.
32) 竹中克久:組織の理論社会学,文眞堂,2013.
33) 同上, p192.
34) 杉本なおみ,小井川悦子:看護管理に活かすグループ・コミュニケーションの考え方,日本看護協会出版会,2008.

第3章 看護サービス管理の要素とプロセス

Learning Objectives
1. マネジメントとは何か説明できる
2. 管理者の仕事について説明できる
3. 看護サービスについてサービスの基本的特徴を踏まえて分析できる
4. 管理プロセスと看護過程を比較分析できる
5. 質の高い看護サービスを提供するために,自施設の特性を踏まえた看護ケア提供体制について分析できる

看護サービス管理の諸要素

1 マネジメントとは

「マネジメントとは,組織の機関である.組織とは,社会的機能を果たし,社会に貢献するための社会の機関である」[1].つまり,マネジメントとは,組織を動かし機能させることである.組織の使命は,基本的には社会貢献である.社会貢献を担う目的で集まった人々,すなわち個の集まりをまとめ,効率よく,効果的に動かして組織の目的を達成するよう采配することがマネジメントの究極の使命といえる.

看護サービスにおけるマネジメントは,対象者の健康回復あるいは健康維持を効果的かつ効率的に支援することである.そのためには,経営の資源であるヒト・モノ・カネ・情報・ナレッジをいかに活用するか考える必要がある.「ヒト」とは,看護サービスを提供する人材のことである.人数のみならずそれぞれの資質やスキルも考慮する必要がある.「モノ」とは,看護サービスを提供するうえで必要となる器材や物品である.最近は,電子カルテの普及でかなりの台数のコンピュータが必要となっている.また,急性期病院では複雑な治療を行うため,使用する器材も高度で精密なものが増えている.「カネ」とは,医療機関の収入と支出のバランスである.医療の場合,診療報酬制度により価格は設定されているが,収入を増加させ,無駄な支出を抑えることにより収益を増加させることが求められる.「情報」とは,組織運営に影響を与える保健医療福祉の規定や規制の内容や状況である.看護サービスにとっては,医療に関する政策や2年に一度改定が行われる診療報酬制度の内容は,貴重な情報である.「ナレッジ」とは,単なる知識ではなく組織がそれまでに蓄積した情報や知恵等を体系的

に可視化することにより，そこに働く者たちが共有でき，それにより組織のさらなる発展に活用する際の考え方を表現する概念である．

　これらの経営資源には限りがある．とりわけ看護はわが国の場合，医療の一環として国が価格統制しているため，「カネ」のマネジメントに関しては，一般企業のような価格競争はない．しかし，その一方で単価が決められていることから，サービスの質を担保しながら，どのように効率よく収入を上げるようにするか，経営を担う管理者にその手腕が問われている．

2 管理者の仕事

　看護サービスをマネジメントするのは，看護管理者の仕事である．看護管理者とは，病院の場合は，看護部長，副部長，看護師長である．訪問看護ステーションの場合には，ステーションの所長である．管理職になると，自身が看護サービスを患者や利用者に直接提供するのではなく，ケアを担うスタッフに委ねることになる．管理者は，部下であるスタッフをまとめ，患者や利用者に対して質の高いケアを効率よく提供する仕組みを構築する責任がある．

　その仕組みを構築し，運営していく仕事は，次の5つに集約される[2]．
　①目標を設定する
　②組織する
　③動機づけとコミュニケーションをはかる
　④評価する
　⑤人材を開発する

　看護部長や師長は，その部門や部署の責任者として，目標を定める．たとえば，看護部長であれば，病院の目標を受け，看護部としての目標を立てる．看護師長は，看護部の目標を受け，管轄する部署の目標を立てる．そして，その目標を達成するために組織化をはかる．具体的には，新たな部署をつくったり，組織図を変更したり，新たな役職を任命したりすることである．そして，そこに働く人々を動機づけ，関係する人々とコミュニケーションをはかりながら，目標達成を進めていく．評価は，定期的に行い，必要に応じて軌道修正していく．組織は，何といっても人材が鍵となる．武田信玄の名言に「人は城，人は石垣，人は堀，情けは味方，仇は敵なり」がある．これはまさに人材育成が組織を強固にする鍵ということである．箱ものを強化するより，そこに働く人々の能力を開発することが，結果として強い組織を構築することになる．

> **Think for yourself**
> これまで所属した部活や委員会，もしくは自身が現在運営する部署（部門）において，5つの仕事をどのように遂行していたか，あるいは遂行しているか，分析してみよう．

3 サービスとは

　サービスとは，「人間や組織体になんらかの効用をもたらす活動で，そのもので取引の対象となる活動である」[3]．

　サービスは，目に見えるものではなく，提供する人とそれを受ける人がいて，常に同時にそのやり取りが行われている．つまり，サービスは，①形がなく，②生産と消費が同時に発生し，③顧客との共同生産であり，④結果と過程が重要である[4]．

　看護も形として見えるものではなく，看護を提供する人（生産者）と受ける人（消費者）

の相互作用でつくりあげていく．したがって，結果も大事だがその過程も重要視されるのである．

医療サービスにおいては，次の4つの特性がある．
① 情報の非対称性
② 不確実性
③ 外部性
④ 価値財

「情報の非対称性」とは，医療従事者がもっている対象者の健康状態の情報を，当事者である対象者が理解しているとは限らないということである．医療に関しては，かなり専門的な知識が要求されるが，そのような知識を対象者である患者がもち合わせているわけではない．たとえば，本人は血圧が高いため内科を受診したら，高血圧の原因は副腎であることが判明し，外科に移され，さらには副腎摘出術を受けるというケースがある．この場合，患者は手術を受けるということは全く想定外のことである．

「不確実性」とは，医療サービスのニーズは予測できない状況があるということである．たとえば，交通事故や災害でけが人が多数搬送されてくる等ということは，予測できないことである．これらのような突発的なことでなくても，術後の患者の急変等も起こる．つまり，医療サービスにおいてはどのようなニーズがどこで発生するかに関して誰も予測できない．

「外部性」とは，自分が予防策を講じなくても罹患する可能性が低かったり，高かったりすることである．たとえば，インフルエンザの予防注射を自分は受けなくても，もし周りの人々が受けていたら，そのおかげでインフルエンザに罹患する可能性は低くなる．反対に，自分は禁煙者であっても周りに喫煙者が多いと受動喫煙の被害を被る場合もある．このように自己の行動ではなく，他者の行動に自己の健康が影響されることがある．

「価値財」とは，医療サービスに特化した特性である．つまり，個人が医療サービスを購入する財力がなくても，医療サービスの提供を受けることができるということである．これは，人道上の理由である．また，採算の合わない部門は，一般企業では統廃合やサービスの停止等を行うが，医療サービスはそうではない．人々の健康を守ることが優先されるからである．

上記の4つの特性のほかに，医療サービスにおいては面白い現象がある．通常サービス産業では，サービスを提供する側(料金を受け取る側)がサービスを受ける人たち(料金を支払う側)にお礼を言う．たとえば，ホテルに泊まったときや飛行機を利用したとき，顧客のほうがお礼を言われる立場である．しかし，医療サービスにおいては，料金を支払う顧客(患者や利用者)がサービスを提供した人たちにお礼を言うのが通例である．看護においても，退院する患者は看護師たちに「ありがとうございました」と言う．医療サービスはやはりほかのサービス業とは，異なる性質をもっている．

看護サービス管理のプロセス

看護管理者の職務内容には，統括している組織(病棟師長の場合は病棟，看護部長の場合は看護部全体)がもっている目的，使命をより効果的かつ効率的に達成させるために，組

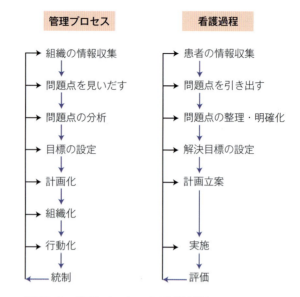

図 3-1　管理プロセスと看護過程

織の構成員を導いていく役割がある．その具体的実施の基本が管理プロセスである．

　管理プロセスは，看護過程と類似している（図 3-1）．看護過程は，1 人の患者の健康増進または，その回復への援助や安らかな死を迎えるための援助を目的として，患者を多面的にアセスメントし，必要とする援助を整理し，期待される結果，つまり目標を設定する．その目標を達成させるべく患者にどのように看護するかの計画を立て実施，評価する．評価は，目標に照らし合わせて達成できたのか否か，できた場合は解決できたとみなし，できなかった場合はその原因を追究する．計画に無理がある場合は計画を修正し，また目標そのものに無理があれば，目標を変える必要がある．つまり，看護過程はエンドレスなプロセスである．

　管理プロセスも対象は異なるが，同じ要素を含んでいる．管理の直接の対象は，患者個人ではなく組織である．統括する組織の発展を基本として組織にかかわる情報収集，問題点の分析，長期目標および短期目標の設定を行う．目標を達成するために日程の計画，方法論の確立，予算編成を行う．計画実現のため，組織化として職務の割り当てや伝達方法の確立，各機能の権限の明確化等を行う．この部分が看護過程の場合と異なり，かなり時間と労力を費やす．

　次のステップは行動化，つまり実施の段階である．最後の段階は統制，つまり評価修正である．当初の計画どおりに行われているか否かを査定しながら，必要な個所に修正を加えつつ進めていく．看護過程同様，管理プロセスもエンドレスである．

1 アセスメント

　看護管理者としての究極の視点は，患者に対する看護サービスの質である．その質をいかにして高めていくことができるかを追求していくわけである．

a 看護サービスの質の査定

　アセスメントの第 1 段階は，看護サービスの質の査定である．看護の対象（多くの場

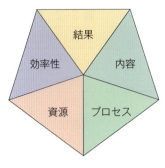

図 3-2　看護サービスの質の査定——5つの分析分野

〔Wisconsin Regional Medical Board：Assessing quality of nursing care. Nurs Adm Q 1(3), Spring, 1977 より〕

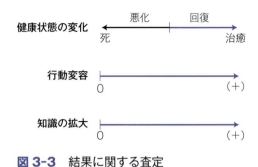

図 3-3　結果に関する査定

合は患者)が,適切かつ的確な看護援助を受けることができたか否かを分析する.分析の分野としては,結果,内容,プロセス,資源,効率性の5つがある(図 3-2)[5].

(1)結果に関する査定

　看護サービスの結果に対する評価項目としては,患者の健康状態の変化や健康に対する行動変容,健康に対する知識の拡大がある(図 3-3).それらを,援助前の状態と比較することにより,結果を査定することができる.

　プラスの結果として最も明らかに判断できるものでは,患者の状態がよくなり退院に至ることである.また,健康に対する行動変容としては,患者が自己の健康状態を踏まえた生活のコントロールができることである.具体的な例としては,糖尿病患者が食品交換表をもとに,決められた単位の食事を摂取することができること等があげられる.健康に関する知識拡大の具体例としては,心筋梗塞の発作を起こした患者が,コレステロールやタバコの循環器系に及ぼす影響についての生理学的な理解ができること等があげられる.

　マイナスの結果としては,以下のような内容があげられる.
- 患者の安楽が保てない
- 健康回復が遅延する
- 合併症を併発する
- 予期しない急変や死の転帰をとる
- 患者の健康に関する情報や状況が的確に把握されていない
- 患者が看護に対して不満に思う

(2)内容に関する査定

　内容とは,看護サービスそのものがそれぞれの対象に適したものであるか否かということである.同じ疾患をもった患者どうしであっても,看護サービスの内容は異なるものが多い.なぜなら看護の対象は"人"であり,疾病が焦点ではないからである.したがって,対象が異なれば必然的に看護サービスも異なる.

　内容に関する査定は,看護記録をもとに行う.看護計画は個別性を配慮したものであるか,看護介入は適切であるか等を評価する.また,あらかじめ看護基準,いわゆるスタンダードケアを定め,その基準に照らし合わせて評価する方法もある.

表 3-1　プロセスに関する査定

項目	適切	不適	コメント
援助の順序性			
患者とのかかわり			
家族とのかかわり			
看護手順・技術			
他部門との連携			
看護の継続性			

表 3-2　資源に関する査定

項目	コメント
入手の可能性	
即時性	
妥当性	
受容性	

表 3-3　効率性に関する査定

項目	コメント
看護要因・マンパワー	
施設・設備	
場所・スペース	
経済性	

(3) プロセスに関する査定

プロセスは，看護目標達成までの看護サービスの内容とその順序性である．看護師と患者やその家族とのかかわり，および使われた看護手順や技術，他部門との連携，そして看護の継続性等を評価する(**表 3-1**)．

(4) 資源に関する査定

資源とは，患者をとりまく医療従事者や物的資源，たとえば施設・設備が対象であり，それが十分に活用されたか否かを評価する．また，入手の可能性，即時性，妥当性，受容性も評価する(**表 3-2**)．

(5) 効率性に関する査定

効率性とは，同じ質の看護サービスを実施するにあたり，あらゆる要素にむだがなく遂行できたか否かである．あらゆる要素とは，人的資源や物的資源の活用を意味する．さらに，コスト効率も見逃せない要素である(**表 3-3**)．ケアの質を保ちながら，いかにしてコスト効率を高めるかを考えるということである．

管理プロセスは，以上の5つの分野にかかわる看護サービスを提供する側の問題点を整理・把握するものとして活用することができる．

b　3M 要素を用いた査定

さらに，管理プロセスでは上記の5つの分野を横軸とみると，看護サービスの質を支えている3つのM要素を縦軸に置いて分析することができる．3つのM要素とは，人的要素(man)，物的要素(material)，経済的要素(money)である．したがって，第2段階は，上記の5つの分野を踏まえて3Mの分析を行う(**表 3-4**)．

(1) 人的要素

人的要素とは，実施されたあるいは予定している看護サービスを提供する人材が量

表3-4 3M要素と5つの査定分野

	人的要素 (man)	物的要素 (material)	経済的要素 (money)
結果			
内容			
プロセス			
資源			
効率性			

的,質的に適切であるか否かである.

　量的とは数のことであり,病棟においては患者の重症度,つまり忙しさに見合った看護師の数等である.質的とは,単純にいえば看護職種,つまり看護師,准看護師,看護助手,医療クラーク(事務作業を補助する専門職)等の比率である.単に職種のみでなく,経験年数も大事な要因である.数はそろえても,経験の浅い新卒看護師のみでは,看護サービスの質の保証はできない.しかしながら,スタッフの経験年数が高いことで質の高い看護サービスを提供しているとも限らない.

　そこで問われるのが組織構成員の仕事に対する能力(competency)である.特に,看護師には知識,判断力,技術に優れていることが要求される.また経験を積むごとに看護の対象者を全人的にとらえ,他職種との連携を保ちながら,対象をさらなる健康増進あるいは回復への援助や,安らかな死を迎えるための個別性を踏まえた援助ができることが,いわゆる"エキスパート"としての技能といえる.

(2) 物的要素

　物的要素とは,施設・設備や備品が適切なものであるか,また数量的にそろっているかである.施設とは,病院を例にとれば,建物である.病室の廊下の広さ,一部屋の病床数,間取り,空間等である.設備は,身近な例をあげると,ベッドの種類,照明の状態,配管の位置等である.いずれも利用者の状況に合った施設・設備,備品であることが条件となる.

(3) 経済的要素

　看護部門において,経済性を問うことは今までの体制ではそれほど重要視されていなかった.また,看護職が"経済"を口にすることは,伝統的に自らも他者からも認める状況ではなかった.看護基礎教育でも,医療経済学の基礎のような教授内容は教科書にないのが実情である.

　しかし,"経済"は組織運営の要素の1つである.いかにスタッフのモチベーションを高めても,経済的基盤がなければ一時的なものでしかない.また,どのような立派

> **Think for yourself**
> 自身が運営している部署（部門）もしくは実習に行っている組織について3M要素から分析してみよう．

な計画も経済的理由により実行不可能となりうる．

　看護管理者も看護部長クラスとなると，病院経営の一端を担うので，経済についても日々の業務としてかなり認識されるが，師長レベルでは病棟運営の経済性はあまり問われないのが一般的である．その原因は，病棟単位での経済性の分析結果を師長にフィードバックしていないため，病棟管理者である師長であっても経済面での病棟運営像が描きにくいからではないかと考えられる．

　経済的要素を効率性から分析する視点としては，スタッフの超過勤務に要した費用や病棟全体の忙しさから判断する人員配置数等である．

　ここで，米国の病院に勤める師長の例をあげる．社会および医療システムがわが国とは根本的に異なる国の例ではあるが，師長がいかに病棟運営の経済性に責任と権力があるかがうかがえる．

米国の師長の権限の例

　師長は，まず病棟に割り当てられた予算に基づき病棟運営することを期待される．たとえば，年間に1億円という予算額が与えられたとすると，自分を含む病棟看護師の給料のすべて，物品の購入等についての使い方を任されることになる．つまり，ヒト・モノ・カネの管理責任者となるわけである．病棟を企業のなかの小さな経営単位ととらえれば理解しやすい．

　スタッフに関する予算は，病棟スタッフの給料である．スタッフの数は各勤務帯により，また患者の重症度により変動する．したがって，各勤務帯で患者の重症度を査定することを徹底しなければならない．筆者が勤務していたクィーンズ・メディカルセンターでは，当時すでにコンピュータの端末機が各病棟にあり，患者の重症度分類をタッチパネルの画面を使って行っていた．

　師長には患者の重症度の査定もさることながら，それに見合ったスタッフの数を整えることも要求される．コンピュータに登録された患者の重症度の情報に基づき，スタッフ数が算定される．患者の重症度が高くない場合に余分な人員配置を行うと，病棟としては支出が高いという結果が出る．この結果は，4週間ごとに各師長に数値として提示される．その結果をみて，師長はいつの勤務でオーバースタッフが起こったのか，そのときの勤務者は誰かを調べる．そして，なぜそのような結果になったのかについての経済分析レポートを1週間以内にまとめ上げ，看護部長と経済分析課に提出しなければならないのである．

　人員配置が適切でないという場合には，師長はその勤務帯の責任者を指導しなければならない．スタッフに対しても，余分な人員配置をしないよう教育するのみでなく，そのことを理解できそうにない看護師に対しては，師長としての権力行使をする場合もある．

C　組織文化の査定

　組織文化とは，組織の価値観，伝統，構成員の行動様式，雰囲気，人間関係等である．これらは，個人のモチベーションや職務満足にも影響する．管理者としては，ス

タッフどうしのコミュニケーションやグループダイナミクスを通して，その組織文化を査定することができる．

働き心地のよい組織文化の第1要因は，信頼関係である．職務を遂行する目的で集まった集団が，基本的に信頼関係をもつことができない場合，職務の進行にも影響を及ぼす．

2 プラニング

プラニングは，看護理念の設定から始まる．つまり，看護サービスとは何か，そして組織としては何を達成しようとしているのか，である[6]．看護部長であれば，看護部としての理念を立てる．病棟師長であれば，看護部の理念に基づき，それぞれの病棟の特質を踏まえて病棟としての方針を立てる．

a プラニングの特性

プラニングには，4つの過程がある[7]．
①目標を設定する
②現在の状況を評価し，将来展望を予測する
③計画書をつくる
④計画書を行動様式に書き換える

プラニングは，その特性から次の2種類に分類できる[8]．

(1) 状況依存的プラニング（contingency planning）

これは職務を進めるとき，障害となる問題を見つけ対処していくことを意味している．障害が増大し，取り返しがつかなくなる状況を防止するために，職務を組織化したり割り当てたりする必要がある．

(2) 戦略的プラニング（strategic planning）

これは，組織の将来展望に立脚した長期目標を定め，その目標を達成させるための方針を決めることである．戦略的プラニングは，主にトップ・マネジメント（最高管理者層）に託された職務内容である．

看護部組織では看護部長がその主導権を握る．看護部長は，看護部をとり囲むさまざまな情勢をしっかりと把握し，3年後，5年後，時には10年後の看護部のビジョンを描き，それに基づき長期目標を立てる．看護部を率いるリーダーとして長期目標達成のため，1段階ずつなすべき事柄をその期限とともにレイアウトする．

このプロセスは建築のプロセスと類似している．将来の姿として，建築の場合は建物そのもの，つまり全体の形，大きさ，間取りやドアの位置，窓の大きさ等を詳細に設計図に記す．そして，それらを基礎工事から順番になすべき事柄を並べ，予算との調整をはかりながら進めていく．建築において重要なことは順序性で，壁塗りの前には，電気や電話の配線や，水回り等の配管はすべて終了していなければならない．つまり，要所要所においての意思決定が適切な時期になされることが鍵となる．組織運営も，将来のビジョンを踏まえた目標として他者に理解できる文章（建築の場合の設計図に相当）として表すことが重要である．そして，目標達成のための順序を決める．

建築の場合は，どのような建物を建てたいかが主眼であるが，戦略的プラニングの場合は，現在の組織の置かれている状況の分析から1年後，3年後，5年後の姿を描く

表3-5　戦略的プラニングワークシート
目標：勤務表作成
課題：師長30名への教育方法について

	人的	物的	経済的
A案 外部より講師を招き，師長会にて全体研修を行いながら進める			
B案 実験病棟を選びその病棟師長たちを1週間の研修に出し，実施後院内での教育を担当させる			
C案 師長を5人ずつ1週間研修に出す			

わけである．現代の医療および看護が置かれている状況は，社会的にも経済的にも不安定要素が多い．また，特定機能病院等の病院機能の類別化により，今までの経営方法で，将来も安泰と腰を落ち着けていられる状況ではなくなった．さらに，人件費の高騰により人員に代わる機械類の導入やIT化等も考慮する必要がある．これらの動向が，看護部にどのような形で波及してくるのか，看護部長はしっかりと見定める役割を担っている．

b　リーダーに求められる戦略的プラニング

戦略的プラニングにおいては，まさに管理職としてのリーダーシップ能力，マネジメント能力が問われるわけである．「管理職にある者は，物事に反応する（react）のではなく，物事を先に読む（proact）べきである」[9]．これは，米国における看護管理者教育で必ず聞かれる一文である．事態が起こってから対応するのではなく，事態が起こる前に予測し事前に対処せよ，との意味である．

戦略的プラニングの基本は，先に説明した組織内の状況の的確な把握と，組織をとりまく情勢の査定のほかに，組織の弱点を受け入れることをいとわない姿勢である[10]．これは，理解できても実行することは難しい．リーダーとして，統率する組織を客観的に評価することを要求されているが，組織の評価となれば，リーダーを含めた評価にもなるため，リーダー自身がそれを受け入れることへの抵抗は多少なりともあるのが現実である．

戦略的プラニングで特徴的なのは，目標達成の方法論をいくつか提示することである．つまり，方略としてさまざまな角度から方法を検討するわけである．それは，1つひとつの方法について人的，物的，経済的な分析をすることである．まさに"戦略"を練るわけである．最終的にどの方法にするかの決定は，この分析結果で組織にとって効率のよい方法を選定する．検討資料として，すべての方法について考えられる状況や経費等を詳細にワークシート（**表3-5**）に書いていくと，全体を網羅して検討できる．特に，最終決定を複数の参加者で会議する場合等には最適である．

Think for yourself
リーダーとして，管轄する部門（部署）の中期および長期戦略的プランを企画してみよう．

3 組織化

　組織化とは，目標を定めたのち，達成すべき課題を仕分けして各部署や部門に割り当てることと，命令系統を確立することである．これらは，既存の組織構造において行われる場合と，新たに目標達成のためにつくられる場合がある．いずれにせよ，組織化は全体のプロセスのなかでも必要不可欠である．なぜならここで人的資源と物的資源とが融合され，系統的に活動できる礎を築くからである[5,7]．

　組織化は，看護部全体にかかわる戦略的プランを遂行する看護部長のようなトップ・マネジメントの地位にある管理者の場合においては，関与する部署や部門も多く複雑である．それだけに，綿密な準備をするための時間を費やすことになる．人を動かして事を運ぶということは，そこにかかわる部署や人数が多いほど，そのリーダーは思考を巡らせたり，部署と部署との間をとりもつことに時間を要する．看護部長の場合，"概念化能力"の割合が師長やチームリーダーに比べて多いのはそのためである〔図2-2（☞25頁）参照〕．

a 権限の委譲

　組織化の内容として命令系統の確立があるが，これは誰に意思決定の権限をもたせるかということである．すべての物事にリーダー自身がそのつど意思決定をしてはいられない．管理職としての職位が高くなればなるほど，自己のもつ権限を部下に委譲する内容が増える．

　たとえば，看護部長はそれぞれの病棟運営に関しては，師長に権限を委譲している．つまり，病棟運営に関する基本方針は，看護部長の責任において各師長に提示するが，具体的展開は師長に一任している．しかし，最終責任は看護部長にあり，各病棟における運営内容，方法，必要に応じてはスタッフについてまで把握しておく必要がある．

　このように，権限を委譲するときは，どのようなレベルの内容までを委譲するのか明確にしておく必要がある．そして，定期的に報告を受けフィードバックを与える．権限を委譲するということは，委譲する側と委譲された側との2方向のコミュニケーションが基本であり，どちらか一方が欠けても組織全体の運営に影響を及ぼす．

　"誰"に権限を委譲するかについても，熟慮する必要がある．委譲する部下の能力，性格を十分に配慮するべきであるが，人材が豊富でない場合においては，綿密にコミュニケーションをとる必要があるため，リーダーとしては時間と労力を費やす覚悟をし，そのためのタイムスケジュールを立てる．

　また，部下のキャリア開発を目的として，人材登用を意図的に行う場合もある．この場合は，部下は今までに経験したことのない新しい権限を与えられるわけで，最初は多少なりとも，とまどいがある．"課題への成熟度"は未熟であるので，リーダーとしては当初はかなり具体的な内容まで踏み込んで指導する必要がある〔第2章の「状況別リーダーシップ」の項（☞27頁）参照〕．したがって，時間的ゆとりのない時期の組織にとって，重要度が高いプロジェクトにおける新規の人材登用は適切でない．登用された側にとってみれば，課題についての把握が十分にされていない状況のなかで意思決定を要求されるので，不満足感を味わったり，自信を失ったりする．それらが度重なると，時には退職の誘因となることもある．

b コーディネーション

権限を委譲したのち，目標達成に向かってそれぞれの部署やメンバーを時間的にも経済的にも効率よく動かすことが必要である．リーダーの役割は，各部署での問題，アイデア等全体に関係する事柄を察知し，部署間での違い，不必要な重複，部署間で落ちてしまったり外れてしまったこと等に対して積極的に働きかけることである．

したがって，リーダーは全体のビジョンを常に頭に描きながら，各部署が今どのような状態であるのかを把握し，必要時フィードバックを与えつつ軌道を保ちながら目標に達するよう導く．この任務には，かなりの忍耐を要する．特に，メンバーが未熟であったり，リーダー自身の時間的制約が多かったりするとなおさらである．

コーディネーションでは，プラニングやアセスメントの時期に比べ，直接部下にかかわる時間が多い．リーダーとして，部下へのかかわりは部下のキャリア開発を基本におく．そして，部下のモチベーションを高めるような働きかけが大切な要素である．部下の特質，性格，仕事状況を十分に把握したうえで，適切なリーダーシップを発揮することである〔第2章「リーダーシップ・マネジメント」の節（☞22頁）および「モチベーション」の節（☞28頁）参照〕．

c 看護ケア提供方式

病棟単位における組織化では，いかにして効率よく，そして質の高い看護サービスを提供するかを究極の目的として，それぞれの病棟（看護単位）で，その病棟に適した看護体制を取り入れている．看護サービスを必要とする対象に対して，どのような看護を提供するかは，まさに需要と供給との関係である．看護サービスの対象（多くの場合は，患者）のニーズがどの程度あるのか，そして，その需要に対してどのように看護サービスを提供する方針なのかを考える必要がある．

その意思決定に関与する要因として，看護の質の保証と経済性がある．看護の質のみを追求することは経済面，財政面において現実性に欠けることがある．反面，経済面のみに主眼を置くと，質の低下を招くことになりうる．これらは，すべて需要と供給のバランスを考慮しながら決められるものである．

歴史を振り返ると，看護ケア提供方式は，社会システムの変化および医療サービスの提供システムの変化に伴い，マンツーマンの受け持ち方式から，次第にいくつかの方法が開発されてきた．

Think for yourself
管轄する部署あるいは実習に行っている組織の看護ケア提供方式を分析してみよう．

◎ 機能別看護

機能別看護は，看護業務を主体とし業務内容別に看護師の責任を分けた方法である．例をあげると，看護業務を注射，与薬，指示受け，環境整備等に分け，看護師は与えられた業務を遂行する．

この方法は，業務内容が明確で，それぞれの業務がほかの業務と比較的はっきり区別されているため，経済的にも効率がよい．スタッフメンバー間のコーディネーションに費やす時間も最小限でよい．さらに，看護師にとっては同じ業務を繰り返し実施する場合，技術の向上につながる．

病棟管理者の役割は，それぞれのスタッフに業務を割り当てることと，スタッフと勤務帯の調整である．すなわち各スタッフの経験年数や能力を考慮したうえで，それぞれの勤務のメンバーを決めることである．

機能別看護は，経営上は効率が最もよい反面，患者のニーズを反映していないとの批判もある．病棟運営の焦点が看護業務に置かれているため，個々の患者を系統的にアセスメントしたり，一貫したケアを提供することに欠ける．しかしながら，患者のニーズがほぼ同様な場合，たとえば新生児室や術後の回復室等では，どの患者のニーズも大差がないので，むしろ機能別看護のほうが適している[7,10]．また，スタッフの職務満足度が低いといわれるが，必ずしも全員がそのように認識しているとは限らない．むしろ，決められた業務内容をこなしていくほうが安心感があると感じる者もいる．

◎ チームナーシング

チームナーシングは，ある一定数の患者を何人かの看護師がチームでケアをする方式で，患者および看護師の満足度を向上させる試みとして取り入れられた．この方式は，個々の看護師の動きが機能別看護に比べて一定していないので，仕事内容を分担する時間を必要とする．

チームで業務を遂行していくため，チームに課せられた業務を的確に判断し，チームメンバーにその業務を分担する必要がある．メンバーが分担した業務をうまく遂行できない場合は，フォローをする必要もある．このような責務はすべてチームリーダーにかかってくる．したがって，チームリーダーは，患者および患者をとりまく環境等について，どのような状態で次の勤務に引き継ぐかの目標をもち，その目標に向かってチームメンバーを動かす能力が必要となる．この能力は，病棟の一看護師として機能する能力のみでなく，いわゆる"リーダー"としての能力を要求される．

チームナーシングはチームの"リーダー"が業務遂行の鍵を握るわけで，病棟管理者，つまり師長としては，そのようなリーダーを育成する責任がある．また，機能別看護のように単一業務を多数の患者に提供するのと異なり，チームメンバーはさまざまな内容の看護ケアをある一定の患者に提供するので，業務内容も複雑化する．結果としてミスも起こりやすくなるため，その防止対策に時間を費やすことになる．

さらに，1人の患者を複数名でケアするため，互いの情報交換が必要となる．この情報交換に要する時間も，経済効率の観点から無視することはできない．つまり，情報を伝達する側と受ける側の双方が，同時に，ある一定時間を"伝達業務"に費やしているわけである．

病棟管理者としては，このような伝達業務に要している時間をモニタリングする必要がある．看護師たちの伝達業務に費やす時間が，はたして妥当な時間であるのか，もし必要以上に長い時間を要しているとするならば，その原因は何かを究明する必要がある．原因を探る視点としては，看護師1人ひとりの伝達方法，伝達のタイミング，情報の流れる方向等がある．原因を分析することにより，看護師の能力開発が必要なのか，情報の流れを整理する必要があるのか等の解決策が判明する．

◎ プライマリナーシング

プライマリナーシングは，プライマリナースが患者を担当し，その患者の入院から退院までの責任をもつ方式である．プライマリナースは，1人で何人かの患者を担当するが，その役割は，看護計画の立案，実際にケアを提供する看護師への指示，医師やほかの医療従事者とのコーディネーションをはかること等がある．したがって，患

者のベッドサイドに24時間いるのではなく，直接的なケアは必要に応じて行うが，通常は一般の看護師に任せる．勤務も，通常の看護師のように三交替に組み込まれるのではなく，患者の状態の変化等に応じて，変則的に出勤することもある．

　この方式は，プライマリナースとして機能できる人材が必要となる．プライマリナースに要求される能力を以下にあげる．

- 患者のアセスメントができる
- 看護計画が立案できる
- 必要に応じて計画の変更ができる
- 直接看護ケアを提供する看護師に，的確な指示やアドバイスができる
- 必要な看護技術を習得している
- 医師やほかの医療チームと連携がとれる
- 病棟のシステムを熟知している
- 意思決定ができる
- 患者および家族とコミュニケーションがはかれる
- 担当する患者の疾患，治療に関する知識がある

　プライマリナーシングは，患者の個別性に応じたケアの提供とそれに対する責任という観点から，看護としての専門性を発揮するうえで，今までのどの方式よりも優れている．したがって，理論的にはプライマリナースの職務満足度を高めるといえる．なぜなら，計画や意思決定の結果が，プライマリナースの"生産性"として評価されるからである．

　しかし，この職務満足度は，プライマリナースが上記の能力を備えて機能したときに初めて評価されるものである．したがって，人材育成が十分でない時期にプライマリナーシングを導入することは，プライマリナースの自信を失わせる結果となったり，また患者のニーズの把握が十分でない等の不満が出たりする原因となりうる．病棟管理者としては，プライマリナースの育成をはかることが先決である．すでにプライマリナーシングを導入しているところであるならば，この方式が効率よく機能できるよう，プライマリナースやスタッフをフォローする必要がある．具体的には，プライマリナースが立案した計画が実行されているのか，もし実行されていないとすれば何が原因なのかを探る．そして，計画自体に現実性がないのか，スタッフに問題があるのか，システムに問題があるのか等，その原因によってそれぞれのフォローが必要になる．

　また，管理者には，次の世代のプライマリナースを育成する準備も必要である．

◎ モジュラー看護方式

　モジュラー看護方式は，概念的にはプライマリナーシングであるが，展開形態はチームナーシングである．プライマリナースが何人かの患者を受け持ち，受け持ちとなる患者の看護に関してすべての責任をもつことは，プライマリナーシングと同様である．プライマリナース以外の看護師はチームを編成し，チームに割り当てられた患者に対し看護サービスを提供する．

　モジュラー看護方式における病棟管理者の役割は，プライマリナースの育成とプライマリナースとしての適任者の指名である．

　病棟管理者としては，さらにメンバーを効果的に配置する役割がある．看護サービ

スの展開がチームナーシングの形態なので，チームの業務内容や業務量の調整，メンバー間の情報の伝達方法や経路について効率性をはかる必要がある．

◎ PNS（partnership nursing system）[11]

　PNSとは，2人の看護師がペアを組んでお互いに補完，協力しながら受け持ち患者のケアにあたる．PNSは，福井大学医学部附属病院で始まった新たな看護提供方式で，最近は，多くの病院で採用されている．この体制では，受け持ち患者の数は倍になるが，お互いの強みを生かしながら，個人の経験を他者と共有することができ，お互いの経験知を実践の場で活用することができる．臨床の場では，ペアが交代で休憩に入るので患者の状況を把握している看護師が常時いるという体制ができる．

◎ 看護ケア提供方式の採用基準

　どのような看護ケア提供方式を採用するかの基準は，看護サービスの質の保証，人材の効率的活用，経済性にある．管理者は，その施設を利用する患者の特性や医療サービス提供の形態，看護職員の構成および特性を踏まえて，最も効率的な体制を選ぶ．したがって，病院の全病棟を必ずしも同じ看護ケア提供方式に統一する必要はない．

　端的な例をあげれば，プライマリナーシングは救急外来において実施するより，慢性期疾患やターミナルの病棟で実施したほうが，はるかに効果的であり，かつ実践的である．また，看護職員の構成が，比較的経験年数の浅い看護師で大半を占める施設では，プライマリナーシングの構想はあっても，人材確保および育成に一苦労である．なぜなら，管理者と経験者は常に新人教育にエネルギーを費やさねばならず，また新人が一人立ちするまでは，病棟の看護サービスの質の保証を最低限のレベルで維持することすらたいへんな労力がかかるからである．

　したがって，管理者には実情を踏まえた看護ケア提供方式を取り入れることが求められる．また，看護部門の組織開発として，看護体制の見直しや改革を試みることも必要である．

d 勤務体制

　入院設備を有している施設では，24時間の看護サービスの提供が通常である．特に，最近は高度医療機器の発達に伴い，より複雑な治療が行われたり，機械器具にその生命維持を委ねたりしている患者も数多く存在する．したがって，入院している患者の重症度がかなり高く，看護ケアの内容は昼夜を問わず濃厚な場合も少なくない．

　夜勤体制は，看護労働の過酷さの象徴であったが，その救世主ともなった"ニッパチ（2人夜勤で月8日以内）"も一世代前の出来事となり，大学病院等では一般病棟ですら3人あるいは4人夜勤を実施している状況である．それでも，入院や術後の患者を抱えたりすると，看護師たちは病棟内を走り回るようにして業務をこなし，さらに記録のために超勤を余儀なくされている．この現象は，入院患者の看護度が高く，治療や処置が複雑化していることが原因である．

　このような入院患者の状況を踏まえて，看護師をいかに効率よく24時間に割り振るかは，管理者に委ねられた課題である．ここでは，勤務体制に関する基本的要因，三交替制，二交替制について解説する．

◎ 勤務体制に関する基本的要因

勤務体制は，入院患者の看護サービスの需要を効果的かつ効率的に満たすために，各看護単位に配置された看護師を最も効率よく24時間に配分する方法論である．以下に，3つの要因について述べる．

(1) 看護ケアの受け手のニーズ

看護ケアを必要とする対象者はさまざまであり，どのようなケアを求められているかも多種多様である．同じ疾患名の患者でも社会的背景や心理的側面の相違により，看護としてのかかわり方も当然異なる．

1つの看護単位のなかで患者全体をとらえたとき，どのようなニーズがあるのかについて24時間の流れのなかでは，そして1週間の流れのなかではどのように変化しているのかを把握する必要がある．

(2) 看護サービス提供側の要件

看護サービスを提供する職員は看護師のみならず准看護師，ヘルパー，クラーク等さまざまである．どのような職種を抱えているのか，また各職員の仕事に対する能力はどのようなものかについて，師長をはじめ管理職にある者は常に査定する必要がある．これは，単に経験年数ではなく，看護過程が展開できる能力の有無の把握といえる．看護師であるならば対象者に対して看護過程が展開できることが能力といえる．また，看護は単独業務ではないので，他者との協調性，いわゆるチームワークも必須要件となる．

(3) 環境要件

環境要件とは，看護サービスを提供する際に影響される因子である．さまざまな因子があるが，なかでも一番影響を受けるのは，手術日等の医療サイドの諸事項である．その他，システム化や委託の状況がある．IT化はどこまで導入されているのか，人の手に委ねられているのはどこまでか，また委ねられているとすれば，どのような職種が行うべきか，を把握する必要がある．

◎ 三交替制

伝統的に行われているのが，1日を3等分にした日勤，準夜，深夜，それぞれ8時間の勤務体制である．1日の始まりをどの時間にするか，たとえば，深夜を0時からにするか，あるいは0時半からにするかは病院により多少異なる．いずれにせよ，実働8時間を踏まえ，休憩時間分を引き継ぎの時間としている．

三交替制は，一般社会の労働時間が8時間であることから，労働時間としては適切な長さとみなされている．また，勤務表作成者側にとっては，どの看護師も同じ条件下の三交替のローテーションに組み込めるので，さほど複雑な作業ではない．

しかしながら，三交替の場合，それぞれの勤務帯の人員構成を考慮しながら，週休2日や4週6休等の病院としての労働基準を満たす勤務表を作成することは単純なことではない．さらに個人の希望をそれぞれ満たそうとすると，さまざまな制約の範囲での作成となるので労力を要する．

同じ三交替制でも10時間勤務体制で組むことも考えられる．10時間勤務は，米国では一般的に取り入れられている．通常の1日8時間×5日間＝40時間/週ではなく，1日10時間×4日間＝40時間/週の就労となる．たとえば，深夜勤務者を10時間勤務にすることを考えると，以下の3通りの方法がある．

①開始時間を早め，準夜の終わり2時間を準夜勤者と重複させる
　　②終了を2時間遅らせ，日勤者と重複させる
　　③前後1時間ずつ準夜と日勤に重複させる
　上記のどれにするかは，業務内容による．筆者が勤務していた米国の病院の小児病棟では，日勤と重複させ，モーニングケア，朝食介助，シーツ交換等をしていた．
　これは深夜勤のみでなく，病棟の業務内容に合わせて準夜勤や日勤にも適用することができる．勤務者が重なることは，時間外勤務の削減となり，経済資源の有効な使い方ができる．また，その時間帯に院内教育や委員会などのミーティングを入れることができる．勤務者側からも，10時間勤務は週のうち4日働けばよいので，完全週休3日となり，好評である．また，処置等が万が一残ってしまっても引き継いだあとの時間を使うことができ，患者ケアにゆとりが出る．
　しかし，10時間勤務体制にもデメリットはある．第1に，勤務表の作成が複雑になることである．わが国のように，すべての勤務帯をローテーションにしている状況では，深夜の勤務帯だけを10時間にするとたいへん複雑になる．また，勤務表作成後の変更に従って各人の労働時間の計算を間違えないようにすることが要求され，単純に人を入れ替えることではすまない．
　第2に，8時間での三交替制に比べ，より多くの人員を必要とする．10時間勤務をしている者の週休が増えるということは，その休みをカバーする人員が必要ということになる．その人員をどのように確保しておくかについては，経済的側面を考慮しなければならない．

◎二交替制

　基準看護の承認要件であった三交替制に加えて，1992(平成4)年に「二交替制の勤務形態があってもさしつかえない」という通知が出されて以来，二交替制が一挙に浮上し，その具体的方法やメリットが非常にクローズアップされてきた．二交替制には，24時間を2分する12時間勤務と，変則二交替制と称して2時間の休憩を含む15〜16時間の2種類の勤務形態がある．どの勤務を15時間にするか，またどのように勤務時間を組み合わせるかについてはさまざまである[10]．
　二交替制は，一時期ブームのように騒がれたが，本質的には規制緩和にすぎない．もっとも，それまで三交替制によってできなかった勤務体制の自由度を追求できる"きっかけ"ではある．管理者としてこの規制緩和をどのように活用するかについては，まさに創造性を問われているのである．時代の流行にとらわれずに，地域において各施設ごとに託された機能は何か，それを遂行するにあたり，どのような勤務体制が最も効率的か，ヒトとカネのマネジメント能力が求められている．
　二交替制を問う以前に，以下の2点について分析する必要がある．
(1)有資格者の業務内容
　これは，看護職がいわゆる資格がなくてもできる業務に追われていないかどうかである．
(2)看護ケアを支えるサポート機能
　これは上記とも関係してくるが，日勤のときは医療クラークがいるが，夜勤のときには看護職のみとなってしまう状況では，夜勤に業務内容の煩雑さが増すことは必然的である．しかし，最近では患者の重症度もかなり高く，昼夜を問わずかなり濃厚な

ケアを要している.

◎ **これからの勤務体制**
　勤務体制は，三交替制や二交替制を画一的に進めるのではなく，各施設の状況に合わせてそれぞれの看護職がどちらかを選べるようにしてもよいのではないか．また，全員がフルタイムである必要もない．また，応援体制を基本に考え，勤務する病棟を絶対的に固定する必要もない．
　なぜこのような多様性を提案するかというと，現在，入院，在宅，外来通院治療の一貫したケアが求められており，看護師はむしろプライマリナースとしての役割が期待されているからである．
　管理職に求められているのは，先を見越す目と多様性への対応，そして創造力である．先を見越すには現状の的確な把握が必要である．固定観念にとらわれずに，二交替制や三交替制のみならず4交替制が取り入れられてもよいのではないだろうか．24時間をどのように運営していくかは，看護体制と切り離して論議することはできない．今後，雇用する側と雇用される側の要件を満たしながら，想像力豊かなさまざまな体制を生み出していくことが期待されている．

4 行動化

　行動化とは，前述までの計画し，組織化した内容を実際に進めていく段階のことである．管理プロセスにおいて，それまでの準備状況が試されることになる．看護過程と異なり，複数の人材や部署を動かすため，いかに効率よく，かつ効果的に進めていくかが鍵となる．具体的には，①時間管理，②かかわる人々のモチベーションを高め，継続させること，③コミュニケーション，の3点に集約される．

a 時間管理
　時間をどのように有効に使うかは，管理職としての基本的な能力を問われるところである．誰にとっても1日は24時間であり，そのなかで仕事とプライベートな時間をいかに調整するか．また職場においても管理職となると突発的な出来事への対応もあり，予定どおりに仕事が進まないことがよくある．

(1) 問題に対するタイムリーな対応
　計画したとおりに進んでいても，必ずといってよいほど問題は発生する．いかにタイムリーに問題に対応するかが，その後の進捗状況を左右する．どのような些細な問題でもすぐに対応するよう心がける．また，問題解決に関しては，電話ですませないことである．同じ施設内であればすぐに出向いて，直接相手の顔を見ながら対応することにより，相手の表情から微妙なニュアンスをキャッチすることができる．特にクレームに関しては，直接対応すべきである．

(2) 優先順位のつけ方
　組織において順調にものごとが進められているときでも，管理職に対する職務上の要求，リクエストは常にある．それらに対して優先順位をつけることにより，時間を効果的に使うことができる．優先順位は，①即対応する，②あとで対応する，③対応しない[12]，の3つに分類する．"即対応する"内容は，問題発生時や，期限が迫られて

いる，他部門や他施設が関係している等の場合に適応する．"あとで対応する"内容は，緊急性が低いものである．"対応しない"という選択肢は，無視をするというのはなく，要求された内容によっては，時間が解決してくれる場合や要求を出す側が相手を間違えている場合であったりする．

そのことを見極めるのも管理職の能力といえる．特に，自分が受ける内容ではない要求に対しては，そのこと自体には対応しないが，要求を出してきた相手にはその旨を知らせたほうが，組織運用としては円滑であり，かつ効率的である．

(3) アポイントの入れ方

アポイントは，自身がほかの人に入れる場合とほかの人から受ける場合とがある．自身が他者にアポイントを入れる場合，あらかじめ可能な日時をいくつか選んで提示することである．また，他者からアポイントを受けた場合は，それが先のことであっても決めておくほうがよい．特に他施設からのアポイントに関しては，「先のことはわからない」等と返事を延ばしていたり，相手に不確定であるような返事をすることは避けるべきである．管理職がそのような対応をすると，他施設からの信用を損ないかねない．

さらに，電話にてアポイントをとった場合，確認の電子メールを入れておくとよい．電子メールには，アポイントの日時と場所を明確に記すことである．「人は皆間違える」という前提で，聞き間違えや勘違いを避けることである．行き違いが起こると，再度アポイントを取り直す等，時間のむだとなり，最悪は信用をなくすことになりかねない．

また，急遽会議等で複数の人々に集合をかけることが生じた場合は，皆が一堂に集まれるようなスケジュールの提示をするとよい．管理職として，会議のための日程調整に必要以上の時間を取られることは生産性が低い．

(4) 電子メールへの対応

管理職が1日に送受信する電子メールは，かなりの数になる．電子メールが大量になるとそれらを読んでいるだけでもかなりの時間になる．電子メールへの対応の鉄則は，返信はできるだけ早くすることである．「あとで」と思っていると，電子メールが蓄積され，そのうちに見つけるのが大変になるか，最悪は忘れてしまったりする可能性もある．すぐ返信することにより，用件のみで済ませることもできる．

電子メールが多く届いているときには，順番に返信するのではなく，まずはざっと見て，取り急ぎ返信しておく必要のある相手や用件から返信する．また，重要な案件には"☆マーク"をつけておく．進行しているプロジェクトや企画に関する電子メールは，優先的にその進捗状況を確認する．内容によっては，送信者はそれほど問題視していない状況でも，管理職の立場でみると，他部署への影響が予測される場合もあるので，内容には注意を払う必要がある．

フォルダーの活用も有効である．プロジェクトや委員会等の名前をつけておいて，受信したらそのフォルダーに移動しておき，そのフォルダーを常にチェックしておくようにするのである．そうすることにより，大事な電子メールがどこかに埋もれてしまうことを回避できる．

b かかわる人々のモチベーションを高め，継続させる

一般論としてのモチベーション（動機づけ）に関しては，第2章「看護サービス管理の

基礎」(☞22頁)において解説してあるので，ここでは，企画しているプロジェクトを実際に運用している段階に焦点をしぼって論ずる．

プロジェクトにかかわる人々に期限と目標を明確に周知しておくことがポイントである．関係するスタッフにとって，何をどこまで期待されているのかが明確でないと，管理職との間にずれが生じてしまい，スタッフのやる気を損ねかねない．また，設定した期限は定期的に見直し，必要時には再設定することもある．しかし，これはよほどのことがないかぎり避けたほうがよい．よほどのこととは，災害や事故等予期せぬ事態の発生を指している．予定どおりに進んでいるかどうか，期限が来る前に目標達成が可能か否かを査定し，達成できるよう働きかける．

かかわる人々は，自分たちの仕事ぶりが評価されることにより，達成感を感じる．その達成感が次の仕事へのモチベーションにつながってくる．ただ忙しいという感覚のみが残ると，必然的にモチベーションは下がる．

C コミュニケーション

管理職は，仕事において8割以上の時間をコミュニケーションに費やしているとされている[13]．したがって，いかに効果的なコミュニケーションをはかるかが管理職としての仕事ぶりになるわけである．さらに，コミュニケーションをはかる相手は，看護職のみとは限らずほかの職種であったりする．そのような場合，看護職仲間での共通言語は通用しない．したがって，相手にわかりやすい表現をするよう心がけることである．

ここでは，一般的なコミュニケーション・スキルではなく，管理職にとって特に難しい交渉の場面について紹介する．交渉するときの基本は，アサーティブである．アサーティブとは，相手の考え，気持ち，感情を大切に思うと同時に，自己の考え，気持ち，感情も大切にすることである．アサーティブという言葉は元来日本語にはなく，自己主張することと誤解されがちである．相手のことはかまわずに自己主張のみをすることはアグレッシブ（aggressive；攻撃的）であり，アサーティブ（assertive）とは異なる．

伝統的な日本人女性特有の，自分が引くことによりことをうまく収めるということは，組織運営において通じるとは限らない．また，部門を代表して他部門と交渉するとき等は，主張することも必要である．交渉にあたって大事なのは，互いが勝つ（勝-勝，win-win）の状態をつくり出すことである．それには，時間も必要である．特に交渉の内容がお互いコンフリクト（葛藤）に直面しているときは，中途半端な妥協はしないことである．

交渉の際，よく陥ってしまう状況は，「相手が勝つか，自分が勝つか」という前提で進められてしまうことである．これは，どちらかが勝ち，どちらかが負けるという，"綱引き"の状態である．この場合よくあることだが，肝心な問題が解決していないことがある．問題解決には，根気よく相手とアサーティブに交渉することである．そのときには，以下の基本を忘れないことである．

- 感情的にならない．
- 同じメッセージは，できるだけ同じトーンで繰り返す．
- 相手に恥をかかせるような発言はしない．

5 統制

　統制とは，計画したことと結果の整合性がとれるようにすることである．統制に含まれる内容としては，①実践レベルでの標準を定めること，②実際のパフォーマンスを標準と照らし合わせること，そして③必要に応じて，標準から逸脱した事象を修正することである．

(1) 実践レベルでの標準を定めること

　看護においては，たとえば患者ケアの標準を部署レベル，施設レベルにおいて定めることである．このほかにも，リスクマネジメント，感染管理等がある．

　組織で働く人材のパフォーマンスレベルの設定も重要である．たとえば，新卒1年目，2年目，チームリーダー等にその施設としてのスキルレベルの標準を設定することである．

(2) 実際のパフォーマンスを標準と照らし合わせること

　患者ケアにおいて，設定された標準と実践されている内容を照らし合わせ，標準どおりにできているかを査定する．

　また，働く人材においては，その組織が定める標準に彼らのパフォーマンスが達しているかを査定する．どの施設も新卒レベルからリーダー研修やラダー研修等人材育成にかなり力を入れている．それは，看護職が経験年数に相応したパフォーマンスができるよう支援しようとしているからである．

(3) 必要時，標準からの逸脱した事象を修正すること

　医療施設においては質の高いケアを効果的かつ効率的に提供することが，組織の目的である．この組織の目的を達成するために標準を定めているため，その標準から逸脱した事象があれば，修正するよう働きかける．たとえば，感染率やインシデントを病棟単位で統計をとり，その原因を究明し，実践におけるパフォーマンスの修正を指導したりする．

　人材育成に関しては，教育プログラムの見直しや個人レベルの指導等を行うことにより，組織としての使命を果たすべく，絶え間ない努力が必要とされる．

〔金井 Pak 雅子〕

■引用文献

1) Drucker, P. F.(著)，上田惇生(訳)：マネジメント[エッセンシャル版]―基本と原則．p.7 ダイヤモンド社，2011．
2) 同上，p129．
3) 近藤隆雄：サービスマネジメント入門 第3版．p26，生産性出版，2007．
4) 同上，pp29-30．
5) Wisconsin Regional Medical Board：Assessing quality of nursing care. Nurs Adm Q 1(3), Spring, 1977.
6) Rowland, H. S., Rowland, B. L.：Nursing Administration Handbook(2nd ed.). An Aspen Publication, MD, 1985.
7) Sullivan, E. J., Decker, P. J.：Effective Management in Nursing(2nd ed.). Addison-Wesley, CA, 1988.
8) 幡井ぎん，高橋美知：看護管理．新版看護学全書，別巻8，p64，メヂカルフレンド社，1994．
9) Jones, K. R.：Strategic planning in hospital applications to nursing administration. Nurs Adm Q 13(1), 1988.

10) 原ハツエ：勤務体制と経験的看護管理．看護管理 7(4)：244-256，1997．
11) 福井大学医学部附属病院看護部，PNS 紹介〜PNS は高度医療の現場ニーズ．http://www.hosp.u-fukui.ac.jp/kango/pns/［2018 年 10 月 1 日閲覧］
12) Marquis, B. L., Huston, C. J.：Leadership Roles and Management Functions in Nursing：Theory and Application. J. B. Lippincott, PA, 1992.
13) Swansburg, R. C.：Management and Leadership for Nurse Managers. Jones and Bartlett, MA, 1990.

第4章 日本の医療と介護サービス提供システム

> **Learning Objectives**
> 1. 医療経済をマクロ・ミクロの両面から理解する
> 2. 地域包括ケアシステム下での看護サービスの提供，なかでも在宅看護のあり方について理解する
> 3. 看護と介護の連携について理解する
> 4. 看護師に認められた特定行為を通じて，組織システムの設計の仕方を理解する
> 5. チーム医療の機能とこれを効果的に運営するための方法を理解する

医療経済の仕組み

1 増嵩する国民医療費

次の文章のうち正しいものはどちらか．
(1) 介護医療院の利用者が，緊急を要するため医療保険からの療養の給付を受けた場合は，当該医療保険の請求は「入院外」のレセプトを使用する．
(2) 手術後に使用する腹帯の費用は，「療養の給付と直接関係ないサービス等」とはいえないので，患者から当該費用を徴収することはできない．

介護医療院とは，主として長期にわたり療養が必要である要介護者に対し，施設サービス計画に基づいて，療養上の管理，看護，医学的管理のもと，介護および機能訓練，その他必要な医療ならびに日常生活上の世話を行うことを目的とする施設である．法律上は2024（令和6）年3月をもって廃止される予定の介護療養型医療施設の受け入れ先としてつくられた．そもそも介護療養型医療施設は2006（平成18）年の医療保険制度改革で2011（平成23）年3月に廃止されることが決まっていたが，それまでに介護療養型医療施設に入院する医療・介護の必要度の高い患者の受け入れ先を国でもつくれそうにないことから，廃止の期限が延期されてきたという経緯がある．

通常，介護医療院は次の2つの型に分けられる．1つが認知症高齢者等，より重篤な身体疾患をもつ入所者を利用対象者とする「Ⅰ型療養床」であり，もう1つが比較的容体が安定した入所者を利用対象者とする「Ⅱ型療養床」である．

「Ⅰ型療養床」は以前の介護療養病床に相当する機能を有したものとなり，施設基準

としては，医師48対1，看護職員6対1，介護職員6対1の配置が求められる．これに対して，「Ⅱ型療養床」は老健施設に相当する機能を有したものとなり，施設基準としては，医師100対1，看護職員と介護職員で併せて3対1の配置が求められる．

療養床1床あたりの面積はⅠ型もⅡ型も1人あたり8 m^{2}以上の大きさにし，入所者の身の回り品を保管する設備やナースコールを必ず設置する．療養床を地下につくってはいけない等が決められている．また，多床室は1床4名まで認められるが，家具やパーテーション等による間仕切りを設ける等，入所者のプライバシーを尊重した，長期療養生活を送りやすい空間づくりが求められる．

介護療養型医療施設（介護療養病床）を介護医療院に転換した場合には，「地域医療介護総合確保金」による助成を受けることができる．さらに医療療養病床を介護医療院に転換した場合の費用助成に「病床転換助成事業」というものもある．これは介護医療院に転換する際の整備費用を都道府県が助成する事業であり，1床あたり改修で50万円，創設で100万円，改築で120万円の助成が受けられるよう定められている．

介護医療院の診療報酬は介護保険法が適用される．基本的に算定した費用の1〜2割を入所者が負担することになる．基本報酬はⅠ型療養床については介護療養病床で行われていた「療養機能強化型A・B」が適用され，喀痰吸引，経管栄養，インスリン注射を行う者の割合で3区分に分けられる．Ⅱ型療養床では介護職員の数で3区分に分けられる．

以上により，介護医療院は介護系居宅施設であって病院ではない．介護保険優先原則によって医療保険との併給は認められていないが，「医療保険と介護保険の給付調整」があるので(1)は正しい．これに対して，(2)は誤りである．医療保険は現物給付制度なので，いわゆる混合診療は原則認められていないが，これは例外というわけである．

元来，医療保険制度は，疾病，負傷，死亡，分娩に対して，保険者が保険給付を行う社会保険制度である．疾病や負傷による医療費の負担によって，国民が経済的困窮に陥ることを防止することを目的としている．医療保険における給付の中心は医療給付（医療費負担の軽減のために行われる給付）であり，わが国は，原則として現物給付（被保険者は，医療機関で医療サービスという現物を受ける）の形態を採用している．たとえば，花粉症で病医院に行くと，処方された薬代は，全額自費で購入する市販薬とは異なり保険がきく．病医院の診察料や薬代のうち患者が窓口で払うのは原則として全体の3割で，所得が少ない高齢者はさらに軽減される．残りは健康保険料や，国や地方自治体の補助で賄われている．

Think for yourself
介護保険は現金給付制度といわれるが，医療保険とどのように異なるのか，説明してみよう．

a 狭い国民医療費の定義

国民医療費は，当該年度内の医療機関等における「傷病の治療」に要する費用を推計したものである．診療費・調剤費・入院時食事療養費・訪問看護療養費のほか，健康保険等で支給される移送費等を含む．一方で，その範囲を「傷病の治療」に限っているため，①正常な妊娠や分娩等に要する費用，②健康の維持・増進を目的とした健康診断・予防接種等に要する費用，③固定した身体障害者のために必要とする義眼や義肢等の費用は含まない．また，患者が負担する入院時室料差額分，歯科差額分等の費用も計上していない．なお，2000（平成12）年4月から介護保険制度が施行されたことに伴い，従来，国民医療費の対象となっていた費用のうち，介護保険の費用に移行したものがあるが，これらは同年度以降，国民医療費に含まれていない．

問題は国民医療費が推計を始めた1954(昭和29)年度以降増え続けていることである．同年度に2,152億円だった推計額は増加の一途をたどり，特に，国民皆保険達成の1961(昭和36)年度以降の増加は著しく，1974(昭和40)年度に1兆円を超え，1978(昭和53)年度には10兆円を超えた．その後は，毎年ほぼ1兆円ずつ増加している．しかし例外が3回あった．1つは2000(平成12)年度で，介護保険制度の施行により前年度比5,601億円減少した．続く2002(平成14)年度も薬価を除く診療報酬本体で初のマイナス改定．被用者の自己負担割合を増やす等の制度改正も行ったので，国民医療費は1,491億円減少した．さらに薬価を含む診療報酬本体のマイナス改定や被用者の自己負担割合を増やす等の制度改正を行った2006(平成18)年度は，33兆1,276億円と，前年度に比べ13億円減少でほぼ横ばいであった．しかし，こうしたケースはまれで政府の医療費抑制化政策も空しく，国民医療費は2016(平成28)年度に42兆円を超えた．

b 上がる保険料率と消費税

国民医療費の財源である健康保険料は広く企業と個人から集めている．しかし，これでは足りず国や地方自治体も補助している．その裏づけも企業や個人から集めた税収だが，それだけでは賄いきれず，政府は"国の借金"にあたる国債を発行している．国と地方自治体を合わせた借金は2017(平成29)年度末で1,093兆円と，先進国で最悪の水準となっている．すべてが増嵩する医療費のせいではないが，高齢者が増えていくため，国の借金はさらに膨らむ可能性が高い．

そこで政府は2014(平成26)年4月に消費税率を5%から8%に引き上げた．2019年10月には，さらに10%へ引き上げる予定である．増税分は医療や介護等社会保障費にもあてられるが，それでも足りないといわれている．朗報は同一世帯の同一医療保険制度加入者について高額医療・高額介護合算療養費制度が新設されたことである．これは医療保険の患者負担と介護保険サービスの自己負担がある場合，これらの合計について一定の上限額を設けたものである．

ちなみに，介護保険は収入に連動して保険料を増減する「総報酬割」を導入している．これまでは加入者の数で収める額を決めていたが，支払い能力のある人には今までより多めの負担を求めることになった．原則として40～64歳のサラリーマンや自営業者等が保険料を納め，65歳以上も年金からの天引き等で支払う．直近の見直しでは主に大企業に勤める高中所得者の負担を増やし，収入が少ない中小企業等に勤める人は保険料を下げる．ただし，急激な負担増を避けるため，総報酬割による保険料算定は3年かけて導入する．具体的には2018(平成30)年度は保険料総額の1/2，2019年度に3/4，2020年度に全面導入する予定である．まさに「取れる所から取る」というのが国の方針だが，組合健保の多くは，本人の一部負担金還元と家族療養費の付加給付を行っている．

c 3種類の制度

わが国の医療保険は，①後期高齢者医療制度，②被用者保険，③国民健康保険(国保)の3つの制度に大別される．①は原則として75歳以上の高齢者が被保険者，②は事業者に使用される75歳未満の者(会社員，公務員，工場労働者等)やその家族が被保険者であり，そして③は①と②以外の自営業者や農林水産業従事者，そして大半を占める無職・非正規労働者が被保険者である．

ここで被保険者とは保険料を支払い，給付を受ける者をいう．この3つの医療保険制度の違いは，保険者(保険を運営する者)の違いからみるとわかりやすい．

まず①の後期高齢者医療制度の保険者は都道府県単位の医療広域連合である．2008(平成20)年度に創設された後期高齢者医療制度の目玉は地域の医療費水準に見合った保険料を設定するため，都道府県単位を軸とした保険者の再編・統合が行われたことである．その結果，運営主体はすべての市町村が加入する後期高齢者医療広域連合となり，保険料の決定や医療の給付を行うことになった．財源は，後期高齢者(75歳以上の者および65～74歳で一定の障害の状態にあり広域連合の認定を受けた高齢者)の保険料が約10％，現役世代からの支援金が約4割，公費負担が約5割となっている．なお，後期高齢者医療の保険料は，診療報酬改定とあわせて2年に一度改定され，保険料は被保険者1人ひとりに課される．その給付内容は，被用者保険や国保と同様だが，被保険者が受診した際の自己負担は，要した費用の1割(現役並み所得者は3割)である．ただし，この自己負担については，先に述べたように月ごとの上限額が設けられており，これは旧老人保健制度と変わらない．

次に②の被用者保険は職域保険である．健康保険法に基づく制度として，全国健康保険協会が保険者である全国健康保険協会管掌健康保険(協会けんぽ)と，各健康保険組合が保険者である組合管掌健康保険(組合健保)がある．前者は政府管掌健康保険として政府が運営していたが，2008(平成20)年から公法人である全国健康保険協会の運営に移された．後者は健康保険組合連合会に加え，船員保険，共済組合(国家公務員共済組合，地方公務員等共済組合，私立学校教職員共済組合)がある．組合の保険料は標準報酬月額といった月給に近いものに，各組合が決議した一定の保険料率を乗じて，原則給与天引きとなっている．

これに対して，③の国保は，市町村および国民健康保険組合が保険者である．その保険料は所得割額，資産割額，均等割額，平等割額の合計である保険料(税)算定額から，保険料(税)軽減額，減免等による金額，賦課限度額を超える額を差し引いた額だが，算定方法は各保険者に任されている．

なお，業務上の傷病に対しては，労働者災害補償保険と公務員に対する補償制度がある．傷病時の所得保障だが，健康保険法発足当初には，業務上，業務外を問わず支払われていたが，1948(昭和23)年に業務上傷病は同保険へと移行した．2016(平成28)年5月現在の支給額は，病気やけがで休んだ期間(連続して3日間休んだうえで4日目以降が対象)，1日につき，標準報酬日額の2/3に相当する額であり，事業主からの報酬，同一疾病での障害厚生年金等がある場合には調整される．

d 保険診療の仕組み

このようにわが国では，すべての国民がいずれかの医療保険制度に加入することが義務づけられているが，保険診療の仕組みは，次のとおりである．
①被保険者は保険者に一定の保険料を支払う
②保険者は被保険者に医療被保険者証を交付する
③被保険者は，病気やけがをした場合，保険医療機関(病院，診療所等)で診療サービス(療養の給付)を受ける
④被保険者は，診療サービスを受ける際，一部負担金を支払う
⑤保険医療機関は，患者に使った医療費から一部負担金を除いた額やその内容をレ

> **Think for yourself**
> 1963(昭和58)年に制定された旧老人保健制度が誕生した時代背景は何か．また，この制度はなぜ廃止されたのか．調べてみよう．

セプトに記載して審査支払機関に請求する
⑥審査支払機関は，医療機関からの請求を審査したうえで，保険者に請求する
⑦保険者は，審査支払機関に一定の請求金額を支払う
⑧審査支払機関は，保険医療機関に査定・返戻を行ったあと，診療報酬を支払う

e 2つの審査機関

　ここでいう審査とは，保険医療機関における個々の診療行為が，保険診療ルール(療養担当規則，診療報酬点数表，関連通知等)に適合しているかどうかを確認することをいう．保険診療は，多種多様な患者に適切な医療を提供するという性格上，診療する医師・歯科医師・薬剤師に一定の裁量を認めており，ルールに適合しているか否かを機械的に判断できないものも多い．そこで現行の審査では，最終的に医師・歯科医師・薬剤師の専門家により医学的妥当性の判断が行われる体制がとられている．あわせて審査の公平性を担保するため，最終決定を行う審査委員会は三者構成とされているほか，診療側，保険者側双方からの再審査請求が認められている．

　現在，法律に位置づけられている審査機関は，社会保険診療報酬支払基金と国民健康保険団体連合会(国保連)の2つで，保険者はいずれかに審査を委託することができる．その一方で，保険者は自らで審査を行うこと(いわゆる「直接審査」)もできるが，その場合は，①対象となる保険医療機関等の同意，②公平な審査体制の確保(医師等による審査)，③個人情報保護の徹底，④紛争処理ルールの明確化の4条件を満たすことが求められている．

f 紙から電子へ

　医療保険の審査支払業務は病医院内のカルテや看護記録同様，電子化が進んでいる．従来の紙レセプトでは，すべて目視でチェックしなければならなかったほか，レセプトを並び替えたり，抽出したりすることが難しく，審査の手法に制約があった．また，請求内容についての集計も難しく，統計処理や分析にも一定の限界があった．これに対して電子レセプトは，電子情報であるため抽出や並べ替えが容易であり，審査に際しての人的な負担が軽減される．また，以前のレセプト情報との突き合わせが比較的簡単にできるため，縦覧審査や統計処理・分析も容易である．

　そのため現在は，電子レセプトが主流だが，そのなかにも保険医療機関から審査支払機関までオンラインでつながっているものもあれば，電子媒体によって送付されただけというものもある．

g 公費医療制度の概要

　このほか，忘れてならないのが社会保障の"最後の砦"たる公費医療である．そもそも同制度は，1946(昭和21)年の旧生活保護法の制定に始まる．これは貧困者に対する無差別平等の保護の原則をもつ近代的保障の形式をもち，1950(昭和25)年の現行生活保護法へと発展していった．

　戦後，医療上の重圧になっていた結核に対し，健診の強化，病床数の増加がはかられるとともに，1951(昭和26)年に結核予防法[2007(平成19)年4月から感染症法に統合]が制定され，医療費に国庫負担制度が導入された．また，精神障害に対しては取り締まりの対象ではなく医療の対象としての考えに基づき，1950(昭和25)年に精神衛生法

[1995(平成7)年から精神保健及び精神障害者福祉に関する法律]が制定された．さらに1957(昭和32)年には原子爆弾被爆者の医療等に関する法律[1995(平成7)年から原子爆弾被爆者に対する援護に関する法律]，1977(昭和52)年には予防接種法と結核予防法の一部改正により予防接種被害の法的救済措置がそれぞれ設けられている．

これに対して，福祉関係では，児童福祉法が1948(昭和23)年，身体障害者福祉法が1950(昭和25)年，障害者自立支援法[2012(平成24)年からは障害者総合支援法]が2006(平成18)年に施行された．また，老人福祉法による老人医療費の無料化が1973(昭和48)年に施行されて公費医療制度は拡充されたが，1983(昭和58)年の老人保健法施行に伴い，老人医療費の無料化は廃止された．その後，先に述べたように高齢者医療制度が2006(平成20)年から施行されている．

現在，公費医療制度には，①法律によるものと②予算措置によるものとがあるが，このなかで急増しているのが前者の生活保護法に基づく医療扶助である．そもそも生活保護法による給付は，生活，教育，住宅，医療，介護，出産，生業，葬祭の8扶助からなるが，このうち医療扶助は，傷病等により治療が必要な場合に給付されるもので人員，予算規模をみても大きなウエイトを占めている．

> **Think for yourself**
> 生活保護制度がかかえる構造的な問題は何か，考えてみよう．

h 医療保険財政の現状と課題

まさに世界に冠たる国民皆保険制度だが，その持続可能性が危うくなってきている．というのも，その支柱たる医療保険財政が"火の車"だからである．たとえば，2021(令和3)年度の協会けんぽの保険料率は全国平均で10.0％，国庫補助は保険給付費(埋葬料と出産育児一時金を除く)の16.4％とされている．その結果，協会けんぽの財政(医療分)は，補助金が減額されると一気に赤字化する恐れがある．

これに対して，組合健保や各種共済組合は，被保険者の標準報酬月額(月給に近いもので保険料算定の基礎)が協会けんぽ被保険者よりも総じて高い．1人あたり医療費も低いことから，全体としてみれば，協会けんぽよりは財政状態はよいとされてきたが，平成20(2008)年度の高齢者医療制度のスタートに伴う大幅な負担増(支援金・納付金)等により，組合健保全体の経常収支は赤字となっている．目を引くのは「拠出金」の多さである．拠出金とは先述の高齢者医療制度を支援するために求められる"仕送り"のことである．具体的には①75歳以上の後期高齢者医療制度への支援金，②65～74歳の加入者が多い国民健康保険(国保)の財政を支える前期高齢者納付金等である．

他方，財政基盤が脆弱な市町村国保は，その運営の安定化対策として恒常的に保険料軽減や基金の創設等が行われてきた．なぜなら常に赤字基調の国保の保険財政は，保険料だけでは足りず，多くを国庫負担(補助)金に依存してきたからである．保険者は，被保険者の属する世帯主または組合員から保険料(税)を徴収する．その金額は，各市町村によってまちまちなため，かえって大きな地域格差を生んだ．そこで2018(平成30)年度から都道府県単位に漸次移行することになったが，12年前の後期高齢者医療制度創設時のような混乱は回避したいものである．

> **Think for yourself**
> 後期高齢者医療制度は何を目的として創設されたのか，説明してみよう．

i 診療報酬制度の現状と課題

それではどうすれば医療費は適正化できるのだろうか．

一般に医療費の増加要因としては，診療報酬の改定に加えて人口の高齢化，診療内容の変化等があげられるが，加齢に伴いがんや循環器系，さらには脳血管疾患や肺炎

が増加してくることは仕方のないことかもしれない.

そこで最近,注目されているのが診療報酬制度の改革だが,これも万能ではない.ここで診療報酬とは,保険医療機関が行う一定のサービスへの対価である.①保険適用の対象となる保健医療サービスの範囲を定めるとともに,②保険適用とされた個々の保健医療サービスの公定価格を定めるという,2つの"顔"をあわせもっている.

保険医療機関においては,実施した医療行為ごとに,それぞれの項目に対応した点数を合計して,1点の単価を10円として掛け合わせた金額を算定する.たとえば,被保険者が虫垂炎で入院した場合,保険医療機関は,行った治療に応じて初診料,入院日数に応じた入院料,虫垂炎の手術代,検査料薬剤料等を算定し,その合計額から患者の一部負担金を差し引いた額を保険者から受け取ることになる.このように実際に行った個々の医療行為の報酬額を合算したものを保険医療機関の診療報酬として支払う方式は,「出来高払い」と呼ばれる.最近はこれに対して,DPC(diagnosis procedure combination)や"マルメ"といった「包括払い」が散見されるが,いずれも患者が増えれば医療費は増嵩するという構造は変わらず,抜本的な医療費適正化には至っていない.

診療報酬の改定は,おおむね2年に一度行われている.通常,予算編成過程を通じて内閣が決定した改定率と社会保障審議会医療保険部会および医療部会において策定された改定の「基本方針」を踏まえて,中央社会保険医療協議会(中医協)が,具体的な診療報酬点数の設定等に関して厚生労働大臣の諮問に対する答申を行う.その際,参考になるのが「医療経済実態調査」である.これは病医院や保険薬局の経営状況を調べるもので従前は単月調査だったが,最近は通年調査になり,経年比較が可能になった.直近の第22回調査によれば一般病院の損益差額は前年度より0.3ポイント改善して▲2.7%となり,若干だが回復傾向がみられた.具体的には医療法人が2.6%から2.8%に,国立は▲2.3%から▲2.1%にそれぞれ改善したが,公立は▲13.0%から▲13.2%にむしろ悪化している.2020(令和2)年は新型コロナウイルスの感染拡大により補助金等で収益がわずかに増加しても,患者数の減少が大きく予断を許さない状況になっている.

Think for yourself
なぜ,病院の収益性は総じて芳しくないのか,また,どうしたら収支状況が改善するのか,考えてみよう.

2 医療経済をミクロで考える

そのためかこうしたマクロ医療経済のしわ寄せがミクロたる医業経営にも及んでいる.そこで次に筆者の知人である一彦氏のメールを紹介しよう[1].なお人物名は仮名とし,病院や百貨店名はアルファベット表記に変更した.

「老母・芳江が腸骨骨折でA病院に入院しておりました.転院を控え,どこがよいのか悩んでおりました.しかし,B病院に転院3日でショック状態となり,小生の異動日(7月30日)に突然他界いたしました.手術に伴うリスクの予想範囲ですが,経済至上主義,地域連携,QOLなどの面でいろいろと考えさせられました.」

一彦氏の母上は,転院3日後に亡くなられたわけだが,その経緯を詳細に示した資料が添付されていた.どうしてこんなことになったのだろう.本人の承認を得たので医療経済の視点から興味深い部分を紹介しよう.ちなみに下線は一彦氏自らがなんらかの意図をもって付したものである.

また,CDトキシンの検査結果が出てくるが,これは正式にはクロストリディオイデス・ディフィシルと呼ばれる桿菌で,化学療法剤や抗生物質等の投与中に腸炎を引き起こす菌として有名である.MRSAとともに院内感染の原因菌とされ,一彦氏は明

らかに院内感染を疑っているようである．

> **芳江さんの骨折から看取りまでの軌跡**
>
> **20XX年6月9日**
> 　9時ごろ，母・芳江が自宅で草むしりをしていて，後方に転倒し，コンクリートブロックにて，腰を打つ．自力で立ち上がれない状態で，四つん這いになっているところを通行人3名の介助で救急車で搬送開始．
>
> **9時27分**
> 　救急隊から，長男・一彦の携帯に連絡が入る．「A病院に搬送中だが，先方は受け入れられるかどうかわからないと言っており，ひとまず運んでみる．いつごろ来られるか．意識ははっきりしているが，立ち上がれない状態」とのこと．一彦は，「とにかく向かいます」と返答．途中，救急隊から，「A病院に搬送する」との連絡．一彦がA病院到着後，救急部インターンから問診．「脳梗塞で10年前に同院で治療を受け，継続診療中(血栓予防にワーファリン®服用中)である」ことを伝える．転送の可能性がなくなり救急隊が帰隊．X線撮影で骨折が判明．同意書取得の後，造影CT．
>
> **12時ごろ**
> 　失血の可能性があり，同意書取得後，血管造影・塞栓術を実施．手術は成功し，救急部の病棟に搬送．左足牽引．ワーファリン®服用は当然中止．瀬戸整形外科長来室，母に向かって「なんてことをやってくれたの」と第一声．一彦から「よろしくお願いします」と申し上げただけで，先方からは特段の説明はなし．
>
> **日付不明**
> 　看護師から問診．骨折に至った状況，家族構成に加え，収入を確認される．
> 　この間，入院当初はせん妄がみられ，食事にも介助が必要だったが，1週間ほどで，自分で食事をとるようになり，いったん安定に向かう．
>
> **6月14日**
> 　広岡医師から手術または牽引治療の双方のメリットとリスクについて丁寧な説明．複雑骨折であること，牽引治療の場合には失血リスクが残ること，3か月の牽引期間に認知症の大幅進行が予想されること，歩行回復が必ずしも保証されない点に加え，広岡医師の「私の母でも手術させる」との発言を受け，手術を決断．その後，麻酔科と相談，検査することとなる(救急部の部長分を含め「ご本代」20万円を手交)．
>
> **6月21日**
> 　麻酔科医から説明(「ご本代」10万円を手交．いったん受領後，返したいとのお話があったが，「個人ではなく皆様で，たとえば歓送会等にご用立ていただいては」との申出に，お受けいただく)．
>
> **6月22日**
> 　手術実施，無事終了．整形外科に所管替えし，6C病棟に収容．
>
> **6月24日**
> 　看護師のメモが室内に貼ってあり，つなぎ(15,000円)および上履きを買うようとの指示．(しかし)院内売店にはなく，尋ねても「どこで売っているかわからない．介護用品店かデパートにあるだろう」とのみ回答．急遽，D百貨店に行くが，同店では扱っておらず途方に暮れる．妻・恵子に電話にてインターネット検索を依頼し，急遽E百貨店に行き購入(その後，数度要請があり，結局5着購入)．
>
> **6月25日**
> 　地域連携室ソーシャルワーカー福田氏と面談．介護保険の申請を薦められ，市の高齢者総合相談センターに申請．福田氏から，認知症の状況について質問があり，当方として，「できれば今回の入院中に認知症の診察を受けさせたい」と相談．

Think for yourself
　謝礼は「日本の文化」とされるが，どうして大半の病院はそれを禁じているのだろうか．その一方で欧米諸国と異なり，わが国の病院で寄付が集まらないのはなぜか．考えてみよう．

広岡医師との連絡方法について尋ねると，「自分が伝える」と発言（その後，福田氏に確認したが，「伝えました」とだけ発言．結局，診察はなかった）．

この間，母は術後に体力低下と会話減少が認められたが，食事は自分でとっていた．他方，下痢は継続．パッド，おむつが急激に減る日も生じ，看護師の購入指示メモに従い適宜補充．下痢が悪化し，看護師から高吸収パッド購入を指示される．その一方でなぜか（便秘薬の）酸化マグネシウムは継続投与されていた．

6月29日
　つなぎ購入．

7月1日（術後10日）
　市の介護調査に立会い（認知症を有する父・邦治の介護保険申請も薦められる）．

日付不明
　車いすに20分程度座らせる訓練が始まる．面会時に偶然，車いす訓練の状態を見たが，母は，足が痛いと泣き続け，車いすを叩いていたが，看護師は付近におらず，放置されたまま．「痛みも治る過程だから」と母を励ますしかなかった．別用にて入室してきた看護師が，母の姿を見て，ふと笑いを漏らす．

日付不明
　ソーシャルワーカーの福田氏から，B病院リハビリテーション科の伊藤先生の問診を受けるよう指示あり．

7月4日
　つなぎ購入．

7月6日
　伊藤先生と面談．転院日について，「A病院からの書面には，いつものように転院日に関する記載がないので，先方としてはいつでもよいということだろうから，来週14日に転院を受け入れます．地域連携室に相談に行ってください」との指示をいただく．A病院に出向き，ソーシャルワーカーの福田氏から転送業者の紹介を受け，「車いす」での搬送を予約（市の高齢者総合相談センターに父の介護保険の申請）．

このころ，下痢が止まらず，看護師の対応に冷淡なものを感じる．高齢で脳梗塞の後遺症もあり言語が不自由で，かつ下痢が続く患者の対応をいただくことに申し訳なさを感じ続ける．他方で，下痢症状があるのに，酸化マグネシウム投与が続いていたことに疑問を感じる．1回，貧血のため輸血を行う．

7月7日
　感染症用ごみ箱が突然置かれ，疑問に思う．高吸収パッドの購入指示が出る．尿バッグの内容物が濃緑褐色状になり心配する．医師等から何の説明もなし．
（中略）

7月23日13時59分
　看護師の森さんから電話にて転院に関する丁寧な確認（前日21時すぎにも着信記録あり）．

7月25日
　点滴終了．この状態での転院に懸念が生じるが，医師等からの説明はなし．

7月26日
　（症状が悪化したため，転院日を約2週間延期して）B病院に転院．看護師の森さん，池田さん，内田さん，大石さんが見送ってくださる．「芳江さんがいなくなるのは，涙が出そう．リハビリ頑張って」との励ましをいただく．特に森さんはエレベータホールでドアが閉まるまで見送ってくださる．

7月27日
　市から要介護認定結果（要介護4）の通知を受ける．

7月28日
　B病院の看護師渡辺さんからのA4判1頁にわたる非常に丁寧な状況説明と作業指示書（「なかなかお会いできないのでメモにしました…」）により，とろみ剤やジュースを購入．また，高吸収パッドが院内売店になく，A病院売店まで急遽赴き，2パック購入し，B病院まで届ける．母は体力低下が進み，会話もほとんどなし．面会

Think for yourself
入院している高齢者患者およびその家族が要介護認定を受ける際に留意すべきことは何か．

> 終了時の20時30分時点で，目を開けたまま，反応なし．
> （中略）
> 　瞳孔拡大，心停止確認後，呼吸装置を外し，死亡確認．検便からは，<u>CDトキシン陽性．剖検のご要請に対し，家族と相談のうえ，お受けする．丁寧な術後処理と死化粧をしていただく</u>．
> **19時過ぎ**
> 　霊安室にて，伊藤先生，沢田先生，川田先生から丁寧なお悔やみをいただく．
> **7月31日**
> 　葬儀社との打ち合わせ後，<u>A病院救急部に菓子折を持参して御礼に行くが，（当方からは転院後3日で死亡という事実に何ら苦情も告げないにもかかわらず），きわめて冷淡な対応．入院中お世話になった整形外科病棟に立ち寄る気力も失せ，そのまま帰宅</u>．

　おそらく一彦氏は実費を支払って芳江さんのカルテをコピーしてもらったと想像するが，これほどまでの詳細な記憶は看護記録の賜物ではないか．遺族側にも一定の誤解があるかと思われるが，裁判沙汰にならなかったのが不幸中の幸いというところか．筆者も若いころA病院に入院したことがあるが，一番驚いたのは「看護師が足りないので自分で剃毛してくれ」と言われたことである．そのことを非難すれば，医療者からは，「そもそも医療費が安いのが問題．もっと国民がお金を出せば，多くの医師・看護師が採用でき，医療・看護の質は向上する」という感想が返ってくるのかもしれない．

　しかし，医療・介護の質向上は一筋縄ではいかない．たとえば，急性期一般入院料を算定するのに必須とされる「重症度，医療・看護必要度」の該当患者割合1つとっても意見が対立した[2]．2018（平成30）年度診療・介護報酬同時改定では支払側が厳格化を主張し，診療側は現状維持を固持したからである．最終的には久しぶりの公益委員の裁定で決着したが，これに「5対1加算」の制度化を志す日本看護協会も参戦したことで混迷を極めた．

　現状では，「重症度，医療・看護必要度」の測定は看護職員の手作業である．DPCデータを二次利用すれば，その手間が省け，正確性も増すと考えられたが，日本看護協会は両者が代替可能であるかについて疑義を示した．看護必要度の項目に芳江さんのような「認知症やせん妄状態の患者に対する医療措置」が加わったことは評価されるが，その測定は"ダブルスタンダード"になってしまった．診療実績データのみの患者判定となる病院とどちらの判定方法を用いてもよいとする病院が生まれたのだ．附帯意見について必要度等の指標と看護職員配置状況の調査・検証を行うことが明記されたが，"金のたまご"の看護師にはぜひ「直接ケア」に時間をさいてほしいものである．

　実際，看護師不足が深刻化するなか，病医院が人材紹介会社に支払う高額な手数料に頭を悩ませている．公益社団法人全日本病院協会らの調査によると，2020年度の平均手数料は1看護師あたり76万円だという．ちなみに日本看護協会「2019年病院看護実態調査」によれば，看護師全体の平均離職率は10.7％と，新人看護師の7.8％より高い．中堅看護師の"バーンアウト"が著しいため，育児・介護に関する両立支援体制も費用対効果が低いというケースが散見される．

　実は一彦氏からも次のような追伸メールが届いている．

「母の件は，高齢・脳梗塞・手術という本当に綱渡りのプロセスでしたので，いくつか疑問は残りますが，病院への怒りや個人を非難しようという気持ちはございません．むしろA病院の若手医師や看護師の方々（特に森看護師），さらには，転院先のB病院の太田副院長，伊藤先生，沢田先生といった日本の宝のような"人財"が，日本の医療の最前線を支えておられることを実感しました（蛇足ですが，市消防署の救急隊も一昼夜勤務の間に，14回も出動があるそうで，いつ行ってもご挨拶ができずにいます）．」とある．温容な一彦氏の人柄がよく出ているが，これが本心だろうか．その一方で文章は次のように締めくくられている．

「地域連携の制度や患者・家族とのコミュニケーションなどで，日本を代表するはずの"フラッグシップ"A病院が，医療界の模範となるのではなく，むしろエゴ丸出しの行動をとってしまうことが，数値評価などを含め，やはり"仕組み"の制度設計に問題があるような気がしております．その意味で，ともすると冷たい制度が少しでも血と心の通うものに改善され，日本の医療・医学が，技に偏らず，"医の原点"を大切にしてくださることに，母のケースが些かでもお役に立てるのでしたら，望外の喜びでございます．」

一時は「究極のサービス業」といわれた医療が，いつの間にか"社会的共通資本"と称されるようになった．しかし，わが国は保険財政の悪化でやがて医療は配給制となり，「ケアしてもらえるだけありがたいと思え」となるかもしれない．

超高齢社会を前にしていま一度，「看護の原点」とは何かを考えてみてはどうだろう．

（川渕孝一）

Think for yourself
「芳江さんの事例」の真因は何か．また，どうすれば問題解決するか．

介護保険制度と看護サービス提供

1 看護職にとって身近になった介護保険制度

介護保険制度は，その歴史の浅さもあり，これまでは，看護管理者や看護実践者にとって，なじみのない言葉と感じる人も多かったのではないかと思う．近年，急速に進む超高齢社会に向けて，医療介護に関する制度改正や報酬改定は大きく動いている．そして，その煽りを受けて，各市町村での地域包括ケアシステムの推進を基軸に，看護職の活躍の場も病院単位から地域単位へと広がっている．たとえば，地域連携や入退院支援にかかわる医療スタッフの配置が強化される報酬改定が行われたり，介護支援専門員（以下，ケアマネジャー）とのさらなる連携をとる方向に報酬の評価が新設されたりと，看護職の活躍の場を地域全体に広げることが政策誘導されていることから，看護職にとって介護保険制度は急速に身近な制度となってきている．

本項では，上述のように変化を遂げている介護保険制度の概要について，介護保険と看護サービスとのかかわりを踏まえながら解説する．

なお，近年，「2025年問題」として大きな注目を集めているように，団塊世代の後期高齢者への突入や加速する少子化による超高齢社会を目前に控えたわが国においては，持続可能な介護保険制度の運用をめざして，3年に1回の介護保険法改正（直近では2017年）と介護報酬改定（直近では2018年）が行われている．そして，都度，実情に合わせた法改正や報酬改定が進められている．このような背景から，介護保険制度（介護保

険法や介護報酬)は毎年のように更新されているため，介護保険制度に関する最新の情報は，本項の参考文献として紹介しているサイトや書籍から確認いただきたい．

2 介護保険制度，介護保険法，介護報酬とは

介護保険制度とは，介護が必要になった高齢者を社会全体で支える仕組みのことである．わが国では，高齢者の増加とそれに伴う要介護者の増加や介護者の高齢化に加えて，核家族化や女性の社会進出による家族介護力の低下といった諸課題に取り組むために，社会全体で支える仕組みが必要になったことから2000(平成12)年に創設された．

介護保険法とは，介護保険制度について定めた法律を指す．すなわち，加齢による心身の疾病等で介護や支援が必要になった人が，その能力に応じて自立した日常生活を営むために必要な保健医療サービス・福祉サービスを受けられるよう，国民の共同連帯による介護保険制度を設け，介護保険料の徴収，給付の条件や給付サービス等の詳細を定めた法律である．

介護報酬とは，事業者が利用者(要介護者または要支援者)に介護サービスを提供した場合に，その対価として事業者に対して支払われる報酬のことをいう．介護報酬は，介護サービスの種類ごとに，サービス内容または要介護度，事業所・施設の所在地等に応じた平均的な費用を勘案して決定することとされている．介護報酬の基準額は，介護保険法上，厚生労働大臣が審議会(介護給付費分科会)の意見を聴いて定めることとされている．

3 介護保険制度の仕組み

介護保険制度は，40歳以上の人が支払う保険料(介護保険料)と税金とで運営されている．運営は市町村と特別区(東京23区)(以下，市区町村)が行い，これを都道府県と国がサポートする形式となっている．運営者である市区町村を「保険者」といい，介護保険料を支払っている40歳以上の人のことを「被保険者」という．

40歳以上の被保険者は，保険料(介護保険料)を支払う義務が生じるが，この保険料を支払うことで，介護が必要になったときに，サービスを受ける権利をもつ．つまり，市区町村に申請し，手続きを経ることで，介護保険の保険料支払いの際に税金による補助を受け，利用料の1割または2割を自己負担するだけで，原則，サービスを利用することができる．介護保険制度の仕組みは図4-1のとおりである[3]．

4 介護保険制度の利用手続き

介護保険からの給付は，65歳以上の第1号被保険者は要介護状態または要支援状態と判断された場合に，また，第2号被保険者(40~64歳の人)は，以下に掲げる老化に起因する疾病(特定疾病)に罹患し，要介護状態または要支援状態にあると判断された場合に，利用可能である[4]．

特定疾病(16種類)[4]
- 末期がん

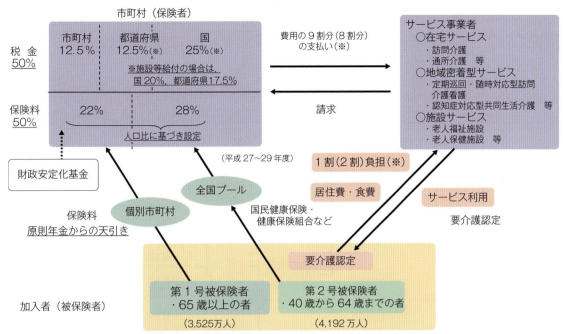

図 4-1　介護保険制度の仕組み

〔厚生労働省：平成30年度介護保険事業状況報告（年報）より〕

- 関節リウマチ
- 筋萎縮性側索硬化症（ALS）
- 後縦靱帯骨化症
- 骨折を伴う骨粗鬆症
- 初老期における認知症（アルツハイマー病，ピック病，脳血管性認知症，クロイツフェルト－ヤコブ病など）
- パーキンソン病関連疾患
- 脊髄小脳変性症
- 脊柱管狭窄症
- 早老症（ウェルナー症候群）
- 多系統萎縮症
- 糖尿病性神経障害，糖尿病性腎症および糖尿病性網膜症
- 脳血管疾患
- 閉塞性動脈硬化症
- 慢性閉塞性肺疾患
- 両側の膝関節や股関節に著しい変形を伴う変形性関節症

　要介護状態は，要介護1～5の5段階，要支援状態は，要支援1，2の2段階に区分される．要介護状態または要支援状態にあるかどうかの判断を行う要介護認定と，介護サービスの利用手続きの流れについて，**図 4-2** に示す[3]．

　まず，要介護認定は，要介護等の状態にあるかどうか，そして要介護状態にある場合にどの程度かを確認するために市区町村が行う．市区町村においては，被保険者か

第4章 日本の医療と介護サービス提供システム

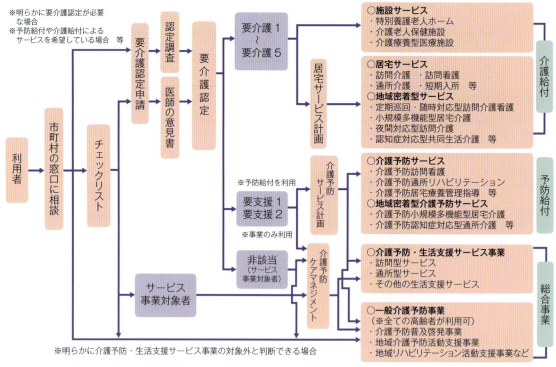

図 4-2 介護サービス利用の手続き
〔厚生労働省(http://www.mhlw.go.jp/file/06-Seisakujouhou-12300000-Roukenkyoku/201602kaigohokenntoha_2.pdf)より〕

らの申請を受けて，心身の状況等の調査を行うとともに，主治医の意見(主治医意見書)を聞いてコンピュータ判定(一次判定)を行う．そして，その結果に基づき，介護認定審査会において審査・判定(二次判定)が行われ，その結果が申請者に通知される．要介護認定方法については新規の要介護認定の場合，市区町村による認定調査を原則とするが，更新・変更認定時の調査の場合は，ケアマネジャー等に委託できるとされている．要介護認定の有効期間は原則は6か月であるが，市区町村が介護認定審査会の意見に基づき特に必要と認める場合は，3〜12か月の範囲内で定めることができる．

次に，介護サービス計画立案については，介護保険では利用者の意思に沿って利用するサービスを選択し，決定することが前提となる．利用者は，居宅介護支援事業者に依頼して，本人の心身の状況や希望等を勘案して介護サービス事業者等との連絡調整を行ってもらい，利用する居宅サービスの種類や内容を定めた居宅サービス計画(ケアプラン)を作成してもらう．この費用は介護保険から10割給付される．施設入所の場合は，施設のケアマネジャーにより施設サービス計画(ケアプラン)が作成される．

介護予防サービスの場合は，地域包括支援センターにより介護予防サービス計画(介護予防ケアプラン)が作成される．

5 介護サービスの種類

介護保険制度で給付されるサービスは，「介護サービス」と「介護予防サービス」に大別される．さらに，「介護サービス」は，「施設サービス」「居宅サービス」「地域密着型

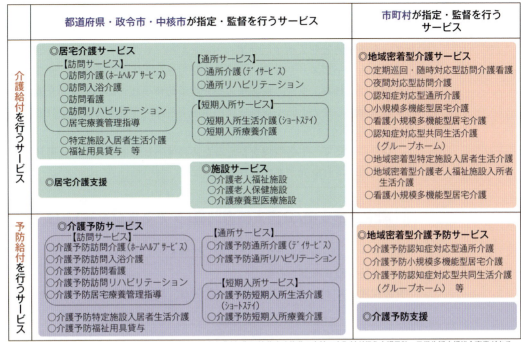

図 4-3　介護サービスの種類
〔厚生労働省(http://www.mhlw.go.jp/file/06-Seisakujouhou-12300000-Roukenkyoku/201602kaigohokenntoha_2.pdf)より〕

サービス」の3つに分けられる(図4-3).

「施設サービス」は,介護保険施設[注1]で受けるサービスのことを指す.保険給付として,その費用が支払われる「施設サービス」とは,介護福祉施設サービス,介護保健施設サービス,介護療養施設サービスの3つをいう.

「居宅サービス」は,①訪問介護(ホームヘルプ),②訪問入浴介護,③訪問看護,④訪問リハビリテーション,⑤居宅療養管理指導,⑥通所介護(デイサービス),⑦通所リハビリテーション(デイケア),⑧短期入所生活介護(ショートステイ),⑨短期入所療養介護(ショートステイ),⑩特定施設入居者生活介護,⑪福祉用具貸与,⑫特定福祉用具販売の12のサービスが含まれる.

「地域密着型サービス」は,①定期巡回・随時対応型訪問介護看護,②夜間対応型訪問介護,③地域密着型通所介護(小規模デイサービス),④療養通所介護,⑤認知症対応型通所介護,⑥小規模多機能型居宅介護,⑦認知症対応型共同生活介護(認知症高齢者グループホーム),⑧地域密着型特定施設入居者生活介護,⑨地域密着型介護老人福祉施設入所者生活介護,⑩看護小規模多機能型居宅介護(旧名称:複合型サービス)の10のサービスが含まれる.

また,介護予防のためのサービスは,「介護予防サービス」と「地域密着型介護予防サービス」の2つに大別される.具体的には,介護予防サービスとして,介護予防訪問介護(ホームヘルプサービス),介護予防居宅訪問入浴介護,介護予防訪問看護,介護予防

注1:指定介護老人福祉施設(特別養護老人ホーム),介護老人保健施設(老健),介護医療院(旧介護療養型医療施設.2017年末で廃止,2024年末まで移行期間を設置).

訪問リハビリテーション，介護予防居宅療養管理指導といった訪問サービスのほか，介護予防通所介護（デイサービス）や介護予防通所リハビリテーションといった通所サービス，介護予防短期入所生活介護（ショートステイ）や介護予防短期入所療養介護といった短期入所サービス，さらに，介護予防特定施設入居者生活介護，介護予防福祉用具貸与があげられる．また，地域密着型介護予防サービスとしては，介護予防認知症対応型通所介護，介護予防小規模多機能型居宅介護，介護予防認知症対応型共同生活介護（グループホーム）があげられる．

これらに加えて，生活環境を整えるためのサービスとして，福祉用具貸与，住宅改修，特定福祉用具販売があげられる．

6 居宅介護支援/介護支援専門員（ケアマネジャー）とは

介護サービスの種類として，さらに，計画をつくるサービスがあり，居宅介護支援と介護予防支援があげられる．

介護保険法によれば，「居宅介護支援」とは，居宅の要介護者がサービス等を適切に利用できるよう，ケアマネジャーが心身の状況，置かれている環境，要介護者の希望等を勘案し，居宅サービス計画を作成するとともに，サービス事業者等との連絡調整を行うこととしている．また，介護保険施設等への入所を要する場合は，当該施設等への紹介を行うこと，と定められている[5]．居宅介護支援（ケアマネジメント）は，介護保険制度の要となる機能である．

また，ケアマネジャーとは，要介護者等からの相談に応じ，要介護者等がその心身の状況等に応じ適切なサービス（居宅，地域密着型，施設，介護予防，地域密着型介護予防）を利用できるよう市区町村，サービス事業者等との連絡調整等を行う者であって，要介護者等が自立した日常生活を営むのに必要な援助に関する専門的知識・技術を有するものとして介護支援専門員証の交付を受けたものをいう，と定められている[5]．

このように，ケアマネジャーは，利用者の希望に沿い，専門的知識を生かしてさまざまなサービスを組み立てて，サービス提供事業者との利用調整を行うことから，看護職としての専門性も大いに発揮できる内容の仕事であるといわれている．しかし，近年，看護資格をもつ介護支援専門員の割合は年々減少しており，看護職者・准看護職者の有資格者は全体の13.3％（平成27年度）となっている．一方で介護福祉士資格を有するケアマネジャーは年々その割合が増加して63.9％（平成27年度）となっている．

多くの看護師は，患者に対して必要と思われるケアが入院医療のなかでは完結しないことを経験的に知っており，退院後や入院前を含めた継続ケアの重要性や，包括的・継続的にかかわることの必要性を感じてきた．介護保険の理念は，加齢により要介護状態となった人に，できるかぎり自宅で，能力に応じて自立した日常生活ができるよう，必要な保健医療・福祉サービスをまかなうための給付を行うことである．今後は，住み慣れた住まいで暮らし続けることができる利用者中心の視点と，病院や施設への入院・入所は継続ケアの一時的な期間という認識をもち，地域連携や入退院支援をよりいっそう強化していくことが重要となる．

表 4-1　介護保険施設の設備構造・人員にかかわる指定基準

	介護福祉施設	介護老人保健施設	介護療養型医療施設	介護療養型医療施設（老人性認知症疾患療養病棟）	介護医療院
設備構造	1人あたり居室面積 10.65 m² 1室4床以下	1人あたり療養室面積 8 m² 1室4床以下	1人あたり病室面積 6.4 m² 1室4床以下	1人あたり病室面積 6 m² 1室4床以下	1人あたり居室面積 8 m² 1室4床以下
	医務室 静養室 機能訓練室 食堂 浴室・面会室 介護職員室・看護職員室等	診察室 機能訓練室 食堂 浴室・談話室 レクリエーション・ルーム サービス・ステーション等	機能訓練室 食堂 浴室・談話室等	生活機能回復訓練室 食堂 浴室・面会室 デイルーム	機能訓練室 食堂，浴室，談話室 処置室，臨床検査施設，X線装置，調剤所
	廊下幅 片廊下 1.8 m 以上 両廊下 2.7 m 以上	廊下幅 片廊下 1.8 m 以上 両廊下 2.7 m 以上	廊下幅 片廊下 1.8 m 以上 両廊下 2.7 m 以上	廊下幅 片廊下 1.8 m 以上 両廊下 2.1 m 以上	廊下幅 片廊下 1.8 m 両廊下 2.7 m
※人員基準	医師（非常勤可）1人 看護職員 3人 介護職員 31人 介護支援専門員 1人 その他，生活相談員等	医師（常勤）1人 看護職員 9人 介護職員 25人 理学療法士または作業療法士 1人 介護支援専門員 1人 その他，支援相談員等	医師 3人 看護職員 17人 介護職員 17人 介護支援専門員 1人 その他，薬剤師・栄養士等	医師 3人 看護職員 17人 介護職員 17人 作業療法士 1人 精神保健福祉士 1人 介護支援専門員 1人 その他，薬剤師・栄養士等	医師 1〜3人以上 看護職員 17人 介護職員 20人 リハビリ専門職，栄養士，介護支援専門員 放射線技師

※入所者・入院患者 100人あたりの最少必要数
注：介護医療院は 2018年4月に創設された生活施設であり，介護療養型医療施設（療養病棟）からの転換が図られている．

7　介護サービス提供における看護配置基準

　介護保険施設では，表 4-1 に示す設備構造・人員にかかわる指定基準がある．
　在宅サービスでは，指定介護サービス事業者の指定基準[注2]において，看護職員の配置が求められている介護サービスには，訪問看護，訪問入浴介護，通所介護（デイサービス），通所リハビリテーション（デイケア），短期入所生活介護（ショートステイ），短期入所療養介護（ショートステイ）があげられる．
　このように，介護サービスにおいては，医師の配置がない，もしくは極端に配置される医師の数が少ないなか，介護職との連携のもと，看護師は医療専門職として，専門的技術を提供し，幅広い活躍をすることが求められている．

8　医療保険と介護保険の違い

　医療保険では，患者は自分の意思で受診する医療機関を選び，そこで医療サービスを受けて，その際に発生した費用の一部[注3]を支払う．

注2：都道府県から介護保険の支給対象となるサービスを提供する事業所として指定を受けるための要件．
注3：原則，健康保険の受給者は3割，老人医療の受給者は所得に応じて1〜3割負担．

○ 在宅サービスについて，利用者の状況に応じた適正なサービスを提供する観点から，
必要な居宅介護サービスのモデルを用いて，要介護度ごとに区分支給限度基準額を設定．
→ 支給限度額を超えるサービスを受けた場合，超える分の費用は全額利用者負担．

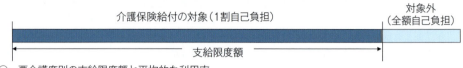

○ 要介護度別の支給限度額と平均的な利用率

	支給限度額(円)	受給者1人当たり平均費用額(円)	支給限度額に占める割合(%)	支給限度額を超えている者(人)	利用者に占める支給限度額を超えている者の割合(%)
要支援1	50,030	18,918	37.8	1,595	0.4
要支援2	104,730	33,434	31.9	836	0.2
要介護1	166,920	74,507	44.6	16,053	1.7
要介護2	196,160	104,047	53.0	29,710	3.6
要介護3	269,310	156,020	57.9	14,180	3.0
要介護4	308,060	189,613	61.6	12,656	4.0
要介護5	360,650	235,565	65.3	10,093	5.0
合計				85,123	2.3

※介護給付費実態調査(平成29年4月審査分)を基に作成　　　　　　　　　　　(注)額は介護報酬の1単位を10円として計算．

図 4-4　介護サービスの区分支給限度基準額
〔厚生労働省(http://www.mhlw.go.jp/file/05-Shingikai-12601000-Seisakutoukatsukan-Sanjikanshitsu_Shakaihoshoutantou/0000175118.pdf)より〕

　医療機関は，あらかじめ診療報酬点数表に掲載されている医療保険で扱えるサービスを，医療サービスの「現物給付」として患者に提供して，患者の負担額を差し引いた金額を医療保険の審査支払機構にレセプト請求する．患者にどれだけの給付(医療サービス)を行うかは，DPC等の包括報酬の仕組みはあるものの，おおむね医師や歯科医師の自由裁量に任されている．その一方で，医療機関での看護を提供することにより支払われる対価は，入院基本料等に含まれるため，看護やケアの一行為がいくら，といった報酬体系にはなっていない．
　一方，介護保険を利用するには，要介護認定を市区町村から受けて，要介護または要支援と認定されることが必要となる．その意味で，医療保険と比べて給付が限定的である．また，在宅サービスの給付については，要介護度別に支給限度額が定められている(図4-4)．
　医療保険がサービスそのものを給付(現物給付)するのに対し，介護保険の給付は，現物給付と償還払い方式(金銭給付)がある．
　介護サービスの現物給付は，保険者(市区町村)が，介護サービス等を被保険者(利用者)に提供したサービス事業者(または施設)にその費用を払う方式で，被保険者はサービスを現物支給されていることになる．通常，利用者は原則定率1〜2割を負担し，残りをサービス提供事業者が直接，市区町村に支払い請求する．
　現物給付となるものには，居宅介護サービス費(費用の9割)，地域密着型介護サービス費(費用の9割)，施設介護サービス費(費用の9割)，居宅介護サービス計画費(費用の全額)，特定入所者介護サービス費(所得区分ごとの負担限度額を超える額)等があげられる．
　償還払い方式(金銭給付)は，介護サービス等を受けた被保険者(利用者)がサービス事業者(または施設)にいったんサービスに要した費用の全額を支払い，あとで保険者(市町

Think for yourself
介護保険施設における，看護師と介護職員の効果的な連携の例について，雑誌・書籍等で調べ，その成功要因を分析してみよう．

村)から，その費用の全部または一部の償還(払い戻し)を受ける方式である．償還払いとなるものには，居宅介護福祉用具購入費，居宅介護住宅改修費，高額介護サービス費，高額医療合算介護サービス費があげられる．市区町村によってルールが異なることもあるため，詳細は患者の居住地の担当ケアマネジャーか最寄の地域包括支援センターに確認するとよい．

9 看護サービス管理者に求められるもの

　介護保険制度が始まった2000(平成12)年以前の看護職の活躍の場は，その大部分が病院であった．しかし，近年，人口構造の急激な変化や，女性の社会進出や核家族化による家族介護力の確保の難しさといった社会的課題が増大したことから，それに対応するかたちで介護保険制度が始まり，それまでに医療がまかなっていたサービスが一部介護保険給付対象に移り，看護職の活躍の場が地域に広がった．

　このような超高齢社会における近年の激変する社会情勢をもとに，医療の中心は治すことから支えることにシフトしてきている．そして，高齢化に伴い社会保障財源がますます厳しくなるなか，近年の診療報酬も介護報酬も，急性期医療を中心とする「治すこと」から，慢性期ケアや在宅・施設ケアをより重視する「支えること」への評価の付け替えが進められている．

　看護サービス管理者は，この時代の流れやそれに伴う医療や介護の政策動向を敏感にとらえ，超高齢社会に向けて，自分たち看護職に何ができるか，何をすべきか，そして，看護がどの方向に向かうべきかということを考えていく必要がある．そして，介護や医療の受け手となる人々のニーズをとらえつつ，それをもとに考え，行動し，ケアする人のQOLを高めることを目標とした新たなケアやサービスの提供体制の構築と定着につなげていくことが求められている．

　人類が経験したことのない超高齢社会を他国に先がけて迎えるわが国で，見本や正解のない解決策をわれわれが最初に考え，乗り越えていかなければならいことを認識して，知識力，技術力，コミュニケーション力を含む応用力を発揮して，日々のケア提供体制を考え，構築していくことが必要な時代である．

(福井小紀子)

在宅看護におけるマネジメント

1 在宅看護が看護マネジメントにとって重要であるわけ

　わが国は，世界に類を見ない急激な高齢化の進展により，保健医療福祉政策における大きな転換点に立たされている．根本的な課題は，人口構造の変化にあり，近い将来(2050年)には，1人の高齢者(65歳以上の国民)を1.2人の現役世代が支えなければならないほど，支える人と支えられる人のバランスが大きく変化しようとしている[6]．2012(平成24)年では高齢者1人を2.4人が支えていたが，2025年には1.8人になることが予測されている．

　医療提供は現役世代が中心に納めている税と保険料と，医療を利用した分の自己負

改革の方向性 ❷ 社会保険制度のセーフティネット機能の強化

- 働き方にかかわらず、保障を提供
- 長期にわたり、高額な医療を受ける患者の負担を軽減
- 所得格差を踏まえた財政基盤の強化・保険者機能の強化
- 世代間・世代内の負担の公平化

⇒ 共助＝社会保険の
セーフティネット機能が
より強固に

主な改革検討項目

年金・医療
○ 短時間労働者への厚生年金・健康保険の適用拡大
- 厚生年金に加入することで、将来、基礎年金に加えて、厚生年金の支給も受けられる
- 健康保険に加入することで、傷病手当金、出産手当金を受けられる
- 保険料の半分を事業主が負担するため、国民年金・国民健康保険に比べて本人の保険料負担は軽減される

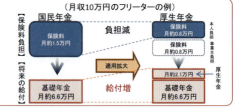

年金
○ 低所得の基礎年金受給者等へ給付を加算する
○ 受給資格期間を短縮し、納付した保険料を年金受給につなげやすくする
○ 特例法により物価スライドを行わず、本来の年金額より高い水準の年金額を支給している措置を解消する
○ 産前・産後の休業期間中、厚生年金保険料の負担を免除する

医療
○ 高額療養費制度の見直し
・高額療養費の改善に必要な財源と方策を検討する（外来現物給付化に引き続き、年間での負担上限等を設けることを目指す）
○ 高齢者医療制度の見直し
・高齢者医療制度改革会議の取りまとめ等を踏まえ、高齢者医療制度の見直しを行う
○ 難病患者の医療費助成について、法制化も視野に入れ、助成対象の希少・難治性疾患の範囲の拡大を含め、より公平・安定的な支援の仕組みの構築を目指す。

医療・介護
○ 国保・介護保険の財政基盤の安定化等
・市町村国保や介護保険の被保険者の低所得者の保険料負担を軽減する
・国民皆保険の最後の砦である市町村国保への財政支援の強化と、財政運営の都道府県単位化を進め、財政基盤を安定化する

図 4-5 社会保障・税一体改革で目指す将来像
〔厚生労働省：社会保障・税一体改革で目指す将来像. p4, 2012（https://www.mhlw.go.jp/seisakunitsuite/bunya/hokabunya/shakaihoshou/dl/shouraizou_120106.pdf）より〕

担金でまかなわれているため，現役世代の人口割合が減り税収が落ち込むことは，すなわち医療システムの維持が困難になるということを示している．2012 年に，その大きな課題に対応するために国会では「社会保障と税の一体改革」について議論された（図 4-5）が，そのなかで医療・介護に対する期待は，既存の病床数を増やさずにより多くの患者に医療を提供することと，早期に退院していく患者に対して，在宅医療と在宅介護が協働しながら，必要な医療・介護サービスを継続して提供していくためのシステムを充実させていくことが取り上げられている[7]．

在宅医療推進は 1980 年代から政策上にうたわれている事項であるが，第一次ベビーブーマーの世代が高齢者となる 2015（平成 27）年に直面して，ようやくさまざまな制度改革が急ピッチで展開された．わが国で働く看護職の約 90％は，医療機関に所属しているが，看護を必要としている人々の急増に対しては，既存の看護提供システム，すなわち，病棟あるいは外来だけでは対応しきれなくなることが予測される．看護職は，患者の自宅をはじめ，介護サービスを提供する介護保険施設や事業所等，あらゆる場に存在しながら，必要とされる看護を届けるといった視点に立ち，超高齢社会対応型の新たな看護サービス提供システムの改革に取り組むことが重要な課題である．

2 在宅看護の基本的な考え方

　在宅看護を,「患者らが自宅等の生活の場で療養を続けるために必要な看護を提供すること」と考えた場合,在宅看護を提供するのは,患者の自宅等に赴いてサービス提供をする訪問看護師ばかりでなく,病棟で退院調整・退院支援にあたる看護師,外来で通院あるいは救急患者に対応する看護師,さらには,通所介護施設等の介護保険事業所で働く看護師たちであるととらえることができる.また,特別養護老人ホームや老人保健施設等を自宅同様に生活の場ととらえるのであれば,それら介護保険施設のなかに勤務する看護師も在宅看護の担い手であるといえる.

　このように広く展開されている在宅看護のマネジメントを考えるときに重要となるのは,次の3点である.

　1つには,患者は病期や必要となる治療やケアに応じて異なる複数の施設あるいは事業所での看護を受けることになる.そのため患者は,急性期,回復期,緩和ケア等における看護を,異なる組織を移動しながら提供されることになる.そこで,この異なる組織間の看護を途切れることなくつないでいくことを検討するという視点である.もう1つは,自宅等で暮らす人の療養生活を支えるためには,看護サービスのみでは十分ではなく,多職種がその人にかかわりケアを提供することになる.そのため,多職種間でのサービスを調整する視点をあげておきたい.

　これら2つは,患者らが健康状態を回復ないし維持し,よりよく生きていくために必要なケアをマネジメントする視点に立っている.

　3つ目としては,経営の視点をあげておきたい.看護サービスを提供する事業所等が,どのように事業所経営をマネジメントしているのかという視点がある.つまり,訪問看護ステーションを例にとれば,優れた経営者には,看護サービスをマネジメントする力と,その仕事を事業とする経営のマネジメント力が求められるということである.

a 看護サービスをマネジメントすること

◎ 看護目標のとらえ方

　在宅看護で最も重要となる視点は,患者の自立を支えることである.病院のなかでは,「安全に治療を受けることができる」ことが目標になることが多く,目標達成日として退院日が設定されていることもしばしばである.しかし,在宅看護の現場においては,治療はよりよく生活するための手段であって,ゴールではないところに注目しなければならない.在宅看護の視点で考えると,たとえばある糖尿病患者がインスリン注射を行っている理由は,血糖値を基準値に近いところでコントロールするためではなく,合併症である糖尿病網膜症を予防し,視力低下せずに1人暮らしを続けることが目標だからかもしれない.目標はあくまで患者本人の目標であり,医療者が勝手に決定するものではなく,患者は自分が置かれた状況を正しく把握して,そのうえで目標をつくっていくことになる.

　病棟,外来,在宅いずれの場であっても,在宅看護の視点は患者本人の生き方に対する希望にある.そのため,患者がどこでどのように生活をしていきたいと考えているのか,またその際に疾病や障害がその希望に対してどのくらいの影響を及ぼしているのか,さらに今後の見通しはどうかといった内容について,患者本人,家族,医療

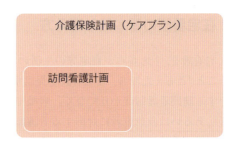

図 4-6　ケアプランと訪問看護計画の関係

者が忌憚のない意見交換を通して，最終的に患者本人が決定することができるよう支援すること，すなわち，患者の自己決定を支援する看護が重要となる．家族の意見だけではなく，患者本人の意見を引き出すためのコミュニケーション技術と経験が求められる．

　在宅看護がめざすところは，患者が希望する場で療養できることであり，限られた資源を有効に活用し，患者の希望に沿いながら最善の健康状態を保つことである．その際，在宅看護の優れた実践は，家族や地域を1つの単位として看護提供を検討していくことによって，患者とその周囲にいる人々がより強い絆で結ばれ，総体としてのケアの力を高めていくことができる．それは，地域住民のケアする力を高めることをめざしていくことも可能となるのである．

◎ 多職種と協働する際の考え方

　病棟で看護計画を立案する際には，「2時間おきに体位変換を行う」「自己注射の指導を行う」といった表現になる場合が多い．このように，病棟では看護を提供する主体がもともと自明であるために，看護計画の表現は，主語が曖昧で責任の所在が明確になっていないように感じることがある．

　在宅看護では，看護師が訪問するのか介護職が訪問するのか，それは大きな違いであり，それぞれの専門職が派遣される事業所が異なるため，「誰が」「何曜日の」「何時に」「どこに」訪問して「何を行うのか」を明確にしないと，ケアプランが成立しない．ケアプランとは，介護保険法に基づいて在宅療養を支援する場合，ケアマネジャーが患者の状況をアセスメントし，訪問看護も含むサービス全体の目標を設定したものをいう．ケアプランと訪問看護計画の関係を図 4-6 に示す．このケアプランは，利用者本人の意向を聞きながら自立支援に向けた個別の目標設定を行い，その目標に向けて各職種が専門性を発揮して，調和のとれたケアを提供していくための，いわば海図のような役割を果たすことを理想としている．

　看護は多職種と協働するなかで，何を専門性としてその力を発揮することが期待されているのか考えてみると，医療と介護両方の視点をもつ専門職として，次にあげるような力量が求められるのではないだろうか．

- 病状変化に影響を与える生活パターンを理解する力
- 生活のなかでの医療の緊急性について判断する力
- 在宅という環境で安全に医行為を実施する力
- 患者本人あるいは家族が実施可能な方法で健康状態の維持・向上をはかる力
- 医療上の注意点をケアマネジャー等協働者に伝える力

- 介護職が身体介護（食事介助や入浴介助等）を安心して実施できるよう，リスクマネジメントする力
- 介護職が安全に医行為（痰の吸引と経管経腸栄養の実施）を実施できるよう支援する力

Think for yourself
在宅看護において多職種との協働を促進するための方法を列挙してみよう．

b 看護の事業をマネジメントすること

　個々の患者に対して看護サービスをマネジメントすることの次は，それを1つの事業体として切り盛りしていくことについても触れておこう．在宅看護を実践する際に，訪問看護であれ退院調整であれ，1人の看護師がその仕事に長けていればそれでよいということではない．基本はチームでかかわることと，ニーズの拡大に応じてサービスのサイズや種類を拡大していく必要性に直面する．とりわけ，地域で看護サービスの展開を考えたときに，多くの利用者が潜んでいることに気づかされる．看護を必要としている人にサービスを届けることを考えると，それを事業として成り立たせていくこともマネジメントすべき課題である．

　新たなサービスを展開する際には，そのサービスが利用者にとって有意義であることと，事業収入があることの双方でバランスがとれることが重要となる．それは医療機関でも同様のことがいえる．しかし，在宅看護の場合，看護師が独立して事業所を興すことも可能であり，それは，看護師自らが経営者として社会的責任をもって事業運営上の判断をする立場にもなりうる点において医療機関とは異なる．

　介護保険サービスを例にとって考えてみよう．介護保険事業所を地域に開設し，サービスを提供し，その規模を大きくしながら続けていくことは，その事業を経営するということである．訪問看護サービスも1980年代から医療機関の看護師が出向くことについて診療報酬の対象として評価されるようにはなったが，事業所として独立することはなかった．訪問看護サービスが事業所として独立し，その経営を看護職が行うことが可能になったのは1992(平成4)年のことである．そして2000年の介護保険法施行以後は民間の参入も可能となり，その設置数は増加傾向にある（**図4-7**）[8]．訪問看護事業所には1名の管理者を置き，最低2.5人の看護職で運営することができる．その大小さまざまな訪問看護事業所の管理と経営について示してみよう．**図4-8**には，介護保険事業所の組織について例示している．Aタイプは，法人代表のもと，複数の介護保険事業所が組織されており，それぞれに管理者がいることを示している．Bタイプでは，法人代表が各事業所の管理者も兼務しており，複数の事業展開をしていることを示している．看護職は，管理職として法人代表になることもできるし，各事業所の管理者になることもできる．それぞれの立場と役割の違いについて考えてみよう．

　Aタイプにおける管理者は，各事業所の業務が法令に準じて適切に運用されているのかを監督する業務を行い，その実態を法人代表に報告することになる．法人代表は法人の理念のもとに，各事業所において適切なサービスが提供されているのかを評価し，事業の継続，拡大，あるいは中止について意思決定をしていく立場となる．この場合，法人代表の価値観と管理者の価値観が一致していることが重要であり，そこにずれが生ずる場合，互いにストレスを抱えることとなり，事業自体も成立しない事態に発展することもある．

　それに対してBタイプは，経営者と管理者が同じであることから理念の相違をみることはない．事業所の管理者は原則として看護職であるため，法人代表も看護職とな

第4章 日本の医療と介護サービス提供システム

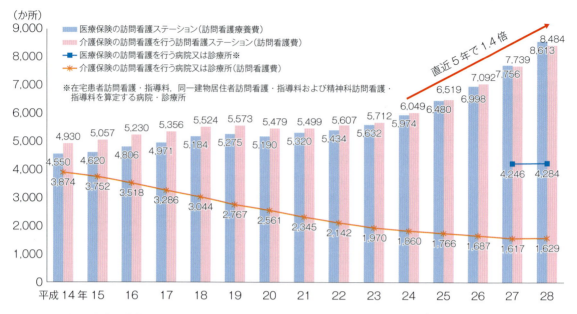

図4-7　訪問看護の実施事務所・医療機関数の年次推移
訪問看護ステーションの数は，近年増加が著しい．訪問看護を行う病院・診療所は，医療保険で実施する病院・診療所が多く，介護保険を算定する病院・診療所は減少傾向である．

〔厚生労働省 社会保障審議会（介護給付費分科会）：第142回（H29.7.5）参考資料2（www.mhlw.go.jp/file/05-Shingikai-12601000-Seisakutoukatsukan-Sangikanshitsu_Shakaihoshoutantou/0000170290.pdf）より〕

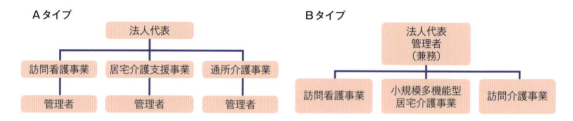

図4-8　介護保険事業所の組織例
看護職は，Aタイプの管理者としてはもちろん，Bタイプの法人代表としてサービス・マネジメントを行うことも可能である．Bタイプの場合，事業の開始，拡大，中止等経営上の大きな判断も自ら行う役割を担う．

り，経営の手腕が問われることとなる．看護基礎教育のなかで事業所の経営については学んではいないため，こうした立場で経営も含めた管理を実践する看護職は，法人の立ち上げ方，資金調達の方法，さらにどこでどのような事業展開をしていけばよいのかといった事業計画立案について学習することが必要となる．Bタイプでは，看護職が思い描く看護を実践する場をつくり出す可能性を秘めており，夢のあるプロジェクトとして現状の課題に対して果敢に挑戦していく看護職たちが起業する例が増えてきている[9]．

　介護保険法に基づく居宅系介護事業所（訪問介護，訪問入浴介護，訪問看護，訪問リハビリテーション，通所介護，認知症対応型共同生活介護，看護小規模多機能型居宅介護等）は，看護師が事業を興し（図4-8のBタイプ），サービス・マネジメントを行うことができる．介護保険事業の場合，法人として事業展開を行うことが条件とされており，個人で開

業できる助産師とは異なるところである．個人で開業することはできなくとも看護師自らが組織の代表者として，サービス・マネジメントはもちろんのこと，人事管理，労務管理等も含めた組織経営についても責任をもつことができる．自立性を身につけた看護師が質の高い看護サービスを人々に届けていくことは，少子・超高齢社会となったわが国において，きわめて重要な課題であるといえる．医療と介護両方を実践できる看護師が，さまざまな介護保険事業所でそのマネジメント力を発揮してほしいとの社会的な期待は高い．

看護サービス提供システムの現状と課題

わが国の人口構造は，極端な少子・超高齢化の状況を呈している．先述のとおり，2010（平成22）年以降の人口減少により，2050年には，1人の高齢者を1.2人の生産年齢人口で支えるまでに至るとした推計がなされている[6]．つまり高齢者が必要とする医療費，介護費，年金について，その合計金額を1.2人の若年者層が支払う計算になる．

社会がこうした方向に向かっているなかで，医療はどのような変化を遂げることが期待されているのだろうか．2013（平成25）年8月6日に公表された社会保障制度改革国民会議報告書[10]のなかからポイントをしぼって考えてみたい．

◎社会保障制度自体の持続可能性が問われている

2012年，内閣に設置された社会保障制度改革国民会議は，わが国の人口問題に起因する課題を鑑みたうえで，医療，年金，介護を含む福祉からなる社会保障制度の今後のあり方について議論を重ね報告書を作成した．副題に「確かな社会保障を将来世代に伝えるための道筋」とあるように，少子化を伴う超高齢社会における社会保障費はすでに年間100兆円を超えており，このままでは制度自体の持続可能性が問われるとして，国民1人ひとりの意識改革も含めた提案がなされている．そのポイントは以下のような内容である．

◎改革のポイント

(1) 自助・共助・公助の最適な組み合わせ

社会保障制度は，医療や介護といった保険制度に代表される共助の支援策と，生活保護に代表される公助による支援策が，病気や障害をもつ人や高齢者の暮らしを支えてきた．共助および公助は税金や保険料等を財源としているが，それを支払う就労人口と，共助・公助を必要とする高齢者等のアンバランスが生じ，今と同じ社会保障を等しく人々が活用することが難しくなることが予測されている．

そこで本報告書では，共助・公助の前に「自助を基本」とすることが明示された．自助とはセルフケアを指し，疾病予防，合併症予防，足腰を鍛え，医療や介護サービスを使わずに自分で健康寿命を延ばすことである．そのためには，たとえば高齢独居世帯が急増している都会において高齢者の閉じこもりを防ぎ，住民同士の支え合いの仕組みを再活性化させることが必要とされる．こうした自助または互助（お互いさまの助け合い）の力を一般の人々が身につけることが求められており，そのために看護サービスとしてできることは何であるかを考える必要がある．これまでのように共助の仕組み

のなかで役割を果たす看護だけではなく，人々の自助や互助といった支援システムを地域のなかで活性化させるための，新たな看護サービスの構築が期待されている．

(2)「1970年代モデル」から「21世紀(2025年)日本モデル」へ

「病気は病院で治療し治すもの」という考え方から「病気は地域で治し支えるもの」あるいは「病気は地域で予防するもの」という考え方に，国民皆が軸足を移すことの必要性が指摘されている．なぜなら高齢者は特に，複数の慢性疾患をもちながら，治癒しない状況で病とともに生きており，何かしらの疾患のために遠くない将来人生を終える存在であるからである．糖尿病，高血圧，低栄養等は生活習慣と密接な関係をもつため，通院したところでその病から解放されるわけではない．

また，医療機関で頻繁に行われる患者教育も重要ではあるが，認知機能の低下した人にとっては無効である．生活しながら，疾患はありながらも困らない，あるいは少なくとも不幸ではない暮らしを営むための新たな看護のあり方を模索する必要がある．

「21世紀(2025年)日本モデル」とは，高度経済成長や生産年齢人口の増加に後押しされた「1970年代モデル」とは異なり，1人ひとりの国民が貴重な存在として全世代を対象とした社会保障制度をつくりあげることを指している．そこには高齢者支援のみならず，子育て支援の充実，障害をもつ人々も生活に困らないよう，多様な雇用の確保等も含めて考えられており，まちづくり全体を意識した社会保障制度にパラダイムシフトしていく必要性が指摘されている．

(3)地域包括ケアシステムとしての看護サービス

上記のようなまちづくりには，地域包括ケアシステムの考え方を皆で共有することが必要となる．これまでのように国全体の共通したシステムではなく，地域特性に応じた健康課題を抽出し，それに対して住民総動員で対策を考え実施するという考え方である．そのゴールは，「重度な要介護状態となっても住み慣れた地域で自分らしい生活を人生の最期まで続けることができる」ことにある．そのために，住まい，医療，介護，予防，生活支援が一体的に提供されることが必要であり，1つの中学校区ほどの広さの地域ごとにそれらが展開されるイメージが示された．

そうした社会の変化により，看護サービスはどのように変わっていくのだろうか．医療，介護，生活全般にわたり専門的な知識を有する者として，多様な場でその力を発揮することが期待されている．その1つに訪問看護事業がある．訪問看護事業は介護保険制度に位置づけられているが，単に訪問看護をするのみならず，訪問看護事業所が複数の機能を発揮することが検討されている．その結果として療養通所介護や複合型サービス(定期巡回・随時対応型訪問介護看護，看護小規模多機能型居宅介護)が介護保険制度に誕生している．それ以外にも，病院での退院支援・退院調整にかかわること，介護老人福祉施設と契約して入所者の健康管理に努めること，住民に対してよろず相談の窓口となること，認知症カフェを開催すること等，看護サービスの形は多様化してきている．

> **Think for yourself**
> 人々が病気や障害，加齢に伴う生活のしづらさ等があったとしても，住み慣れた地域で暮らし続けることができるために，住民たちが取り組んでいる活動にはどのようなことがあるだろう．
> 自分が暮らす地域のなかで，地域包括ケアにつながる活動をあげてみよう．退院調整看護師の立場で考えよう．

1 看護市場(マーケティング)

前述のような理由から，訪問看護サービスを地域住民に届けるためにはどうしたらよいのか，1つの例として取りあげ，マーケティングの考え方に沿って要点を整理したい．

a マーケティングのとらえ方

　マーケティングとは，顧客の要求をもとに，必要な商品やサービスをつくり出し，その活用を促して，顧客に満足してもらうための活動である．看護サービスの1つである訪問看護を取り上げて考えると，マーケティングの目的は，訪問看護を必要としている人を特定し，その要求に応えられるようなサービスとしての訪問看護をつくり出し，それを実践することで，結果として利用者に満足を提供することであるといえよう．

　マーケティングのプロセスには，市場把握，商品調整，プロモーション，流通といった概念が含まれる．

◎ 訪問看護という商品の特徴を把握する

　訪問看護の特徴を以下にあげた．

- 根拠となる主な法律は介護保険法である．
　そのほかにも医療法，健康保険法，高齢者の医療の確保に関する法律，医師法，保健師助産師看護師法，診療報酬制度等，さまざまな社会制度に則って提供されるサービスである．
- たくさん売れればよいというサービスではない．
　公費が利用料の多くをまかなっている（介護保険では9割，医療保険では7割を公費が負担する）仕組みであるため，訪問看護の必要性のアセスメントは適正に行われなければならない．
- 訪問看護サービスの価格は国が決める．
　診療報酬および介護報酬によって価格が決められる．
- サービス開始は訪問看護ステーションと利用者の契約関係に基づく．
　利用者が認識していない潜在的なニーズに応えることが難しい場合がある．
- 担当看護師の力量等の違いにより，訪問看護の質を一定に保つことが難しい．
- 提供場所が自宅であるため，第三者からの評価を受けにくい．

◎ 訪問看護サービスの採算性を検討する

　訪問看護ステーションは独立した事業体であり，その管理者（看護師）は，必要な職員を雇い，サービスを提供し，対価を得，それをもとに職員に給与を支払うという役割を担う．1月あたりの売り上げは，訪問看護1件あたりの単価×1日の訪問件数×職員の人数×20日で試算することができる．人件費，家賃，車輌維持費，通信費，社会保障費等の経費を加味し，売り上げと経費のバランスを検討し，一事業所として経済的に成立するのかどうか，事業計画に基づき活動することが求められる．

◎ 市場を把握する

　訪問看護ステーションの開設を考える場合，まず必要となることはどこに開設するのかということである．訪問看護ステーションの数は，平成28年度には8,000か所を超えるまで増加しているが，地域的な偏在もある．検討している開設予定地が，ステーション過疎地域なのか過密地域なのか，どのような利用者がどのくらい見込まれるのか，また，在宅ケアは訪問看護ステーションだけで抱えることはできないため，周辺の病院や診療所における医師の訪問診療体制や介護保険施設の利用状況等も広く

情報収集をして，顕在あるいは潜在している訪問看護サービス利用者を推測し，事業計画を立てることになる．各自治体が策定している保健医療計画やWAMNET（福祉医療機構が運営する福祉・保健・医療の総合情報サイト）から必要最低限の情報を得ることができる．

◎ 目標設定—ビジョンをもつ

　訪問看護ステーション開設者としてビジョンをもつことは大事である．何を目標に，どのような訪問看護ステーションをつくるのかということである．たとえば，特にがん末期患者や人工呼吸器装着者等の医療ニーズの高い療養者への訪問看護を提供し，医療機関から退院する患者に切れ目なく医療と看護を届けたいというビジョンをもつならば，24時間連絡対応体制を組むことは必須である．また，人材募集の際も，これらの知識と技術を有する者を優先するといった条件が加わることになる．開設者のビジョンはそのまま事業展開方法に直接影響するのである．

　ビジョンを練る際には，自分がやりたいと考えることと，展開を考えている地域に住む人々の医療ニーズを満たすことの双方が叶うようなビジョンを考えることが重要である．事業をいったん興したら簡単に閉じることはできない．責任をもってその地で事業を継続していくためには，人々のニーズに合致していて，さらに自らがその仕事にコミットできることが条件となる．

◎ マーケティング手段

　目標が決まったら，どのようにそれを具体的な利用につなげていくのかという段階に入る．

(1) 商品調整

　この場合，商品は訪問看護である．前述したように訪問看護サービスの特徴を吟味しながら最低限施設基準を満たし，そのうえで自施設のビジョンを実現するために必要な商品の調整を行う．

　訪問看護ステーションにおけるサービスのバリエーションをいくつか示しておこう．

①運営体制に関すること
- 24時間連絡体制（電話のみ）なのか，24時間連絡対応体制（電話と臨時訪問）なのか．
- 定休日を何曜日にするのか．
- 営業時間を何時にするのか．
- 定期巡回随時対応等，短時間訪問を積極的に取り入れるのか．
- 対象地区をどこまでとするのか．

②リハビリテーション導入比率に関すること
- 看護職とリハビリテーション専門職との活動バランスをどのくらいにしたいのか．
  注）訪問看護ステーションには保健師，助産師，看護師，准看護師のほか，理学療法士，作業療法士，言語聴覚士が職員となることができ，それぞれの専門性を生かした訪問看護を提供できる．

③主となる利用者像に関すること
- 小児，高齢者等年齢による利用者像の設定
- がん，脳血管疾患後遺症，精神疾患，認知症等疾患による利用者像の設定
- 介護予防や疾病予防に早期からかかわるかといった視点からの利用者像の設定

④訪問看護プラスアルファの事業に関すること
- 介護保険事業所のいくつかと組み合わせを検討する(居宅介護支援事業,訪問介護事業,療養通所介護事業,小規模多機能事業等).
- 介護保険事業以外でも地域で展開する看護サービスを考える(例:ホームホスピス,まちの保健室,認知症カフェ,グリーフカフェ等)

　これら訪問看護のバリエーションのなかで何を大事にしていくのかによって,人材募集の視点が異なる.また採用後の研修として何に重点を置いた人材育成をしていくかによって,さらにこの商品の差別化が明確になっていくことになる.

　訪問看護の質向上にマニュアルは欠かせないが,マニュアルがあれば質の高い看護が提供されているという保証にはならない.これは医療機関内の看護と同じである.

(2) プロモーション

　ある程度の商品調整ができてきたら,訪問看護を関係者に知らせ,使ってみようかなあという気持ち(購買意欲)を喚起させるためのプロモート(宣伝・広報活動)をすることが必要となる.医療サービスの場合,利用者側に立てば,"口コミ"による情報は信頼性の高い情報として受け止めることができるだろう.地道に誠実な訪問看護サービスの提供が"口コミ"情報へとつながり,長い目で見れば,効果的なプロモーションになると考えられる.

(3) 流通

　利用者が必要としているサービスを手元に届けるまでのプロセスを整えることが流通機構である.訪問看護の場合,まずは看護が利用者に届くまでの効率的な方法を検討することになる.いかに効果的な地域医療連携,とりわけ退院支援・退院調整を医療機関の看護と協力して行うのかという視点で流れを検討することは,きわめて重要である.

　また,在宅療養に必要な医療器機,医療材料,医薬品,衛生材料等物品を供給するシステムも整理しておく必要がある.

◎ マーケティングの広がり

　訪問看護サービスが順調に流通しはじめると,在宅医療そのもののシステムが十分に機能していないと気づくだろう.近年の医療提供体制の改革のなかで,重・中度者を在宅で支える仕組みを整えることも求められているが,たとえば,人工呼吸器装着者が在宅療養を続けている場合,外出できない,デイサービスを使えない,短期入所サービスを受けられないといった現状に疑問をもつかもしれない.そうした疑問を感じたとき,次のマーケティングの視点が潜んでいるととらえてほしい.人工呼吸器装着者に対してデイサービスを提供することはできるのかといった可能性を探りながら,そのニーズに応えるための方策を検討することは可能であろう.

　検討の視点は,安全対策,制度上の課題の整理,看護提供方法の検討,資金調達等であり,議論を通して新しい商品の開発を行っていくということにつながる.新たな利用者のニーズを発見し,そのニーズに応えるための創意工夫を重ねることが,訪問看護のみならず看護サービスの発展につながり,新たな看護市場が展開されてくるのである.

　こうした努力が必要であることは,2006(平成18)年に「居宅療養介護事業」が訪問看護師たちの尽力によって介護保険サービスとして新たに生み出されたという実例が物

Think for yourself
訪問看護のマーケティングに成功している事例を,雑誌・書籍等で調べ,その成功要因を分析してみよう.

表 4-2 看護職員の需給見通し（中間とりまとめ）

	平成28年[※1]	令和7（2025）年			
		都道府県報告値 （係数等処理前）	シナリオ①[※2]	シナリオ②[※3]	シナリオ③[※4]
需要推計	1,660,071	1,801,633	1,880,682	1,897,561	2,019,773
病院・診療所等[※5]	1,346,366	1,404,125	1,465,600	1,478,754	1,573,992
訪問看護事業[※6]	46,977	112,558	117,502	118,556	126,192
介護保険サービス等	149,683	187,413	195,692	197,448	210,165
学校養成所等	117,045	136,201	142,266	143,543	152,788
供給推計		1,746,664	1,746,664～ 1,819,466	1,746,664～ 1,819,466	1,746,664～ 1,819,466

※1　平成28年は看護職員就業者数（厚生労働省医政局看護課調べ）
※2　就業中のすべての看護職員において，1か月における超過勤務時間が10時間以内，1年あたりの有給取得5日以上が達成された場合
※3　就業中のすべての看護職員において，1か月における超過勤務時間が10時間以内，1年あたりの有給取得10日以上が達成された場合
※4　就業中のすべての看護職員において，1か月における超過勤務時間なし，1年あたりの有給取得20日以上が達成された場合
※5　内訳は病院＋有床診療所，精神科病床関連（精神病床，精神病床からの基盤整理），無床診療所
※6　内訳は医療保険，介護保険，精神病床からの基盤整理

〔厚生労働省：医療従事者の需給に関する検討会 看護職員需給分科会中間とりまとめ（概要）(https://www.mhlw.go.jp/content/10805000/000567573.pdf)を参考に作成〕

語っている．看護職は，制度を批判するだけでなく，よりよくするために制度や法律を自分で変えていく力をもっている．広い視野で利用者の立場に立ち，マーケティングプロセスを活用して，現状を切り開いていく力を発揮してほしい．

b 看護マンパワーの現状と課題

　我が国の看護職員確保は，1974（昭和49）年に初めて「看護婦需給計画」が策定されて以来，継続的に検討され続けている．2019（令和元）年に厚生労働省で開催された「医療従事者の需給に関する検討会 看護職員需給分科会」では，中間とりまとめとして需給推計結果が公表された（**表 4-2**）．2010（平成22）年に検討された「第7次看護職員需給見通しに関する検討会報告書」では，2015（平成27）年の看護職員の需要を約1,501,000人と推計していたことに対して，2016（平成28）年に1,660,071名の看護職員が就労している実態からすると，推計値を超えて看護職員確保が進んでいることがわかる．

　2025（令和7）年は団塊世代が後期高齢者になる年で，社会保障費を必要とする人口がさらに増えるとして注目されている．**表 4-2**の需給推計結果は，その2025年を目指すもので，同時に看護職員の働き方改革の追い風を受け，初めて3つのシナリオに基づき推計されているところが興味深い．表中の数字を，シナリオ③を用いて分析してみよう．2025年における就業看護師の全体は平成28年に対して21.7%増が見込まれているが，内訳は，病院・診療所16.9%，訪問看護事業所168.6%，介護保険サービス等40.4%，学校養成所等30.5%の増加となる．超高齢社会における医療のあり方には，「治し支える」機能の充実が欠かせないとされているが，ここでも病院よりも在宅医療の充実や介護サービスにおける看護機能の充実が期待されていることがよくわかる数

字となっている.

ただ，2019年から全世界を巻き込んだ新型コロナウイルス感染症対策においては，保健所保健師数の不足，重症集中ケアに従事できる看護師数の不足が大きな課題として示されたこともあり，新興感染症のパンデミックに対応できる医療体制の確保として，地域と病院の連携・協働体制のあり方も含め，看護職に従事するマンパワーの量と質と配置については，さらなる総合的な議論が求められる．

c 看護サービス提供の場の現状と課題

わが国における最大の健康課題は，糖尿病や動脈硬化がもたらす循環器系および脳血管系の疾患，高齢化に伴うがんや認知症といった非感染性の疾患であるとされた．これらの疾患は長期間の療養生活を強いることが特徴であり，治癒をめざした医療よりもケアを伴った医療，すなわち「治し支える医療」[15]が必要とされる．したがって，感染症が主な死因であったころの入院治療中心の医療提供システムと大きくその仕組みを変化させていく必要がある．

こうした背景にあって，超高齢社会を目前にした状況でとりまとめられた医療，介護，福祉の方向性について，2008(平成20)年に開催された社会保障国民会議報告における記述を引用する．

「(略)医療や介護のみならず，福祉サービスを含めた様々な生活支援サービスが日常生活の場(日常生活圏域)で用意されていることが必要であり，同時に，サービスがバラバラに提供されるのではなく，包括的・継続的に提供できるような地域での体制(地域包括ケア)づくりが必要である」[16]．

この報告を受けたのちにとりまとめられた「地域包括ケア研究会報告書〜今後の検討のための論点整理」において，地域包括ケアシステムは，「おおむね30分以内に駆けつけられる圏域で，個々人のニーズに応じて，医療・介護等の様々なサービスが適切に提供できるような地域での体制」[17]と定義され，要介護状態になっても住み慣れた自宅で人生の最期まで生き切ることのできる社会システムへの再構築が必要であると報告している．

医療機関も地域にある医療資源の1つであり，地域包括ケアの仕組みのなかに位置づく．その仕組みの具体例として，地域連携クリニカルパスがある．疾患別に急性期から回復期，慢性期あるいは終末期といった病期の変化に応じて，患者は療養の場を移していくが，医療や看護・介護サービスはつなげて提供していく必要がある．この地域連携クリニカルパスはサービスをつなげるための多施設および多職種が共有するマップとして位置づけられる．特に急性期病院での入院期間の短縮は強く求められており，患者は治療なかばで退院していく．そのような患者に対するケアの継続性を維持することは施設を越えて同じ地域内で検討される必要がある．その発想に基づき，地域連携クリニカルパスは推進されてきた．

しかしながら，2019年に発生した新型コロナウイルス感染症のパンデミックは，これまでの「非感染症の疾患」を中心に取り組んできた医療提供体制の弱みが露呈した．その結果，感染症対策がとれている限られた急性期病院に過度な負荷がかかることになったことと，介護施設や自宅での療養を余儀なくされた感染者への医療提供システムが全く想定されていなかったのである．

ここでは，地域包括ケアの実現に向けた院内の急性期医療における看護が抱える課

題，地域で医療連携を実践している看護が抱える課題，保健所等が抱える医療との連携における課題について触れる．また，多職種が連携したチームアプローチが求められるなか，教育背景の異なる多職種との連携上の課題についても言及したい．

◎ **急性期医療における看護の課題**

より多くの急性期疾患を有する患者に適切な治療を提供することが急性期医療機関には特に求められている．そのためには1人ひとりの入院期間を短縮するという策が講じられている．その結果，患者は病棟にいる期間が短く，看護師は患者とのコミュニケーションの機会を失いつつある．また，転倒転落や誤薬といった医療事故防止のための看護に重点が置かれ，特に高齢者の自立支援の視点が希薄になっているとの指摘や現状報告がされるようになった．こうした現状からの解決策として，退院支援と多職種連携について説明する．

(1) 病棟からの退院支援・退院調整に取り組むこと

病棟では，そこでのスケジュールに合わせた生活が求められることがしばしばであり，高齢者個々の能力に応じた，食事介助や排泄誘導等がされにくい環境にある．そのため，入院した高齢者がADLの低下やせん妄を起こしたり，あるいは患者ではなく医療者中心に意思決定した胃瘻造設等，過剰な医行為にまで発展する事例も少なくない[17,18]．

そうした入院患者もいずれは自宅等に退院，あるいは療養病床や介護保険施設等に転院することになる．その際に，円滑に次の療養の場に移行していくことができるよう，急性期病院における退院支援・退院調整をする看護職の役割は重要である．これらのポイントは，患者自身が自分の置かれた状況をよく理解し，そのうえで次の療養の場はどこがよいのか意見をもつことができるようなかかわり(退院支援)と，その患者の意思決定に基づいて必要なサービスをつないでいく段取り(退院調整)である．

退院支援・退院調整のプロセスにおいては，退院後に行う治療の方法について患者が希望する療養の場や自宅等で実施可能な方法に変更する必要も出てくる．先ほどの胃瘻を例にとれば，この患者にとって必須な医療であるのか，自らの食べる力は残されてはいないか，経口摂取と併用してよいのか，転院した先の施設で胃瘻管理が可能なのかといった，患者の自立を支援する視点で，治療の選択肢にまでかかわっていく必要があり，まさにそこに看護の専門的な知識と技術が生かされるのである．したがって，急性期医療機関で働く看護職も，高齢者のADLを維持するケアを積極的に取り入れることや，患者が退院あるいは転院した先で，どのような治療やケアを受けられるのか先読みをすることのできる知識を身につける必要がある．

(2) 外来患者にも地域医療連携の発想でかかわること

さらには，病棟からの退院だけではなく，外来治療から地域医療連携が必要な事例も出てきている．高齢者が動きづらい体でようやく外来通院している場面を散見するが，こうした患者に対して，早めに訪問型の医療サービス(訪問診療や訪問看護)を導入することを検討する視点もますます重要になってきている．外来患者の数は今後さらに増加することが見込まれているが，高齢者にとって短時間の診療では納得のいく医療を受けることは難しい．高齢者でもわかるような病状説明や生活指導ができる看護機能の充実や，軽度な患者が外来受診をしなくてもよいような地域での保健活動の充実等，外来機能の変革が求められる．

◎ 地域医療連携における看護の課題

　地域医療連携を必要としている患者を見逃さずにタイミングよく相談にのる，あるいは多職種カンファレンスを早めに開催する等の策を講じて，組織的に取り組むといったことが求められる．また，専任で退院調整の役割を担う病院勤務の看護師が看護管理者と協働し，病院全体の看護の質の向上と地域医療連携における病院という組織を超えた看護師連携の強化に乗り出すことが期待される[20]．このように地域医療連携の窓口として看護職が機能するようになってきた．そのなかでの大きな課題について以下に述べる．

(1) 看護師-患者間のコミュニケーション

　先に示したように，患者の意思決定支援を含めた退院支援では看護の役割はきわめて重要である．医師の説明を受けたあとの患者との振り返りは，患者自身が置かれた状況を自分の問題としてとらえるために重要であるが，その時間がとれない，あるいはとれたとしてもどのような言葉を使って切り出してよいのかわからないといった受け持ち看護師の悩みは深い．

　時として，患者にとって悪いニュースを伝えなければならないこともあり，看護師には知識と技術に裏打ちされたコミュニケーション力が求められる．看護管理者はこのような看護サービスが不可欠であることを知り，標準的な業務として行うことができるような看護体制の整備と人材育成にマネジメント力を発揮することが期待される．

(2) 多施設間における看護情報の共有

　たとえば，急性期病院からの退院サマリーは介護保険施設や訪問看護ステーションでは活用できない情報が多い．あるいは，在宅で訪問看護を利用していた患者が救急搬送された場合，必要な看護情報がまったく送られてこない．このような患者を受ける側の情報の量と質の不足はあらゆる場で起きている．それは，多施設多機関で1人の患者に必要なサービスを提供していて，施設を超えた情報共有が難しくなっているためである．地域包括ケアのなかで共通したカルテシステムがあればよいと思うが，なかなか整備されないのが現状である．

　少なくとも，多機関で連携にかかわっている看護師が会議を組織し，医療連携上の課題について話し合う機会をもつことが重要である．施設間での看護の思想がつながらなければ，患者に統合されたサービスが提供できるわけがないのである．

(3) ケアマネジャー等介護職とのコミュニケーション

　次に，多職種との連携である．介護保険サービスを利用している患者が病院に入院する，あるいは入院中の患者に新しく介護保険サービスを導入するといった場合に，必要となるのは看護師がケアマネジャーと連携・協働することである．

　ケアマネジャーは，医療系の国家資格を有する者，介護系の国家資格を有する者，福祉系の国家資格を有する者が，さらに必要な実績と教育を受けることで第2の国家資格として介護サービスのマネジメントを行う専門職である．近年，医療系のケアマネジャーの割合が減少しており，福祉系(介護福祉士など)ケアマネジャーが増える傾向にある．医療職と福祉職では基礎となる教育的背景が異なる．「医療職の使う言葉を理解することができない」「上から目線で看護師から言われるので気楽に質問できない」といった福祉系ケアマネジャーの意見はしばしば聞かれる．

　看護職は医学的知識をもちながら，患者の病気と治療がどのようにその人の生活に影響を及ぼしているのかを知り，そのなかで患者がよりよく生きるための療養上の世

話と診療の補助（すなわち医行為）を行う（「保健師助産師看護師法」第5条）立場にある．一方，福祉職は対象者の障害に焦点を当て，日常生活を営む際の支障に対して介護（一部の医行為を含む）を提供する（「社会福祉士及び介護福祉士法」第2条）者とされる．これら身分法が示している"療養上の世話"と"介護"は一見整理されているように思われるが，医療や介護の現場においては，互いの役割が重複したり，同じことを行っても目的や理念が異なっていることから，ちぐはぐなサービス提供になるといった混乱がみられる．

　医療職の配置の少ない介護保険施設では，介護職が患者（介護保険のなかでは利用者という）の最も身近にいて24時間体制でケアを提供している．実際バイタルサインを測定し，温度版に数値を書き込みながら入浴や散歩の適否を判断したり，服薬の介助を行ったりしているのは介護職である．これは病院の看護師の働き方と外見上同じように見えるものである．類似した働き方をしながら，基本的なケアのとらえ方が異なる2つの職種が，患者を中心にして協働していくことが，現代に求められる連携上の大きな課題となっているように感じる．看護職は教育背景の異なる2つの職種が同じ現場で協働し役割分担をしていくことをよく知り，その患者にとって必要な生活支援とは何なのか，それをどのようにつないでいけば患者にとってのメリットにつながるのかを考えて，自らの役割をとっていく姿勢が求められている．

　2012（平成24）年度から，介護福祉士らが，痰の吸引と胃瘻等からの栄養剤の注入といった医行為を診療上の補助行為として医師の指示のもとに実施することができるようになった（社会福祉士及び介護福祉士法第2条）．これは，介護現場において看護師が不足しているために，やむなくそこで働く介護職ができるよう制度改正したものである．この際，看護職は，介護職が安心して介護に専念できる，あるいは，安心して医行為を実施することができるよう，医師と協力して患者にかかわりながら介護職を支援する教育的役割を果たすことが求められている．

◎ **保健と医療の連携における課題**

　精神疾患患者の退院促進，高齢者虐待，小児虐待，さらには低出生体重児の増加に関連した長期間医療を必要とする児の増加等，保健師たちの活動領域と医療の接点が大きくなってきている．

　わが国の医療体制はこれまで，どちらかというと慢性的な疾患を有する患者を長期間にわたり病院等に収容する方法をとってきた．しかしながら，患者数の増加と医療費の適正化といった観点から，その方法も限界にきている．とりわけ精神疾患患者が自立の機会を奪われ続けている事実は何よりも収容型の医療は適切ではないという証である[21]．精神疾患をもつ患者の多くが社会復帰できない状況を変えるには，地域包括ケアの方向性をもって，医療者と非医療者が公助，共助の役割を分担しながら，さまざまな人々が支え支えられるまちづくりに参加していくことが求められている．保健だけではなく，医療と福祉も縦割りの仕組みを乗り越えてつながっていく方法を見いださなければならない．

　障害児に関しては，妊娠，出産，産後のかかわり方も関連してきているため，母子保健の観点から，保健師の声かけのもと，病院の助産師や看護師が地域住民とともに協力して，育児支援のあり方を見直し，介入していく取り組みも始められている．

Think for yourself
　虚弱高齢者が自宅で暮らすために必要となる職種には何があるか考えよう．そしてその職種はどこに所属しており，居宅サービスを提供するとしたらいくらの医療費用あるいは介護費用がかかるのか調べよう．

◎ 移行期における看護師連携の重要性

　病院の医療と地域の医療が切れ目なく患者に提供されるために，院内の看護師と地域の看護師が連携・協働することが重要である．それは，病院から自宅や介護保険施設に退院する，あるいは自宅で過ごしていた人が入院・入所する等，患者が療養場所を移動する場合に，医療・看護・介護がつながっていない状況が実際に生じているからである．その要因には，医療保険制度と介護保険制度の狭間で，報酬や施設基準の差異等によるサービス内容の変更や，担当者の交代によってケアの不連続が起こること，さらには，物理的環境の変化が患者に精神的，身体的ストレスを及ぼすこと等が関連していると考えられる．こうしたつながらない状況だからこそ「切れ目のない医療・看護・介護サービスの提供」が必要であり，そこに移行期支援の重要性がある．

　移行期支援の1つとして，退院支援・退院調整について例示しよう．退院支援・退院調整は，入院患者が健康ニーズを抱えながら退院するのを支援する看護サービスの1つである．患者の年齢や疾患，病状，障害の程度によって活用できる社会資源は異なる．ここでは理解を容易にするため，脳梗塞を初めて患った高齢患者を想定してみよう．患者は脳梗塞による半身麻痺があるため，トイレ歩行ができなければ自宅退院は難しいと考えるかもしれない．一方，看護師はトイレ歩行できなくとも，できるだけ早く自宅に戻ることが健康回復につながると考えるだろう．なぜなら一般に高齢者は，入院による生活環境の変化や，治療や処置を優先し自立性を著しく奪われる体験により，ADLの低下や認知機能の一次的な混乱（せん妄）をきたしやすいからである．このように患者と医療者の間には，退院時期をめぐる考え方に大きなギャップが生ずることになる．このギャップを小さくすることが，移行期にある患者に対する，退院支援・退院調整で重要な介入ポイントとなる．

　このように考えると，ギャップが生じそうな患者をキャッチして，早い段階でかかわり始めることの重要性がわかる．それは，入院してできるだけ早い時期とか，事前に想定できるなら入院前からかかわることも必要であるとされ，そこでは治療や療養の場の選択について患者自らが意思決定することを助ける看護が求められる．患者が治療なかば，あるいは回復途上で自宅退院する場合は，病棟看護師のみならず病院の退院支援看護師，あるいは身近な訪問看護事業所の看護師，あるいは高齢者であればケアマネジャーらが協働し，退院支援・退院調整にあたることがよくある．立場の異なる看護師が複数集まって，1人の患者の移行期を多面的にアセスメントし支える方法としては，病棟で開催される退院前カンファレンスに患者本人・家族らとともに訪問看護師やケアマネジャーが同席すること，あるいは，訪問看護師が病院の看護師と一緒に患者宅を訪問すること，また，入院や退院の際に必要な患者情報を医療機関と介護保険事業所が共有すること等があげられる．これらは，診療報酬や介護報酬でも評価されている．

Think for yourself
効果的な入退院支援を行っている例を，雑誌・書籍等で調べ，その成功要因を分析してみよう．

◎ 看護サービス提供の中間的未来設計

　これまで書いてきたように，看護サービスを必要としている人は病院のなかだけでなく，ありとあらゆる生活の場に存在していることがわかるだろう．しかしサービスを提供する看護師は病院に集中する実態がある．これは，わが国は人口あたりの病床数が他国に比べて多いことが影響していると考えられるが，では，こうした状況でますます看護の需要が高まる今後に向けて何をしていけばよいのかを考えたい．まずは

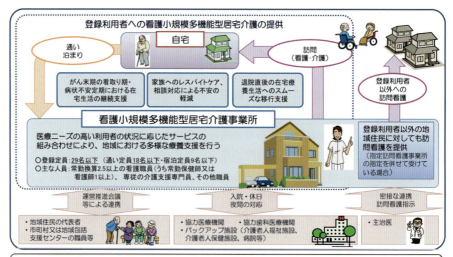

図 4-9 看護小規模多機能型居宅介護の概要
〔厚生労働省(www.mhlw.go.jp/file/06-Seisakujouhou-12300000-Roukenkyoku/0000091119.pdf)より〕

　看護職の供給人数が大きく変わらないという前提で，より多くの患者に適切なケアを届けなければならない事実とどのように向き合うのかということである．どの国もまだ体験したことのない超高齢化に直面している状況であるから正解はないが，自分ならどうするかを皆さんにも考えてほしい．

　1つには，1人の看護師ができるだけ長く就労することである．そのために看護師自身が自己の体調管理を行うことや無理のない多様な就労方法をみんなで可能にする体制の整備が必要だろう．また，1人の看護師ができるだけ多様な役割を担うことである．看護師の裁量は医師に次いで広く制度設計されている．ただ，基礎教育で実際に体験できないことや医療安全が最優先され，看護学生を含め新卒看護師らが医行為の実施に直接かかわる機会が減っていることなどがあり，その広い裁量を発揮できていないことを課題としてあげておきたい．看護師の特定行為研修も始まってはいるが，それ以前に医師との協働のもとに，初めて行う医行為に関する看護技術を磨くことも，現場で必要なマネジメントであるといえよう．

　また，多機関多職種との連携の必要性についても述べてきたが，施設の壁を越えて連携・協働を密に行うことは場所や時間の関係での困難がある．特に在宅ケアであっても同じ屋根の下で働くように多職種が連携・協働できることのメリットは大きい．そのメリットを生かした介護保険事業について例示しよう．

　介護保険制度においては，当初，1つの事業所で1種類のサービスを提供するよう制度化された．つまり，訪問看護事業所であれば，提供できるのは「訪問看護」だけということだ．訪問看護を利用する者は，ほかにも訪問介護，通所介護，福祉用具貸与等を一緒に利用する者が少なくない．そこで2012(平成24)年に「複合型サービス」という考え方が生まれ「看護小規模多機能型居宅介護事業」が介護保険法に位置づいた(**図**

4-9）.これは,訪問看護,訪問介護,通い,泊りの4つのサービスが1つ屋根の下にまとめられ,その屋根の下にはケアマネジャーも働いているため,利用者は4つのサービスを1つの事業所で利用することが可能となる.さらにここでは要介護度別の包括払いとされたので,それぞれのサービスの利用頻度にかかわらず支払い額が一定であるため,利用者にとっては柔軟なサービス利用が可能となった.

看護師がこうした複合サービスをマネジメントするということは,医療も介護も一体的に提供することを通して,多くの地域住民が暮らしながら老いていくことにかかわり続けていく意味につながるのだと考えられる.

(山田雅子)

2 トランジショナル・ケア

a トランジショナル・ケアとは

トランジショナル・ケア(移行期ケア)は,入院ケアから在宅ケアへの移行等,疾患や治療が,ある段階から別の段階へと移行する際に患者に提供する一貫してかつ協調した支援のことをいう[23].がん治療を例にすると,入院治療から在宅での通院治療に変わるといった治療や療養の場が移行する際の支援や,がんそのものを治す治療から,がんの痛みや治療の副作用を緩和する治療に変更する場合の支援がこれにあたる.移行期には患者の置かれている環境が変わり,肉体的負担や精神的負担が増える傾向がある.このため,次のステップに移行できるよう適切な支援プログラムが必要となるのである.

ここには,次の医療機能や施設に「つなぐ」ということにとどまらず,治療環境の移行や,治療や療養内容の変化に対応して,患者が必要なセルフマネジメントができる力を獲得できるよう支援することが含まれている.

b 「地域医療構想」における医療機能の分化の促進

少子高齢化の進展を背景に,どの地域においても患者がその状態に即して適切な医療を適切な場所で受けられるよう,医療機関の病床を医療ニーズの内容に応じて機能分化しそれぞれが連携する,「地域医療構想」が進められている.「地域医療構想」は,各都道府県が各二次医療圏の医療機関を医療機能ごとに2025年の医療需要と病床の必要量を推計し,それをもとにその地域の実情に応じた医療の方向性を定めるものである.これは,「病院完結型」の医療から,地域全体で治し,支える「地域完結型」の医療に転換する道筋の1つである.介護施設や高齢者住宅を含めた在宅医療等の医療・介護のネットワークの構築と並行して推進され,要介護状態になっても住み慣れた地域で暮らし続けられるよう,地域包括ケアシステムを構築することをめざしている.

c 退院支援体制の充実

機能が異なる医療機関同士を効果的に結ぶ連携機能とともに,患者が安心・納得して退院し,できるだけ早く住み慣れた地域で療養や生活を継続できるように,入院前から地域の医療・介護等の関係者との連携を進めて,入院前からの支援を含めた早期からの積極的な入退院支援を行い,患者の在宅復帰を促進するケアが強化されてきた.

早期からの退院支援の効果を示した国内外の研究は多い.たとえば,Evansらは予

定外の再入院率が低く，在宅への退院者数が増加する等の成果を報告している[24]．また，鷲見らは退院困難が予測されるハイリスク患者に早期退院支援を行ったところ，在院日数が短くなる傾向が認められ，患者と家族の負担が有意に軽減したことを示した[25]．

このような研究結果を背景に，診療報酬および介護報酬においても，入退院支援の充実に取り組んでいる医療機関等を手厚く評価するようになった．入院前の外来において，患者情報（入院前のサービス利用状況等）や服薬中の薬剤や褥瘡・栄養状態の確認，リスクアセスメントや退院支援スクリーニング等を実施し支援を行った場合の「入院時支援加算」，退院支援の専従者を病棟に配置し，多職種カンファレンスの実施や，院外の医療機関や老人介護施設との密な連携等の体制を整備し，退院後の生活を見据えた退院支援を評価する「入退院支援加算」「介護支援連携指導料及び退院時共同指導料」等が設けられてきた．

院外の医療機関や介護施設との連携が多いほど早期退院につながっていることは明らかである．入院中の医療機関と在宅療養を担う医療機関側の関係者の情報を共有と共同指導を促進するために，診療報酬の改定のたびに，医師および看護職員のみならず，薬剤師，管理栄養士，理学療法士・作業療法士・言語聴覚士等の医療従事者およびケアマネジャーや障害福祉サービスの相談支援専門員等の参加や，医療資源の少ない地域では遠隔会議システム等ICTを用いたカンファレンスも評価されるようになった．このようなことを背景に，入退院支援センターや患者サポートセンターを設置し，入院から退院後の地域での療養までの，切れ目のない支援を行っている病院が増えている．

d 効果的なトランジショナル・ケアの開発

しかしながら，移行期における支援，トランジショナル・ケアの本来の姿に照らしてみると，現在は次の機関への円滑な移行をはかるため連携の仕組みづくりに焦点が当たりがちで，移行期における患者のセルフケア力を高めるという観点がやや不足しているように思われる．また，転院や自宅等への退院を指標とする在宅復帰率だけでは，患者がよりよい状態で移行したのかどうかを評価することはできない．そこで重要になるのが，退院支援の質と効果性を評価する指標の「再入院率」と，再入院率を予防するために必要なセルフマネジメント力の獲得の支援である．

米国では急性期病院を退院した患者の3分の1以上が，90日以内に再入院しており，医療費を圧迫する大きな要因の1つとなっている．このため，効果的なトランジショナル・ケアの提供は不可欠で，多くのプログラムが開発されている．近年は，再入院率の低下や医療費削減，患者のQOL向上等のエビデンスが証明された移行期ケアプログラムが紹介されるようになった[26-30]．このようなプログラムは，患者退院後の5～12か月以内の再入院を30～50％縮小し，患者1人あたり4,000ドル削減することができたと報告している（図4-10）．

e ケアトランジション・プログラム（care transitions program）

Colemanらが開発し，米国で広く用いられているケアトランジション・プログラムをみてみよう[31]．

ケアトランジションは，①信頼できる薬物管理プランのもと，定期的な受診が滞ら

看護サービス提供システムの現状と課題

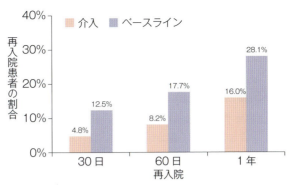

図 4-10 移行期ケアプログラム実施による再入院率の比較

〔Li, F., et al. : The Impact of Kaua'i Care Transition Intervention on Hospital Readmission Rates. Am J Manag Care 21(10) : e560-e566, 2015 より〕

ないようすること，②病気の悪化の症状と徴候をどのように自覚し対応すればいいか，患者にその方法を知ってもらうこと，③自分の健康記録をつけて，健康情報と臨床上重要な質問項目を記載し医療従事者と共有すること，を行う．

プログラムでは，移行期ケアの"コーチ"(transitions coach)が，内服薬等の自己管理，身体の危険な徴候や症状についての知識や，健康・治療記録を用いたセルフマネジメント力の獲得を支援し，地域のかかりつけ医や医療専門職によるフォローアップの調整等を行い，伴走をする．"コーチ"はトランジション・コーチやヘルスコーチ等と呼ばれ，単に退院や転院をすすめるのではなく，病気と上手につきあい健康管理をするための，セルフマネジメント力の獲得を支援している．

コーチは(1)セルフマネジメントのサポート，(2)医療者と患者間のギャップを埋める，(3)医療サービスシステムに患者をつなぐ，(4)気持ちの支え，(5)継続的な支援の5つの主要な役割をもっている．5つの機能の詳細をみてみよう[32]．

(1)セルフマネジメントのサポート

「情報を提供すること」「病気に特有の技術を教えること」「適切な行動変容を促すこと」「問題解決技術を伝えること」といった具体的な患者教育のほか，「慢性疾患を抱えることによって生じる感情の変化をサポートすること」「フォローアップし，励ますこと」「治療の継続等を励ますこと」という，前向きに療養を継続していくための支援が含まれている．「コーチ」と表現されるように，療養の目標を達成できるよう，必要なことを教育し指示する機能と，治療を継続し困難に対処できるように励まし意欲をわき立たせる機能を果たしているのである．

(2)医療者と患者間のギャップを埋める

医師等の医療者との情報や理解の隔たりを埋めるための支援である．「患者のリエゾンとして調整すること」「治療計画やケアプランの理解と合意を確かなものにすること」「文化的・言語的なギャップを埋めること」等がある．

(3)医療サービスシステムに患者をつなぐ

多くの患者，とりわけ高齢者は，自分たちだけでは必要な医療介護資源にアクセスすることが困難である．このため「患者を必要な医療介護資源につなぐこと」「サポートを得やすくすること」「患者の声をきちんと届けること」という支援が重要である．

(4) 気持ちの支え

患者が病気に対処する過程では，さまざまな感情がわき起こる．そのような感情に向き合い解決できるよう，「患者に関心を向け，気持ちや感情的な問題に耳を傾けること」と，「共感を示し，感情に対する対処方法を教えること」等のサポートを行う．

(5) 継続的な支援

コーチは病院だけではなく，在宅でも患者とつながり支援する存在である．
「親しみやすく温かく接すること」「フォローアップをすること」「信頼関係を確立すること」「必要とされるときに対応すること」という項目は，患者が長く自分の病気とつきあっていくうえで欠かせない支援である．

これらのサポートにより，患者はセルフマネジメントの力を高め，退院後も症状に上手に対処しセルフケアを行い，再入院を予防することができるのである．

f 外来等における「かかりつけ機能」をもつ看護師

わが国においても，このような患者のセルフマネジメントの力を高めるトランジショナル・ケアは，病棟や外来等において看護師によって提供されている．特に外来は，長期的にかかわることができる，在宅での様子を察知することができるという利点があり，トランジション・コーチとして支援を行うことで，予防的なケアが可能となる．患者に身近な外来において，療養生活の継続のための支援が適切に行われれば，患者のQOLをより長期的に高く保つことができるだろう．

また，退院後訪問指導を行う看護師もトランジション・コーチとして，セルフマネジメントの力を高める機能が期待される．

組織デザインとしてのチーム医療

1 限りある人的資源の活用

わが国は急激な高齢化や生活習慣病の増加等により，医療，看護ケアの需要は増加の一途をたどっている．一方，医療が進歩し，医療技術が高度化，複雑化するのに伴い，医療の質と安全を確保するための教育や訓練，システムの整備等にかける努力は膨大なものとなっている．つまり，提供される医療サービスの「量」が年々増大しているだけではなく，求められる医療の「質」も高くなってきているわけであるが，これに応えるだけの医療従事者の数は，大きく不足しているのが現状である．

医師や看護師等の医療専門職者数を増やすために，さまざまな政策が推し進められているものの少子高齢化に伴い生産年齢人口が年々減少するなか，医療人材の確保には限界があり，単に医療マンパワーを増やす方策だけでは，増加する医療需要に応えることはできない．医療の質と安全が担保されたサービスを提供してほしいという社会的要請に応えるためには，限りある人的資源を効果的に活用することに焦点をあてた政策と組織づくりを進める必要がある．現在，推し進められている「チーム医療」と，これに関連した医療専門職と介護職の協働と連携にかかわるさまざまな法的整備と診療報酬・介護報酬上の新たな評価は，これを全国に展開するためのものである．

このような問題はわが国だけの現象ではない．諸外国では増大する医療費と質の高

組織デザインとしてのチーム医療

い医療サービス供給を確保するための方策の1つとして，旧来の医師や看護師等の役割と責任，業務内容を見直しまたは再編を行い，施設内や地域において患者にかかわるすべての専門職種が協働してサービス提供を行っている．2010年，WHO（世界保健機関）がGlobal Healthの危機を脱する刷新的な方略として専門職連携教育（Interprofessional Education：IPE）/専門職連携実践（Interprofessional Collaborative Practice：IPC）の重要性を強調しているように[33]，先進国，発展途上国を問わず，専門職の協働と連携は限りある人的資源の効果的な活用法として広く認識され政策として推進されている．

経済情勢を踏まえたこれらの社会的要請の文脈から，看護そのものも大きな変革を迫られている．しかし，看護の哲学に根ざし変えてはならない普遍的な看護がある一方で，時代と社会の要請に応えて変わらなければならない看護もある．本項では，この両方の視点に立ち，チーム医療をキーワードに，看護サービス提供の組織デザインの1つとしてのこれからの看護のあり方を述べていく．

2 「チームワーク」の質を高める

Think for yourself
チームワークの善し悪しが医療の質を左右する．自分が所属した部活や委員会，もしくは自身が現在運営する部署（部門）のチームワーク力を分析・評価し，より強化するための改善策を考えよう．

現場のスタッフがもつ情報と知識，能力を活用し生産性を上げる組織デザインと，それを可能にする人材マネジメントの仕組みを検討するうえで，チーム機能をどのように高めるかが，マネジメントの重要な課題となる．特に，医療現場では，限られた人員で，多様な職種と協働して業務に取り組まなければならない現在，これまで以上に職場のチーム機能の強化とチームワークのマネジメントが求められている．

チームは，仕事集団に含まれる1つの形態である．特に次の3つの特性が強い集団をチームと呼ぶことが多い．すなわち，①特定の目的や達成すべき目標を共有しており，②課題を遂行するうえで相互に協力する必要性が強く，③チーム内の各メンバーの役割が明確である，ということである[34]．この最も典型的な例が，特定の課題を遂行するために結成されたプロジェクトチームや医療チームといえるだろう．

チームが効果的に機能するためには，高質なチームワークが必要となる．チームワークとは，チームメンバーがお互いに調整し適応し合う，相互関係性をもった思考や行動，感情の一連のまとまりのことをいう[35]．

チームワークは，行動的側面と心理的側面の2つを包含した概念である．行動的側面には，「チームパフォーマンスの統制管理」（目標の明確化や職務遂行のモニタリング，バックアップ行動等）」と「チームの円滑な対人関係」（精神的サポートや葛藤の調整・処理）」がある[36]．心理的側面には，メンバー間で行われる活動の促しや，調整といった機能があり，その代表的な概念に，チーム効力感とチームメンタルモデルがある[37]．チーム効力感は，チームで取り組む特定の課題を効果的に遂行できるという，メンバーのチーム能力に関する共有した信念を指している．チームメンタルモデルは，チームの課題や役割，目標，能力に関する知識を，チームメンバーが共有している状態を意味するものである[38]．

また，チームが取り組む課題や環境に応じて，必要なチーム活動を発揮することができる能力を「チーム力」（team competency）[39]という．チーム力は，①チームが取り組む課題の特性，②メンバー間の役割範囲と相互作用の特性，③求められるチーム活動の観点から，3つのレベルに整理することができる（図4-11）．

レベル1のチーム力は基礎的な能力が備わっていることを意味している．このレベ

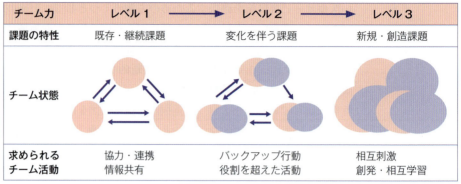

図 4-11　チーム力の各レベルの特徴

〔池田　浩：チーム．行動学学会（編）：経営行動科学ハンドブック，p281，中央経済社，2011．〕

ルでは，チームが機能するうえで必要不可欠な状態，すなわち良好な人間関係が存在し，メンバー間に協力や連携が定着している状態である．

　レベル2のチーム力は，状況の変化やチームにトラブルや問題が発生したときにも，メンバーは必要に応じてそれぞれの役割を拡充し，柔軟に対応することができる能力を意味している．これは，役割外行動やバックアップ行動がチーム内に定着していることを示している．

　レベル3のチーム力は，新規の課題にも柔軟に適応できるだけでなく，チームの理想の状態に向けて自律的に自己改革を行うことができる能力を意味する．このレベルでは，メンバーが相互に知的な刺激を与え合い，情報を提供し合い，計画を練り上げたりして，創発性が高まり，活力が生み出される状態である．チームとして理想的な状態といえるだろう．

3 チーム医療の推進

　さて，一般的に「チーム医療」は，「医師，薬剤師，看護師等の各医療職が専門性を最大限に発揮し，かつ，連携・協働して提供する医療」[40]と定義づけられている．さらに詳しい定義を示すならば，「チーム医療とは，単に専門の異なる複数の職種の者がひとりの患者に対して仕事をすることだけでなく，専門的な知識や技術を有する複数の医療者同士が対等な立場にあるという認識を持ったうえで実践される協働的な行為」[41]ということになる．また，厚生労働省はチーム医療の推進において，「医療に従事する多種多様な医療スタッフが，各々の高い専門性を前提に，目的と情報を共有し，業務を分担しつつも互いに連携・補完し合い，患者の状況に的確に対応した医療を提供すること」[42]と，チーム医療を定義している．最近は，病院等がチーム医療の目的が患者に対する最良のサービスの提供であることを明示し，チーム医療のなかには，患者と家族も含まれており，チームの一員として，治療や療養生活について希望を伝え参加することを強調するようになってきた[43]．

　チーム医療を，それぞれの部署における日常的なチーム，特定領域の専門家により形成されるチーム，地域包括ケアを踏まえた地域の関係者とのチームの3つに整理し，図 4-12 に示した．

　1つは，日々の医療サービスを提供する病棟・外来のチームである．日常的なチー

Think for yourself

患者・家族にチーム医療の一員として参画してもらう際に，協働とともに責任についても理解してもらう必要がある．チームの一員として患者・家族の参加を促進するための方法を考えてみよう．

組織デザインとしてのチーム医療

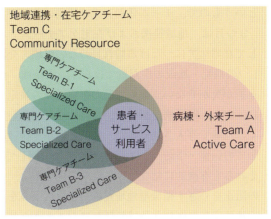

図 4-12 多様な"チーム"による患者中心の医療

ム活動として，医師，看護師，薬剤師，理学療法士，作業療法士，栄養士等多くの医療職が，診療計画・療養計画に参画する．患者を中心とした安全で質の高い医療を提供するうえで，このチームの質が鍵となる．

2つ目は，感染予防チームや呼吸器ケアチーム，栄養サポートチーム，精神科リエゾンチーム，緩和ケアチーム等，専門領域の十分な経験と所定の研修を修了する等の多職種の専門家からなるチームである．患者の状態やニーズに応じて，専門領域のエビデンスを駆使して，専門的な立場から効果的な治療・看護を実施したり，病棟・外来のチームにコンサルテーションを行ったりする．近年の診療報酬改定では，このようなチーム活動の成果を踏まえ，これらの普及をめざしさまざまなチーム加算が新設されている．

たとえば，「栄養サポートチーム加算」は，栄養管理に係る専門的知識を有した多職種からなるチームが診療することを評価したものであるが，これが算定できるチームの主な要件[44]は，

1) 薬剤師・管理栄養士から構成される栄養管理に係るチームが設置されていること．このうちいずれか1人は専従であること．ただし，当該栄養サポートチームが診察する患者数が1人に15人以内である場合は，いずれも専任で差し支えない．
2) 栄養サポートチームは，以下の診療を通じ，栄養状態を改善させること．
   ①栄養状態の改善に係るカンファレンス及び回診が週1回程度開催されており，栄養サポートチームの構成員及び必要に応じて，当該患者の診療を担当する保険医，看護師等が参加していること．
   ②カンファレンス及び回診の結果を踏まえて，当該患者の診療を担当する保険医，看護師等と共同の上で，栄養治療実施計画を作成，実施・評価し，患者等に説明すること．
   ③治療終了時又は退院・転院時に，治療結果の評価を行い，それを踏まえてチームで終了時指導又は退院時等指導を行い，診療録・報告書を作成すること．
3) 栄養サポートチームは，当該保険医療機関における栄養管理体制を充実させるとともに，当該保険医療機関において展開されている様々なチーム（褥瘡対策チーム，感染対策チーム，緩和ケアチーム，摂食・嚥下対策チーム等）との合同カンファレンスを，必要に応じて開催し，患者に対する治療及びケアの連携に努めること．

というもので，チーム体制および活動の基準が示されている．

　3つ目は，地域連携および在宅ケアチームである．急性期から回復期，療養期，そして在宅ケアにつなげる切れ目のない医療・介護サービス提供を実現するためには，1つの病院・施設の中だけではなく，病院間，病診間，施設間あるいは在宅ケアとの連携が欠かせない．都道府県の医療計画の策定や医療機能の分化・連携の促進を背景に，がん，糖尿病，脳卒中，急性心筋梗塞といった4疾病を中心に地域連携パスが多くの地域で導入されてきた．住民とかかりつけ医の関係を基盤にして，健康づくりとしての保健・予防，そして，医療，福祉に関しては，在宅の場合と施設の場合に分け，それらを有機的に結びつけ，疾病の発症予防，発症した場合の合併症あるいは重症化の阻止をめざす循環型地域連携パスも広がりを見せている[45,46]．医療連携体制に基づく地域完結型医療と地域包括ケアシステムを具体的に実現し，病気という視点ではなく，健康という視点から利用者を見ていくためには，保健・医療・福祉が緊密に連携をとり活動することが欠かせない．

　これらすべてのチームの中心に位置するのは，いうまでもなく患者，サービス利用者である．すべてのチームが，患者・サービス利用者やその家族の意思に基づいた目標を共有し，この実現に向かって，自らの専門性を発揮しつつ，さまざまな領域の専門職者と連携し協働していくことなしには実現することができない．

Think for yourself
「地域包括ケアを踏まえた地域の関係者とのチーム」の3つのチーム医療について，それぞれにおいて高い成果をあげている例を，雑誌・書籍等で調べ，その成功要因を分析してみよう．

4 チームの組織デザイン

a 看護のコアサービスの明確化

　これらの医療チームが効果的に機能するためには，各医療スタッフの専門性の向上，各医療スタッフの役割の拡大，医療スタッフ間の連携・補完の推進が不可欠であり，これを実現するための組織づくりが重要となる．

　まず，医療専門職がおのおのの専門性をフルに発揮することができるシステムを十分に整える必要がある．たとえば，医師は患者を診察し病気を診断して適切な治療を行うが，一方で事務的な書類の記載や医療機器の運搬，検査の説明等のために多くの時間を割いていては，本来の専門的な仕事を行う時間が減ってしまう．その結果，患者にとっては適切な治療を受ける機会が減ることになりかねない．医師にとっては治療に専念できないことにとどまらず無理を続けることによって自身の健康を損ねかねず，病院にとっては診療効率の低下や医療事故のリスクを抱えることとなり，その損失は大きい．このような現状を改善せずに医師の数だけ増やしても，問題の解決につながらないのは自明のことであり，診療報酬の医師事務作業補助体制加算の導入等により，医療事務クラークの配置といった医師の事務作業を補助する体制が徐々に整ってきている．

　このことは，看護職においても同様である．図4-13の左側の図を見ていただきたい．これは，従来の看護師の日常的な業務内容を示している．物品・薬品の運搬・補充から，患者の療養生活へのさまざまな対応，薬剤の投与量の調節等，実に幅広い業務を行っている．まさに，病院の「何でも屋」といった様相である．

　これらのなかで，看護師国家試験に合格し看護師免許を取得しなければ，行ってはいけない業務は何かを整理したのが，右側の図である．緑色の部分の「物品の運搬・補充等」は，事務職員や看護補助者等の非専門職に任せることが可能な業務である．ま

組織デザインとしてのチーム医療

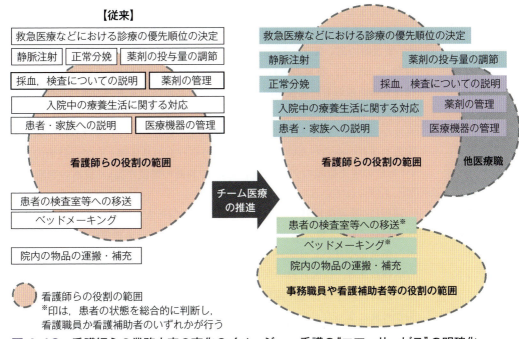

図 4-13　看護師らの業務内容の変化のイメージ──看護の"コア・サービス"の明確化
〔中央社会保険医療協議会・診療報酬基本問題小委員会（平成 21 年 10 月 30 日）資料より改変〕

た，紫色の部分の「医療機器の管理」は臨床工学技士がより正確に実施でき，「薬剤の管理」は薬剤師の専門である．これらは，看護師も担うことができるが，ほかの医療専門職と役割を分担したほうが，より安全で質の高いサービスにつながる可能性が高い．

一方，「患者の食事や清潔等療養生活を適切に支援すること」や，「十分に傾聴しわかりやすく説明することで患者の不安を緩和すること」，「主治医の治療に従って適切に薬剤を投与すること」，「あらかじめ決められた範囲内で薬剤の量を調節し患者の状態を観察し見守ること」等は，看護師の中核的な仕事である．救急医療等における診療の優先順位の決定等は，医師と経験を積んだ看護師でなければできない．まさに，これらこそが看護のコアサービスといえるだろう．

b 医療専門職の役割の拡大と補完の強化

チーム医療を推進するためには，それぞれの専門職が自らの専門性を発揮するシステムを整え，そのうえで，各医療スタッフの専門性を向上させ，役割を拡大して，互いに連携し必要なときには補完し合うことが重要である．

医療専門職間の役割の拡大を推進するため，厚生労働省は医政局長通知「医師及び医療関係職種と事務職員等との間での役割分担の推進について」（平成 19 年 12 月 28 日）を発出した．医療関係法令により各職種に認められている業務範囲のなかで，各医療機関の実情（医療スタッフの役割分担の現状や業務量，知識・技能等）に応じて関係職種間で適切に役割分担をはかり業務を行うことが重要として，「救急医療等における診療の優先順位の決定」等を，診療の補助行為として明確に位置づけ，専門領域で豊かな経験を有して活躍している看護師や，専門看護師や認定看護師等の活動を大きく後押しした[47]．

さらに，「チーム医療」の推進の流れのなかで，患者の状態を総合的かつ継続的に把

握・評価する看護師の職能を基盤として，高い臨床実践能力を有する看護師が，幅広い医行為(診療の補助)を含む看護業務を実施すること等が求められるようになってきた．看護師の高い臨床実践能力の活用という観点から，「チーム医療の推進に関する検討会」において，特定の医行為が診療の補助の範囲に位置づけられ，2014(平成26)年には保健師助産師看護師法を改正し，「特定行為に係る看護師の研修制度」が創設された．

なお，「特定行為」とは，医師または歯科医師の指示のもと，臨床に係る実践的かつ高度な理解力，思考力，判断力その他の能力をもって行わなければ，衛生上危害を生ずるおそれのある行為のことをいう．特定行為の具体例として，技術的な難易度が高い「褥瘡の壊死組織のデブリードマン」や判断の難度が高い「脱水の判断と補正(点滴)」等があげられている．

同様に，看護師以外の医療スタッフ等の役割拡大も進展している．2010(平成22)年，医政局長通知「医療スタッフの協働・連携によるチーム医療の推進について」が発出され，薬剤師やリハビリテーション(リハ)関係職種，管理栄養士，臨床工学技士，診療放射線技師等，医師以外の医療スタッフが実施することができる業務を整理した[48]．たとえば，理学療法士や臨床工学技士も一定の研修等を受けることを前提に，痰の吸引が可能となった．これにより，人工呼吸器離脱のための呼吸ケアにかかわる「呼吸ケアチーム」では，専門職種間の補完機能を高めることが可能になった．

さらに，介護の分野においても，高齢者施設等の看護職の不足を背景に，介護職の役割が拡大している．2012(平成24)年4月1日に「介護職員等によるたんの吸引等の実施の制度」(「社会福祉士及び介護福祉士法」の一部改正)が施行され，介護福祉士および一定の研修を受けた介護職員は，痰の吸引等の行為を実施することができるようになった．

これまでは，痰の吸引・経管栄養は「医行為」であるため，当面のやむをえない措置(実質的違法性阻却論)として，一定の条件下でのみ，介護職に容認されているという状況であった．しかし，この法改正により，痰の吸引は日常生活を営むのに必要な行為であり，医師の指示のもとに行われるものであるため，保助看法にかかわらず診療の補助として痰の吸引を「業」とすることができると明示されている．

これにより喀痰吸引等研修の課程を修了したと都道府県知事によって認定された介護者は，医療機関を除き，介護関係施設(特別養護老人ホーム，老人保健施設，グループホーム，有料老人ホーム，通所介護，短期入所生活介護等)や障害者支援施設，在宅(訪問介護，重度訪問介護等)，特別支援学校において痰の吸引(口腔内，鼻腔内，気管カニューレ内部)と経管栄養(胃瘻，腸瘻，経鼻経管栄養)の一部あるいは全部が可能になったのである[49]．

c チーム医療の質と安全の担保

このような多様な専門職種によるチーム医療が推進されることによって，疾病の早期発見・回復促進・重症化予防等医療・生活の質の向上，医療の効率性の向上による医療従事者の負担の軽減，根拠に基づいた医療の拡大や医療安全の向上等の効果が期待されている．このような効果を現実のものとするためには，質を確保し安全に実施できる体制をつくることが不可欠であることが報告されている[50](**表4-3**)．以下に，組織が取り組むべき準備とそのプロセスを示した．

(1)組織内における合意・承認

医療チームにおいて医療専門職が新たな役割を担う場合は，医療施設の組織内で，病院長，看護部長をはじめチーム活動にかかわるすべての診療科や部門等で，必要性，

組織デザインとしてのチーム医療

表4-3 医師・看護師等の役割分担・連携の準備・実施プロセス

	組織の取り組み
合意・承認	1. 医療施設の組織内合意の形成 ①関連する診療科，部門内で役割分担を検討 ②役割分担の提案について，病院長，看護部長，関連する診療科で必要性，基準等を検討してコンセンサスをはかり，医療施設内での承認を得る
質と安全の担保	2. リスク管理体制 ①役割分担の内容に関する最高責任者の決定 ②緊急時対応の手順等の決定・明確化
	3. 協働する医師等との取り決め ①役割分担内容の明確化 ②依頼・指示，報告・相談の方法等の取り決め
	4. 実施条件の設定 ①看護師が対応する患者の選定基準の明確化 ②役割分担を行う看護師の選定基準の明確化
	5. 実施者の教育・訓練 ①「役割分担を行う看護師の選定基準」に対応した教育・訓練の支援 ②院内における教育・訓練プログラム
	6. 手順書・プロトコール等の作成 ①役割分担の内容，判断基準等を定めた業務手順書，実施方法，報告等の基準を明確に記したプロトコールやフローチャートを作成
実施体制の整備	7. 業務整理等実施体制の整備 ①周辺業務の整理，アウトソーシング，必要な人材の確保

〔太田喜久子：医師と看護師との役割分担と連携の推進に関する研究(平成20年度厚生労働科学研究費補助金厚生労働科学特別研究事業)．pp15-18, 厚生労働省医政局，2009より一部改変〕

安全性，実施基準等について検討し，関係者等の意見を聴取したうえでコンセンサスをはかり，当該施設内での承認を得るという，合意形成のプロセスを踏んでおくと，実施がスムーズに運ぶ．

当該組織における必要性が明白で目的が共有されている場合や，組織の長が推進者となり強いリーダーシップを発揮する場合は，承認が比較的容易であるが，一般に，役割の拡大や分担・補完を推し進める際には，合意・承認に至るまでのプロセスに時間を要したり多くの困難が生じることが少なくない．しかし，複数の職種の業務の調整等が前提となるため，合意形成のプロセスは避けられない．

(2) 質と安全を担保するしくみ

医療チームの役割・業務内容について質と安全を保証するためには，リスク管理の責任者を明確に定め，緊急時対応の手順等を決定し，定期的に事例検討会を開催し評価する等の，リスク管理体制を明確に定める必要がある．

また，医療チーム内の医師やほかの医療職種との間で，医行為等の業務内容，依頼・指示，報告・相談の方法等を取り決め，看護師が対応を行う患者の選定基準や，役割分担を担うことができる看護師の認定資格，経験や臨床能力要件等の実施条件の明示も必要である．看護師については，専門看護師や認定看護師に認定された者を要件とする医療施設がある一方，施設内で教育・訓練プログラムを作成し育成しているところもある．特定行為については議論を待たなければならないが，いずれにしても，看護実践の質を確保するための仕組みとして実施条件を明らかにする必要がある．

さらに，判断基準，実施内容等を定めた業務手順書や，実施方法および報告等の基準を明確に記したプロトコールやフローチャート等を作成し，医療チーム内でこれらの内容について合意したうえで実施することが不可欠となる．チームにおける新たな役割分担が決定された後は，組織内で定期的に効果や影響等を評価して，評価内容や内外の状況の変化等に応じてガイドラインや実施プロトコール，教育プログラムの修正や改訂を行う．医療サービス内容の質が常に確保される仕組みづくりが求められる．

(3) 実施体制の整備

役割の拡大により業務量が増えるだけでは負担感のみが増大し，早晩，医療チームは機能不全をきたす．安直にチーム医療を進めた結果，一部の医療スタッフに負担が集中したり，安全性が損なわれたりすることのないよう注意が必要である．

組織が新たな役割分担に取り組むにあたっては，関係する専門職種の周辺業務を整理し，必要に応じて看護職員や補助者を確保する努力をする必要がある．役割分担と連携を促進するためには，医師や看護師がその業務に専念し，効果性の高い活動ができるよう実施体制を整備することが前提となること言うまでもない

d 看護の専門的な業務に注力するための体制

看護師の専門性がより発展することが期待される一方で，看護職員数の飛躍的な増加が見込めないなか，医行為の実施や高度な療養上の世話等，看護師が新たな役割を担うためには，現在の看護師の業務内容を見直し，一部をほかの専門職種や看護補助者と分担する等して，業務体制を整備することが不可欠となる．

(1) ほかの医療専門職種との役割分担

薬物療法において処方薬の投与等の薬物管理の多くを看護職が担っており，薬剤業務が多い病棟では看護職員の増員だけでは十分に対処しきれない現状がある．一方で，薬剤師を病棟に専任配置し，薬物療法に参加することが効果と安全，ほかの専門職種の負担軽減という側面から非常に有益であることが指摘されてきた[51]．

これを受けて，平成24年度診療報酬改定では，薬剤師が病棟において，薬物療法の有効性，安全性の向上に資する業務(病棟薬剤業務)が評価され，入院基本料の加算として「病棟薬剤業務実施加算」が新設された．病棟専任薬剤師は，医薬品情報の収集，抗がん薬の無菌調製等，病棟薬剤業務の内容によっては，病棟以外でも実施することができる．また，同一の病棟において，複数の薬剤師が業務を分担することもできる．薬剤師を病棟に専任配置している病院はまだ多くないが，この加算の新設によって広く普及することが期待されている．

2014(平成26)年には急性期病棟におけるリハ専門職の配置を評価する「ADL維持向上等体制加算」が設けられ，2016(平成28)年に同加算の増点により一般急性期病棟におけるリハ専門職の配置が進んできた．2018(平成30)年診療報酬改定では特定集中治療室(ICU)における多職種による早期離床・リハの取組が評価された．管理栄養士との協働の機会も増え，2020(令和2)年にはICUでの栄養管理の評価(早期栄養介入管理加算)がされたほか，回復期リハや外来がん化学療法などチーム活動の場が広がっている．このほか，臨床工学技士と医療機器の保守・点検を，臨床検査技師と採血業務や検査の説明を分担する等，役割分担が進められている．

(2) 看護補助者との役割分担

同様に，看護師が医療チームにおいて新たな役割を担い専門的な看護業務に専念す

るためには，現在の看護師の業務内容を見直し，一部を看護補助者等と分担することが避けられない．これまでは，主に慢性期病床において看護補助者の活用が進められてきたが，急性期病棟においても，看護師でなくてもできる業務を看護補助者と分担し，看護師が重症者の療養上の世話や，診療処置等の診療の補助行為に専念できる体制が不可欠となっている．

このような急性期における現状を背景に，平成24年度診療報酬改定では，看護補助者の雇用や役割分担により看護職員の負担軽減を促進し，医師と看護職員との役割分担を推進するため，現行の急性期看護補助体制加算1(50対1)の配置基準を上回る25対1の看護補助者を雇用・配置している場合，および夜勤帯に看護職員や看護補助者を手厚く配置している場合の評価が新設されている．また，25対1，50対1または75対1のいずれかの急性期看護補助体制加算を算定している病棟では，看護補助者の夜間配置が評価され，14日を限度に，1日につき，夜間30対1急性期看護補助体制加算，夜間50対1急性期看護補助体制加算，夜間100対1急性期看護補助体制加算がついた．

これ以降の診療報酬改定においても，看護補助者との業務分担・協働を推進する観点から，急性期看護補助体制加算等の評価の充実が図られ，より柔軟な夜間看護業務管理等を行えるよう夜間看護体制加算等における項目内容の見直しが重ねられている．

現在，看護補助者との業務分担・協働はさらに促進されており，地域包括ケア病棟や慢性期の病棟においても患者の身体的な拘束の低減等，より質の高い療養環境を提供するため，看護補助者が配置されるようになった．また，訪問看護においても看護補助者との同行訪問等，その活用が進んでいる．

看護補助者との役割分担を進めるうえでも，質と安全をいかに担保するかが大きな課題となる．わが国では，看護補助者の役割枠組みや実施可能な行為は雇用する医療機関に任されており，明確な基準が示されているわけではない．また，看護補助者に対する研修も医療機関によって大きく異なるのが現状である．看護師がアセスメントや適応の判断を十分に行わず，また，十分な説明や注意をしないまま，看護補助者に業務を任せている様子も見受けられる．看護補助者活用の促進と質と安全を担保するための方策を整理しよう．

①看護補助者の活用の拡大に伴う責任の所在の明確化とリスク管理

看護業務の指示や活動内容の選定は病棟管理者やリーダー看護師が担う．看護師は，看護補助者にただ業務を割り振るのではなく，患者の状態をアセスメントし，看護補助者の技能や状況を見極め，援助における留意点を明確に伝え指示する．リーダー看護師より年長で経験年数が長い看護補助者が長い職場では，看護師が適切にリーダー役割を果たしていない場面も散見されるが，患者へのケアの最終責任を負うのは看護師であり，質と安全の確保のため適切なリーダーシップをとる責務があることを，組織として明示し，リーダーシップ研修等で看護師に徹底する必要がある．

また，年間計画により看護補助者に感染・医療安全に関する講義や演習を行い，病院内の医療安全対策のルールに則り，ヒヤリハットが起こった場合は速やかに管理者に報告するよう徹底する．

②業務指針・業務基準，マニュアル等の整備

各職場において看護補助者の活用の方針を明確に定める．看護補助者業務マニュアルには，看護補者の定義，業務範囲，責任の範囲，情報の保護規定，業務における指

示や相談・連絡・報告，看護補助者の監督，教育，評価について明記する．看護補助者がケアを行う患者等の範囲や看護補助者の条件について具体的基準を作成し，「チューブ類を挿入し，点滴をしている患者には必ず看護師とケアを行う」等，リーダー看護師の判断が明確になるような指針と基準が必要である．

看護補助者の活用を進める医療機関では，業務内容を明確にコード化し，業務コードごとの役割分担表を作成し看護師，看護補助者の業務と分担を明確しているところもある．たとえば，療養上の世話，専門的看護(与薬・治療・処置)＜70コード＞，ケアシステムの管理(研修・報告・会議・研修)＜29コード＞に関するコードについて，それぞれケア内容が記されており，その主たる実施者は誰なのか，看護補助者が単独で行う業務，看護師と必ず行う業務等が明記されている．さらに，携帯用の業務コード別役割表と看護補助者業務マニュアル作成し，いつでも確認することができるようにしている[52]．

③看護補助者の教育・研修等の実施

どのような業務を分担するかによって内容は異なるが，急性期病院においては以下のような研修が必要となろう[52]．ある医療機関では，看護補助者の入職時研修期間は，およそ5日〜1週間のスケジュールでプログラムされており，「看護職員として必要な基本姿勢と態度」のほか，「具体的な業務内容」「安全に関する業務(院内感染防止，事故防止)」等についての講義と実技演習のあと，配属病棟で看護師について業務を見学するシャドートレーニングを経て，その後は随時OJT(on-the-job training)を行っている．そのほか，1年に1〜4回の継続研修を行い，その年度の要望や習得すべき内容を企画している．

④その他

今後，看護補助者との役割分担により，患者に直接触れる業務内容が増える病院では，患者・家族に入院時のオリエンテーションの際に，看護補助者が看護師と一緒にケアを行うことを説明するといった配慮も必要になろう．看護単位のチーム編成において，チームの一員として看護補助者を位置づけ，特に，看護補助者の夜勤を導入している病院では，チームカンファレンスやミーティングに加わってもらい情報共有をしている．

5 「協力の科学」としての医療

チームワークがサービスの質や安全に不可欠なことは，どの業界でも共通している．たとえば，航空業界ではチームトレーニングを徹底している．これは，航空機事故を分析した結果，その原因は操縦スキルではなく，ほとんどがコミュニケーションに問題があることがわかったからである．操縦スキルと同じくらいの時間をかけて，コミュニケーションを学ぶトレーニングを義務づけたところ，定期便の事故が激減したことが報告されている[53]．

医療も同様に，医療事故の多くは，コミュニケーションの障害により，チームがうまく機能しないという要因によって起こっており，多くの研究が，チームワークの改善により医療事故を減らすことできることを指摘している[54,55]．わが国の研究においても，チームワークが高くなるほど合併症の発生が少なくなるという成果も報告されている[56]．

航空業界と同様に医療業界も複雑で、チームの高度な信頼性が不可欠な組織である。安全でよりよい医療を行うためには、それぞれの医療職が高度化し、正しい知識を身につけて複雑な技術を習得するだけでは不十分であり、医療スタッフにはチーム力を高める「チームトレーニング」が必要であることが認識されるようになってきた。

近年は、航空業界等のチームトレーニングの研究成果を取り入れ、科学的根拠に基づいた「チームSTEPPS」を実践する医療機関も増えてきた。「チームSTEPPS」は、Team Strategies and Tool to Enhance Performance and Patient Safetyの頭文字を取ったもので、直訳すると「チームとしてのよりよい実践と患者安全を高めるためのツールと戦略」となる。つまり、チームのパフォーマンスを改善して、より安全なケアを提供し、組織の協力し合う文化を高めるための方法である[57,58]。

たとえば、チームSTEPPSのスキルの1つのSBAR(エスバー)がある。これは緊急時のコミュニケーション法で、患者の状態を伝えるとき、①Situation(状況：患者に何が起こっているか)、②Background(背景：その病態の背景や経緯はどうか)、③Assessment(評価：問題は何か)、④Recommendation(提案と依頼：問題を解決するためには、どうしたらよいか、どうしてほしいか)の4点を伝えることで情報が正確に共有される。

また、WHOは、手術の安全を高めるために、「チーム力」を活用する「手術安全チェックリスト」を開発した[59]。このチェックリストは、すべきことや手順を点検することが目的ではなく、チーム全体で情報交換をし、情報の共有をはかるコミュニケーションツールとして用いることを目的に開発された。パイロット・テストでは、このチェックリストの導入によりコミュニケーションと情報共有が促進され、術後合併症の発生率と死亡率がともに約36％減少したことが報告されている[60]。

患者サービスへの最良の方法は、「力の結束」である。チームワークの善し悪しが、医療の成果に大きく影響することを、多くの研究の結果が示している。医療スタッフは、専門性を高めるのと同時に、チームワークの方法を体系的に学び実践することが求められている。

6 チーム医療を促進する組織文化の醸成

チーム医療において、そのチームが機能を高めるためには、単にそれぞれの専門性を発揮するだけではなく、お互いにコミュニケーションをはかり、他職種の専門性や視点、価値観を理解し尊重し合い、患者や利用者を支えるための協働者となるという基盤が必要である。しかし、各専門領域に特化した固有の役割機能の遂行を期待され、その教育カリキュラムのもとで養成されたそれぞれの専門職が他職種と連携して利用者・当事者にかかわることはそれほど容易ではない。

今、大学では、医療や福祉系の学生が一堂に会して、ともに学ぶことを通して、チームで協働して活動するための「力」を育成する、専門職連携教育(IPE)が行われている。真の「チーム医療」には、複数の領域の専門職が互いの専門性を理解し、連携を高めるためのコミュニケーション能力等が不可欠だからである。このような背景から、近年、保健・医療・福祉の人材育成においては、専門性だけではなく、IPEの重要性が指摘されるようになってきた[61〜63]。

英国のCAIPE(Center of Advanced Interprofessional Education：専門職連携教育推進センター)によると、IPEは「複数の領域の専門職者が連携およびケアの質を改善するため

に，同じ場所でともに学び，お互いから学び合いながら，お互いのことを学ぶこと」と定義されている[64]．IPEは世界中で実施されており，なかでも英国で，General Medical Councilが発行する医学部卒前教育改革の指針「Tomorrow's Doctors」2009年版で，医学生のIPE必修化が明記されたのをはじめ，多くの医療専門職養成課程でIPEが必修となっている．WHOも，各国のIPE実施事例をもとに，教員養成，カリキュラムづくり，職種間の情報共有法等のモデルケースを示した「Framework for Action on Interprofessional Education & Collaborative Practice」を公表し，IPEを推奨する方向性を打ち出している[65]．

現在，わが国においても卒前教育によって学生の段階からそうした認識をもつことをねらいとしたIPEが行われるようになってきており，2005年から埼玉県立大学と東京慈恵会医科大学でIPEプログラムが始まって以来，全国で広がりを見せている．IPEは，PBLチュートリアルや合同実習等を主体としたカリキュラムのもと，保健・医療・福祉分野の大学・学部が他学部や他大学の他職種養成課程と連携し，合同で学習を進めている．2008（平成20）年には，日本保健医療福祉連携教育学会が設立され，他職種との連携を具体的に教授していく教育方法に関する議論の場もできた．

長崎県では，文部科学省の大学間連携共同教育推進事業として，長崎大学と長崎県立大学，長崎国際大学における地域包括ケアに関する協働教育を行ってきた．これら3大学は，長崎県や長崎市等4自治体と，県内の医師会や薬剤師会等12職能団体の教育支援を受け，学生が在宅がん医療や緩和ケアに必要な専門知識を習得できる環境を整えている．医学，薬学，歯学，看護栄養学，健康管理学等8学部の医療保健・福祉分野の学生が対象で，合同授業や実習を通じて，自らの専門と異なる分野のケアに関する基礎力や応用力，実践力を身につける．大学間連携教育の質を高めるため，単位互換制度を取り入れ，在宅がん医療や緩和ケアに携わる専門職としての主体性や，多職種協働に必要な協調性を高めていく方針である．地域包括ケアのなかで在宅がん医療に携わる県内の医師会や看護協会，歯科医師会，栄養士会，介護福祉士会等がノウハウの提供や教育支援を行う一方，大学側も地域の職能団体の人材育成を支援し，課題の共有化と取り組みの一体化をはかっている．今後，医療と福祉専門職の人材育成の環境が活性化することで，地域の医療リスクの低下，在宅医療環境の強化等が期待できるという[66]．

専門職が連携して地域で暮らす高齢者の生活支援に向けた取り組みに関する実証研究も必要であろう．効果評価に加えて，連携・協働のプロセスを科学的な手続きで評価し，さらに，高齢者の生活支援の効果的なプログラム開発を進めるためには，専門職のみの連携だけでなく当事者，事業者，ボランティア等との協働も視野に入れた参加型行動研究の推進も期待されている．

国を挙げてIPE/IPWC促進しているカナダでは，IPE/IPCにおいて今後優先度の高い6つの研究を明らかにした．それによると，①職種を越えたチームの形成（例：最も効果的なチーム形成，効果的なリーダーシップとは），②測定やツール（例：職種を越えた連携の特徴や評価方法），③患者（例：健康の質を維持する職種を越えた連携のフレームワーク），④組織の特性（例：組織が職種を越えた実務を支援できるか，組織において職種を越えた連携の利点），⑤学習者（例：早い時期からの職種を越えた連携に関する教育がチームワークにどのように影響するか），⑥アウトカム（例：評価指標のあり方），である[67]．

チーム医療は単なる理念ではなく，その協働が患者や家族そして地域社会にどれほ

どの効果を生むのかが期待されているのである．限られた医療の人材をチーム医療あるいはまたは Interprofessional Collaboration という文脈のなかで生かす，柔軟な組織デザインが求められている．

（小池智子）

■引用文献

1) 川渕孝一：国民皆保険はまだ救える．pp24-45，自由工房，2011．
2) 川渕孝一：特集「医療・介護の連携を考える～診療・介護報酬同時改定のポイント」．経済セミナー 700：24-28，2018．
3) 厚生労働省：「介護・高齢者福祉＞介護保険制度の概要＞介護保険とは」
   http://www.mhlw.go.jp/file/06-Seisakujouhou-12300000-Roukenkyoku/201602kaigohokenntoha_2.pdf[2018年10月1日閲覧]
4) 厚生労働統計協会：介護保険制度．国民衛生の動向（2017/2018）．64(9)：249-261，2017．
5) 厚生労働省：介護保険の解説―サービス編
   http://www.kaigokensaku.mhlw.go.jp/commentary/service.html[2018年10月1日閲覧]
6) 政府広報/内閣官房：明日の安心―社会保障と税の一体改革を考える．pp3-4，2012．
   https://www.mhlw.go.jp/seisakunitsuite/bunya/hokabunya/shakaihoshou/dl/panf.pdf
   [2018年10月1日閲覧]
7) 厚生労働省：社会保障・税一体改革で目指す将来像．p4，2012．
   www.mhlw.go.jp/seisakunitsuite/bunya/hokabunya/shakaihoshou/dl/shouraizou_120106.pdf[2018年10月1日閲覧]
8) 厚生労働省 社会保障審議会（介護給付費分科会）：第142回(H29.7.5)参考資料2．
   www.mhlw.go.jp/file/05-Shingikai-12601000-Seisakutoukatsukan-Sangikanshitsu_Shakaihoshoutantou/0000170290.pdf[2018年10月1日閲覧]
9) 全国訪問看護事業協会訪問看護推進委員会：看護の事業所立ち上げガイドQ＆A．日本看護協会出版会，2012．
10) 同上，p1．
11) 厚生労働省：第七次看護職員需給見通しに関する検討会報告書．pp4-5，2010．
    www.mhlw.go.jp/stf/houdou/2r9852000000z68f-img/2r9852000000z6df.pdf[2018年10月1日閲覧]
12) 同上，p5．
13) 日本看護協会：平成23年版看護白書．p196，日本看護協会出版会，2011．
14) OECD health data 2008．
15) 厚生労働省：安心と希望の医療確保ビジョン．2008．
16) 社会保障国民会議報告第二分科会：サービス保障（医療・介護・福祉）中間とりまとめ．p9，2008．
17) 平成20年度老人保健健康増進等事業：地域包括ケア研究会報告書―今後の検討のための論点整理．p6，2008．
18) 石飛幸三：「平穏死」のすすめ―口から食べられなくなったらどうしますか．講談社，2011．
19) 中村仁一：大往生したけりゃ医療とかかわるな．幻冬舎新書，2012．
20) 宇都宮宏子，長江弘子，山田雅子，他（編）：退院支援・退院調整ステップアップQ＆A．日本看護協会出版会，2012．
21) 大熊一夫：精神病院を捨てたイタリア―捨てない日本．岩波書店，2011．
22) 厚生労働省：看護小規模多機能型居宅介護の概要．
    www.mhlw.go.jp/file/06-Seisakujouhou-12300000-Roukenkyoku/0000091119.pdf[2018年10月1日閲覧]
23) Coleman, E. A., Boult, C.：Improving the quality of transitional care for persons with complex care needs. J Am Geriatr Soc 51(4)：556-557, 2003.
24) Evans, R. L., Hendricks, R. D.：Evaluating hospital discharge planning；a randomized clinical trial. Med care 31(4)：358-370, 1993.
25) 鷲見尚己，村嶋幸代，鳥羽 研，他：退院困難が予測された高齢入院患者に対する早期退院支援の効果に関する研究―特定機能病院老年病科における準実験研究．病院管理 38(1)：29-40，2001．
26) Parry, C., Min, S. J., Chugh, A., et al.：Further application of the care transitions intervention：Results of a randomized controlled trial conducted in a fee-for-service setting. Home Health Care Serv Q 28(2-3)：84-99, 2009.

27) Coleman, E. A., Smith, J. D., Frank, J. C., et al.: Preparing patients and caregivers to participate in care delivered across settings: the Care Transitions Intervention. J Am Geriatr Soc 52(11): 1817-1825, 2004.
28) Li, F., Guo, J. Suga-Nakagawa. A., et al.: The Impact of Kaua'i Care Transition Intervention on Hospital Readmission Rates. Am J Manag Care 21(10): e560-e566, 2015.
29) Coleman, E. A.: Falling through the cracks: challenges and opportunities for improving transitional care for persons with continuous complex care needs. J Am Geriatr Soc 51(4): 549-555, 2003.
30) Naylor, M. D., Aiken, L. H., Kurtzman, E. T. et al.: The care span: The importance of transitional care in achieving health reform. Health Aff 30(4): 746-754, 2011.
31) Coleman, E. A., Parry, C., Chalmers, S., et al.: The care transitions intervention: results of a randomized controlled trial. Arch Intern Med 166(17): 1822-1828, 2006.
32) Bennett, H. D., Coleman, E. A, Parry, C, et al.: Health coaching for patients with chronic illness, Fam Pract Manag 17(5): 24-29, 2010.
33) World Health Organization(WHO). (2010). Framework for action on interprofessional education & collaborative practice. Geneva: World Health Organization. Retrieved April 11, 2011. http://whqlibdoc.who.int/hq/2010/WHO_HRH_HPN_10.3_eng.pdf [2018年10月1日閲覧]
34) 池田　浩：チーム．行動学学会(編)：経営行動科学ハンドブック，pp277-283，中央経済社，2011.
35) Marks, M. A., Mathieu, J. E, Zaccaro, S. J.: A temporally based framework and taxonomy of team processes. Academy of Management Review 26: 356-376, 2001.
36) Rousseau, V., Aube, C., Savoie, A.: Teamwork behaviors: A review and an integration of frameworks. Small Group Research 37: 540-570, 2006.
37) Bandura, A.: Self-efficacy: The exercise of control, W. H. Freeman and Company, New York 1977.
38) Canon-Bowers, J. A., Salas, E., Convers, S. A.: Shared mental model in expert team decision making. In Castellan, N. J. Jr.(ed): Individual and group decision making: Current issues, pp221-246, 1993.
39) 前掲書2，p281.
40) 飯田修平，飯塚悦功，棟近雅彦(監修)：医療の質用語事典，p154，日本規格協会，2015.
41) 細田満和子：「チーム医療」の理念と現実―看護に生かす医療社会学からのアプローチ―，p149，日本看護協会出版会，2003.
42) 厚生労働省：チーム医療の推進について(チーム医療の推進に関する検討会　報告書，平成22年3月19日．
43) 国立研究開発法人国立がん研究センターがん対策情報センター：がんに携わる"チーム医療"を知ろう．ttps：//ganjoho.jp/hikkei/chapter2-1/02-01-05.html [2018年10月1日閲覧]
44) 厚生労働省：平成30年度診療報酬改定に係る通知，2018.
45) 鯉沼信夫：クリニカルパス/地域医療連携―医療資源の有効活用による医療の質向上と効率化，日本医療企画，2011.
46) 厚生労働省地域連携クリティカルパスの普及・推進に関する研究(平成21年度地域保健総合推進事業報告書)，pp169-177，2010.
47) 厚生労働省医政局長通知「医師及び医療関係職種と事務職員等との間での役割分担の推進について」，平成19年12月28日．
48) 厚生労働省医政局長通知「医療スタッフの協働・連携によるチーム医療の推進について」，平成22年4月30日．
49) 厚生労働省社会援護局：(社会福祉士及び介護福祉士法)介護サービスの基盤強化のための介護保険法等の一部を改正する法律(法律第72号)，平成23年6月22日
50) 「医師と看護師との役割分担と連携の推進に関する研究」報告書(平成20年度厚生労働科学研究費補助金厚生労働科学特別研究事業・研究代表：太田喜久子)，2009.
51) 日本病院薬剤師会：平成22年度「病院薬剤部門の現状調査」集計結果報告．日病薬誌 47(6)，2011.
52) 本田彰子，他：チーム医療の推進における看護師等の役割拡大・専門性向上に関する我が国における看護師と看護補助者の連携の実態調査(平成23年度厚労科研)，2012.
53) アトゥール・ガワンデ(著)，吉田　竜(訳)：アナタはなぜチェックリストを使わないのか？　ミスを最大限に減らしベストの決断力を持つ！晋遊舎，2011.
54) Joint Commission(2014): Sentinel event date http://www.jointcommission.org/sentinel_event_statistics/ [2018年10月1日閲覧]
55) Pronovost, P. J., Needham, D., Berenholtz, S., et al: An intervention to decrease catheter-

56) Miyata H., Motomura N., Yozu R., et al：Japan Cardiovascular Surgery Database. Cardiovascular surgery risk prediction from the patient's perspective. J Thorac Cardiovasc Surg 142：e71-e76, 2011.
57) AHRQ：TeamSTEPPS Implementation Guide
https://www.ahrq.gov/teamstepps/instructor/essentials/pocketguide.html
58) 鈴木　明，種田憲一郎：チーム STEPS（チームステップス）―チーム医療と患者安全を促進するツール．日臨麻会誌 33(79)：999-1005, 2013.
59) WHO：WHO guidelines for safe surgery, 2009.
http://apps.who.int/iris/bitstream/10665/44185/1/9789241598552_eng.pdf［2018 年 10 月 1 日閲覧］
60) Gawande, A. A.；Safe Surgery Saves Lives Study Group：A surgical safety checklist to reduce morbidity and mortality in a global population. N Engl J Med 360(5)：461-469, 2009.
61) Barr, H., Koppel, I., Reeves, S., et al：Effective interprofessional education：Argument, assumption and evidence, Blackwell Publishing, Oxford, 2005.
62) Banks, S., Allmark, P., Barnes, M., et al.：Interprofessional ethics：A developing field? Notes from the *Ethics & Social Welfare Conference*, Sheffield, UK, May 2010. Ethics and Social Welfare 4(3)：280-294, 2010.
63) Barr, H.：Competent to collaborate：Towards a competency-based model for interprofessional education. Journal of Interprofessional Care 12：181-187, 1998.
64) CAIPE2002
http://caipe.org.uk/about-us/defining-ipe/［2018 年 10 月 1 日閲覧］
65) World Health Organization(WHO).：Framework for action on interprofessional education & collaborative practice. Geneva：World Health Organization. Retrieved April 11, 2011 from http://whqlibdoc.who.int/hq/2010/WHO_HRH_HPN_10.3_eng.pdf
66) 日本学術振興会：「大学間連携共同教育推進事業」事後評価結果
http://www.jsps.go.jp/j-ppiuce/data/jigo-kekka/h29/sokatu.pdf［2018 年 10 月 1 日閲覧］
67) Health Canada 2007. Interprofessional Education for Collaborative Patient-Centred Practice.
http://www.hc-sc.gc.ca/hcs-sss/hhr-rhs/strateg/interprof/indexe.html［2018 年 10 月 1 日閲覧］

■参考文献

(川渕孝一) pp75～85
- 一般財団法人厚生労働統計協会：厚生の指標．保険と年金の動向 2017/2018. 64(14), 2017.
- 一般財団法人厚生労働統計協会：厚生の指標．国民医療の動向 2017/2018. 64(9), 2017.
- 一般財団法人厚生労働統計協会：厚生の指標．国民の福祉と介護の動向 2017/2018. 64(10), 2017.

(福井小紀子) pp85～93
- WAM NET（ワムネット；独立行政法人福祉医療機構が運営する福祉・保健・医療の総合情報サイト＞介護＞制度解説コーナー）
http://www.wam.go.jp/content/wamnet/pcpub/kaigo/handbook/［2018 年 10 月 1 日閲覧］
- 厚生労働省：「介護・高齢者福祉＞介護保険制度の概要＞平成 29 年（2017 年）介護保険法改正」
http://www.mhlw.go.jp/file/06-Seisakujouhou-12300000-Roukenkyoku/k2017.pdf［2018 年 10 月 1 日閲覧］

(小池智子) pp114～126
・日本看護協会業務委員会：「看護補助者の業務範囲とその教育等に関する検討報告書」（抜粋），日本看護協会ホームページ，1996.
・常田裕子，佐々木久美子，坪倉繁美：急性期医療における看護職と看護補助者の役割分担と連携に対する日本看護協会の基本的考え方．看護 62(11)：70-71, 2010.
・松浦美恵子：看護助手の規準を基に一般病棟での看護助手業務の技術習得に向けた取り組み．看護実践の科学 35(4)：39-43, 2010.
・千葉県民間病院協会看護師長会（編）：改定第 4 版 看護補助者のための医療現場入門，経営書院，2010.

第5章 看護行政の仕組みと看護政策

> **Learning Objectives**
> 1. 看護行政を担う組織とその役割を知る
> 2. 政策過程の概要を知る
> 3. 多様な政策決定過程を知る
> 4. 政策過程における看護職者の参画の機会と可能性を知る

看護行政の仕組み

　看護大学の増加に伴い，看護管理に関する教育の重要性が認識され，学部教育においても看護管理を教科目として設定している大学は増加している．しかし，授業のなかでリーダーシップ論や組織論は取り上げられても，看護行政や看護政策に関する内容は必ずしも多くないのではないか．多くの看護職者は，看護や保健医療政策にかかわる機会はほとんどなく，関心は薄くなりがちであろう．しかし，ひとたびある政策が決定され，施行されれば，現場にいる看護職者の業務等には大きな変化が求められる．そこで，ここではわが国の看護行政や看護政策がどのような組織と人によって，どのような方法で展開されているかについて述べていくこととする．

　ここで，「看護行政」という用語の定義をしておこう．日本看護管理学会学術活動推進委員会編集の『看護管理用語集 第2版』および医学書院発行の『看護大事典 第2版』にはこの単語は収載されていないため，本書ではとりあえず筆者の考え方を定義として述べておくこととする．看護行政とは，「保健師助産師看護師法」（以下，保助看法）および「看護師等の人材確保の促進に関する法律」（以下，人材確保法）に基づく政務をいう．すなわち，ここでは「保健師，助産師，看護師および准看護師の試験・免許，教育，業務，罰則等の法規制により看護師等の資質の向上や看護サービスの質の向上をはかるとともに，看護サービス提供に係る人材を適切に確保するための諸政策を進め，国民の保健医療福祉の向上をめざす政治・政策上の事務である」としておこう．

　この定義に基づけば，次項で述べるように看護行政を担う部署は厚生労働省医政局看護課といえる．しかし，厚生労働省医政局看護課だけで看護行政が完結するわけでなく，政策上の大きな方針や決定を全国津々浦々に行き届かせるためには，看護実践や看護教育の現場に近い厚生労働省地方厚生局，都道府県の行政組織に負うところが大きいことも承知しておく必要がある．

1 看護行政の組織と機能

a 国の看護行政組織と機能

　国の看護行政を述べるためには、厚生労働省設置法(平成11年 法律第97号)に基づく厚生労働省組織令(平成12年 政令第252号)から説明する必要があろう。それによれば、厚生労働省には大臣官房と11の局、8の地方厚生局が置かれている。大臣官房には、厚生労働省全体を統括するための総務課、人事課、会計課等が置かれている。局の下部組織は通常は課であるが、なかには課よりも幅広い所掌事務を扱う部を有する局もある。課は保健、医療、介護・福祉、労働行政の実質を担う組織といえる。課のなかには、さらに特別な課題に対応するため「室」を設置しているところもある。

　看護行政を担っている看護課には10数人の看護系技官がいる。言うまでもないが、看護行政は看護系技官のみで進めているわけではなく、多くの事務官や医系技官と協力して推進している。少し視点を変えて、厚生労働省全体で見ると約60人の看護系技官がいる。看護課以外の局・課で厚生労働行政に携わっている者がいかに多いかがわかる。しかし、各局・課に配置されている看護系技官は1～3人程度と少ない。また、本務だけでなく関連部署への併任も多くみられる。厚生労働行政全体において、看護系技官の活躍を期待する部署は多く、実際に看護系技官は多様な役割を担っている。

　看護系技官の職位についてみると、政策立案責任者である課長は1名(看護課)、室長は2名(看護サービス推進室、保健指導室)であり、多くの者は看護の専門性を生かした政策の企画・立案を中心的に担う専門官や課長補佐、そしてこれらの人のもとでデータ収集・整理等政策の基盤固めをする係長、主査、係員という立場である。

　医政局看護課の所掌事務は厚生労働省組織令に定められている。組織令は制定された2000(平成12)年から2018(平成30)年3月までに7回の一部改正が行われており、社会の変化とともに看護課の所掌事務が変化していることに留意してほしい。

　第三十七条　看護課は次に掲げる事務をつかさどる。
- 一　保健師、助産師、看護師及び准看護師に関すること。
- 二　看護師等の人材確保の促進に関する法律の規定による看護師等の確保に関すること(同法第二条第二項に規定する指定訪問看護事業を行う者及び介護老人保健施設の開設者に対する指導及び助言に関すること並びに職業安定局及び人材開発統括官並びに地域医療計画課の所掌に属するものを除く。)
- 三　外国医師等が行う臨床修練等に係る医師法十七条等の特例等に関する法律の規定による外国看護師等(外国において助産師又は看護師に相当する資格を有する者に限る。)の臨床修練に関すること。
- 四　国民保護法第九十一条第一項に規定する外国医療関係者のうち外国において看護師又は准看護師に相当する資格を有する者による医療の提供の許可に関すること。

　また、厚生労働省組織規則(平成13年厚生労働省令第1号)には、看護サービス推進室および看護職員確保対策官の規定がある。

　第十五条　看護課に、看護サービス推進室及び看護職員確保対策官一人を置く。
　2　看護サービス推進室は、保健師、助産師、看護師及び准看護師による看護

サービスの向上に関する政策の企画及び立案並びに推進に関する事務をつかさどる．
3　看護サービス推進室に，室長を置く．
4　看護職員確保対策官は，命を受けて，看護師等の人材確保の促進に関する法律（平成四年法律第八十六号）の規定による看護師等の確保に関すること（同法第二条第二項に規定する指定訪問看護事業を行う者及び介護老人保健施設の開設者に対する指導及び助言に関すること並びに職業安定局及び人材開発統括官並びに地域医療計画課の所掌に属するものを除く．）を行う．

看護サービス推進室の事務としては，2014（平成26）年の保助看法改正によって成立した看護師の特定行為研修制度に係る業務があるが，各都道府県に存在する指定研修機関の指定に係る審査や指導等に関しては，8か所の地方厚生局に配属された看護系技官が担っている．

厚生労働省組織規則には，保健師に係る業務を統括する健康局健康課に属する保健指導官についても掲げられている．通常は保健行政の範疇に含まれるが，保健師の業務に係ることであるので，触れておくこととする．

保健指導官の職務は以下のとおりである．
　第二十条　健康課に，予防接種室及び保健指導官一人を置く．
　　2　省略
　　3　省略
　　4　保健指導官は，命を受けて，地域における保健の向上に関する事務のうち，保健師その他の者が行う保健指導に係る企画及び立案並びに指導に関することを行う．

b 都道府県の看護行政組織と機能

都道府県における看護行政担当課は，保健医療福祉を担当する部局に属しているが，国のように「看護課」として独立した組織を有している都道府県は，現在はない．看護の担当部局や課の名称は都道府県により異なっている．多くの場合，健康福祉部や福祉保健部といった部局名が多いが，医療政策部，健康政策部，健康医療部等の部局で看護行政を行っている都府県もある．都道府県行政は首長の交代等により組織の再編成が行われやすく，看護の担当部局・課も変更されることがある．

看護行政担当課には，事務系職員とともに通常3～5人程度の看護職者が配置されている．この人数も都道府県の考え方により異なる．また，その看護職者は都道府県の保健師である場合が多いが，都道府県立病院を有するところでは病院の看護管理経験者を充てる場合もある．

高齢化や疾病構造等が都道府県により大きく異なる時代のなかで，地方分権や地方創生が声高にうたわれる今日，都道府県の看護行政を担う看護職者には，都道府県民の保健，医療，福祉の状況とニーズを的確にとらえ，看護サービスの質や量を充実させる方策を具体的に企画立案できる高い能力が求められている．

看護行政に関して，都道府県の担当課の役割は以下のような事項があげられる．
(1) 保助看法に基づく自治事務に関すること
　●保健師，助産師，看護師，准看護師養成所の指定および運営指導

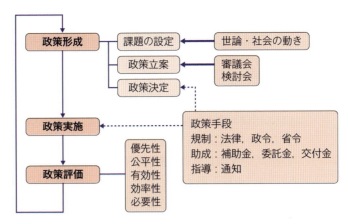

図 5-1 政策過程の概念図

- 准看護師試験および資格登録
- 准看護師行政処分および処分者の再教育
- 看護業務従事者届けのとりまとめ

(2) 都道府県内の看護職員需給見通しの策定等，人材確保に関すること
(3) 都道府県内の看護職員の資質の向上に関すること
- 教員養成講習会，実習指導者講習会等教育に係る研修の企画運営
- 専門分野強化研修，新人看護師研修等の看護実践者に係る研修の企画運営

(4) 都道府県内の看護サービスの質の向上に関する企画，調整
(5) 看護に関する都道府県民の理解を深めるための企画・調整
(6) その他，都道府県内の看護行政全般に係る調整

2 看護政策の展開

　一般に，政策とは社会の問題解決のためにとられる方針や方向性であるから，看護職者にとってはなじみ深い看護過程と同様の問題解決のプロセスを踏むと考えてよい．これは政策過程と呼ばれているが，それを概念図として表したのが図 5-1 である．この図は単純化しているが，看護過程との共通性を理解しやすいであろう．もちろん相違もある．最も大きな相違点は，政策はその影響を受ける人間が国民や県民全体といったように不特定多数であることにある．そのなかには，新たな政策の立案や変更によって，利益を得る者と不利益を被る者もしくは利益を得られない者とが混在している．そのため，合意形成に長い時間が費やされることがある．

　以下，2014 (平成 26) 年に成立した看護師の特定行為研修制度を例にして，図に沿いながら説明を加えることとする．

a 政策形成

(1) 課題の設定

　これまでの政策を変更する，もしくは新たに政策をつくるという背景には，さまざまな社会の変化，ニーズがある．言うまでもなく看護師の特定行為研修制度についても同様で，ここではその背景を簡単に説明したい．

1つ目は国の政策動向である．医師の臨床研修制度が2006(平成18)年に実施されたあと，医師不足が社会問題化した．この対策の最初として，内閣府の「規制改革のための3か年計画」が2007(平成19)年6月に閣議決定された．そこには，「チーム医療等の医療提供の在り方に適合するよう，医師，コ・メディカル，医療補助者の役割分担の在り方を検討し，整理する．また，諸外国の事例も参考に，看護職の教育の充実と看護職の活躍の機会の拡大について検討し，必要な措置を講ずる」とされた．さらに同年12月には，「医師不足対策の一環として，医師が行うとされている医療行為のうち，看護師など医師以外の医療従事者でも実施可能なものについては，積極的に実施を認める方向」が打ち出された．

その数日後，厚生労働省医政局長通知「医師及び医療関係職と事務職員との間での役割分担の推進について」(医政発第1228001号)が発出され，効率的，合理的な役割分担を進めるべきとの指導がなされた．また，その翌年には厚生労働大臣諮問の「安心と希望の医療確保ビジョン検討会」の報告書において，医師や看護師がそれぞれの専門性を十分に発揮するとともにチームによる協働を進めることがうたわれた．

2009(平成21)年に入り，これらの動きはさらに活発になった．3月には，厚生労働省の「看護の質の向上と確保に関する検討会」で，チーム医療のあり方を検討すべきこと，および職種間をつなぐ看護職員の役割の強化が強調された．また同月，「規制改革推進のための3ケ年計画」が再改定され，「海外においては，我が国の看護師には認められていない医療行為(検査や薬剤の処方等)について，専門性を高めた看護師が実施している事例が見受けられる．(中略)早急にこのような海外の事例について研究を行い，専門性を高めた新しい職種(慢性的な疾患・軽度な疾患については，看護師が処置・処方・投薬ができる，いわゆるナースプラクティショナー等)の導入について，各医療機関等の要望や実態等を踏まえ，その必要性を含め検討する」との閣議決定がされた．

同年5月には，内閣府の経済財政諮問会議において，総理大臣から厚生労働大臣に対して，どのような範囲の業務をどういう条件で看護師に認めるか，具体的に検討をするよう指示がなされている．6月には「経済財政改革の基本方針2009」が閣議決定された．そこには，「医師と看護師等の間の役割分担の見直し(専門看護師の業務拡大等)について，専門家会議で検討を行い，平成21年度中に具体策を取りまとめる」とされたのである．さらに8月には，構造改革特別区域推進本部の評価・調査員会のとりまとめにおいて，「『ナースプラクティショナー(専門性の高い職務が可能な看護師)の必要性』に関する調査審議の今後の進め方について」が公表され，ここでも平成21年度末を目途に検討の結論を求められていた．

これらの政府の動きは，新聞やテレビ等においても支持のスタンスで報道された．また，同年8月末の総選挙に向けた民主党のマニフェストにおいても，自由民主党と同様のスタンスであった．このように国，政党，世論の動きは，看護師が実施可能な医行為を拡大する方向で進んでいくことを明確に推進するものであった．

2つ目は，この当時の看護教育界においても大きな変化が起きていたことである．大分県立看護科学大学が医師の偏在や不足による保健医療サービスが行き届かない地域に対する看護の取り組みを強化する方策として，米国で成功しているナースプラクティショナーを導入すべく，2008(平成20)年4月から大学院において教育を開始したのである．翌年には東京の複数の私立大学において，急性期医療の場での医師不足を念頭に，診療看護師という名称のもと，通常は看護師が行っていない医行為を担当で

きる者の育成をめざした大学院教育が開始された．

これら国，政党，報道機関，看護教育界の動きが相まって，看護師が行う医行為の範囲の拡大の方向は具体的な政策課題として認識され，制度設計へと進んでいったのである．

(2) 政策立案

先に述べたように，さまざまな立場，利害の異なる者の意見を聞き，合意のうえでなければ具体的に政策を推進することはできない．そこで，通常は幅広い関係者が集まって検討会が開催される．検討会のメンバーはその事務局となる行政組織が選定するが，有識者，関係者を中心として，市民の意見を代表できる者等が選定される．

特定行為研修の制度化につながる検討会は，2段構えで進められた．

最初の検討会は，2009(平成21)年8月から開始された「チーム医療の推進に関する検討会」である．翌年3月にとりまとめられた報告書では，看護師はチーム医療のキーパーソンとしてその役割が大きく評価された．そして，看護師が自律的に判断できる機会を拡大するためには，看護師の能力に応じて医師の包括的指示を積極的に活用することが不可欠であるとして，従来看護師が診療の補助として実施してきた医行為の範囲を拡大する方向が提言された．

さらに，看護業務に関する実態調査や試行を早急に実施することを求め，その結果を検証して，法制化を視野に入れた具体的な措置を講ずべきであるとし，一定の医学的教育・実務経験を前提に，これまで診療の補助には含まれないとされてきた一定範囲の医行為を行えるように，特定看護師(仮称)という新たな枠組みを構築するよう提案されたのである．

2段階目の検討会は，2010(平成22)年5月から開始された「チーム医療推進会議」であった．このもとに，チーム医療推進のための看護業務ワーキンググループが設けられ，看護業務実態調査や特定看護師(仮称)養成調査試行事業，特定看護師(仮称)業務試行事業が実施された．かかわった研究者や試行事業の実施者には，これらの事業を円滑に推進するため国庫補助金が交付されている．

看護業務実態調査の結果や2つの試行事業結果，および検討会での議論をもとにして，制度の具体的な案が厚生労働省から提示された．この制度案については，その後2年余りにわたり多様な意見が交わされた．とりわけ日本医師会は，従来医師が担ってきた医行為を看護師に拡大させることに慎重な立場から発言をし，日本看護協会は看護の役割拡大の視点から制度の推進を主張した．日本看護系大学協議会は専門看護師教育を推進してきた立場から，大学院での特定看護師(仮称)の教育は高度実践看護師として拡大した役割を担うことができるような制度設計を主張した．このようなさまざまな議論の結果として，制度の名称も変遷し，特定看護師(仮称)の名称は使用しないことになった．また2012(平成24)年夏には，看護系学会や看護系大学，医師・病院団体等の意見を幅広く募集して，意見集約がはかられた．

最終的に2013(平成25)年3月，看護業務ワーキンググループおよびチーム医療検討会議で「特定行為に係る看護師の研修制度(案)」として合意が得られた．この制度案はさらに，同月に開催された社会保障審議会医療部会に対して報告され，了承が得られたのである．

本制度における特定行為とは，診療の補助のうち，実践的な理解力，思考力および判断力を要し，かつ高度な専門知識や技能をもって行う必要のある行為とされてい

る．この特定行為を手順書により行う看護師は，指定研修機関において，当該特定行為の特定行為区分に係る特定行為研修を受けなければならないこととされている．これは特定行為を実施する看護師に対する義務を負わせたものであり，規制のなかでも最も強い「法律」での規制が必要となる．こうして保助看法の改正の準備が進められた．

ちなみに，特定行為それ自体や指定研修機関の指定基準は，「省令」で定めると法律に書き込まれている．省令であれば，医療技術の変化や看護教育の高度化等の要因によって，特定行為や研修機関の指定基準の見直しが必要になった場合，検討会や審議会等で審議され合意されれば，政策変更が法律に比べて容易である．

(3) 政策決定

ここでは，保助看法の改正という点に焦点化し，立法府である国会での政策決定について述べる．

検討会と審議会で合意された「特定行為に係る看護師の研修制度(案)」は，法案として政府が閣議決定して国会に提出するまでには，まだ何段階ものステップがある．その初期のステップである与党への説明の際，議員から疑問・反対の声が上がった項目があった．それは，「厚生労働大臣は，指定研修を修了した看護師からの申請により，修了の旨を看護師籍に登録し，登録証を交付する」という条文案であった．議論の内容は詳らかでないが，看護師籍への登録と登録証の交付が懸念材料になったものと推察される．このため最終的に2014(平成26)年の第186回通常国会に提出された保助看法改正案にこの条文はない．

保助看法改正案は，厚生労働省から「地域における医療及び介護の総合的な確保を推進するための関係法律の整備等に関する法律案」の一部として提出された．看護界にとっては大きな変化を起こす改正であるが，医療法や介護保険法等数多くの法律改正を含む法案の一部であっただけに，看護師の特定行為研修制度について国会での与野党による十分な審議が尽くされたとは言い難い．これを確かめるためには，国会議事録にあたってみることを勧める．

b 政策実施

国会で法案が可決成立したあと，実際に施行するまでには多くの準備が必要である．

法律に定められた特定行為および特定行為区分，特定行為研修機関の指定基準，教育内容や時間，手順書の記載事項等は，検討会で長い時間をかけて検討されているものの，これを法律に基づくものとして確定するためには医道審議会看護師特定行為・研修部会で審議・決定する必要がある．これに加えて，特定行為研修機関の認定を受けるための申請様式を定める等，多くの事務作業が残されている．こうした準備期間を経て，「保健師助産師看護師法第37条の2第2項第一号に規定する特定行為及び同項第四号に規定する特定行為研修に関する省令」という厚生労働省令が2015(平成27)年3月13日に公布され，10月1日から看護師の特定行為研修制度が施行されたのである．

同省令の施行にあたっては，3月17日付の医政局長通知「保健師助産師看護師法第37条の2第2項第1号に規定する特定行為及び同項第4号に規定する特定行為研修に関する省令の施行等について」(医政発0317第1号)が各都道府県知事宛に発出され，制度の周知と円滑な実施への協力を依頼している．

また，制度の円滑な実施を目的として国庫補助金も交付された．研修機関導入促進

支援事業，指定研修機関運営事業，指導者育成事業等により制度の推進がはかられた．その結果，制度施行と同時に厚生労働大臣の指定を受けて特定行為研修を開始したのは，9都道府県の14機関であった．

補助金は2015(平成27)年度以降，毎年予算化されている．ちなみに2018(平成30)年度の国の看護関係予算においては，①特定行為研修機関支援3億4,700万円，②指定研修機関等施設整備事業(これは医療提供体制施設整備交付金の新規対象となっているため金額は示せない)，③特定行為研修指導者育成等事業5,800万円，④研修制度普及促進500万円となっており，多額の税金が投入されている．

政策の遂行手段として補助金は大変大きな力をもつものである．しかもその補助金が法律に規定された内容の推進にかかわるものであるので，政府全体としてもその確保には大きな力を注ぐ．具体的には，看護課がその必要性を厚生労働省医政局内と大臣官房会計課での議論を経て，財務省に要求し，財務省での査定のあとに，国家予算として国会に提出され，衆議院と参議院の予算委員会と本会議を経て決定されたものである．

このように，さまざまな政策手段(図5-1)が組み合わされて政策が実施，推進されていることが理解できよう．

C 政策評価

特定行為研修制度は制度施行後の期間が短く，総合的に政策評価を行うのには時期尚早といえる．しかし，厚生労働省は制度開始にあたって，2025年までには研修修了者は2桁万人をめざすとしていたことから考えると，指定研修機関数，研修修了者数はともにその伸びが不十分とみなされるのではないだろうか．医道審議会看護師特定行為・研修部会資料においても，2018(平成30)年2月時点で指定研修機関は69，前年12月時点の修了者738人と報告されている．また，平成29年度行政事業レビュー公開プロセス(2017年6月)においては，「事業の進捗が低調である要因を分析し，補助事業についても事業を促進する仕組みとなるよう検討すべきではないか」との指摘を受けている．これを受けて看護課では，病院団体等への働きかけを強化するとともに，指定研修機関に係る規定や補助事業の見直し等の対応を考えるとしている．

本制度は，医師不足対策のためのチーム医療推進に加えて，検討の途中から在宅医療の推進がその目的としてあげられてきた．それは超高齢社会を乗り切るために，地域における医療と介護の総合的確保推進の必要性が高まり，厚生労働省全体の政策がこの方向を強めたからにほかならない．在宅医療の推進に寄与する制度であることを強く打ち出すのであれば，訪問看護師が受講しやすい環境づくりや訪問看護の現場で多く必要とされる医行為を特定行為とする等の検討が必要ではないかと指摘する声もある．このような制度の問題点も今後見直されていくであろう．

以上，看護行政の展開を政策過程に沿って，看護師の特定行為研修制度を事例として説明してきた．今後も看護行政においてはさまざまな課題が立ち現れることと思われるが，看護職者がこうした政策過程を念頭において行政の展開を知り，時には意見を述べることもできることを理解しておく必要があろう．

(田村やよひ)

Think for yourself
本文の特定行為研修制度の政策決定過程を例に，ステイクホルダーを分析してみよう．

政策決定過程と看護職の参画

看護職は，看護政策に関連した情報を入手する機会が少ないという報告がある[1]．しかし，「行政機関の保有する情報の公開に関する法律」(通称，情報公開法；2001年施行)および行政手続法改正(2005年)により，パブリックコメント(意見公募手続き制度)が導入されて以降，表5-1に示すように，近年は各省庁のほか，さまざまな医療職能団体や医療関係機関，医療情報提供機関等が看護政策を含む医療政策情報や意見を広く発信しており，情報を得やすい環境が整ってきた．しかしながら，医療現場に従事する看護職にとって，多くの情報源にアクセスして政策情報を収集したり，それらの情報から政策的課題を整理したりすることは，現実的には難しいものがある．

また，看護職が看護政策やその決定過程について学ぶ機会は限られてきた．かつては，看護基礎教育では看護政策に関連した講義はわずかであり，看護系大学においても医療・看護政策の科目を開講している大学は2割程度であったが[2]，高度実践看護師教育課程の科目に「看護政策講」が設けられるようになり，現在は政策を学ぶ機会が増えつつある[3]．しかし，開講している大学や看護職の現任教育においても，講義内容は制度に関する解説が中心であり，具体的な医療政策の決定過程や政策的なはたらきかけについては触れられることが必ずしも多いといえない現状である．

Think for yourself
政策情報サイトから，最新の政策課題を調べてみよう．

表5-1　看護に関連した政策情報を入手できる主なウェブサイト

- **WAM NET(ワムネット)**(www.wam.go.jp/)
  独立行政法人福祉医療機構が運営しているホームページで，福祉保健医療関連の情報が得られる
  「行政資料」から厚生労働省の審議会，検討会等の資料も得られる
- **日本看護協会**(www.nurse.or.jp/)
  日本看護協会の看護政策に対する取り組みがわかる
- **MEDIFAX web**(mf.jiho.jp/)
  医療・介護を中心に社会保障をめぐる制度・政策情報を閲覧できる(有料)
- **厚生政策情報センター(MC$^+$)**(www.wic-net.com/)
  最新の重要厚生行政資料をピックアップして配信(有料)
- **医療介護CBニュース**(www.cbnews.jp/)
  最新の医療・介護ニュースを配信

省庁・国会関係

- **厚生労働省**(www.mhlw.go.jp/)
  「新着情報」から審議会等の最新スケジュールがわかる．「審議会，研究会等」から審議会等の議事録が入手できる
- **総務省**(www.soumu.go.jp/)
  「政策」から，白書，統計情報が入手できる．特に統計情報からは，全府省庁にわたるあらゆる統計データを調べることができる
- **参議院**(www.sangiin.go.jp/)
  「議案情報」から会議録情報，全議案の審議経過情報が得られる
- **衆議院**(www.shugiin.go.jp/)
  「立法情報」から会議録情報，全議案の審議経過情報が得られる
- **電子政府**(www.e-gov.go.jp/)
  「e-Gov法令検索」から全府省ホームページ検索，法令検索ができる．「パブリックコメント情報」から全府省のパブリックコメント案件がみられる
- **官公庁リンク集**(www.kantei.go.jp/jp/link/server_j.html)
  このホームページから全官公庁にアクセスできる

〔URLは2018年10月1日閲覧〕

看護職は臨床や在宅，地域等で多くの問題に直面している．これらの問題は，現場の当事者の努力だけでは根本的な解決には至らず，制度や法の改正を必要とする政策的な課題であることが少なくない．患者に最も身近な医療の最前線で活動する看護職には，安全で質の高い医療ケアサービスの実現に貢献することが求められている．国民の健康な生活を支える役割を担う専門職の立場から，看護職が日常の看護活動のなかで直面している問題を政策課題としてとらえ，専門職として，そして職能団体として政策の場に向けて声を届けていくことが今後ますます必要となっているのである．

　医療は今，2025年をターゲットに大きな転換の最中にある．団塊の世代が75歳以上を迎える2025年に向けて，高度急性期から在宅医療まで，患者の状態に応じた適切な医療を，地域において効果的かつ効率的に提供する体制を整備し，患者ができるだけ早く社会に復帰し，地域で継続して生活を送れるようにする医療提供体制の改革が推し進められている．

　2012(平成24)年に，社会保障・税一体改革大綱が閣議決定され，翌年の「社会保障制度改革国民会議報告書～確かな社会保障を将来世代に伝えるための道筋～」に従って，同年，社会保障4分野の講ずべき改革の措置等について，スケジュール等を規定した「社会保障制度改革プログラム法」が成立した[4]．2014(平成26)年には，「地域における医療及び介護の総合的な確保を推進するための関係法律の整備等に関する法律(医療介護総合確保推進法)」が成立し，地域包括ケアシステムを構築することを通じ，地域における医療および介護の総合的な確保を推進するため，医療法，介護保険法等の関係法律について所要の整備等が行われ，現在，医療機関の医療機能の分化・連携，在宅医療の充実・医師・看護師等の確保対策，医療機関の勤務環境改善，チーム医療の推進等が推し進められてきた[5]．現在は，2040年を展望した社会保障改革の方向性をもとに，大きな改革に着手している(図5-2)．2040年には高齢者の人口の伸びは落ち着くが，現役世代(担い手)が急減するため，総就業者数の増加とともに，より少ない人手でも回る医療・福祉の現場を実現することが必要となる．このため，医療・福祉サービス改革による生産性の向上をはかる取り組みとして，ロボット・AI・ICT等

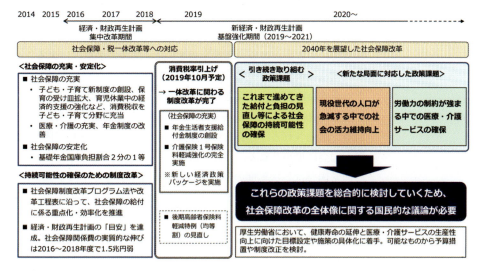

図5-2　2040年を展望した社会保障改革

の実用化推進,データヘルス改革,働き方や現場の効率化を図る組織マネジメント改革,タスクシフティングやシニア人材の活用を推進するための法案が整備され,診療報酬・介護報酬の改定の方向性に反映されている.

看護職は,より安全で質の高い医療提供を実現するため,どのように政策決定の場に提言することができるのだろうか.ここでは,政策決定過程ならびに診療報酬の決定過程を概観し,審議会・検討会等での議論を軸に,医療関連団体の働きかけ等を整理し,看護職の政策参加について考える.

1 わが国の立法の成立過程

新規立法や法律改正は,どのように行われているのであろうか.その成立過程を概観しよう[6,7].

国会に提出される法案には,内閣提出法案(閣法)と国会議員が発議する議員提出法案(議員立法)がある.通常国会に提出される法律案の約9割は内閣提出法案である.

a 内閣提出法案

内閣提出法案の多くは,図5-3に示す過程を経て国会に提出される.まず,所管する府省庁内の担当課または担当室が設置した検討会や研究会が,協議しとりまとめた報告書等をもとに,法案のたたき台となる素案を作成する.その素案について,関係する課等と協議や意見聴取を行い,その上部の局,省内で討議し,一次案を固めていく.この一次案をもとに,合議制の諮問機関である審議会に意見を求め,並行して関係する省庁との意見調整・折衝を行う.

予算措置が必要な場合は,財務省主計局との調整が必要である.調整がすむと,内閣法制局による予備審査が行われる.ここでは,憲法や他の現行の法制との関係,立法内容の法的妥当性,条文の表現や構成の妥当性等が検討される.この予備審査が終了すると,所管する省庁の大臣が閣議での審議の手続きに移ることになる.

こうして仕上がった原案は,法律案の閣議決定の前に,国会審議を円滑に進めるために与党による事前審査が行われる.これは,政府と与党の間で政策の調整を行う仕組みで,政務調査会の下に置かれている各省庁別の各部会で議論され了承されると,政策審議会と総務会それぞれの了承が得られたことになる.このような与党の政策審議機関による事前審査の了承を得て,閣議請議の手続きに入ることができるのである.

内閣法制局の最終的な審査(本審査)を経た法律案が,閣議に諮られ閣議決定されると,正式な内閣提出法案となり,その日のうちに国会に上程される.

医療・介護に関連する法案は,主に厚生労働部会や社会保障制度に関する特命委員会等で議論される.与党との調整を終えると,閣議を経て内閣総理大臣からその法律案が国会に提出される.

通常国会は,次年度の予算審議から始まり,3月中に予算案が可決すると,予算関連法案および非関連法案が衆議院・参議院で審議される.議長は提出された法案を常任委員会や特別委員会に付託し,具体的な法案の審議は委員会で行われる.法案の多くは各委員会に付託されるが,与野党が対立する重要法案については,本会議での質疑が行われたのち,委員会に付託される.医療にかかわる法案は,一般に衆参両院とも厚生労働委員会に付託され審議される.両院の議決を経て,法律が成立したときは,

政策決定過程と看護職の参画

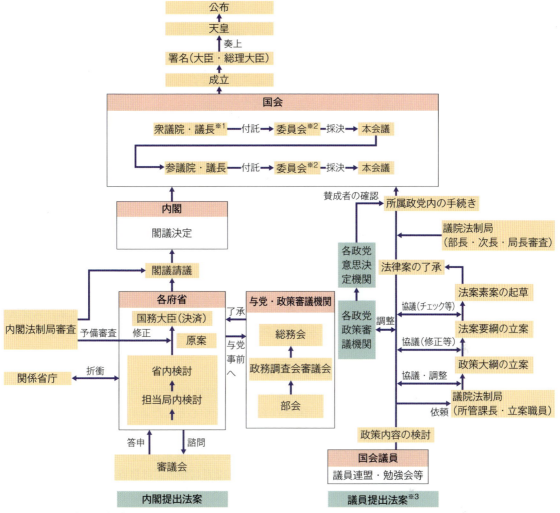

図 5-3　わが国の立法過程

※1：法律案を国会に提出するときには，衆議院か参議院のいずれかに提出する．図は衆議院先議の場合を示している．
※2：医療・看護に係わる法案は，「厚生労働委員会」に付託する．
※3：衆議院では20人(50人)以上の賛成，参議院では10人(20人)以上の議員の賛成が必要．(　)は予算を伴う法律
注：図は平成30年1月30日現在の情報によるものである．

最後に議決を行った議院の議長から内閣を経由して奏上され，30日以内に公布される．

b 議員提出法案

議員が法案を発議する場合は，法案の提案理由と所定の賛成者の連署を添えて，議長宛に提出する．議案の発議をするためには，衆議院で20人以上，参議院で10人以上，また，予算を伴う議案については衆議院で50人以上，参議院で20人以上の議員の賛成が必要である．

議員立法は，特定の分野で政府がなかなか法改正を行わない問題，1つの省庁では対応しきれない問題，緊急性があり政府の立法作業を待てない問題等が対象になることが多い．党のプロジェクトチームあるいは超党派の議員連盟をつくって勉強を重ね，法案化をはかる等，発議に至る過程はさまざまである．衆参両院には法制局が置

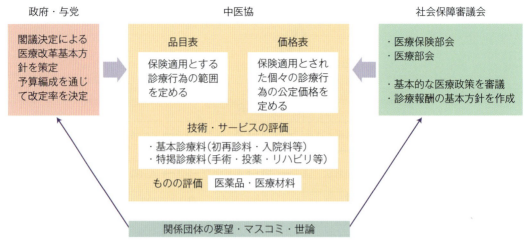

図 5-4 診療報酬改定の過程

かれており，ほかの法令との整合性や立法の合理性の検討等，議員の法案作成を支援している．部会から始まる党内手続き，国会手続きは内閣提出法案と同じである．

c 政策決定過程の通年サイクル

政策決定の流れは，「予算関連」と「非予算関連」の政策案法案で異なっている．

「予算関連」の政策案は，国会の予算審議を中心とした通年サイクルに対応しているため，これを踏まえた働きかけが必要となる．これまでの一般的な通年サイクルでは，各省庁で次年度の政策策定に向けて討議を行い，政策案を固め，8月末頃には次年度予算概算要求として財務省に提出し，9～12月にかけて財務省と折衝を行う．この結果12月中頃，財務省が財務原案を発表し，さらに復活折衝を経て，年末までに政府予算案とともに法案として確定し，1月からの通常国会に提出され3月末までに可決される．

一方，「非予算関連」の政策案には，「予算関連」のような時期の目安はない．審議会や検討会等において議論を尽くし法案化され，国会で審議される．

2 診療報酬改定の過程

a 中央社会保険医療協議会による診療報酬の改定過程

中央社会保険医療協議会(以下，中医協)は「社会保険医療協議会法」に規定された組織で，療養担当規則および社会保険診療報酬の適正な額について答申，建議することを所掌事項としている．

医療費に関係する予算編成を行う際の算定根拠となる数値であることから，改定率の決定は予算案の編成過程を通じて内閣が行う．改定率を除く改定の基本方針は社会保障審議会の医療保険部会・医療部会で審議して定めている(図 5-4)．

診療報酬の改定の方向性を示す基本方針は，政府の基本方針を踏まえ，社会保障審議会の医療保険部会および医療部会で構成される．社会保障審議会は厚生労働大臣の諮問機関の1つで，医療保険部会は医療経済，医療保険財源の観点から，医療部会は

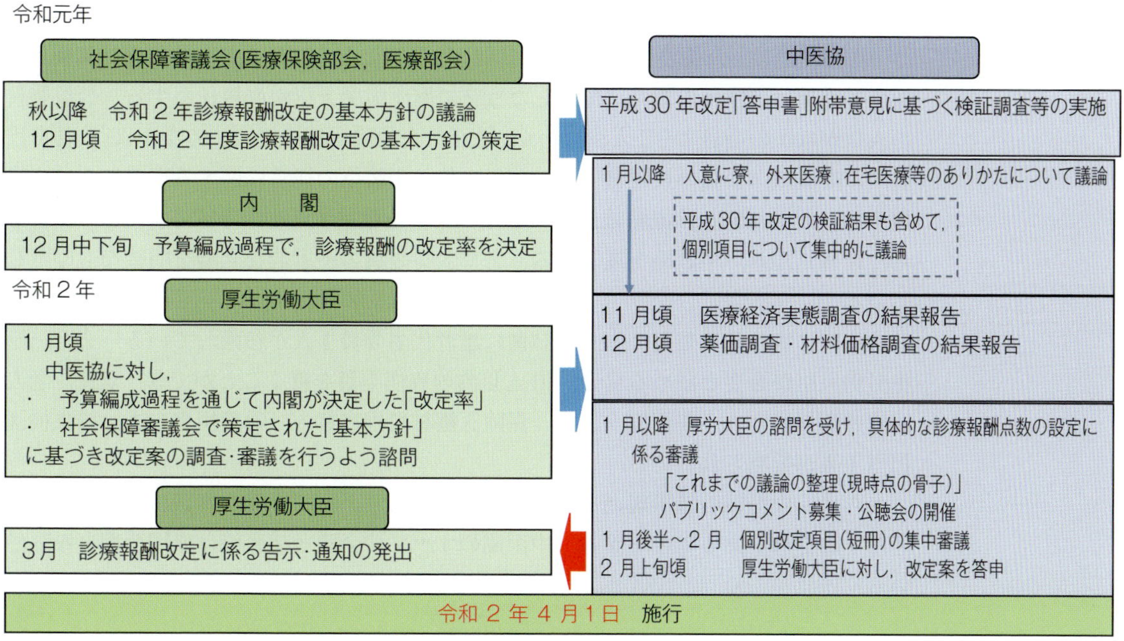

図5-5 令和2年度診療報酬改定の大まかな流れ

令和元年

社会保障審議会（医療保険部会，医療部会）
- 秋以降　令和2年診療報酬改定の基本方針の議論
- 12月頃　令和2年度診療報酬改定の基本方針の策定

内閣
- 12月中下旬　予算編成過程で，診療報酬の改定率を決定

令和2年

厚生労働大臣
- 1月頃
  - 中医協に対し，
  - ・予算編成過程を通じて内閣が決定した「改定率」
  - ・社会保障審議会で策定された「基本方針」
  - に基づき改定案の調査・審議を行うよう諮問

厚生労働大臣
- 3月　診療報酬改定に係る告示・通知の発出

中医協
- 平成30年改定「答申書」附帯意見に基づく検証調査等の実施
- 1月以降　入院医療，外来医療，在宅医療等のありかたについて議論
  - 平成30年改定の検証結果も含めて，個別項目について集中的に議論
- 11月頃　医療経済実態調査の結果報告
- 12月頃　薬価調査・材料価格調査の結果報告
- 1月以降　厚労大臣の諮問を受け，具体的な診療報酬点数の設定に係る審議
  - 「これまでの議論の整理（現時点の骨子）」
  - パブリックコメント募集・公聴会の開催
- 1月後半～2月　個別改定項目（短冊）の集中審議
- 2月上旬頃　厚生労働大臣に対し，改定案を答申

令和2年4月1日　施行

医療提供体制の確保について審議する．

改定の方向性等の検討においては，前回改定以降の医療機関の経営状況を把握し，その結果を次回改定に反映するため，医療経済実態調査（医療機関等調査）の結果が検討される．これは，病院，一般診療所および歯科診療所ならびに保険薬局における医業経営等の実態を明らかにし，社会保険診療報酬に関する基礎資料を整備することを目的とし，2年に1回，中央社会保険医療協議会が実施している調査である．

改定率については，12月に入り，厚労省と財務省の担当官が協議，大臣どうしの折衝，最後は官邸での協議で決着する．平成30年度改定においては，診療報酬本体（＋0.55％），薬価（－1.74％）をあわせた全体（ネット）の改定率は1.19％の減で，平成28（2016）年に引き続きマイナス改定となっている．

これらの改定率と基本方針に基づき，診療報酬点数の改正案の調査・審議を諮問し，これを受けて中医協は改正案を作成して答申する．また，改定前に診療報酬改定の検討状況を厚生労働省ホームページで公開するとともに地方公聴会を開催して，パブリックコメントを求めている．平成30年度の診療報酬改定の大まかな流れを図5-5に示した．立案した政策の実現化を関係業界団体の協力を通してはかる一方で，集票能力を背景に関係業界団体が自らの要求を反映させるという構図は，比較的弱まったといえよう．

b 中医協の委員と組織構成

　中医協委員は，公益委員が6人，支払側，診療側はともに7人である．支払側委員，診療側委員は各団体の意見に配慮したうえで厚生労働大臣が直接任命する．公益委員の人数がほかの委員より1人少ないが，改正社会保険医療協議会法のなかに「公益を代表する委員は，会議の日程および議題その他の中医協の運営に関する事項について協議を行い，支払側と診療側は，その協議の結果を尊重するものとする」[8,9]との文言を新たに盛り込み，中医協を運営するうえで公益委員の主導的な立場を明確なものとしている．

　診療側に病院代表委員2人，支払側に患者代表委員1人が参画している．また，厚生労働大臣が必要と認める場合，10人以内の専門委員を置くことができ，現在，老人診療報酬担当2人，薬価担当3人，保険医療材料担当3人，看護担当1人，結果検証担当1人が委嘱されている．

　さらに，中医協の議事規則を改正し，公開により公平で中立な審議に著しく支障をきたすおそれがある場合を除き，中医協のすべての会議と議事録は原則公開となっている．

◎ 組織構成

　次に，中医協の組織構成をみてみよう(図 5-6)[10]．意思決定を行う総会のほか，特定の事項についてあらかじめ意見の調整を行うために小委員会(診療報酬基本問題小委員会，調査実施小委員会)を，また，専門的事項を調査審議させるために部会(保険医療材料専門部会，薬価専門部会)を設置している．

　また，2003(平成15)年に医療機関等のコストの適切な反映や医療技術評価・再評価等について検討するため，診療報酬調査専門組織(DPC，医療機関のコスト評価調査，慢性期入院医療の包括評価，医療技術評価，手術に係る施設基準等調査)が組織され，客観的なデータに基づく議論の推進に努めることが徹底されてきた．

　さらに，2005(平成17)年11月に診療報酬改定の結果の検証を行い，次の診療報酬改定の議論につなげていくことを目的に「診療報酬改定結果検証部会」が設置された．

　ちなみに，診療報酬基本問題小委員会には看護担当専門委員が，また診療報酬調査専門組織の4つの分科会すべてに看護職が委員として参画しており，看護の立場から提言を行っている．

　検証部会では，①既存の統計調査(社会医療診療行為別調査，主な施設基準の届け出状況等)，②特別調査の実施，③診療報酬調査専門組織における調査，の結果を踏まえてそれぞれの検証を行う[11]．

　2012(平成18)年，診療報酬調査専門組織に，新たに入院医療等の調査・評価分科会と医療機関等における消費税負担に関する分科会とが新設された．入院医療等の調査・評価分科会は，「平成24年度診療報酬改定における中医協答申(平成24年2月10日)附帯意見」において「病院機能に合わせた効率的な入院医療を図るため，一般病棟入院基本料，亜急性期入院医療管理料等の見直しについての影響を調査・検証するとともに，その結果を今後の診療報酬改定に反映させること」「慢性期入院医療の適切な評価の見直しについて引き続き検討を行うこと」等とされていることに基づき，入院医療等の診療報酬上の評価の検討にあたっての技術的課題に関し，専門的な調査・検討を行った．具体的には，①病院機能に合わせた効率的な入院医療の推進，②医療提供体

政策決定過程と看護職の参画

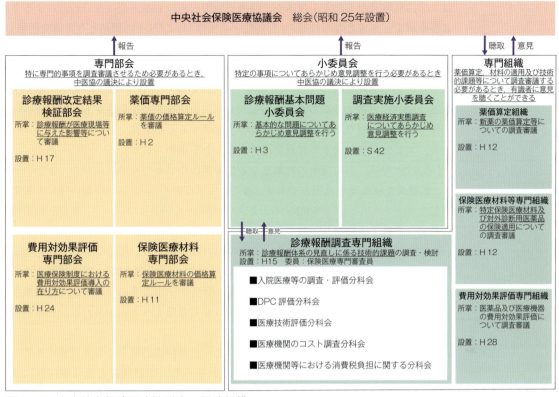

図 5-6 中央社会保険医療協議会の関連組織

制が十分ではなく医療機関の機能分化を進めることが困難な地域に配慮した評価の検討，③入院医療や外来診療の機能分化の推進や適正化に向けた検討，④診療報酬点数表における簡素化の検討，⑤医療機関における褥瘡の発生等の状況の検討を行うこととした．

医療機関等における消費税負担に関する分科会では，社会保障の安定財源の確保と財政健全化の同時達成をめざす観点から消費税の使途を明確にし〔現行の高齢者3経費（基礎年金，老人医療，介護）から社会保障4経費（年金，医療，介護，子育て）に拡大〕，税率の引き上げ等を行うため，消費税法，所得税法等の一部を改正するとともに，その他の税制の抜本的な改革と関連する諸施策に関する措置について検討がなされた．

◎ 看護技術の評価に向けて

入院時の基本的な看護サービスは「入院基本料」として包括して評価されてきたが，2003（2015）年に診療報酬調査専門組織が設置され，専門性の高い看護技術の評価についても審議されるようになった．たとえば，平成18年度改定では，WOC認定看護師の全国レベルの比較対照研究において，褥瘡ケアで高い介入効果と2倍の費用対効果が検証され，「褥瘡ハイリスク患者ケア加算」の新設につながっている．

診療報酬改定における新規医療技術の評価および既存技術の再評価は，学会等から提出され医療技術評価・再評価提案書により行われる[12]．保険診療に係る専門的知識を有する医学，歯学，薬学，看護学，医療経済学等に精通した委員から構成される医療技術評価分科会で，幅広い観点から，分野横断的な評価が行われている．提案書類

は，学識経験者からなる1次審査，診療報酬調査専門組織医療技術分科会による2次審査を経て，対象となる技術の「有効性・効率性」および「その根拠となる研究結果」，「普及性」，「技術の成熟度」，「安全性」，「倫理性・社会的妥当性」，「希望する診療報酬上の取り扱い」等が厳しく審査される．

　主な評価項目のポイントをみてみよう．「有効性・効率性」は，治癒率・死亡率・QOL の改善，診断の正確性の向上等について，当該技術と類似性をもつ既存技術の有効性と可能な範囲で比較しデータに基づき記載するとともに，エビデンスレベルを明記し，エビデンスに関する資料を添付することが求められている．

　「普及性」では，当該技術の対象となる患者数の現状と将来予測推計を，学会のデータ，患者調査結果等を活用して示す．また，当該技術の(年間)施行回数の現状と将来予測推計(技術を実施できる医療機関の数および回数の推計)を，学会のデータ，社会医療診療行為別調査結果等を活用し記載することとしている．

　「技術の成熟度」は，当該技術の学会等における位置づけ，指針の存在，難易度(必要と思われる専門性，経験年数，施設基準等)について示す．「安全性」では，当該技術を施行した際に発生または発生が予想される副作用・合併症・事故等のリスクの内容と頻度を示す．また，「倫理性・社会的妥当性」の観点から考慮すべき点があれば，具体的に記載する．

　「希望する診療報酬上の取り扱い」について，当該技術の導入により代替することが予想される保険既収載技術がある場合はこれを示し，当該技術と既収載技術について，一症例あたりの効果(治癒率，入院・通院期間，合併症等の比較)および費用の比較を行う．また，当該技術を保険収載した場合に想定される医療費への影響について，費用効果分析や費用便益分析等の経済評価を示す．このとき，当該技術に直接係る医療費だけでなく，当該技術が用いられることにより減少が期待される医療費が想定できる場合，入院期間の短縮，重症化抑制，合併症抑制に伴う医療費減も併せて記載する．

　2次審査を通過した技術については中医協に提出され，改定時に保険収載や点数・要件の見直しが行われることになる．

　医学系領域では，診療報酬改定時に中医協に対して医療技術評価提案書を提示する団体として，外科系学会社会保険委員会連合(以下，外保連)や内科系学会社会保険委員会連合(以下，内保連)が活動を行ってきた．看護系団体も，連合して要望を出す根拠となるエビデンスを収集し主張していく組織が必要だとして，2005(平成17)年7月に看護系学会等社会保険連合(以下，看保連)を設立し，現在51看護系学会団体が加盟している[13]．これら加盟学会・団体からの要望は，看護技術に特化した項目は「看護技術検討委員会」で，それ以外の項目については「診療報酬の在り方検討会」，「介護報酬の在り方検討会」において検討され，それぞれ医療技術提案書および診療報酬・介護報酬要望書に取りまとめられ，中医協に提出されている．

　さらに，内保連，外保連，および看保連の3つの社会保険連合が三保連として連携し，2007(平成19)年2月の第1回三保連合同シンポジウム以降，定期的にシンポジウムを開催し，診療報酬・介護報酬の適正化をめざした情報交換・意見交換や共同声明の発表を行っている．

　看保連は，平成30年度診療報酬・介護報酬改定[14]では，医療技術評価提案書として9項目を提出したが，そのうち「在宅酸素療法指導管理料および在宅持続陽圧呼吸療法指導管理料の遠隔モニタリング加算」や「乳腺炎重症化予防ケア・指導料」，「在宅経

肛門的自己洗腸指導管理料」等6項目が収載されている．要望書については，診療報酬では，提出した22項目の要望のうち，「特定集中治療室管理料の施設基準の変更」や「糖尿病合併症管理料に携わる看護師の非常勤配置への拡大」，造血幹細胞移植の「コーディネート体制充実加算」等8項目が，介護報酬では，提出した6項目の要望のうち，「特定事業所集中減算の対象から訪問看護を除外する」とした1項目が改定に反映された．なお，三保連の連携が強化され共同提案が行われるようになってきたが，前述の「特定集中治療室管理料の施設基準の変更」は3学会が，「コーディネート体制充実加算」は5学会が共同で提出し，改定に結びついたものである．

また，2012(平成24)年9月，患者と医療者が共同で適正な診療報酬の姿を論じ，医療保険制度の持続的な発展を促す「受療者医療保険学術連合会(以下，受保連)」が発足した．受保連は，患者が新規の医療技術や，必要とする医療機関に適切な負担で迅速にアクセスすることが可能になるような医療制度のあるべき姿を検討するため，医療の社会経済的価値について数値化し国民に示し，医療の無駄を排除する自助努力を進めながら，必要な財源確保をアピールしていく考えである．受保連には患者団体25団体(会員数約12万人)が加盟するほか，医療関係者の世話人25名が参加している．

Think for yourself
身近な看護に関して，政策的に解決すべき課題・問題を抽出してみよう．それぞれについて，問題の背景，誰にとっての問題なのか，どのような問題なのか，解決されないことによりどのような不利益があるのか，また，解決されることにより，どのような効果が期待されるのか考えてみよう．

3 政策決定過程への参加

a 政策プロセスとその参加者(アクター)

政策決定のプロセスには，どのように参加し，影響力を与えることができるのだろうか．政策のプロセス論モデルに沿って，その諸段階をみてみよう．

プロセス論モデルでは，政策プロセスを次の6段階に区分している[15]．

①政策問題の確認：政府等の政策主体に要求が出され，政策決定を必要とする問題として確認される段階．

②アジェンダ設定：数多くの政策課題のなかから，実際にアジェンダ(議事日程)として組み入れられるきわめて重要な段階．政策立案機関や議員，利益団体等がそれぞれの課題をアジェンダに入れるべく競合する．

③政策提案の立案：アジェンダに設定された政策課題について，その解決のための政策プログラム案を作成する．この段階では，政策を立案する諸機関・団体が，それぞれの立場から立案に影響を与える．

④政策提案の採択：政策提案を選択し，それに対する政治的支持を取り付け，立法化する．政策提案の技術的な評価には専門家の意見が参考にされることが多いが，支持の取り付けには政党や派閥，団体等の政治的な活動が大きな力として働く．

⑤政策の実施：採択された政策プログラムは政府組織を通じて実施される．支出や課税が行われ，公共財や公共サービスが提供される．

⑥政策の評価：政策プログラムのアウトプットを測定し，政策目標集団にどのようなインパクトを与えたかを評価する．また，必要な政策の変化や修正を提案する．

政策プロセスは，政策になんらかのかかわりをもつ人たち，集団あるいは組織が参加して，相互作用をする場である．政策プロセスへの参加者(アクター)は，機能や組織の観点から次のように整理することができる．

(1)政党と議員

政策決定の中心的なアクターは議員である．議員は，個人として政策プロセスに参加するだけでなく，政党の一員として参加することが多い．議員内閣制のもとでは政府の政策は与党の政策と一体であるから，与党内の政策プロセスが公共政策の決定を実質的に左右する．

(2)諸省庁と官僚機構

政府・与党の政策立案はほとんどが官僚機構によって作成される原案に基づいてなされる．原案の多くは省庁の各担当レベルで作成され，省内および関係各省で調整される．

(3)利益団体

政策代替案を提示する等の形で利害を明確に表明する．

(4)審議会，検討会，調査会，委員会，研究会

審議会は国家行政組織法第8条に基づき個別の法令によって設置され，行政機関が政策立案等について学識経験者や利害関係者の意見を反映させるための合議制の諮問機関である．審議会は大臣その他の行政機関の長の諮問に答え，調査審議を行い助言する．

厚生労働省には，社会保障に関係する8つの審議会が常設されている．社会保障の各制度のあり方等の基本となる政策を審議する社会保障審議会や，医療関係者の行政処分や国家試験等について審議する医道審議会，診療報酬にかかわる事項について審議する中医協等である．それぞれの審議会の下には，検討課題ごとに部会や専門委員会が設置されている．審議会は政令によって定められ，委員は各領域の学識経験者のなかから設置省庁の担当大臣が任命する．部会の委員や専門委員は，部会長が指名している．

審議会以外に，法令によらない大臣・局長の私的諮問機関や非公式の研究会が数多くあり，特定の政策課題について具体的な検討を行うために，特定の期間，必要に応じて設置される．これらの諸機関には，中立的委員とされる学識経験者・専門家のほかに当該政策問題に利害関係をもつ団体等の代表者も委員として参加する．これらの会議は政策決定に不可欠な利害調整の場としても機能する．

(5)学者，研究者，評論家

諸省庁の審議会に参加したり，国会の委員会の公聴会に招かれたりして，意見を述べる．

(6)市民団体

なんらかの運動団体(消費者運動，環境保護運動等)に所属し，政策決定に影響力を行使する．

(7)マスメディア

報道を通して，市民や政策決定者に判断材料を提供し，その判断に影響を与える．

政策プロセスおよびアクターから看護界をみてみると，2018(平成30)年8月現在，看護職免許を有する国会議員は6人(衆議院議員2人，参議院議員4人)おり，看護の政策提案を立案する所轄省庁である厚生労働省では，医政局はじめ関連する局・課に看護職の官僚が多く活躍している．

また，昨今の医療制度改革に向けた主要な審議会・検討会・中医協をみると，その

多くに日本看護協会の役員や，臨床や教育機関の看護職が委員に任命され，参加している．このことから，看護の課題を政策プロセスの各段階に反映させたり，決定に影響を行使する機会が確実に増えてきているといえる．

医療政策は国家財政に大きな影響を与えることから，政策決定の場には，経済界や患者の代表等，これまで以上に多様な関係者が参画しており，従来のような医療提供サイドの理論だけでは立ち行かなくなっている．経済の動向をにらんだ大局的な観点から，客観的なデータに基づいた議論を重ね，国民や経済界に理解され支持される政策案を提示していく必要があろう．

b 地方分権改革と看護

次に，地方自治体に目を転じてみよう．2003(平成15)年6月に閣議決定された「経済財政運営と構造改革に関する基本方針2003」には，「三位一体の改革」を推進し，地方が決定すべきことは地方が自ら決定するという，地方自治本来の姿の実現に向けた改革がうたわれている．ここでいう三位一体とは，地方分権を実現するために，①地方への補助金の削減，②国から地方への税源移譲，③地方交付税の見直し，を同時に実施するという意味である[16]．

看護行政は，看護職の数を増やし看護師不足を解決するために，需給見通しを立て，計画的に養成所を増やし，民間の養成所の運営費を補助したり，病院内保育費や修学金の補助をしたりしてきた．ここでいう補助金は，国が使途を特定して地方に分配するもので，ほかの目的に流用することができない．しかし，三位一体改革による"補助金改革"に伴い，2005(平成17)年に看護師等修学資金貸与費は税源移譲され，さらに2006(平成18)年には病院内保育所運営費，地域保健対策事業費等は補助基準の緩和がはかられ，自治体の主体的・弾力的な事業運営を可能とするために「保健医療提供体制推進事業」として統合補助金化されている．また，看護師養成所，保健所，市町村保健センター等の施設設備については，保健医療提供体制整備交付金となった[17〜20]．

交付金とは国から地方への財源の移転であるが，補助金とは異なり，使途が大枠で指定されるものの，その範囲内で地方団体が具体的な支出形態を自由に決定できるものである．地方の裁量と自主性の拡大に伴い，地方への補助金が削減された場合，看護関係の予算はどのように保障されるのか，行政に注目する必要がある．

都道府県レベルで予算配分に影響を与える看護職の発言力の実態はどうだろう．全国約3,300の自治体のうち約2,700について調査したところ，看護職免許をもち活動をしている地方議員は97人，このうち町村議会議員は26人，市区議会議員が64人，都道府県議会議員はわずか7人にすぎない(2003年12月現在)[21]．都道府県行政のなかでも，課長職以上で看護職のポストはほとんどないのが現状である．医療看護に関連した政策を検討したり，予算を修正したりするアクターが見当たらない．

また，地域の実情に応じた医療・介護サービスの提供体制が求められている．「社会保障・税一体改革大綱(平成24年2月17日閣議決定)」に基づき，急性期をはじめとする医療機能の強化，病院・病床機能の役割分担・連携の推進，在宅医療の充実等は医療サービス提供体制の制度改革に取り組まれることはすでに述べたが，平成24年度における都道府県による新たな医療計画(2013年度より実施)の策定を通して，具体的に推進される．各都道府県は，ストラクチャー・プロセス・アウトカムに分類した指標を用い，地域の医療提供体制に関する調査を通じて現状を把握したうえで，がん，脳卒中，

急性心筋梗塞，糖尿病および精神疾患の5疾病と救急医療，災害時における医療，へき地の医療，周産期医療および小児医療(小児救急医療を含む.)の5事業，ならびに在宅医療のそれぞれについてのめざすべき方向を踏まえて，課題を抽出し，課題の解決に向けた数値目標の設定と施策の明示，それらの進捗状況の評価等を実施することになっている．この実施にあたっては，看護師等の医療従事者について，将来の需給動向を見通しつつ養成を進め，適正な供給数を確保する等の，人材確保も不可欠であり，医療計画の策定プロセスに具体的な声を届けていく必要がある．

　地方分権の変革の時代を迎え，看護職は政策決定に影響を与えるこれらのポジションを獲得したり，都道府県行政に働きかけることができるよう現場の看護職や都道府県の看護職能団体が力量を形成したりする必要に迫られているといえるだろう．また，情報提供や支援等，看護職との有効なネットワークをもっている議員や行政担当者は必ずしも多くはなく，現場の問題や方策についての情報を求めていることがわかった．勉強会等の場で，現場の問題の所在や効果的な解決策や代替案について議員に説明し働きかけることも，看護職の声を政策決定過程に反映させる1つの方策である．

(小池智子)

■引用文献

1) 久常節子，小池智子，齋藤訓子：看護職の医療・看護政策に対する関心．日看管理会誌6(2)：27-34，2003.
2) 日本看護協会：看護政策に参与する人材の育成に関する検討．平成13年度看護政策立案のための基盤整備事業報告書，pp469-484，2002.
3) 一般社団法人日本看護系大学協議会：平成30年度版高度実践看護師教育課程基準・高度実践看護師教育課程審査要項，2018.
4) 社会保障制度改革国民会議報告書
   https://www.kantei.go.jp/jp/singi/kokuminkaigi/pdf/houkokusyo.pdf[2018年10月1日閲覧]
5) 厚生労働省：地域における医療及び介護の総合的な確保を推進するための関係法律の整備等に関する法律について．
   https://www.mhlw.go.jp/stf/shingi/other-isei_208577.html[2018年10月1日閲覧]
6) 齋藤訓子，小池智子，田中幸子，他：看護に関連する政策決定過程の検証．平成14年度看護政策立案のための基盤整備推進事業報告書，pp81-96，日本看護協会，2003.
7) 小池智子：看護政策研究．井部俊子，中西睦子(監修)：看護管理学習テキスト第2版第8巻：看護管理研究．日本看護協会出版会，2017.
8) 社会保険医療協議会法(最終改正：平成27年5月29日法律第31号)
   www.houko.com/00/01/S25/047.HTM
9) 厚生労働省：中央社会保険医療協議会 総会(第100回)議事次第(平成19年3月7日資料)
   www.mhlw.go.jp/shingi/2007/03/s0307-3.html[2018年10月1日閲覧]
10) 厚生労働省：中央社会保険医療協議会の関連組織
    www.mhlw.go.jp/file/05-Shingikai-12404000-Hokenkyoku_Iryouka/0000146537.pdf
    [2018年10月1日閲覧]
11) 厚生労働省：中央社会保険医療協議会・総会資料
    https://www.mhlw.go.jp/shingi/2006/12/txt/s1220-10.txt[2018年10月1日閲覧]
12) 中央社会保険医療協議会：医療技術評価提案書記載要領，診療報酬調査専門組織医療技術分科会，2017年10月23日.
13) 看護系学会等社会保険連合HP(www.kanhoren.jp/)
14) 看護系学会等社会保険連合：平成30年度診療報酬・介護報酬改定に向けた看保連の取り組みと成果，三保連合同シンポジウム，2018年7月24日.
15) 宮川公男：政策科学入門(第2版)．pp181-184，東洋経済出版社，2002.

16) 川村佐和子，中西睦子，小池智子，他：看護政策の実現に向けた看護職の意見形成ネットワークの構築. pp82-83，平成15〜17年度科学研究費補助金研究成果報告書，2006.
17) 厚生労働省：平成16年全国厚生労働関係部局長会議資料　医政局・看護課　看護職員確保対策について
https://www.mhlw.go.jp/topics/2004/bukyoku/isei/r5.html[2018年10月1日閲覧]
18) 厚生労働省：平成17年全国厚生労働関係部局長会議資料　医政局・看護課　看護職員確保対策について
https://www.mhlw.go.jp/topics/2005/bukyoku/isei/renraku5.html[2018年10月1日閲覧]
19) 厚生労働省：平成18年全国厚生労働関係部局長会議資料　医政局・看護課　看護職員確保対策について
http://www.wam.go.jp/wamappl/bb11GS20.nsf/0/d76516eac104195b4925710000262f93/$FILE/3-iji〜8-byoin.pdf[2018年10月1日閲覧]
20) 厚生労働省：平成19年全国厚生労働関係部局長会議資料　医政局・看護課　看護職員確保対策について
http://www.wam.go.jp/wamappl/bb11GS20.nsf/0/96194e7503d45b5649257265001fd83d/$FILE/20070115_1renraku5.pdf[2018年10月1日閲覧]
21) 齋藤訓子，小池智子，田中幸子，他：看護政策決定過程に参画できる人材育成のための研修プログラムの検討．平成15年度看護政策立案のための基盤整備推進事業報告書，日本看護協会，2004年3月.

■**参考文献**

(田村やよひ)pp130〜137
- 厚生労働省組織令
https://www.mhlw.go.jp/web/t_doc?dataId=03aa0799&dataType=0&pageNo=1[2018年10月1日閲覧]
- 厚生労働省組織規則
https://www.mhlw.go.jp/web/t_doc?dataId=03aa1098&dataType=0&pageNo=1[2018年10月1日閲覧]
- 厚生労働省看護系技官採用案内
http://www.mhlw.go.jp/general/saiyo/kango-top.htm[2018年10月1日閲覧]
- 規制改革推進のための3か年計画
http://www8.cao.go.jp/kisei-aikaku/publication/2007/0622/item070622_02-07.pdf[2018年10月1日閲覧]
- 看護の質の向上と確保に関する検討会中間とりまとめ
http://www.mhlw.go.jp/shingi/2009/03/s0317-6.html[2018年10月1日閲覧]
- 安心と医療の確保ビジョン検討会報告書
http://www.mhlw.go.jp/shingi/2008/06/dl/s0618-8a.pdf[2018年10月1日閲覧]
- チーム医療の推進に関する検討会
報告書　http://www.mhlw.go.jp/shingi/2010/03/dl/s0319-9a.pdf[2018年10月1日閲覧]
検討経過　http://www.mhlw.go.jp/stf/shingi/other-isei_127348.html[2018年10月1日閲覧]
- チーム医療推進会議
報告書　http://www.mhlw.go.jp/stf/houdou/2r9852000002yq50.html[2018年10月1日閲覧]
検討経過　http://www.mhlw.go.jp/stf/shingi/other-isei_127351.html[2018年10月1日閲覧]
- チーム医療推進のための看護業務検討ワーキンググループ
検討経過　http://www.mhlw.go.jp/stf/shingi/other-isei_127352[2018年10月1日閲覧]
- 医道審議会看護師特定行為・研修部会
http://www.mhlw.go.jp/stf/shingi/shingi-idou_206419.html[2018年10月1日閲覧]
- 田村やよひ：私たちの拠りどころ　保健師助産師看護師法　第2版，日本看護協会出版会，2018.

(小池智子)pp138〜150
- 中野郁次郎，泉田裕彦，永田晃也(編)：知識国家論序説．新たな政策過程のパラダイム．東洋経済新報社，2003.
- 政策分析ネットワーク(編)：政策学入門．東洋経済新報社，2003.
- 城山英明，細野助博(編著)：続・中央省庁の政策形成過程．その持続と変容．中央大学出版部，2002.
- 城山英明，鈴木　寛，細野助博(編)：中央省庁の政策形成過程．中央大学出版部，1999.
- 岩井奉信：立法過程(現代政治学叢書12)．東京大学出版会，1998.
- 笠原英彦：日本の医療行政．慶應義塾大学出版会，1999.
- 隈本邦彦：厚生省の意思決定構造．どうすれば看護職の影響力を及ぼせるか．看護51(6)：29-32，1999.
- 衛藤幹子：政策決定と看護職の影響力．INR 21(4)：50-51，1998.
- 金子　光：政策追従から政策提言そして参画へ．看護50(9)：90-95，1998.

- 中山洋子：看護職に求められる政策力．INR 21(4)：24-28，1998．
- 山口二郎：政権交代とはなんだったのか，岩波書店，2012．
- 二木　立：医療経済・政策学の視点と研究方法，勁草書房，2006．
- 権丈善一：社会保障の政策転換―再分配政策の政治経済学Ⅴ，慶應義塾大学出版会，2009．
- 野村陽子：看護政策と政策，法政大学出版局，2015．
- 福井トシ子，齋藤訓子(編)：診療報酬・介護報酬のしくみと考え方 第3版―改定の意図を知り看護管理に活かす，日本看護協会出版会，2016．
- 松田晋哉：医療のなにが問題なのか　超高齢社会日本の医療モデル，勁草書房，2013．
- 筒井孝子：地域包括ケアシステム構築のためのマネジメント戦略―integrated care の理論とその応用，中央法規出版，2014．
- 東京大学公共政策大学院医療政策教育・研究ユニット(編)：医療政策集中講義　医療を動かす戦略と実践，医学書院，2015．
- 権丈善一：医療介護の一体改革と財政：再分配政策の政治経済学Ⅵ，慶應義塾大学出版会，2015．
- 池上直己：日本の医療と介護-歴史と構造，そして改革の方向性，日本経済新聞出版，2017．

第6章 看護サービスの質保証

> **Learning Objectives**
> 1. 病院機能評価を受ける意義を理解する
> 2. 病院機能評価内容を通じて，自施設を評価し課題がわかる
> 3. サービスの質の視点から自施設の目標設定ができる
> 4. 看護サービス管理の視点から看護の質改善に向けた対策を理解する

病院機能評価の考え方と仕組み

1 病院機能評価の沿革

a 米国での取り組み[1]

米国では1910年ごろから医療内容のばらつきと，医学教育の質の低下を改善する目的で，医療の質の評価への取り組みが始まった．1917年，米国外科学会が"Minimum Standard for Hospital"を発表し，病院が最低限満たすべき基準を示し，1926年には，最初の病院機能評価認証基準を作成した．1946年，病院機能評価認証基準を満たしていれば，連邦政府が財政援助を行うというヒル・バートン法（Hill-Burton Act）が制定された．その後，米国の医学会が合同しJCAH（Joint Commission on Accreditation of Hospitals）が1951年に結成され，非営利的な病院認定のための第三者評価機関として組織化された．

国民皆保険制度がない米国では，1965年に高齢者と障害者に対し保険料を支払うメディケアと，低所得者に医療費の補助をするメディケイドという公的医療制度が創設された．メディケア法のなかに，JCAHの病院機能評価認証を受けた病院に連邦政府は患者の医療費を支払うことを明記したことにより，JCAHの認定体制が確立していく．1987年には認定範囲を保健医療施設にまで拡大し，JCAHO（Joint Commission on Accreditation of Healthcare Organizations；医療機関認定合同委員会）と名称を変更，2007年にはJC（Joint Commission）と名称を改称した．1994年にはJCI（Joint Commission International）を設立し，認定評価を国外にも拡大した．わが国の医療施設においてもJCIの認定を受ける病院が出てきている．

連邦政府は，医療費抑制政策として医療に市場原理（競争社会）を持ち込み，過剰診療から適正ないし過少診療へと転換するための医療提供方法として，1989年，マネジド

ケアの認定が開始されるようになった．一方，米国の管理医療の行き過ぎによる医療の質の低下問題等も含めて，JC は第三者評価の立場から，評価の内容や方法の改定を繰り返し行い，医療の質の保持に一定の役割を果たし続けている．

b わが国での取り組み[2]

わが国の病院機能評価の取り組みとしては，1976（昭和51）年に日本医師会が病院委員会を設置したのち，1985（昭和60）年，厚生省（当時）が日本医師会と合同で病院機能評価研究会を発足し，1987（昭和62）年に「病院機能評価マニュアル」が作成された．これによって病院機能評価の基盤が形成され，1995（平成7）年に日本医療機能評価機構（Japan Council for Quality Health Care：JCQHC）が発足し，1997（平成9）年から評価事業が開始された．

わが国の医療水準は WHO においても高いと評価され，国民がどこにいても同じ医療を受けられる制度がある．これが国民皆保険制度であるが，少子高齢社会への急激な移行期に入り，この制度が国の財政状況を逼迫させ，医療費抑制政策へとつながってきている．医療の現場ではコストを重視した医療が行われることで，医療の質保持に向けた努力が軽視される危険性も予測され，医療の質を，第三者の目で公平に評価するためのシステムが必要とされるようになってきた．

JCQHC の認定が開始され20年以上を経過し，2017（平成29）年では2,179病院が認定を受けている．2009（平成21）年に受審病院の数は2,574にまで増えたが，2011（平成23）年から減少傾向がみられた．しかし，2017年から再び，更新病院数も新規受審病院数も増えてきている．その要因の1つとしては，認定病院になることで診療報酬につながるメリットが出てきたことが考えられる．もちろんそれだけではなく，JCQHC が病院の規模に合わせた評価方法等の改善や評価者の教育に取り組んできた結果，医療者側の理解が進んだこと，また，医療者側が国民のニーズに応えるため病院組織の改善の必要性を認識し，そのための目標の1つとして医療機能評価を位置づけるようになっていること等が考えられる．

評価開始時は，組織体制や規定書類等に着眼して医療の質の評価が行われていた．つまり，以前は，書面による審査が重視され，診療内容やケアにおいては輸血や手術等の一場面を取り出し，その記録を確認する評価方法であった．組織体制や実践の有無は，記録によって判断され評価の信憑性を確保していた．この評価方法にも成果や意義はあり，実際に受審した病院では組織体制面においては整ってきており，小規模病院においても組織体制や書類は整備されてきている．その後，評価方法が検討され，2013（平成25）年度の改定では，組織体制より医療の質そのものを重視した評価方針が打ち出された．さらに，2018（平成30）年からは，ガバナンスの仕組みや質の向上につながる医療提供の内容を重視した評価に変更され，特にチーム医療と安全管理に視点を置くようになっている．

今後の JCQHC には，国民にとって病院を選ぶための参考となるような情報の発信を病院が行うことへの誘導や，病院間の連携を考えた情報共有による医療の安全提供体制の構築が望まれる．たとえば，手術件数や褥瘡発生率等病院の診療実績を示したクリニカル・インディケーター（臨床指標）を各病院が開示するようになってきている．このような情報は，患者が病院を選ぶ際や，医療者が就職先を探すうえでの参考になり，患者数の増加や質の高い医療者の入職につながる．

2 病院機能評価の仕組み

a 評価項目の意図

医療の質は，ドナベディアン(Donabedian)によると，「構造(structure)」「過程(process)」「結果(outcome)」の3要素で評価される[3]としている．JCQHC の病院機能評価も，「構造」「過程」「結果」の3要素で評価体系を設定している．評価項目は，診療報酬や医療環境の変化を反映して，より適切な項目の構成をめざして改定を重ねている．2014年からは評価体系から変革し，病院機能種別の評価とし，評価項目から体制面の項目を削減し，医療とケアの提供プロセスを中心として構築されてきている．現在，JCQHC の病院機能評価は第三世代(3rdG)に入っている．

第一世代では，主に構造に対する評価を行い，構造の評価項目としては，組織の理念，組織体制，物的・人的資源の活用から医療サービス提供のための体制や設備状況まで幅広く取り上げている．プロセスの評価指標として，各現場における，診療過程，医療者間の連携や医療提供者と患者との相互作用を含めたコミュニケーション，教育研修等を取り上げている．結果に関しては客観的に判断できるクリニカル・インディケーターとして再手術率，再入院率，医療関連感染率等のデータの把握状況，医療安全に関するデータの収集分析等の状況と患者満足度を踏まえた質評価指標の提示を求めている．

第二世代では，実存する入院患者の入院決定から退院までのケアプロセスで，医療・看護提供状況を評価する方法が導入された．しかし評価項目と評点の精緻化が進み，評価項目が増えたことから，受審病院の負担が指摘され，第二世代の Ver. 6.0 では評価項目数の集約が行われた．

第三世代では，患者経過への介入プロセスに評価の重点を置き，評価項目数をさらに集約した．評価方法としては，評価者と病院側の双方向での理解を強化する目的で，評価者と病院側との意見交換の場を確保した仕組みが設けられた．さらに，2018年4月からは第三世代の Ver. 2.0 が動き出し，高度医療体制をもつ病院については別途評価する体制を構築している．

医療機関が社会や地域における役割を明確にもち，診療やケアの継続的な質改善に取り組み，地域住民が安全で安心できる医療サービスを受けられる体制を構築することができるよう，JCQHC の病院機能評価では，医療評価・支援方法の継続的改善に取り組んでいる．

b 「機能種別版評価項目○○病院 Ver. 2.0」の審査の流れ[2]

＜初回審査＞
受審申請・契約
書面審査：病院機能の現況調査と自己評価調査
↓
訪問審査：所定の評価項目に基づき評価者が病院を訪問して審査
↓
合議：訪問最終日に，評価者と病院側で中間的評価結果について意見交換を行う
↓
中間的な結果報告

多段階討議:「評価部会」「特別審査員会議」等で検証され,「評価委員会」「運営会議」で最終判定
↓
審査結果通知　『認定』⇒認定証の交付
　　　　　　　『留保』　認定された病院への活動改善確認(認定から3年目)
↓　　　　　　　　　　　書面によるもので,希望があれば訪問確認になる.
審査結果報告書

c 病院機能評価で期待される効果

　病院機能評価を受けるためには,事前にJCQHCが提示する視点で病院を自己評価する必要がある.自己評価したうえで,JCQHCからの第三者評価を受けることの意義は,以下に記載した5つの事項にある.
(1)医療機関が自らの位置づけを客観的に把握でき,改善すべき目標もより具体的・現実的なものとなる.
(2)医療機能について,幅広い視点から,また蓄積された情報を踏まえて,具体的な改善方策の相談・助言を受けることができる.
(3)地域住民,患者,就職を希望する人材,連携しようとするほかの医療機関への提供情報の内容が確保される.
(4)職員の自覚と意欲のいっそうの向上がはかられるとともに,経営の効率化が推進される.
(5)患者が安心して受診できる医療機関を増やすことになり,地域における医療の信頼性を高める.

d 病院機能評価の新たな枠組み(第三世代:Ver2.0)

　JCQHCでは,次世代医療機能評価のアジェンダ[4]として,「地域医療の質向上に寄与するための評価」「医療の質改善を促進させるための組織への支援」「医療の質改善を促進させるための個への教育」をあげ,医療機能評価を通じて,患者が安心して医療を享受でき,職員が働きやすく,地域に信頼される病院づくりに貢献することを目的とし変遷してきている.
　これまでも病院の機能種別版の評価を創設し,病院の特性に応じて,一般病院1(中規模病院),一般病院2(二次医療圏で急性期医療を中心に地域医療を支える基幹的病院),リハビリテーション病院,慢性期病院(療養病棟等により慢性期医療を担う病院),精神科病院の5つの機能種別が設定されていたが,2018年の改定で一般病院3が新設された.一般病院3とは,主として,特定機能病院や大学病院本院を想定して創設されている.
　一般病院3の評価項目の主な特徴としては,①ガバナンスの仕組みと実践,②高度医療の提供,③高度医療技術の開発および評価,④高度医療に関する研修および人材育成,⑤医療安全確保の取り組み,⑥医療関連感染制御の取り組みである.評価者も9名体制とし,薬剤と医療安全の専門的知見から評価を行うことができる評価者を2名増やした体制となっている.
　第三世代の特徴は,病院の役割・機能に応じた評価項目で審査を行うこととして,一般病院3を設けている以外に,プロセスに重点を置いた項目構成とし,中項目を集約し,理念・基本方針,質改善活動の取り組み実績,ガバナンス,医療安全への評価

を強化している．これは，自施設の地域における役割を明確化し，役割遂行をめざすことにあり，「地域医療の質向上に寄与するための評価」達成に向けて強化されたと考える．医療・看護のプロセス評価として，病院が提示した患者症例を取り上げ，経過のなかで確認していくが，病院が提示した症例では，その病院にとって都合のよい症例である可能性もあるため，今回の改定では，病院側から提示された複数症例（3症例程度）のなかから審査当日に機構側が症例を指定し評価することとなった．また，訪問病棟についても改定前は病院側から指示される病棟を訪問していたが，訪問1週間前に機構側が指定する方式に変更している．一般病院3の場合は，取り上げる事例も訪問病棟も訪問初日に指定することになっている．このような変更は，病院側が評価を受けるために準備した結果ではなく，定常的な状態を確認し評価するための改定である．

医療機能評価機構が掲げている課題と評価の視点

1 地域医療の質向上に寄与するためには

a 地域医療機関の連携体制

急性期病院では，ベッドコントロールは重要であり，急性期医療から脱した患者を，次に必要となる診療やケアの機能をもつ病院へ転院させる必要がある．しかし，患者は，一般的に大病院のほうがどんな状況でも対応してくれるという安心感があり，転院を好まない傾向にある．そのため，患者が納得し，安心して施設を移ることができる連携体制は重要である．

連携体制として地域ネットワークが構築されてきているが，現状は，医療提供体制と患者情報に関する情報の共有に限られているため，紹介元が転院先での医療・看護の質を保証できる体制を築く必要性がある．そのためには，医療従事者はお互いの病院の医療やケアの質を理解する必要がある．必要となる知識や技術等については，勉強会や症例検討会等を行い，患者を安心して任せられる医療者間での連携体制の構築が大切である．転院先の医療の質を保証できれば，転院にあたって患者や家族が納得する説明を行うことができる．

さらに，医療者間での連携体制としては，糖尿病患者に対し食事指導が必要と判断したクリニックに管理栄養士がいなくても，近隣の病院で管理栄養士が行っている食事療法に患者を参加させることができる体制や，管理栄養士がクリニックに来て患者を指導する体制等があれば，生活習慣病対策にもつながる．現在，手術室やベッド等の共有化ははかられているが，地域連携機能を活用し，地域住民の健康な生活を守る視点からの人材面での連携体制を病院側から構築していく必要性があると考える．

Think for yourself
どのような情報があれば患者・家族は安心し納得して退院することができるか．

b 地域住民が自ら健康管理を行えるためには

人間は，自分にメリットがあると感じたことは実行するが[5]，そうでないことについてはその行動を変えることは難しい．たとえば，患者教育でも，患者が「病院側の業務が楽になるためだろう」と感じた事柄について行動を変えることは難しくなる．患者教育では，患者にとって必要であることを患者自身が理解できるように推し進める

表6-1 医療の質評価表

評価カテゴリ	評価の視点	評価項目
結果の質	目標達成度 カスタマイゼーションの程度 患者・家族の満足度	①健康状態が改善したか ②希望に即した選択肢が提供されたか ③退院後のフォロー体制の有無 ④患者・家族の反応(態度,言葉) ⑤臨床指標(感染率等),質指標
過程の質	知識・技術の水準 適時対応(課題把握力,スピード) 情報提供 接遇・公平さ	①知識・技術の水準は高いか ②個別の問題を把握し,対応できたか ③迅速に対応したか ④情報提供は十分であったか ⑤不快にさせず対応し,どの患者にも公平に対応できたか
環境要因の質	マンパワーの大きさ 必要資源の提供度 快適性の程度	①必要な人材は確保しているか ②設備・医療機器は整えられているか ③快適な環境を提供しているか ④ケア・システムは構築されているか
経済面の質	入手コスト 価格の適切性 入院期間	①時間的(通院時間,待ち時間)コスト ②身体的・精神的苦痛への対応 ③入院期間の適切性,クリニカルパスのバリアンスの有無 ④自宅退院率(質指標として結果の質にも含まれる)

必要がある．また，人間は信頼できる関係性のある人の意見には素直に信じ従う傾向にある．患者・家族との信頼関係を築き，患者の自己変容を促したり，患者との協働が行えるサービスを提供したりすることが必要と考える．

2 医療の質改善を促進させるための組織への支援

> **Think for yourself**
> 病院全体で効果的な質改善活動を行っているかを，雑誌・書籍等で調べ，その効果と成功要因を分析してみよう．

JCQHCの病院機能評価では自施設を自己評価する．このとき，管理者は日々の業務を第三者の視点で見て判断することで，どこに問題があるかが見え，自施設をさらによくするために，病院機能評価を活用し，組織のもつ課題や今後の方向性を明確にすることができる．

表6-1は，筆者が医療の質評価を，「結果の質」「過程の質」「環境要因の質」「経済面の質」というカテゴリで作成したものである．この表は，5段階評価等を用いて各部署の師長が評価し，そこから見えてきたものの検討が質向上につながることを願って考案したものである．これは1つの案であるが，医療・看護の質を測定できる，具体的に「見える化」していくための道具の検討が望まれる．

医療には患者が自信をもって評価できない特性がある．それゆえに，患者が安心して病院を選べるように医療や看護の中身を提示する必要がある．その1つにクリニカル・インディケーターがある．さらに，患者は自分の病気に対する不安だけでなく，初めての病院では，外来で待たされる時間の長さも不安や不満の原因となるため，待ち時間対策等のサービスの視点からの改善も必要である．

JCQHCの病院機能評価では，多角的に病院の質を評価するだけでなく，継続的な

質向上をめざした改善活動につなげるためのものであることを忘れてはならない．各施設の改善活動は必須である．

3 医療の質改善を促進させるための教育

a 顧客としての患者および家族への教育

　医療者は，理想的なサービス・シナリオを考え，そのシナリオにどのように患者の協力を得られるのか，またそのシナリオが患者にとっての安心や満足感，信頼感につながるかを考えてみる．その一方で，医療者が提示するシナリオに対して患者がやらされ感なく，納得したうえで実施するためには，これから自分になされる医療行為を理解し協働できるような患者教育が必要である．

　退院前の患者が参加するカンファレンスも，患者や家族の意向に沿うためだけではなく，教育の1つである．患者の今後は医療者側には見えているが，患者には見えないことによる不安が生じる．医療者側からの丁寧な説明により，患者は自分がどのような身体的状態にあるのか，社会的支援としてどのようなサービスを活用できるのか，さまざまなサポート体制を知ることで，患者の不安が軽減される．患者参画医療が患者教育の場であることを認識したうえで，医療者は何が必要かを考えて効果的なあり方を考えていく必要がある．

b 職員への教育

　医療分野においては，患者が期待するサービスを提供するために専門的知識・技術だけでなく対人能力も必要とされる．たとえば，病院を訪れた人の最初の印象は，病院に対する評価に最後まで影響してくることから，受付から病院を出ていくまでのフローのどこに問題が起こりそうかを考え，その問題に対応できる人材を組織全体で育成していく必要がある．

　考える方略としては，患者の来院時から退院後までのフローで考えるブループリンティング[6]を用いた方法がある．図6-1のように患者が外来に来てから病院を出るまで（退院するまで）をシートに落とし込み，どこにリスクの存在があるかを考えながら評価の視点と改善策を検討していくというものである．現場の意見を重視したワーキンググループを編成し，それぞれにアイデアを出す方略が推奨される．職員が自ら考えることが顧客サービスの教育にもつながると考える．

　患者からの苦情への対応も重要である．患者が常に正しいわけではないが，その対応は，それを見ているほかの患者の病院に対する印象となる．クレーム対応のみならず，たとえば，病院の外来待合フロアで看護師が患者に丁寧に説明する姿は，それを聞いているほかの患者にとっても好印象であり，ほかの職員の学びにもつながる．

　病院の評判は，医療者の言動や患者に対する対応に左右されるが，医療者以外の職員も相手に好印象を与えるような尊厳をもった対応ができるよう育成することも重要といえる．

		ブループリンティング			
物的要素		外観 駐車場 入口	ロビー 受付 外来待合室	診察室 検査室	病室 手術室
顧客		来院	受付をする	診察を受ける 検査を受ける	病室へ移動 更衣
職員	オンステージ	誘導する	受診手続き	診察 検査 介助・誘導	オリエンテーション
	バックステージ		カルテ作成	検査予約 入院予約	入院時の手続き （食事・点滴等） 手術・検査予約
見えない過程			電子入力 登録システム	次の患者準備 検査準備	ベッドの準備 食事準備 薬の準備

図 6-1 患者のフローで考える

4 評価の視点とその対応方法

a 患者参画の重視

　医療機能評価では患者参画を重要視し，患者がカンファレンスに参加しているか否か，治療等の説明を受けているか否かという評価項目を設けている．患者が望む医療を提供するための患者参画であるが，患者が関与することで，患者のみならず職員に満足感が生まれたかどうかという視点でも評価することが望まれる．

　医療・看護の質を，患者および家族の声や顧客満足度調査結果でも評価しているが，顧客満足度の調査項目の検討と評価の基準を明確にすることで改善すべき事項が見え，さらなる質改善につながるのではないかと考える．

　コピー機で有名なゼロックスでは，商品に対する満足度で5段階評価の4と5の違いは大きく，5を選んだ人は再びゼロックスの商品を買うが，4では再購入率は高くないという自社の調査結果から，評点5をめざした改革を実施している[7]．5段階評価を採用している病院は多いが，4でよしとしてはいないだろうか．

b 医療安全重視

　JCQHCでは，認定病院患者安全推進事業として『患者安全推進ジャーナル』の発行や教育セミナー，安全フォーラム等も実施している．また，医療事故防止事業として，医療事故情報の収集・分析を行うとともに，医療事故防止に資するための情報提供を行っている．

　一般病院3において医療安全を評価する評価者が増員されたのは，特定機能病院で

起こる事故は重大事項につながる可能性が高く，さらに，ほかの病院の模範となりうる安全体制が構築されることを期待しているためと考える．

JCQHCの報告書では，インシデント報告件数では，看護部からの報告がほぼ9割で，医師や薬剤科等の他部門からの報告が少ない．インシデント報告は重大事故を未然に防ぐうえで役立つことから，さらに，職員のインシデントに対する認識を強化することが望まれる．

専門職種の長時間勤務は，集中力の低下等で事故につながる危険性が高まる．業務改善等の職場環境面から事故防止を考え，ワーク・ライフ・バランスにもつながる組織的な安全文化の確立も望まれる．

c 質評価の納得性と公平さ

JCQHCの病院機能評価では，医療・看護のケアプロセスの確認方法として，医療・ケアの提供方法の判断基準も含め，実際の事例を通し職員から聴取し，記録で確認するという形をとっている．しかし，実施したカンファレンスによる目標設定やケアの判断基準等が記録に残されていないケースも散見された．記録にない場合，医療者側からの説明だけでは医療・ケアを実施したか否かの判断は難しく，信憑性の問題が出てくる．記録以外の何をもって判断するかという難しさがある．さらにクリニカル・インディケーターと質評価の両方のTQM (Total Quality Management) として自己評価表に項目を設ける，部署訪問時に聴取する等の工夫を重ね，質の管理状況の把握に取り組んでいる．

医療者の記録については，いかに記録を簡略化できるかという視点での記載方法の検討が必要だが，医療訴訟になった場合に対応できる記録を考えると簡略化にも限度がある．クリニカルパスの活用が有用ではないかとも考えるが，検討の必要性は大きい．

わが国の医療機関は，生き残りをかけて効率的な経営を追求することが至上課題となっている．医療の質の追求と効率的な経営は，現状を客観的に分析し，改善と努力を重ねるという点では共通しており，組織体制の再構築のための道筋を見いだすという観点からは，同質の概念であるともいえよう．このために，質の評価指標の検討は，効率的な経営と相反する目標ではないと認識することが経営者や医療従事者に求められる．

看護部門の自己評価

病院機能評価を受けるための自己評価時に見えてきたTQM問題として事例で考えてみよう．

X病棟を退院した患者の家族からの手紙は，提供された看護に対する不満の声であった．看護の提供方式はどうなっているのか，ケアに対する職員の意識に問題はなかったのか，患者を待たせた原因はどこにあるのか，院内褥瘡発生率や感染率への影響も含めた検討が必要である．

> **病院の自己評価から TQM に取り組む必要性が見えてきた事例**
>
> 　病院機能評価機構に提出する書面審査のための書類が看護部長に届いた．病床利用率80％，感染経路別のデータは不十分であり，Ⅱ度以上の褥瘡の発生率も3％と高い．評点の基準は，Sが「秀でている」，Aが「適切に行われている」，Bが「一定水準に達している」，そしてCは「一定水準に達しているとは言えない」という改善が必要なレベルである．ほぼすべての項目にAがつけられている部署もあったが，Bが多く，Cもあった．そのことに驚いた看護部長は，師長会で状況を聞くことにした．
>
> 　退院支援の項目にCを付けた師長は，「退院前カンファレンス」は必要と感じる患者全例に行えていないこと，家族や患者が参画できていないケースがあり，さらに，自宅退院率も低く，転院後の再入院もみられることから，問題を感じていた．チーム医療のB評点については，「リハビリテーションカンファレンス」が医師とリハビリテーションスタッフの現状報告にとどまっており，Aにできない理由が述べられた．
>
> 　X病棟の師長は，先週退院した男性患者の娘さんからの手紙について報告をした．患者の娘さんは看護師として働いており，同じ看護師として病棟の看護に納得がいかないという内容であった．そこには，①看護師に何か頼んでも，「師長に聞いてきます」「ちょっと待ってください」と言ってすぐに対応してもらえないこと，②父は食後に入れ歯を洗うために家族を待たなければならなかったこと，③要ベッド上安静だったためかおむつを着用されたが，父は看護助手への遠慮から，「出てないからいい」と言ってしまうことが多く，家族が着替えを手伝う際に仙骨部の発赤や皮膚の発疹に気づき看護師を呼んだことがあった，等が書かれてあった．不穏状態が出てきたための退院希望だと考えていたが，実際に退院を急いだのは，看護に問題があったことが理由であったという報告であった．

1 看護部理念・目標から評価項目を読み解く

　事例の看護部の理念は「信頼される看護」であり，看護部の目標は，①安心で安全な質の高い看護を提供する，②全人的にかかわり心を込めたやさしさのある看護を提供する，等であった．①の安心で安全な看護を提供していくうえでの評価指標は，患者に害を与えないことである．事例中に出てくる褥瘡発生の危険性について，看護助手におむつ交換の必要性や観察事項の指導は行えていたのか．看護助手にケアを依頼する場合のアセスメントが十分とはいえない状況が見える．

　さらに，褥瘡ケアチームの活動はどうなっていたのか．この事例では，入院時のアセスメントは全患者に行われていたが，対策については基準に沿って病棟で対応しており，褥瘡ケアチームへの介入依頼が出されていなかった．それは，褥瘡がひどくなったら褥瘡ケアチームに依頼するというスタッフの認識があったからである．ほかのチーム活動への依頼件数も少なく，たとえば，緩和ケアチームの認定看護師によると，いつも決まった病棟からしか依頼がないため，病棟を回り気になる患者に介入しているという状況であった．看護師にチーム活動が質の向上につながるという認識が

表 6-2　5つのクオリティの次元からの評価

	次元	評価の視点	実施方法
アウトカム尺度	信頼性	約束したサービスをいつも同じように提供できたか	患者アンケート（満足度調査）の項目に盛り込む ご意見箱の意見を左記の次元で分類する
プロセスにかかわる次元	有形要素	施設・設備，パンフレット，職員等はサービスに相応したものだろうか	
	反応性	職員は，よく気がつき，適時のサービスを提供することができただろうか	
	確実性	職員は，知識豊富で礼儀正しく，信頼に足る存在であろうか	
	共感性	組織は顧客への気遣いや顧客ごとの注意を払っているだろうか	

不足していることがうかがわれる．この病院ではいくつかの多職種によるチーム医療を展開し，診療報酬の加算も取得しているが，職員が実際にチーム医療の効果を理解する必要がある．また，各部署の管理者が各専門的能力をもつチームの力をうまく活用するように積極的にチームの介入を依頼し，専門チームと部署の看護師が連携できるよう整えることが必要である．

2 サービスの視点からの質評価

　サービスを提供するのは，その組織に所属する職員であり，サービスの効果は職員の実践に左右される．つまり，職員のモチベーションや組織への帰属意識，また専門的能力をいかに高めるかがサービス向上の鍵となり，職員を動かすリーダーの役割は大きい．JCQHC は，評価項目に「病院管理者・幹部のリーダーシップ」があり，組織としての力をリーダーシップで評価していると考える．
　サービスには顧客が求める5つのクオリティ次元[8]がある（**表 6-2**）．それは，①信頼性，②有形要素，③反応性，④確実性，⑤共感性である．先の事例では，患者の要望にタイムリーに対応できなかったという事象から判断すると，①信頼性，③反応性，④確実性の次元でサービスを提供できていないといえる．患者からの要望をその場でスタッフが判断できていなかったが，上司の判断を仰ぐ必要のある事象だったのであろうか．ここで考えてほしいのは，スタッフで判断してよいことと，上司の判断を得て行動することの境が明確に理解されているかである．管理者は，各職員が判断できる許容範囲を明確にし，すぐに対応できる体制をとることでサービスの質向上につなげていく．権限委譲についてサービスの視点から検討する必要があろう．

Think for yourself
　あなたの部署では，スタッフは，どんなことについて師長に判断を仰いでいますか．
　また，師長として，その状況をどう判断しますか．

a 看護職員サービスの視点

　医療が高度化，複雑化し，あらゆるニーズをもった患者が納得のいくサービスを提供するためには，その需要に対応するだけの看護実践力が必要となる．看護はプロフェッショナル・サービスであり供給能力には人的制限がある．その制限のなかで，いかに職員を動かすかが管理者の責務だと考える．看護師の配置人数も重要ではあるが，看護師個々の能力と看護に対する意欲の高さで供給能力も高くなる．管理者はい

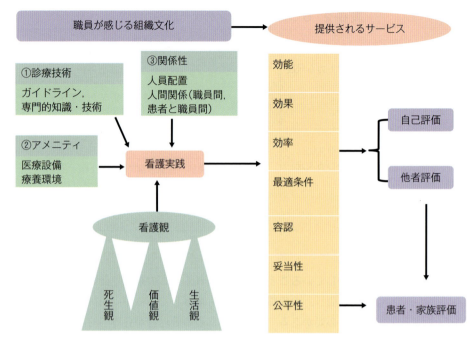

図6-2 看護実践に関する因子と評価（ベナーの7つの構成要素を活用して）

かに個々の能力を向上させ，引き出すことができるかという課題に取り組む必要がある．

顧客第2主義の原則で著名なローゼンブルース(Rosenbluth)は，「顧客を大切にする気持ちを引き出すためには，社員を大切に扱い，社員の価値を認め，社員に力をつけさせることだ」[9]と述べている．職員が適切な看護実践を提供し，質向上をめざすには，職員が大事にされていると感じられる職場環境をつくりあげることである．また，カールソン(Carlzon)は，「重要なのは，顧客に直接接する最前線の従業員が提供するサービスの質だ」[10]という考えで，スカンジナビア航空の事業を成功に導いた．看護の質向上には，職員の声を聴く体制や働きやすい環境の醸成により職員のモチベーションを上げ，サービスの質・看護の質向上をはかることは必要不可欠である．

働く環境という視点からは，医療者自身の健康維持も必要である．医療機能評価機構の報告[11]で，特定機能病院においてC評価が多かった項目には，「職員の安全衛生管理を適切に行っている」があり，その主な理由は，ホルムアルデヒド作業環境濃度高値等であった．職員の健康を守るという視点からの職場環境づくりも重要課題である．

3 看護実践と評価

ドナベディアン[12]は医療の質の3つの要因として，①診療技術の側面，②アメニティ，③関係性をあげている．看護実践に関する因子には，①では，看護実践のガイドラインである手順・基準や専門的知識・技術であり，②は，病院の医療設備・療養環境であり，③は，職員間や患者と職員の関係性等があげられる．さらに，看護実践に大きく影響する因子は，自己の仕事に対する価値観や個人としての生活観，死生観等が集約された，看護観が基礎をなしていると考えられる（図6-2）．

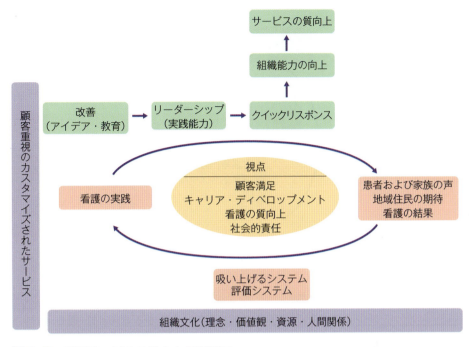

図 6-3　看護サービスの質向上の関連図

　先の事例では，①の看護実践の手順・基準がどうなっていたのかという問題がある．口腔ケアの基準はどのように設けられているか，専門的知識を用いれば，この患者には口腔ケアの必要性があることは明らかと思われる．

　看護実践の評価の視点として，結果だけではなく，ドナベディアン[12]の言う医療分野における科学技術の7つの構成要素が活用できると考える．この要素には，①効能：科学技術の働き，②効果：改善の程度・達成した程度，③効率：コスト抑止力，④最適条件：健康改善とそれにかかるコストとのバランス，⑤容認：患者や家族の要求・希望・期待との適合性，⑥妥当性：社会的選好の適合性，⑦公平性：医療の配分の公平さがある．これらを用いて分析的評価をし，看護実践の改善につなげることもできると考える（図6-2）．先の事例では，もし家族も口腔ケアを行わずに経過した場合，患者はどうなっていたのだろうか．この7つの要素から考えても口腔ケアの効能，効果が得られず，肺炎等の併発も考えられ，効率，最適条件も満たせず家族の容認も得られない状況を生み出す可能性が高い．

　看護実践評価は看護の質向上において重要であり，看護部組織で評価指標を作成し，看護の質を見える化することで職員の意欲も変化すると考えられる．

　看護実践を考えるとき，業務整理と効率化の視点から先の事例のように助手業務等を他職種へ委譲する場合があるが，看護師という専門的能力をもつ者が行うべき業務か否かの検討が必要である．

4　トータル・クオリティ・マネジメント(TQM)

　看護サービスの質向上をめざすためには，以下の4つの視点で管理する目が必要である（図6-3）．「顧客満足」「キャリア・ディベロップメント」「看護の質向上」「社会的

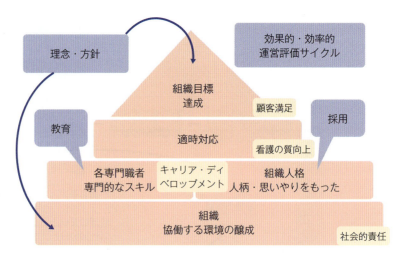

図6-4 TQMと看護サービスの質向上

責任」である.

「顧客満足」を得ることは組織の主となる達成目標(図6-4)である.顧客である①職員,②患者およびその家族,③地域住民の満足を考える必要がある.特にサービスを提供する職員の満足を考えることは重要であり,メイヨー(Mayo)ら[13]の研究からも言われているように,人間関係,職員間の関係性は職場風土に影響を与え効率化への影響もあるため,関係性への対策が求められる.さらに管理者は人の動かし方について学び,動機づけ要因になるといわれる,職員を認め,権限委譲や役割拡大等[14]をすることも有効な方略だと考える.

「顧客満足」を得るためには,看護の対象となる人に適時適切に対応できることが基本であり,そこには「看護の質向上」が不可欠である.質の高い看護を提供するには,専門的な実践能力と対象者に不快を与えない対人関係調整能力が求められる.そのような能力の育成には継続的な「キャリア・ディベロップメント」が重要な鍵となる.

「キャリア・ディベロップメント」には,個人のレベルと目標に合わせた教育やOJT(On the Job Training)が必要である.たとえば,先の事例では,認定看護師の活用が十分になされていなかったが,認定看護師等の専門的能力を修得した看護師らから学ぶことは1つのOJTの場になる.教育には時間がかかるため,質を確保するための基準化・システム化した教育体制が重要である.今後はさらに,さまざまな患者に対応できる,つまりカスタマイズされたサービスが展開できる発想への教育も必要である.

「社会的責任」は看護師の基礎力ともいえる.看護師としての姿勢,役割認識をもつこと,すなわち「看護師としての行動規範」「組織人としての多職種協働」を認識し行動することが求められる.今後は,社会的責任行動を遂行するためには,医療のグローバル化や人々の考え方の多様化に対応できる看護の倫理的視点が大切となってくると考える.

(岩満裕子)

患者満足

1 患者満足度に関する研究の始まり

　米国の病院が患者満足度に強く関心を寄せるようになったのは，1つには，保険の支払い方法が変わり，患者の獲得競争が激しくなったという直接的な原因からである．
　1980年代初頭，メディケアと呼ばれる公的医療保険制度が採用され，病院に対する政府の医療費の支払い方法が変わった．それまでは連邦政府は病院で提供されるケア，サービスに対する支払いを出来高払いで行っていたが，1983年にDRG（Diagnosis Related Group；診断群別分類）支払い方式に置き換えた．この新制度では，患者のケア，サービスに関係なく，診断ごとに決められた定額が病院へ支払われるようになった[15]．
　この医療保険制度の改定により，病院には財政的にさまざまな影響が出た．これまでは出来高払いであったため，入院期間の長短に関係なく診療料が支払われ，入院が長引いても病院の収支に影響はなかった．しかし，この改定により，短期間で患者を退院させる回転率が重視されるようになった．さらに，1人あたりの患者に対する支払額も減少したため，病院は患者数を増やすため，患者をひきつける方策を考え出すようになった．
　わが国においては，医療界におけるパターナリズムや医療者優位の姿勢が根強く残っており，国民は医療の現状，特に医療者と患者の関係への不満をつのらせていた．一方，国の医療政策は1980年代なかば以降，私的医療機関を中心に，量的に整備拡大するという供給促進型から，医療費抑制のために供給抑制型へと方向を転換させた．結果として，私的医療機関のみならず，公的医療機関も医療費抑制策によって採算性を無視するわけにはいかなくなり，患者の獲得を意識せざるをえなくなった[16]．そこで，患者満足度の調査が積極的に行われるようになった．

2 患者満足度が注目されてきた背景

　情報化社会により，また病院の広告規制緩和により，病院の情報は多くなった．とはいえ患者が得られる情報は限られている．多くの患者は病院を選択する際，"医療の質"とは直接関係のない情報で病院を決めるといわれている．このような情報を「代理情報」と呼んでいる．代理情報とは，医師や看護師の態度，施設の整備，患者満足度調査の実施有無といったものを指す．
　また，いわゆる口コミは患者や家族が最も頼りにする情報といえる．医療サービスは利用者が実際に経験してみないと評価できない．そのため，どこの施設がよいのか判断に迷う患者・家族は，身近な人や周囲の人々の口コミに頼ることになる．したがって，よい口コミは最大のマーケティングになる．一般的に不満を感じた人はその不満を平均9～10人に話し，13%の人が20人以上に話すといわれている[17]．
　患者満足度調査は患者が医療者を評価することになるため，医療者と患者の双方向のコミュニケーションが成立する．これまでも"患者中心の医療"は標榜されてきたが，やはり患者にとっては医師による治療や判断は絶対的であり，患者の意思や思い

を表出することは難しい．しかし，患者満足度調査を実施することで，患者は自分の思いや感想を表出することが可能になり，医療に参画する機会を得ることになる．そのこと自体に患者の満足感が生じるのではないかとの指摘がある[18]．さらに，患者満足度調査を実施しているからには，「病院は質の高い医療を提供しているだろう」と患者に評価されていることも考えられる．

また，患者満足度を意識することにより，医療者にも，「患者に病院が評価されている」認識ができてくる．

3 患者満足度調査

2005（平成17）年度の地域中核病院での患者満足度調査[19]によると，外来診療の総合満足度に最も強く影響するのは，「医師への満足度」であり，次いで「看護師への満足度」であった．入院患者の総合満足度でも「医師への満足度」が最も強く影響し，看護師への満足度は外来時よりも高かった．

看護師に対する満足度の個別項目では，「看護師の態度」「看護師の技術や能力」「説明のわかりやすさ」が強い影響因子であった．前田は，看護師は医師に次いで総合満足度を効果的に改善できる存在であると指摘している[19]．

4 医療に求められるサービス

1995（平成7）年の厚生白書で医療を「サービス」ととらえた視点が示された[20]．この厚生白書は一般市民に対して「医療をサービス業としてみること」の質問調査（n＝1,412）を実施している．ここでは，「医療はサービス業だが普通のサービス業と同じ対応は難しい」（33.0％），「医療もサービス業だから，患者をお客として扱うべきだ」（29.4％）の回答を合わせて，ほぼ6割が「医療はサービス業」とする認識をもっているとしている．

一方で，「医療はサービス業ではないから医師らに任せておけばよい」との回答が28.9％と，3割近くを占める．さらに，「医療はサービス業だが普通のサービス業と同じ対応は難しい」（33.0％）を合わせると，6割の一般市民が，医療を「普通のサービス業とは異なるもの」としていると読むことができる．

5 患者満足度に影響する要因

病医院経営は，医療制度改革や厳しい診療報酬改定が続くなか，競争の時代になった．今後はそれぞれの医療機関が機能を明確にして，必要な連携を構築し，医療の質向上に努めなければならないが，それには患者の視点が不可欠である．

a 看護師数が患者の満足度を上げる

7対1の入院基本料とは7人の患者に対して看護師1人が担当となる体制で，看護配置引き上げである．2006（平成18）年度までは10対1，つまり患者10人に対して1人の看護師がケアする体制が通常であった．

学生の臨地実習病院は，2007（平成19）年に7対1体制を獲得していた．この体制により，看護師は1人ひとりの患者のケアにあたる時間が増え，ケアの質が向上した．

このことによる患者満足度への効果は大きいといえる．

また，患者満足度以外にも効果があった．新人の指導・サポートにあたる時間が増えて医療安全が確保され，超過勤務が減少し，休憩がとりやすくなった等の労働環境の改善が効果として示唆された．さらには，離職数が減少した．看護師配置数が多い病院ほど離職が少ない傾向がみられた．離職率の低下は，組織のシステムに慣れたベテラン看護師が増え，安定した医療が提供できるうえ，チーム構築にも，効果的な影響があると考えられる．

b 一般職員の笑顔がもたらす効果

緊張して受診に来た患者が最初に出会うのは受付等の一般職員である．その職員の笑顔や親切な対応は患者の気持ちの救いになると考える．

患者満足度は経営に大きな影響を及ぼすことから，医師や看護師のみならず，病院全体で意識することが必要である．

Think for yourself
患者満足を評価する指標にはどのようなものがあるか，調べよう．

しかしながら，患者満足は，患者の要望にすべて応えていくという視点に立ったものではないことを銘記する必要がある．患者の要望が過度であったり，実状に著しく反したりする場合には，患者の治療より優先的な課題を患者に説明し，患者にとって有益で効率のよい医療の利用の仕方を学んでもらうことも重要である．患者満足は，患者と医療者の相互のかかわりを通して，患者の意向が医療の提供に組み込まれていくとする使われ方が望まれる[21]．

看護師の職務満足

1 職務満足に関する研究の背景

a 職務満足とは

ホポック(Hoppock)は1933年，米国のニューホープ(ペンシルバニア州)で行った各種労働者の職務満足に関する最初の実証的研究をモノグラフに発表した．ホポックは最初に職務満足という言葉を使ったといわれている．

職務満足とは，職務や職場環境に対する満足感を指すが，ホポックによると，職務満足に影響する要因には，その仕事の社会的地位や職場での地位の高さ，そして意外にも健康状態や家庭での幸福感も含まれるという．つまり，職務満足にはその仕事そのものだけでなく，社会的地位や家庭，健康，人間関係等あらゆる要因が影響しているのである．また，職務満足度を測定する尺度であるJDI(job descriptive index)を開発したスミス(Smith)は，「職務満足とは，職務が全体としてその人のさまざまな要求をどの程度満足させたかの従業員の判断である」と述べている[22]．

b 人間関係論から始まった職務満足の研究

ホポックが研究を発表した同じ年，ハーバード・ビジネス・スクールのメイヨー(Mayo)とレスリスバーガー(Roethlisberger)らは，ホーソン実験(後述)から職場の関係論を発見した[23]．これにより，労働に対する動機づけが賃金だけではないことが証明さ

れた.このホーソン実験の前は,人間は賃金のためにのみ働く,つまり,賃金によって得られる生理的・基本的欲求の充足が労働の苦痛を上回るとし,賃金だけが働く動機づけになると考えられていた.

　ホーソン実験とは,1924～1932年に,シカゴ郊外にあるウエスタン・エレクトリック社のホーソン工場で行われた実験である.その目的は作業場の照明の明るさと作業能率の関係を明らかにすることであった.ここでは,作業条件の等しい2つの集団を編成し,1つは作業室の照明を変化させる群(実験群),もう1つは照明を一定に保つ群(対照群)とした.そしてそれぞれの群の人員構成は,選ばれた2人の女工に,その女工が指名した4人を加えた計6人とした.作業室には1人の自由で友好的な,人間的関心の高い監督者(観察者)が配置された.監督者は実験中の女工の行動を綿密に記録したり,友好的な雰囲気をかもしだしたり,助言したり,不平に耳を傾けたり,実験経過を知らせる等を行った.

　この実験では,実験群の生産高は照明を明るくするたびに上昇した.しかし,実験群の照明を徐々に暗くしていった場合にも生産高は上昇し,照明の明るさと作業能率の相関は証明されなかった.

　研究者たちは,この結果の要因を分析するにあたり,女工らの社会的条件に注目した.実験対象者として選ばれたという誇りが仕事の重要性を認識させたと同時に,自由で友好的な雰囲気と人間的関心の高い観察者の存在が,彼女らの社会的欲求満足と仕事への意欲の向上をもたらし,物理的作業条件を超える効果を生産高に及ぼしたのではないかと考えられた[24].

　この実験以来,職務満足に関する研究は盛んになったといわれる.

C 看護職の職務満足に関する研究

　看護職を対象にした職務満足の研究は,米国の産業界の職務満足に関する理論を看護師に応用した研究で始まった.最初の研究はナーム(Nahm)[25]による「看護における職務満足(job satisfaction in nursing)」で,この研究に影響を与えたのが,ホポックの研究であった.ナームは看護師の職務満足に関する影響因子について発表した.

　その他の米国での看護分野の職務満足に関する研究には,

- 仕事に満足している看護師は積極的によい看護を提供するとした生産性と結びついた研究
- 看護師不足による欠勤や離職に焦点を当てた研究
- ほかのコメディカルのスタッフと看護師の職務満足に関する比較研究

等がある.そのなかで,筆者が忘れられない米国の研究論文が2題ある.その1題はヒンショウ(Hinshaw)らによる,離職をくい止めることをテーマにした研究論文で,1,597人のデータをもとに,職務満足の重要な因子としてグループ団結力をあげた[26].また,グループ団結力を増す方法として3項目を示した.それらは,①新入職者のオリエンテーション時に,指導者とかかわるプログラムの作成が求められること,②リーダーシップの効果的な発揮,③専門職者としての成長と自律であった.

　もう1題の研究論文は,スタンプス(Stamps)ら[27]の職務満足質問紙の開発である.この質問紙は7構成要素(給料,専門職としての自律,職場内相互の関係,職業的地位,医師・看護師間の関係,看護業務,看護管理),48項目で構成されている.筆者はこの質問紙を使用してICU・CCUに勤務している看護師の職務満足を調査したいと考えた.なぜな

表 6-3 全体におけるICU・CCUグループと一般内科・外科グループとのt検定でみる相違

	可能な最高スコア	ICU・CCUグループ(n=39)			一般内科・外科グループ(n=37)			t検定	p<
		$\bar{X}$	SD	範囲	$\bar{X}$	SD	範囲		
全体	288	176.54	26.48	120〜220	160.46	33.83	101〜235	2.31	0.023

〔尾﨑フサ子：看護婦の仕事への満足度に関する研究．看護研究 20(3)：54-63，1987 より〕

表 6-4 全体におけるICU・CCUグループと一般内科・外科グループとのt検定でみる相違

グループ名	ICU・CCUグループ(n=28)			内科・外科グループ(n=30)			t検定	p<
可能な最高スコア	$\bar{X}$	SD	範囲	$\bar{X}$	SD	範囲		
288	160.4	25.9	123〜216	141.7	28.7	78〜192	2.56	0.02

〔尾﨑フサ子：看護婦の職務満足の比較研究―ICU・CCU看護婦と内科・外科病棟の看護婦．日本看護学会第19回集録集(看護管理)，pp211-214，1988 より〕

ら，わが国において1980年代，燃え尽き症候群で退職する看護師が社会的問題となり，特にICU勤務の看護師の離職が注目されていたからである．まだICUが多くの病院に開設されていない1966年ごろ，ICUを開設したある病院を訪問した際，筆者は2人のICU勤務の看護師が聴診器を首にかけて胸を張って廊下を歩いている姿を，とても新鮮に感じた．その10数年後，看護師の燃え尽き症候群という問題が生じたとき，ICU勤務の看護師たちが気になりだした．

米国の文献には，ICUで働いている看護師は，一般病棟で働いている看護師よりも憂鬱に陥りやすく，冷淡でイライラしている，怒りっぽい，攻撃的な言葉を使いやすい，不安に駆られやすいとする特徴が指摘されていた[28]．その一方で，ICUの看護師はより高い専門職としての自律をもっているとする報告もあった[29]．

そこで筆者はICU・CCU看護師グループと一般内科・外科看護師グループにおける職務満足の比較研究を，スタンプスらの質問紙を活用して米国で実施した．対象者はヘネピンカウンティ・メディカルセンター(ミネソタ州立病院)に勤務しているICU・CCU勤務の看護師と一般内科・外科グループであった．結果は全体の満足度の比較ではICU・CCUグループが一般内科・外科グループよりも高かった(**表6-3**)[30]．項目要素別比較では7構成要素の職業的地位，医師・看護師間の関係，看護管理および看護業務がICU・CCUグループのほうが高く，外科・内科グループは看護間相互の影響を示す構成要素が高く表れた．

その後日本においても，スタンプスらの質問紙の信頼性・妥当性を検証後，ICU・CCUグループと一般内科・外科グループの職務満足の比較を行った．その結果，日本の場合もICU・CCUグループのほうが職務満足は高かった(**表6-4**)[31]．ただし，全体の得点数と7構成要素の関係では，ICU・CCUグループは医師・看護師間の関係，看護管理に，一般内科・外科グループは看護師間相互の影響，給料，専門職としての自律そして職業的地位と関連があった．以上の研究により，看護管理者はスタッフの状況をアンケートまたはインタビューを通して確認し，職務満足度を上げる方法を考えることが求められると結論づけた．

2 職務満足はなぜ必要か

心理学分野の研究では，職務満足はサービス提供者にポジティブな影響を及ぼすことが発見されている．

病院の顧客とは，一般的に身体的・精神的な健康状態を逸した人である．ある航空会社が標榜している方針の1つに「社員第一，顧客第二」がある．これは，顧客満足のためには，まず社員を満足させる必要があるという認識である．病院においても，職員はその経営に重大な影響を及ぼす要因の1つである．

藤村は，外来での患者満足と担当医師の職務満足に正の相関関係があったこと，さらに，特定の病棟の入院患者の満足とその病棟担当看護師の職務満足には正の相関関係があったことを報告している[32]．

職務へのポジティブな感情がパフォーマンスの向上につながると考えられている．職員満足は医療サービスの質や患者満足度の向上へ貢献することにつながる．

（尾﨑フサ子）

> **Think for yourself**
> 看護職の職務満足を高める取り組み事例を調べ，その成功要因を分析しよう．

■引用文献

1) Joint Commission https://www.jointcommission.org/[2018年10月1日閲覧]
2) 日本医療機能評価機構：2016(平成28)年度 病院機能評価データブック，公益社団法人医療機能評価機構，2018.
https://www.jq-hyouka.jcqhc.or.jp/wp-content/uploads/2018/03/20180228-1_databook_for_web2.pdf[2018年10月1日閲覧]
3) 日本医療機能評価機構：第1回講演会資料．
4) 日本医療機能評価機構：次世代医療機能評価のアジェンダ(2015年7月公表).
https://jcqhc.or.jp/wp-content/uploads/2017/04/20150727_agenda.pdf[2018年10月1日閲覧]
5) Cohen, A. R., Bradford, D. L.(著), 高嶋成豪, 高嶋 薫(訳)：影響力の法則, pp83-116, 税務経理協会, 2007.
6) Lovelock, C., Wright, L.(著), 小宮路雅博(監訳)：サービス・マーケティング原理, pp308-314, 白桃書房, 2002.
7) Sasser, W. E. Jr(著), DIAMONDハーバード・ビジネス・レビュー編集部(編訳)：顧客サービス戦略, サービスプロフィット・チェーンとはなにか, Harvard Business Review, pp20-22, ダイヤモンド社, 2000.
8) 前掲書7, pp112-114.
9) Rosenbluth, H. F., McFerrin, D. P.：The customer comes second, pp3-4, Harper Collins Business. 2002
10) Carlzon, J.(著), 堤 猶二(訳)：真実の瞬間, p5, ダイヤモンド社. 1990.
11) 前掲書2, p6.
12) Donabedian, A.：Evaluating The Quality of Medical Care. Milbank Memorial Fund Quarterly 44：166-206, 1966.
13) Hersey, P., Blanchard, K. H., Johnson, D. E.(著), 山本成二, 水野 基, 成田 攻(訳)：入門から応用へ行動科学の展開. pp71-75. 生産性出版, 1978.
14) McGregor, D.(著), 高橋達男(訳)：企業の人間的側面 新訳, 産能大学出版部, 1988.
15) Strasen, L. L.：専門職看護の新たな視点, コンシューマ主義とマーケティングがアメリカ合衆国ヘルスケア産業で果たす役割. 看護管理5(7)：432, 1995.
16) 中島明彦：医療供給政策における政策過程の変容. 医療経済研究9：23-39, 2001.
17) 嶋口充輝：満足価値創造のマーケティング. アジア通信フォーラム2000 Proceeding, p299, 流通大学, 2000.
18) 高柳和江：患者満足度調査はどこまで進んでいるか. 看護展望24(4)：18-22, 1999.
19) 前田 泉：患者満足度アップデートの手法. 看護59(3)：44-49, 2007.

20）厚生省（監修）：平成7年度版厚生白書．p39，ぎょうせい，1995．
21）島津　望：患者満足の本来的使われ方．医療の質と患者満足―サービス・マーケティング・アプローチ，p51，千倉書房，2005．
22）西川一廉：職務満足の心理学的研究．p3，勁草書房，1984．
23）同上，p1．
24）二村敏子（編）：現代経営学(5)―組織の中の人間行動，pp213-215，有斐閣，1988．
25）Nahm, H.：Job satisfaction in nursing. Am J Nurs 40(12)：1389-1392, 1940.
26）Hinshaw, A. S., Smeltzer, C. H., Atwood, J. R.：Innovative Retention Strategies for Nursing Staff. JONA 17(6)：8-16, 1987.
27）Stamps, P. L., Piedmont, E. B., Slavitt, D. B., et al.：Measurement of satisfaction among health professional, Medical Care XVI(4)：337-352, 1978.
28）Gentry, W. D., Foster, S. B., Froehling, S.：Psychologic response to situational stress in intensive and nonintensive nursing. Heart and Lung 1(6)：793-796, 1982.
29）Alexander, C. S., Weisman, D. S., Chase, G. A.：Determinants of staff nurses' perceptions of autonomy within different clinical contexts. Nursing Research 31(1)：48-52, 1982.
30）尾﨑フサ子：看護婦の仕事への満足度に関する研究．看護研究 20(3)：54-63，1987．
31）尾﨑フサ子：看護婦の職務満足の比較研究―ICU・CCU看護婦と内科・外科病棟の看護婦．第19回日本看護学会抄録集（看護管理），pp211-214，1988．
32）藤村和弘：職員の満足度はなぜ必要か．ナーシングトゥデイ 14(3)：12-15，1999．

第7章 看護サービス管理におけるリスクマネジメント

> **Learning Objectives**
> 1. 看護サービスのリスクマネジメントの対象として医療事故と看護師の労働安全衛生上の健康被害の重要性について知る
> 2. リスクマネジメントの視点から組織として医療事故防止対策の考え方を理解する
> 3. 看護師の労働安全衛生上の主な健康被害と防護対策を理解する
> 4. 個人と組織のレジリエンスを高めるために求められることを理解する

医療現場のリスクマネジメント

1 リスクマネジメントとは―その歴史とわが国の医療現場への導入

a わが国の病院におけるリスクマネジメント導入の端緒

わが国の医療現場に「リスクマネジメント」という用語が登場したのは，1999(平成11)年1月の横浜市立大学医学部附属病院での手術患者取り違え事故からである．これは，患者取り違えにより肺と心臓に手術が間違って完遂され，術後のICUまで気づかれなかったという，きわめて特異的な事故であった．わが国の病院の頂点に位置する特定機能病院でこの未曾有の事故がなぜ起き，また，なぜ発見が遅れたのかの調査の過程で，病棟と手術室の看護師間での連携エラーの背景に数々のシステム・組織上の問題が浮かび上がってきた．このことは，医療者の個人努力に依存した事故防止のみでは限界があり，組織としての事故防止体制を構築する必要があることを強く印象づけた．

本事故を受けて厚生省(当時)は，有識者からなる「患者誤認事故予防のための院内管理体制の確立方策に関する検討会」を立ち上げ，検討結果を報告書[1]にまとめた．本報告書で，米国の病院において医療事故・医療訴訟防止の組織的取り組みとして定着していたリスクマネジメントを紹介し，わが国の病院にもリスクマネジメントの構築を求めた．これにより，先進的な病院ではいち早くリスクマネジメントの構築へと動き出した．

b 産業界の組織防衛のためのリスクマネジメント

もともとリスクマネジメントは，1920年代の悪性インフレ下のドイツで，企業活動で生じるリスクに対する組織的な対処手法として産業界に登場した．米国では1930年

代の大不況下に，企業の災害発生に対する費用管理，いわば保険管理として登場し，その後，管理の対象は投機的リスクも含む企業のリスク全般に拡大し，浸透していった[2]．企業は存続・成長のためにさまざまリスクを負う．そこで，リスクを予知し，合理的に処理し，被る不利益を最小化するための科学的なマネジメント手法を取り入れたのである．

c 病院へのリスクマネジメントの導入

産業界のリスクマネジメントが初めて医療界に導入されたのは，1970年代の米国においてである．当時の米国では消費者運動の高まりとともに，医療の消費者としての患者の権利意識が強まり，医療訴訟件数が急増していた．医療側敗訴の増加と賠償金額の高騰が，保険会社の医師賠償責任保険の引き受け停止や保険料の高騰を招いた．その結果，高額の保険料を払えない医師が廃業に追い込まれたり，保険料の安い州へ移動する等の事態が起きた．さらに，訴訟にさらされやすい産科医等が地域からいなくなるといった憂慮すべき事態が発生し，「医療過誤危機(malpractice crisis)」と呼ばれる社会問題にまで発展した[3]．

そうした状況のなかで，医療訴訟敗訴の際の賠償に備えて自衛策を模索し，すでに企業に定着していたリスクマネジメントを賠償という財務的リスクに備えるために導入した．やがて，リスクマネジメントの対象を訴訟・紛争化防止，そして，そのもとである医療事故防止へと広げ，医療の質を高める活動と連動するようになった．

わが国の病院では，米国と異なり，訴訟対応のリスクマネジメントとは一線を画して，組織的な医療事故防止をめざすリスクマネジメントとして導入されたが，今日では，組織防衛的な意味合いを有する「リスクマネジメント」という用語の代わりに，医療の安全性と質向上を重視する医療安全管理(medical safety management/patient safety management)」という用語が多く使われている．

d リスクマネジメントのプロセス

リスクとは，「事故や事件等，不利な事象発生の可能性」という意味で，日本語の「危険」とはニュアンスが異なる．リスクマネジメントは，"リスクの把握→分析→処理→評価"というプロセスをたどる．

リスクの把握の重要な手段として，ヒヤリハット事例(インシデント)や事故の報告制度がある．なお，ヒヤリハット事例とは，幸運にも事故にならなかった前事故的事例を総称する．インシデントは本来事故も含む「事象」を意味する用語であるが，わが国では前事故的事例として使われている．

リスク処理は，大きく2つに分かれる．リスクコントロールとリスクファイナンスである(図7-1)．リスクコントロールは，事故等の発生防止と発生時の被害・損失(医療では患者の傷害)の軽減対策である．医療事故防止においては発生要因を分析し，個人のエラーを誘発した，あるいはエラーの防御を困難にした医療システム要因を見つけ，労力・費用・実効性を考えながら最善の対策を立案し実施する．一方，リスクファイナンスは，事故が起きたときの費用対策で，病院や医療職個人の賠償責任保険の加入にあたる．

リスクに応じて最善の対策が実施された後，一定期間後に評価を行い，目的が果たされているか，果たされていないとすれば，どこに問題があるかを再検討し，適宜修

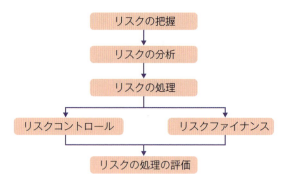

図 7-1 リスクマネジメントのプロセス

正した対策を再実施する．つまり，マネジメントの PDCA(plan-do-check-act)サイクルが行われていくことになる．

リスクマネジメント機能の実務担当者をリスクマネジャーという．リスクマネジャーは任務遂行上の必要な指示を与える権限をもち，組織の運営・企画の情報に接近できる位置に配置されている．医療のリスクマネジャーは看護師長や副看護部長クラスの人材が任命されることが多い．

2 システムとしての安全をめざす医療のリスクマネジメント

a ヒューマンエラーの背景にある医療システム要因

医療事故の直接的な要因の多くは人間の誤り(ヒューマンエラー，以下，エラー)であるが，その背景にはエラーを誘発した，あるいはエラーの防御を困難にしたさまざまなシステム要因が存在している．システムとは，ある目的のために複数の要素が有機的に連携して機能している集合体のことをいう．医療はさまざまな職種の"人"が連携し，医薬品・医療機器，用具等の多種多様な"ハードウエア"を用いて，情報伝達や業務運用のためのルール・マニュアル等の種々の"ソフトウエア"によって提供されている．諸要素は人事・労働管理，物品管理，教育研修制度等，管理や制度のもとで，組織風土や文化の影響を受けて運営されている．医療は非常に複雑なシステムである(図 7-2)．

個人のエラーを誘発，あるいはエラーの防御を困難にしたシステム要因とは，"人"の知識・技術の低下を招く不十分な院内教育，"人"どうしの連携やコミュニケーションの悪さ，"人"のエラーを誘発しやすい機器の設計，"人"が守りにくいルール，さらに諸要素に対する不適切な管理や制度，職種や職位のヒエラルキーによる不調和，安全を軽視する組織風土等がある．

b 組織横断的な取り組みによるシステム要因の改善と安全文化の醸成

エラーをおかしやすいタイプ(事故傾性という)の人間はたしかに存在する．一方，優秀な人間が最悪のエラーをおかすこともある．エラーは人間の不可避の特性の1つである．「人はエラーをおかす」ことを前提として，エラーを誘発しにくい(エラーレジスタント)システム，エラーを起こしても事故に結びつかない(エラートレラント)システムへと変えていかなければならない．システム要因の多くは，1つの部署や職種部門で解

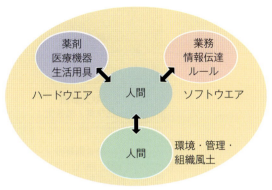

図 7-2　医療システム

決できる問題ではない．部署や部門の垣根を越えた組織横断的な取り組みが求められる．ただ，システムの安全強化が重視されているとはいえ，医療は最終的に人から人へのサービスである．今，まさに医療・看護行為を行おうとする人間が行うべき安全確認を，システムでカバーすることはできない．行おうとする医療・看護行為のどこに，どのような危険が存在しているのかを知って，安全意識を高め，組織的に決定された安全行動のルールを遵守しようとする個人の努力は必須である．こうした個人と組織双方が安全強化に取り組む姿勢と行動の土台として，組織に安全文化が醸成されていなければならない．

リスクマネジメントからみた看護事故防止の考え方

1　2群の看護事故における危険要因の主たる所在の違い

「医療事故」とは，医療の全過程で発生した人身事故を総称した用語である[4]．つまり，医療現場で発生した予期せぬ傷害のことで，被害者は患者にとどまらず医療スタッフも含む言葉であるが，実際には患者事故に限定して使われることがほとんどである．「看護事故」とは，看護師が当事者，あるいは強い関係者として医療事故の発生に関与するものをいう．つまり看護業務や看護管理にからんで発生した医療事故である．

医療事故は大きく分けて次の2群に分かれる．医療行為が介在しない事故と介在する事故である．看護事故でいえば，前者が療養上の世話における事故で，転倒・転落や誤嚥，入浴事故等がある．後者は，診療の補助における事故で，最も多い注射事故のほかに，チューブ管理，内服与薬，輸血，医療機器の事故等がある．これら2群の看護事故では，事故やエラーの発生要因（以下，危険要因）の主たる所在が異なる．療養上の世話の事故では，危険要因が主として患者側に存在する．すなわち，加齢や疾病，障害等である．それに生活行動の危険および療養環境要因，一部に看護師の介助・観察・管理上の要因がからんで発生する．一方，診療の補助の事故では，危険要因が主として医療側に存在する．つまり，看護師の知識・経験・技術の不足，医師や薬剤師とのコミュニケーション不良，業務ルールの問題，機器・設備等ハードウエアの問題，

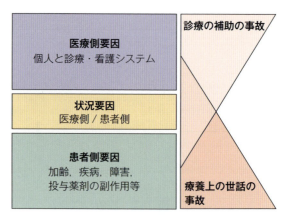

図 7-3 診療の補助の事故と療養上の世話の事故における危険要因と事故防止の視点

〔川村治子:医療安全(系統看護学講座 看護の統合と実践 2), p15, 医学書院, 2018 より一部改変〕

環境・管理上の問題等, 医療システムのさまざまな危険要因がからんで発生する. 両群それぞれに, 医療特有の状況要因, たとえば, 患者の急変や多重課題等, 緊張とタイムプレッシャー, あるいは勤務体制の変わり目の手薄な状況等もからむ[5]（図 7-3, 表 7-1）.

2 療養上の世話における事故の防止

患者の背景(年齢, 疾病・障害等)から, 療養生活におけるリスクを予測し, 生活行動の援助や, ハードウエアや環境の改善等の対策を実施する. そのためには, 事象を看護師介入の有無(看護師介助・観察下の事例と患者の自力行動中の事例)に分けて, 患者の危険要因, 発生状況における患者の生活行動と環境, 看護師の介助技術や観察における危険要因を明らかにする.

こうした情報に基づき, 転倒や誤嚥等, 事象ごとに患者の危険要因のアセスメントツールを作成する. 次に, リスクレベルに応じて, 発生状況上の危険要因に対する対応策をある程度標準化しておく. 標準化することのメリットは, 知識や経験の個人差による事故防止への対応のばらつきを軽減できることである. しかし, こうした対応を行っていても転倒等の事象は発生する. 患者側に危険要因があるかぎり, 事象の発生を防ぐことには限界がある. したがって, 事象が発生しても被害をできるだけ小さくする対策も同時に考えておかなければならない. つまり, 起こることを想定した被害軽減策である.

3 診療の補助における事故の防止

診療の補助には, 多様な業務形態がある. 注射のような複数の職種・看護師による連携業務, 医師が実施する検査や手術の介助, チューブ留置患者の管理・観察等である. 事例をもとに, それぞれの業務形態によって, 現場スタッフに役立つ形で危険要因を明確化する. 注射のような連携業務では各プロセスにおける危険要因を整理す

表7-1 医療における危険要因

危険要因の所在		内容	事例が示唆した危険要因の分類
患者側要因	患者特性	身体・精神的要因(年齢,疾病,障害,アレルギー素因等) 認知機能,コミュニケーション能力,パーソナリティ,心理的要因	A 患者の危険要因
	服用薬剤	副作用,コンプライアンス	
状況要因	患者側	日常生活動作(睡眠,食事,排尿,排便,入浴,移動等)と療養環境上の要因	
	医療側	ナースコール,急変や重症患者等による多忙や緊張状況,勤務体制の変わり目等手薄な状況	B 医療者の人間としての危険要因
医療側要因	医療従事者	人間のエラー特性に関する要因(認知−判断−行動エラーを誘発しやすい状況・条件) 知識,経験,技術上(侵襲的行為に関する)の要因	
		医療従事者間のコミュニケーション	C 医療システム上の危険要因
	薬剤	薬理作用,血中濃度,相互作用上の要因 薬剤アンプル,バイアルの外形や規格等デザイン上の要因	
	医療機器,器具,設備(ハードウエア)	機器自体の特性に基づく要因 器具のデザイン,機器操作設計上の要因,メンテナンス	
	業務手順等(ソフトウエア)	診療,看護,事務の手順・ルールや情報伝達上の要因	
	環境	物理的環境,職場環境	
	管理上・組織上	人事管理,労働管理(勤務体制等),機器購入や物品管理,病院管理上の問題,院内教育・研修制度,組織風土・文化,その他	

る．そして,要因の背景に改善すべきシステム要因があれば対策をとる．

最も重要かつ対策が困難な要因は,医療者間のコミュニケーションの問題である．最も多く実施される対策は,マニュアルの作成・改訂と院内教育研修である．マニュアルの作成・改訂では,起きうる事故の重大性によってメリハリをつけたルールにすることが重要である．あらゆるエラーを防ごうとして,いたるところに重いルールを設けると,マニュアルを守ること自体が負荷となり,新たなエラーを誘発しかねない．また,多忙や緊張等,余裕がない状況ではマニュアルを守れず,重大事故につながりかねない危険ポイントでのルールすら,省略してしまう恐れがあるからである．どういう状況でも絶対に守るべきルールを,その理由と,もし逸脱すればどういうことが起きるのかということも含めて明確にすることが重要である．院内教育研修も同様に,重大な結果につながる薬剤,医療機器操作を対象に,誤った使用や操作によってどのような結果が生じるかを教えることである．

Think for yourself
表7-1を参照し,職場の危険要因を洗い出してみよう．

ヒヤリハット事例(インシデント)のリスクマネジメントへの活用

ヒヤリハット事例(インシデント)をリスクマネジメントに生かすアプローチには2つある．個々事例の分析によるものと,業務や課題別の多数事例の分析によるものであ

る．前者は当該業務の現状の問題点を教えてくれる．後者は，対象業務や課題におけるエラーとその要因の多角的な俯瞰を可能にし，体系的な対策の立案や教育研修に役立つ．

1 個々事例の分析と活用

日々報告されるヒヤリハット事例には，まれに重大な事故やそれに準じるものもあるが，多くは日常的で軽微な事例である．したがって，労力をかけて詳細に分析すべき重要事例とそうでない事例に分け，メリハリをつけて対応する必要がある．

a 重要事例の詳細な分析

詳細な分析が必要となるのは，重大事故かそれに準じる事例，いわゆる警鐘的事例である．

事例のシステム要因の分析手法として，当初は産業界で使用されていたSHEL分析[6]，4M-4Eマトリックス分析[7]等が紹介されたが，最近はRCA（root cause analysis；根本原因分析）が推奨されている．これは，米国退役軍人病院が考案したRCAが米国の標準的な分析方法となったことにならったものである．

RCAは事象発生に至る関係者の行動を時系列で並べた"出来事流れ図"を作成することから始まる．重大事故の多くが，エラーや不幸な条件の連鎖・重層のなかで起きており，こうした時系列での事実整理は非常に重要なプロセスである．次に"出来事流れ図"において，事故発生上重要と思われる出来事の1つひとつに，当事者たちへのインタビュー等により「なぜそうしたのか」を複数回繰り返し，背景の原因を明らかにしていく．このプロセスにより無意識的な行動や常態化した行動の背景に，さまざまな原因があることに気づかされる．こうしたプロセスを経て根本原因の候補をあげ，最終的にそれらの要因を整理し，関連性を考えながら根本原因を同定する．一連の事実整理から根本原因の同定，対策立案まで，複数の職種5～6名からなるチームで議論しながら行う．それほど複雑でない事例でも，相当の時間と労力を要することから，日常的に行うことには限界がある．また，手法の習得には，参考書籍[8,9]もあるが，医療安全管理者用講習会のRCA分析演習を受けたほうがよい．

b 日常的事例の簡単な分析

日常的な事例を詳細に分析する必要はないが，些細な事例でも，医療現場の何かしらの危険要因のシグナルであることに変わりはないため，それらを読み取る努力が必要である．事例が示唆する危険要因は，おおよそ以下の3つに分類される．1つの事例が示唆する危険要因がこのうちの1つのこともあれば，複数のこともある．

(1) 患者の危険要因（表7-1のA）

主として療養上の世話での事例は患者背景要因（年齢・疾病・障害，服用薬剤）と患者の生活行動・環境における危険要因を教えてくれる．

(2) 医療者の人間としての危険要因（表7-1のB）

エラーの背景にある認知行動特性やエラーを誘発しやすい負荷状況（急変・緊急時，アラーム対応等の緊張時，タイムプレッシャー，多重課題や業務の中断）を教えてくれる．

(3)医療システム上の危険要因(表 7-1 の C)

医療システムの諸要素の要因，たとえば人と人のコミュニケーション，部署と部署の連携，情報伝達・共有，業務ルール，労働管理，物品管理，教育研修体制の不備等を教えてくれる．

c 危険要因への対応

事例が示唆した危険要因に対して，以下の 3 つのレベルでの対応がある．
① スタッフにフィードバックし，個々に注意喚起(個人対応)．
② 看護部のみや当該部署でのシステム改善(単独部門・部署対応)．
③ 複数の部門・部署での調整や予算を必要とするシステム改善(複数部門での調整や組織対応)．

事例の多くは個人対応や簡単なルール改善等，部門・部署対応でよいが，時に複数部門・部署の調整が必要なシステム改善が求められることもある．複数部門・部署間での調整ができない問題であれば，組織の医療安全管理担当者のもとで，関連職種や部署のメンバーからなるワーキンググループを編成し，期間限定で対策の原案を検討する．原案はリスクマネジメント(あるいは医療安全)の中央委員会で検討して決定され，各部署に伝達されるという流れをとる．対策の実施後，一定期間を置いて効果の確認や新たな問題点の有無について評価することが望ましい．以下に，3 事例を紹介し，それぞれの事例が示唆する危険要因と対応について述べる．

【事例 1】

4 名の患者を看護師 2 人で入浴介助していた．両下肢に麻痺はあるが，座位にて自力シャワーが可能な脊髄損傷の患者が，湯温度 50℃ でシャワーを使用して下肢に熱傷を負った．この患者は髪を洗っている途中に湯を出したままでシャワーのヘッド部分を鼠径部あたりに置きっぱなしにしていたところ，湯が高温になっていることに気づかなかった．はじめは湯温は 40℃ に設定されていた．

【事例 2】

看護師が抗菌薬の点滴の準備をしているとき，患者の家族からの問いかけに対応をした．戻って準備を再開したとき，点滴ボトルを間違えて抗菌薬を再度混注した．

【事例 3】

夕方の注射指示変更を，医師が当日の 13 時にオーダリングシステムで行ったが，すでに看護師は指示をプリントアウトしており，薬剤も払い出されていたため，変更前の注射が投与された．

事例 1 では，感覚障害のある患者は，熱傷リスクが高いことを教えてくれる．これは，前項 b で述べた「(1)患者の危険要因」を示唆した事例である．事例 2 は，業務の中断が再開時のミスにつながることを教えてくれる．これは，「(2)医療者の人間としての危険要因」を示唆した事例である．事例 3 は，医師と看護師間の指示変更の伝え方の不備が伝達ミスにつながることを教えてくれる．これは，「(3)医療システム上の危険要因」を示唆した事例である．

対応は，事例 1 と 2 は，スタッフにフィードバックして教訓を共有するだけでよい．さらに行うとすれば，事例 1 に関して，入浴介助において感覚障害のある患者にはシャワー扱いを任せないというルールを設けるくらいである．一方，事例 3 は看護部

門単独で対応できないため，医師部門と調整する必要がある．注射や内服薬の変更指示はオーダリングシステムのみではなく，受け持ち看護師に口頭でも伝達するというルールづくりが必要である．

2 多数事例の分析と活用

報告制度が適切に機能している施設では，ヒヤリハット事例の年間収集数は看護職員数の2倍以上にものぼる．多数収集できる事例だからこそ，エラー内容は同じでも，さまざまな要因があることがわかり，より重要な要因やより頻発する要因が明らかになるため，効果的な対策をとることができる．

多数事例の分析には2つの方法がある．一定期間収集した業務別の多数事例を分析する方法と，なんらかの課題別に抽出した多数事例の分析である．

a 業務別多数事例の分析

多数事例の分析では，人はどこでどのような間違いをなぜおかすのか，どのような患者がどういう状況で転倒するのか，どのようなチューブでどのようなトラブルがなぜ起きるのかを可視化するための整理が必要である．こうした事例の整理枠は業務の形態や特性によって異なる．たとえば，診療上の補助のうち，注射・内服与薬，輸血等，複数の職種や人間が連携する業務の事例では，"医師の指示受け → 準備 → 実施 → 観察"といった業務プロセスとエラー内容によるマトリックスで発生要因を整理する．チューブ類の管理等，連携しない業務の事例では，チューブの種類とエラー内容によるマトリックスで整理する．

一方，療養上の世話における事例では，まず，看護師の直接介入の有無で分け，介入下で発生した事例では医療・看護側要因（介助，ハード・環境）と患者要因で，非介入下で発生した事例では，患者の自力行動・環境要因と患者要因で整理したほうがよい．多数事例の分析では業務形態や特性によって，整理・分析の視点を考えることが重要である．

例として，チューブ類の管理，入浴介助の2業務において，全国規模で収集した多数事例の整理・分析から得られた要因と対策を示す．

【分析例1】
チューブ類の管理エラー・トラブル事例約512例を，頻用する5種のチューブと5種のエラー・トラブルによる25のマトリックス（**表7-2**）に整理・分析した結果，チューブによって異なる看護・用具要因と共通した患者要因が明らかになった[10]（**表7-3**）．

【分析例2】
入浴関連の事例108例を入浴事故の5種と患者の疾病4群による20のマトリックス（**表7-4**）に整理・分析した結果，介助中の注意点やハードウエア・環境に関する注意点が明らかになった[11]（**表7-5**）．

b 個別課題別多数事例の分析

個別課題解決のために特定の対象や状況の事例に絞って多数事例を分析するものである．たとえば，新卒者，診療科別，早朝発生，インスリン，医療機器や情報システ

表7-2 チューブの種類によるチューブ類の管理エラー・トラブルの整理・分析

	1. 中心静脈カテーテル	2. ドレーン	3. 気管カニューレ, 気管内チューブ	4. 膀胱留置カテーテル	5. その他のカテーテル	合計
A. はずれ						
B. 閉塞・開放忘れ						
C. 抜去						
D. 切断						
E. その他						
合計						

表7-3 チューブ類の管理における5つのエラー・トラブルの要因と対策

	看護・用具要因	患者要因	対策
A：はずれ	・接続部の自然な外れ、【中】では三方活栓部の外れ圧倒的に多し ・【中】ではラインの内圧亢進(三活開放忘れ、ラインの屈曲)による接続部の外れ ・処置後の接続甘さによる外れ(【中】：側注、ライン交換、【気】：痰吸引後) ・看護師による体位変換、ギャッチアップ、寝着交換、移乗(検査台、ベッド、車椅子)、ベッド移動時の力のかかりで外れ	・患者の自力行動(ポータブルトイレ、座位、立位)による力のかかりで接続部の外れ、抜去 ・患者の無意識行動(睡眠中の下敷き、体動、手の触れ)で接続部の外れ・抜去、ライン・チューブの敷き込み、屈曲で閉塞 ・意識障害・認知症患者のライン・チューブ、三方活栓のいじりによる外れ・閉塞、および、自己抜去(抑制有・無の状況で) ・意識障害・認知症患者のハサミ等による切断 ・自殺企図で引きちぎり	①中心静脈ラインは閉鎖式回路やロック式の三方活栓の採用(器具採用) ②三方活栓、輸液ポンプ、ドレーン操作、滴下調節の知識・技術の習得(卒前-卒後教育) ③チューブ装着患者の看護ケア技術の教育強化(卒前-卒後教育)と注意喚起 ④理解可能な患者への自力体動時の注意(患者教育) ⑤多少の体動による力のかかりを吸収する輸液ライン・チューブの開発(メーカー) ⑥患者負担の少ない有効な拘束用具の検討(看護)、メーカーでの開発 ⑦意識障害・認知症患者によるチューブトラブルの防止にはベッドサイドでの観察の人的資源の確保(制度上の問題)
B：閉塞・開放忘れ	・三方活栓の取り扱いエラーによる閉塞 ・【中】では輸液ポンプ操作エラー(クレンメ開放忘れ、電源スイッチオフ、スタートボタンの押し忘れ)による閉塞、手動速度調節不良による閉塞(滴下の早まり終了、滴下不良に気づかず) ・電源プラグ外れによる機器停止で閉塞(【中】：輸液ポンプ、【ド】：低圧持続吸引器) ・クランプ(【ド】：排液捨て、ボトル交換後のクランプ、【膀】：リハビリ出棟、膀胱訓練のためのクランプ)後の開放忘れ ・不慣れな器具で開閉の取り扱いがわからず(【ド】) ・内容物による閉塞(【中】：薬剤反応の沈殿物、【ド】：排液物、【気】：痰、【膀】：沈殿物) ・不適切な体位・肢位(【中】：上肢の屈曲【気】：円座枕のずれによる首の折れ)で閉塞 ・固定バンドや抑制帯によるチューブの巻き込み、押さえつけによる閉塞(【中】、他) ・看護師による体位変換、ギャッチアップ、移乗時にクランプ後開放忘れ(【ド】、【膀】)		
C：抜去	・挿入部の縫合糸(【中】、ド、他)、唾液で固定絆創膏のはがれ(【気】)による抜去 ・ケア(ガーゼ・首紐交換、ひげそり、口腔ケア)中で固定不良で抜去(【気】) ・ケア、処置中の咳や嘔吐により気管チューブの抜去(【気】) ・看護師による体位変換、ギャッチアップ、寝着交換、移乗(検査台、ベッド、車椅子)時の力のかかりやリネン・ベッドへのひっかかりで抜去		
D：切断	包交時テープはがれず、ハサミ使用し誤切断		
E：その他	・胸腔ドレーンの取り扱いエラー(クランプせずに外す) ・ライン交換時、コッヘルやペアンで根元のカテーテルをクランプしカテーテル折れ		

【中】中心静脈カテーテル、【ド】ドレーン、【気】気管内チューブ、【膀】膀胱留置カテーテル、【他】その他カテーテル、記載なしは共通

〔川村治子：ヒヤリ・ハット11,000事例によるエラーマップ完全本. p38, 医学書院, 2003より一部改変〕

第7章 看護サービス管理におけるリスクマネジメント

表7-4 入浴事故の内容と患者疾病群による入浴介助事例の整理・分析

	1. 中枢神経・筋疾患	2. 1以外の一般疾患	3. 精神疾患	4. 病名不明
A. 入浴中，直後の転倒・転落				
B. 入浴中の急変				
C. 入浴中の溺水				
D. 入浴中の熱傷				
E. その他				

表7-5 入浴介助中の事故に関する注意と対策

	介助中の注意	ハードウエア・環境の注意	対策
転倒・転落	1）普通入浴 ・片麻痺患者に介助中のわずかな目の離しでも危険 ・片麻痺患者に立位での洗体は危険 ・麻痺や筋力低下の患者を1人の介助で抱きかかえるのは，濡れた床の足の滑りで危険 ・バランスを崩した患者の支えには，石鹸による滑りで1人の介助者では困難 ・浴槽出入り時は，高低差と片足立ちでの乗り越えのため危険 ・ふらつきのある患者に入浴後の立位での拭きや着衣は危険 2）機械浴患者 ・ストレッチャーへ（から）の移乗と側臥位での脱衣は危険 ・ストレッチャー上での患者の付随運動，予期せぬ体動による転落に注意	・自力座位不安定患者の浴室での椅子使用は危険 ・浴室内・脱衣場での滑りと段差は危険 ・ストレッチャー上では安全ベルトの確実な装着のチェック	・要介助者対介助人員とのバランス：入浴業務のマネジメントの必要性（1：2での介助） ・浴室内の椅子の改善 ・浴室・脱衣場の滑り止めや段差の解消
急変	・意識消失性疾患，血管疾患の患者に注意 ・高齢者は予測できないことが多い（むしろ，急変時対応整備が重要）		・酸素吸入等必要救急物品整備
溺水	・片麻痺や筋力低下，ふらつき患者の浴槽内での自力座位は，浮力に抗しきれず溺水の危険 ・浴槽出入り時の浴槽内での転倒は溺水の危険 ・意識消失性疾患への眼の離しに注意		・浴槽内座位には固定用具の使用
熱傷	・知覚障害患者にシャワー扱いを任せない ・患者入浴中の熱湯の同時供給は危険 ・温度設定に頼らない自らの湯温度確認		・取り扱いミスを考慮した温度設定の安全設計

〔川村治子：ヒヤリ・ハット11,000事例によるエラーマップ完全本．p97，医学書院，2003より一部改変〕

ム関連，認知症患者関連等の事例を抽出し，これらの事故がどのような状況で起きているのかを整理・分析する．そのためには，事例をデータベース化する際にキーワードを設定しておくとよい．本分析は院内の看護研究のテーマとしても興味深い．

リスクマネジメントにおける看護部門の役割

看護師は24時間患者の最前線に存在する唯一の医療職で，多様な医療・看護行為に

> **Think for yourself**
> あなたは患者の転倒・転落事故を減らすための組織的プロジェクトのリーダーに任命された．
> このプロジェクトをどのように進めるべきか，計画をまとめてみよう．

従事し，患者，医師，その他の医療職との接点が多いことから，当事者のみならず関係者，目撃者として，ヒヤリハット事象（インシデント）に遭遇することが少なくない．したがって，そうした事象を看護師が積極的に報告することで，組織のリスク把握に大きく貢献する．また，リスク処理においても看護部門の積極的な参加なくして，対策の立案と実行は不可能である．看護部門がリスクマネジメントにおいて果たす役割は非常に大きい．今日，病院のリスクマネジメントの実務責任者のほとんどに看護副部長や看護師長が任命されている．この職務は分析能力と調整能力という資質に加えて，行動力と精神力が求められる激務であるが，組織横断的な問題に対するリスクマネジメントの重要なキャリアパスの1つになると思われる．

看護師の労働安全衛生とリスクマネジメント

看護師自らの労働安全衛生上のリスクに対するマネジメントも医療事故と同様に重要課題である．医療・看護現場は，ほかの職業現場に比べて労働安全衛生上のリスクがきわめて高い．例をあげると，職業感染や抗がん剤・消毒剤・放射線への曝露，患者・家族からの暴力，職業性腰痛等がある．

こうした労働安全衛生上のリスクについても，リスクの把握 → 分析 → 対策 → 評価プロセスを機能させ，継続的に組織的な改善活動を行わなければならない．対策は，①作業環境管理（作業環境の改善），②作業管理（作業内容・手順等の改善），③健康管理（健康診査等の健康管理体制の整備），④労働安全衛生リスクに関する職員教育の4つに加えて，重大な事故・事件発生時に看護師の健康被害を最小化するための対策も必要である．労働安全衛生上のリスクにはすでに多くの調査・研究の知見により効果的な対策が推奨されている．そこで，看護師の主な労働安全衛生上のリスクについて述べる．

1 職業感染

a 針刺し・切創による血液・体液媒介感染

職業感染制御研究会による「エピネット日本版サーベイ2015」（エイズ拠点病院93施設の針刺し・切創6,192件の解析）の結果概要[12]によると，針刺し・切創（以下，針刺し）の受傷者の約半数が看護師で，経験年数では1～4年が4割であった．発生場所は手術室と病室が多く，それぞれ約3割であった．発生状況では使用中30％，廃棄容器関連（廃棄容器からはみ出ていた器材等による）14％，数段階の処置時12％，使用後廃棄するまでが8％であった．使用済み注射針のリキャップ時は7％で，サーベイの回を追うごとに減少している．器材別では，注射針が約1/4と最も多かった．安全装置付き器材によるものも約2割あり，安全装置を確実に作動させていないことが伺われた．また，受傷者におけるHBs抗体陰性者の割合は16％であった．また，曝露源患者の感染症陽性例の6割はC型肝炎で，HCV抗体陽性例の針刺しは全体の13.5％を占めていた．

今日多くの施設で感染管理体制が構築され，針刺し事故防止マニュアルの整備や安全装置付き注射器具や廃棄容器の導入，職員への啓発教育研修が実施されている．特にリスクの高い看護師は，血液・体液媒介感染の知識を十分に習得するとともに，注射器等の取り扱いルールを徹底しなければならない．

職業感染制御研究会は，注射器の取り扱いにおいて，「①リキャップをしない．②翼状針等の安全装置はきちんと最後まで作動させる．③注射器等を運ぶ場合，準備ではトレイ等を使うが，使用した鋭利器材はトレイで運ばない．④使用後の注射器や注射針等は素手で扱わない．⑤使用後の注射針等は放置せずに，すぐに廃棄する．⑥使用後の注射針等は，必ず使用者が責任をもって廃棄する」といったルールの確立を求めている[13]．

b 麻疹，水痘，風疹，流行性耳下腺炎

いずれも成人が罹患すると重症化しやすい感染症であるため，これらの患者のケアは十分な抗体価をもった看護師が担当するのが原則である．したがって，看護師は自らが十分な抗体価をもっているかを確認しておく．感染歴やワクチン接種歴があるからといって安心できない．感染歴の記憶間違いもありうるし，ワクチンを接種しても十分な抗体価が得られない人，接種によりいったん得られてもその後低下する人もいる．

抗体陰性者の感染予防としてワクチン接種に勝るものはない．しかし，これらのワクチンはすべて生ワクチンであるため，妊婦や免疫力低下者は接種できない[14]．また，アレルギー等で接種できない人や接種しても免疫が獲得できない人もいる．感染経路対策として空気感染対策（麻疹，水痘），飛沫感染対策（風疹，流行性耳下腺炎）が重要であることはいうまでもない．

c 結核

高齢患者や免疫力が低下した患者では潜在結核が活動性の結核に変わるリスクのみならず，外部からの結核菌に感染するリスクも高い．しかし，多くの医療者は結核をもはや過去の感染症のようにとらえて関心が低い．これが，診断の遅れにつながり，病院内集団感染が起きることも少なくない．

患者との接触時間が多い看護師は結核感染のリスクも高い．2015（平成27）年の新登録結核患者18,280人中，看護師，保健師は219人（1.2％）であった．年齢階級別では30代が最も多く，同年齢階級の新登録結核患者の5.7％を占めていた[15]．

高齢患者や免疫力低下患者に咳や痰，微熱等が出現した際はもちろん，高齢者は非高齢者に比べて呼吸器症状よりも全身倦怠感等全身症状が前面に出るケースも多いことから，結核の可能性を常に念頭において観察し，診断の遅れを防がなければならない．

2 抗がん剤の曝露

抗がん剤曝露による健康への急性の影響としては，皮膚・粘膜症状（皮膚炎，口腔・咽頭痛等），中枢神経症状（頭痛やめまい等），消化器症状（悪心，嘔吐等），呼吸器症状（咳や喘息発作等）がある．また，長期的な影響として，不妊，流・早産やがんリスク増大の可能性がある．急性症状は，手袋，マスク，防護メガネ等の個人防護具使用により減少することが報告されている[16]．

抗がん剤の曝露は，抗がん剤の点滴調製のさまざまな場面で起きうる．抗がん剤のアンプルカット時，薬液のシリンジに吸引後にバイアルからの抜針時，薬液吸引後の

シリンジのエア抜き時，薬液混注した輸液バッグにピン針刺入時，プライミング時，輸液ラインと三方活栓の接続時，輸液バッグ・ラインの使用後の廃棄時等である．こぼれた抗がん剤に触れたことや気化した抗がん剤を吸入したことにより，皮膚や気道から体内に吸収される．また，経口抗がん剤を与薬時にシートから取り出すときに触れることでも起きる．したがって，皮膚や気道から吸収を防ぐために手袋，マスク，防護メガネやガウン等の，個人防護具を必ず使用する．汚染した手袋を装着した手で，不用意にナースステーションやベッドサイドの物品に触れると，抗がん剤の汚染が広がり，曝露の機会をさらに増やすことになるので要注意である．

厚生労働省も2015(平成27)年に抗がん剤曝露対策の取り組みを求める通達，「発がん性等を有する化学物質を含有する抗がん剤等に対するばく露防止対策について」[17]を発出した．その内容は，「①調製時の吸入ばく露防止対策のために，安全キャビネットを設置，②取扱い時のばく露防止のために，閉鎖式接続器具等(抗がん剤の漏出および気化，針刺しの防止のため)を活用，③取扱い時におけるガウンテクニック(呼吸用保護具，保護衣，保護キャップ，保護メガネ，保護手袋等の着用)の徹底，④取扱いに係る作業手順(調剤，投与，廃棄等におけるばく露防止対策を考慮した具体的な作業方法)の策定と関係者へ周知の徹底，⑤取扱い時に吸入ばく露，針刺し，経皮ばく露した際の対処方法の策定と周知徹底」である．

3 放射線の曝露

放射線診断機器やIVR(interventional radiology)[注1]の進歩で，看護師がX線検査や治療に立ち会う機会も増えた．こうした立ち会いを放射線知識を十分もたない病棟の看護師が行う施設も多い．また，放射性医薬品による治療を受けたがん患者のケアにたずさわることもあり，排泄物の放射線に不安を覚える看護師も少なくない．

法令では，職業被曝の線量限度は5年間を平均して実効線量で20 mSv/年を超えないよう規制されている[18]．2014(平成26)年度にモニタリングされた医療機関の看護師の年間実効線量の平均は0.20 mSvと限度値よりはるかに低かった[19]ものの，不要な外部被曝を減らすために被曝防護の3原則，「時間」「距離」「遮蔽」を理解し，実行しなければならない．

①時間：被曝線量は放射線源と接する時間に比例して増加するため，放射線源のある部屋に立ち入る時間をできるだけ短縮する．
②距離：被曝線量は放射線源から距離の2乗に反比例するため，線源と適切な距離をとる．
③遮蔽：線源と身体の間に遮蔽物を置く．X線透視中に立ち入る場合は鉛の防護エプロンを着用することで，被曝線量は1/10程度に減少できる[20]．

被曝防護のために放射線診断の補助や患者ケア場面で守ることとして，原則，X線撮影・透視中は特段の必要性がないかぎり，X線室には立ち入らないことである．IVRの際に処置台のそばで診療の補助をすることも原則避けるべきである．患者の観察は透視を中断している間に行う．やむを得ず，撮影・透視中にX線室に入るときは，上述の被曝防護の3原則に則って対応する．具体的には，防護衝立を置くことや防護エ

注1：X線透視下で経皮的に針やカテーテルを用いて行う診断や治療．

プロンを着用すること，X線管から離れることで患者からの散乱線を減らすこと，そして，透視中の入室時間を短くすることである．病室でのポータブルX線撮影では患者から2m離れることで，患者からの散乱線の線量は無視できるほどわずかとなる[21]．

核医学検査(放射性医薬品を用いた検査)を受けた患者のケアでは，患者あるいは患者の排泄物から有意な被曝をすることはほとんどない[21]といわれている．しかし，甲状腺がん等の核医学的治療(放射性医薬品の投与による治療)では，患者あるいは患者の排泄物から有意な被曝をする可能性が高いため，放射線治療病室に患者を収容する．看護師は不必要に患者に接近しないことや患者の近くにいる時間を短くすることで被曝を少なくする[21]．投与された放射線医薬品のかなりの割合が患者の尿中に排泄されるため，患者の尿の取り扱いやおむつの処理は，施設の放射線管理責任者の指示に従う．

退出基準を満たして放射線治療病室から退出した患者は，体内に残留している放射線源は低減しているため被曝を考慮する必要はないが，尿を処理する場合は直接身体に付着しないよう注意する[22]．

4 消毒剤グルタルアルデヒドの曝露

内視鏡の殺菌消毒に用いられるグルタラール製剤(グルタルアルデヒド2〜20％含有)は，激しい刺激性により眼，皮膚，呼吸器症状を起こしたり，反復または長期接触で皮膚感作，長期吸入により喘息を起こすこともある[23]．

わが国では1999(平成11)年ごろから本消毒剤による健康被害が報告されたことから，厚生労働省は2005(平成17)年に「医療機関におけるグルタルアルデヒドによる労働者の健康障害防止について」の通知を発出し，グルタルアルデヒドによる健康被害の防止対策を指示した．その内容は，作業環境管理および作業管理として，室内のグルタルアルデヒド濃度測定を行い，濃度が0.05 ppmを超える場合には呼吸用保護具，保護眼鏡等を装着させるとともに，0.05 ppmを超えないようにするために，有害性の少ないほかの殺菌消毒剤への変更，密閉型の自動洗浄機の導入，局所排気装置や換気装置の設置，曝露を低減させる作業方法への変更，および健康管理と労働衛生教育を指示した[24]．

この通知を受けて，グルタルアルデヒドよりも揮発性が低く，皮膚や粘膜への刺激性も弱く，皮膚感作性のないフタラール製剤(オルトフタルアルデヒド0.55％含有)に変更した施設は多い．しかし，このオルトフタルアルデヒドもまた，濃度が低くても気道や皮膚症状を起こすという報告[25]があり，個人保護具の装着，局所排気装置付きの自動洗浄機，あるいは密閉型の自動洗浄機の導入が必要と結論づけている．

5 ラテックスアレルギー

ラテックスアレルギーとは，天然ゴム製品(ラテックスは天然ゴムの蛋白質)に接触することで起こる即時型アレルギーである．皮膚の瘙痒感や蕁麻疹等軽微な症状からアナフィラキシーショックで死に至るものまである．天然ゴムは医療用手袋やカテーテルのほか，掃除用手袋やコンドーム，ゴム風船，マットレス等，一般向けのさまざまなものに使われていることから，消費者庁も2017(平成29)年4月に一般向けにラテックスアレルギーについて注意を喚起している．

ラテックスアレルギーのリスクは，アレルギー素因がある人やバナナ，アボカド，キウイフルーツ等の果物にアレルギーがある人で高い．ラテックスはこれらの果物に含まれる蛋白質と構造が似ているため，抗体が識別できず反応を起こすからである．ラテックスに感作されると，これらの果物を食べると蕁麻疹やアナフィラキシーショックを起こすことがある[26]．

天然ゴム製品を使用することが多い医療者の1.1〜3.8％がラテックスに感作されているという報告[27]がある．手袋を頻繁に使う看護師は特に感作のリスクが高い．天然ゴム製の手袋使用時に発赤，蕁麻疹が出ればラテックスアレルギーを疑う．

ラテックスに含まれる多くの蛋白質が抗原となる．感作は，汗に溶け出たラテックス蛋白が皮膚から吸収されることや，吸入によって起きる．これには，手袋に滑剤として使われているコーンスターチパウダーが大きく関係する．パウダーが手の水分を吸収し乾燥状態にさせることで手荒れを起こし，皮膚からラテックス蛋白が吸収されやすくなることや，パウダーがラテックス蛋白と結合することによって空気中に浮遊し，吸入されやすくなるからである．また，手術室の汚染も引き起こす原因にもなる．

パウダーをなくすことによってアレルギー反応の発生率を減らすことができるため，厚生労働省は，医療用手袋の製造販売業者に対し2018（平成30）年末までにパウダーフリーの医療用手袋への切り替えを促している[28]．また，天然ゴムのラテックス蛋白の含有量を削減したものや天然ゴムの代替となる素材を使った医療用手袋もつくられている．パウダーフリーの手袋の流通で新たな感作は減少するとみられている．すでに感作されている人やリスクが高い人は非ラテックス製の手袋を使わなければならない．

6 患者・家族からの暴力

2013（平成25）年の都内私立医科大学病院11施設の調査[29]では，回答者22,700名中，過去1年間に院内暴力〔暴言・セクシャルハラスメント（以下セクハラ）含む〕の体験者は44％で，種類別では，暴言42％，暴力15％，セクハラ14％であった．暴言では，「バカ，アホ，ふざけるな，誠意を見せろ，土下座しろ」等の医療者を罵倒する言葉（26％），暴力では，「叩かれる」（18％），セクハラは「体に触れられる」（41％）が多かった．加害者は50〜70代の男性患者が多かった．被害を受けた職員のなかには，「退職したい」（3.5％）「死にたい」（0.2％）と感じるほどのショックを受けた者もいた．

院内暴力の背景には，患者側・医療側双方にさまざまな要因や誘因がある．患者要因としては，精神疾患や認知症等の疾患要因，パーソナリティ要因，自らの傷病を受容できないことや予後への不安等の心理的要因がある．医療側要因としては，待ち時間の長さ，職員の不適切な説明や対応，コミュニケーション不足等が引き金になることもあるが，暴力が許されるものではない．

暴力事例も医療事故やインシデントと同様に，上司や安全管理の部署に報告する体制を確立しなければならない．暴力を受けた看護職員の約半数しか組織に報告していないという報告もある[30]．院内暴力を受けた看護職員は，自身の対応が悪かったと自らを責めたり，仕方がないと諦めたりすることも少なくない．暴言やセクハラが報告対象と認識していなかったり，暴力でも被害レベルが高くなければ報告をしなかったり，また，どのように報告すべきかわからないことも多いため，報告すべき暴力の定

義，報告書式の整備が必要である．

院内暴力への組織的対策として，①暴力対応マニュアルの整備，②暴力に関するポスターの提示，③暴力対応のための職員研修，④警察OBの雇用，⑤暴力発生時に現場に急行する担当者・担当部署の設置，⑥暴力発生後に対応する担当者・担当部署の設置，⑦暴力発生時の警察への通報体制，⑧身体的暴力発生後の受診・カルテ作成，⑨暴力発生事例の記録，⑩暴力事例の検討会，⑪暴力被害者への心理的ケア体制，⑫弁護士への相談体制の整備を提唱している[31]．特に，病院管理者がポスターや入院案内書等で，「暴力は断固として許さないこと，暴力により診療不能と判断すれば強制退院も辞さないこと」を明文化しておくことは重要である．

7 職業性腰痛

職業性腰痛は看護・介護職における大きな整形外科的健康問題で，離職の要因となることもある．小久保ら[32]は，自施設の調査で看護師の腰痛の有症率は約5割と高く，経験年数の少ない20代前半での発症が約6割と多いこと，患者の体位変換や移乗介助の際に中腰姿勢の抱きかかえで，腰のねじれが加わり腰痛が発症していたことを報告している．藤村ら[33]は2010(平成22)年の労災病院15施設の病棟看護師を対象とする調査で，看護業務中の腰痛有訴者率は約6割で，先行調査と同様に，その多くは体位変換，中腰姿勢での処置，移乗介助等直接腰部に負担のかかる業務中に腰痛を感じていたことを報告している．近年の高齢患者の増加に伴い腰痛の有訴者率が増加してきている．

対策としては，移乗介助等の際に1人で扱う重量を減らす工夫を行う一方，就職直後から腰痛予防の技術指導としてビデオ撮影，三次元動作解析等を用いて効果的なボディメカニクス教育[34]を行うこと等が推奨されたが，組織的な腰痛対策は不十分であった．

厚生労働省は2013(平成25)年に「職場における腰痛対策指針」を19年ぶりに改訂した．本改訂で，腰痛発生が多い作業として医療機関での看護作業が初めて取り上げられた．さらに，腰痛発生要因として動作や環境，個人要因のほかに職場の対人ストレス等，心理・社会的要因が複合的にからんでいること，腰痛予防のための労働衛生管理体制を整備したうえで，3管理(作業管理，作業環境管理，健康管理)と1教育(労働衛生教育)を総合的に実施し，腰痛対策にリスクアセスメントの手法と労働安全衛生マネジメントの考え方を取り入れること，福祉用具を積極的に使用すること，全介助の必要な対象者には，リフト等を積極的に使用し，原則として人力による人の抱え上げは行わせないこと，福祉用具の使用が困難で，人力で抱え上げざるをえない場合は2名以上で行うこと，等が明記された[35,36]．

8 パワーハラスメント

Think for yourself
スタッフが先輩看護師からのパワハラ被害を訴えてきた．あなたが看護管理者であったら，どのような対応をとるべきか考えてみよう．

パワーハラスメント(以下，パワハラ)とは，「同じ職場で働く者に対して，職務上の地位や人間関係等の職場内の優位性を背景に，業務の適正な範囲を超えて精神的・身体的苦痛を与える，または職場環境を悪化させる行為」をいう．パワハラの行為類型として，以下の6つがある．

①暴行・傷害(身体的な攻撃)，②脅迫・名誉毀損・侮辱・ひどい暴言(精神的な攻撃)，③隔離・仲間外し・無視(人間関係からの切り離し)，④業務上明らかに不要なことや遂行不可能なことの強制，仕事の妨害(過大な要求)，⑤業務上の合理性なく，能力や経験とかけ離れた程度の低い仕事を命じることや仕事を与えないこと(過小な要求)，⑥私的なことに過度に立ち入ること(個の侵害)．

ただ，④〜⑥に関しては，何が業務の適正な範囲を超えているかは業種や企業文化の影響を受けるため，各企業・職場で認識を揃え，その範囲を明確にすることが望ましいとされている[37,38]．実際，企業の担当者の多くが，パワハラと業務上の指導との線引きや事実確認の難しさを，また，パワハラ問題を職場で取り上げることにより派生する二次的問題として，管理者が弱腰になること等をあげていた[38]．

保健・医療・福祉機関の看護職員のハラスメントに関しては，全国規模の調査[39]で看護職員の1/4が同じ職場職員からハラスメントを受け，その約半数で心身の変化を来していたこと，ハラスメントの加害者では医師が最も多く，次に管理者や所属長，同じ部署の看護職員であったと報告されている．

厚生労働省は，パワハラを予防・解決するための取り組みとして，「トップのメッセージ」「ルールを決める」「実態を把握する」「教育する」「周知する」「相談や解決の場を設置する」「再発を防止する」を推奨している[38]．

ただ，パワハラの訴えが増加すれば，冤罪のリスクも増える．特に，上司等加害者への処罰を求める訴えにおいては，当事者のみならず，加害者と目された上司等の人権も尊重し，中立的な調査を行わなければならない[40]．

個人と組織のレジリエンスを高める

これまで述べてきたように，看護現場はリスクに満ちている．看護師が所掌する業務範囲は広く，医療の高度化と患者の高齢化で医療事故や労働安全衛生上のリスクは，ますます高まっている．ひとたび事故が起きると，関係者を含むチームや部署は耐えがたいストレスに直面する．職場の人間関係にも亀裂が生じかねない．そうしたストレスを乗り越え，部署が再起していくことは容易ではない．

また，日常的にも看護職はほかの医療職よりもはるかにストレスフルな状況に置かれている．その1つは，対人援助職であるがゆえの感情労働によるストレスである．さらに，厳しい医業経営，医療に対する社会の高い要求水準等，医療をめぐる環境の変化は，患者の最前線に存在する看護職に最もしわ寄せが来て，労働の量と質の両面で負荷が増大する．そうした変化は看護管理上のさまざまな問題を提起し，看護管理者は問題解決の困難さに直面する．こうした職務上のストレスをどのように乗り越えて成長してゆくか．そのキーワードがレジリエンスである．

レジリエンス(resilience)の語源は，"résilier"(跳ね返る)という動詞で，もとは「弾力性」等を意味する物理学用語であった．「回復力」「復元力」等と訳されるが，微妙なニュアンスの違いもあるため，あえてそのまま「レジリエンス」が使われる．レジリエンスの定義は一定していない．使われる分野，たとえば心理学，精神医学，生物学，組織論，防災対策，土木・建築学等，それぞれの分野によって異なるが，共通するのは「変化や危機等の困難，強いストレス等逆境にさらされても，へこたれることなく，しな

やかな強さを発揮して適応，回復，成長してゆく」といった特性のことである．「脆弱性」の対義語ととらえるとわかりやすいかもしれない．レジリエンスは，大災害や事故，テロ等想定を超えた重大危機に見舞われる今の時代において，社会環境に適応するために，人，組織，システムのすべてにおいて求められる特性として注目されている．

人に関するレジリエンスの研究は，1970年代の欧米で発達心理学，小児精神医療の分野において始まった．貧困や，精神疾患をもった親による養育，虐待等，劣悪な家庭環境で育った子どもの追跡調査で，多くが成長しても社会的不適応状況にあったが，一方で立派な成人に成長していた者の存在も確認された．そうした個人の特性を表す用語としてレジリエンスが用いられた．彼らがどのようにレジリエンスを形成していったのかに研究的関心が集まり，多くの知見が集積されていった．

こうした研究の知見をもとに，米国心理学会[41]は，レジリエンスの形成に寄与する最も重要な要因として，ケアやサポートをしてくれる家族や家族以外の人間の存在をあげている．そうした人間関係で愛と信頼が育まれ，ロールモデルが提供され，励ましや安心が与えられることによってレジリエンスが高められるという．加えて，当人の「現実的な計画を立てそれを成し遂げていく力」「自分を肯定的にとらえて自分の能力を信頼できる力」「コミュニケーションや問題解決能力」「強い感情や衝動をマネジメントできる力」が組み合わさって，レジリエンスが形成されると述べている．そして，レジリエンスを形成する方法として，次の10項目をあげている．①関係性をつくる（家族や友人や他人とのよい関係をつくることが重要），②危機を打ち勝ちがたい（克服できない）問題ととらえることを避ける，③変化を生活上の一部分として受け入れる，④目標に向けて進む，⑤断固とした行動をとる，⑥自己発見のための機会を探す，⑦自分に対する肯定的な見方をもつ，⑧物事のとらえ方についての展望をもつ，⑨希望に満ちた見方をもつ，⑩自分自身を大切にする，である．

レジリエンスは，性格や気質のような個人特性としての側面と，経験や学習によって獲得・強化できる特性の両側面がある．人生においてさまざまな困難や試練に遭遇するが，家族や職場，友人等愛情と信頼の人間関係が支えになって乗り越えた体験をもつ者は多い．そうした成功体験を多く積むことによって，あるがままの自己を肯定的に受けとめられる自尊感情，物事をとらえる視点や発想の転換を可能にし，危機や困難はきっと乗り越えられるという自己効力感を醸成する．これらはレジリエンスを育む基盤となる重要な要素である．

看護組織のレジリエンスを高めるためのマネジメントの第一歩は，個々の看護師のレジリエンスを高めることである．米国心理学会がレジリエンスを形成する方法としてあげた10項目のうち，「⑦自分に対する肯定的な見方をもつ」および「⑩自分自身を大切にする」ためには，看護職の職業特性からくるストレスへの適切な対処が重要になる．看護師は白衣の天使のイメージで，常に患者の苦悩に共感し，「気配り」「やさしさ」「思いやり」をもつことが期待されている．一方で疾患を受け入れられない患者は時に看護師に怒りや苛立ちを向けることもある．一生懸命にケアをしても報われずに無力感に陥ることもしばしばある．しかし，看護師はどんなに疲れていても，また，不愉快な感情があったとしても，笑顔を絶やさず，やさしい看護師でいなければならないと自分の感情を管理・調整する．患者からの暴力ですら，自身の対応が悪かったせいと自らを責めることも少なくない．こうした感情労働によるストレスが積み重な

ると，いつしか情緒的に消耗し，自らの感情を認知，表出することができなくなる．これでは，自分に対して肯定的な見方をもつことや，自分自身を大切にすることはできない．最悪，バーンアウト（燃え尽き症候群）につながる危険性すらある．

　武井[42]は，感情労働によるストレスを乗り越えるための力としてレジリエンスに注目している．レジリエンスを高めるために重要なこととして，①健康な「自己中心性」を取り戻すこと，②体験を振り返ること，③感情リテラシーを育てること，④人とのつながりを回復し，人への信頼感を取り戻すこと，の4つをあげている．特に①は，自己と患者の区切りを明確にし，自らの限界をはっきりさせること，プライベートな生活を大事にすることが重要である．自己犠牲や献身的な仕事ぶりを称揚するのはストレスを悪化させる危険性がある．③の「感情リテラシーを育てる」とは，自分が何を感じているか，どうしてほしいと思っているのかに気づき，それを言葉にしていく力を高めることである．振り返る作業は感情を言葉にする作業でもある．④の「人とのつながりの回復，人への信頼感を取り戻す」には，安心して語り合う場が必要であると述べている．

　平林[43,44]は，看護師個人のレジリエンスを高めるために，米国心理学会が示した「支援とケアを受けられる関係」と「問題解決能力」を重視し，看護師を新人，2～3年目，中堅，管理職の階層に分けて，それぞれが遭遇するストレスや困難を明らかにしたうえで，レジリエンスの高め方を具体的に示している．たとえば，新人には，「一度の失敗の影響が大きく無力感を学習しやすい」ことから，「無力感の学習を防ぐために失敗をさせない，多重課題は並列ではなく直列で考える」ことを，2～3年目の看護師には，「サポート体制が突然なくなってしまう」ことから，「支援やケアを受けられる関係をつくる，年次に見合った効力感を得られる承認を行う」こと，中堅の看護師には，「他者が思ったとおりに動かないことに無力感を覚える」ことから，「自分で問題解決するプロセスを支援する，組織への貢献をしっかり承認する」ことを，また，管理職には，「積み上げてきた実践家としての専門性がリセットされる」ことから，「管理職として初心者であることを意識する，管理者としての役割をまとう意識をもつ」等をあげ，非常に示唆的である．そして，組織としてのレジリエンスを高めるためには，現場の困りごとを当事者に困っていると声をあげさせて，組織内で共有し，メンバーが立場や所属を超えて，学び合いながら，問題解決を支援し合える組織をつくることが重要であると述べている．

（川村治子）

■引用文献

1) 患者誤認事故予防のための院内管理体制の確立方策に関する検討会：患者誤認事故防止方策に関する報告書, 1999.
2) 亀井利明：危機管理とリスクマネジメント, p4, 同文館, 1997.
3) 中島和江, 児玉安司：ヘルスケアリスクマネジメント, pp59-60, 医学書院, 2000.
4) 莇立 明, 中井美雄：医療過誤法. p17, 青林書院, 1994.
5) 川村治子：事故防止の考え方を学ぶ. 系統看護学講座 看護の統合と実践[2], 医療安全 第4版, pp11-15, 医学書院, 2018.
6) F. H. ホーキンズ（著）, 黒田 勲, 石川好美（訳）：ヒューマンファクター──航空の分野を中心にして, pp7-11, 成山堂, 1992.
7) 橋本廸生：医療安全ハンドブック─ヒヤリハット報告の分析と活用, pp112-119, メヂカルフレンド社,

2002.
8) 飯田修平, 柳川達生：RCA の基礎知識と活用事例, 日本規格協会, 2006.
9) 石川雅彦：RCA 実践マニュアル―再発防止と医療安全教育への活用, 医学書院, 2007.
10) 川村治子：ヒヤリハット 11,000 事例によるエラーマップ完全本, pp34-39, 医学書院, 2003.
11) 同上, pp94-97.
12) 職業感染制御研究会：全国調査 JES(Japan-EPINet Surveillance：エピネット日本版サーベイランス)・2015 結果概要報告　http://jrgoicp.umin.ac.jp/index_jes2015.html [2018 年 10 月 1 日閲覧]
13) 職業感染制御研究会：針刺し予防策, 医療従事者の方へ, いつでも, どこでも・注射器などの取り扱いルール, http://jrgoicp.umin.ac.jp/index_prevent_2.html [2018 年 10 月 1 日閲覧]
14) 矢野晴美：感染症まるごとこの一冊, p3, 南山堂, 2014.
15) 厚生労働省：平成 27 年結核登録者情報調査年報集計結果
http://www.mhlw.go.jp/file/06-Seisakujouhou-10900000-Kenkoukyoku/0000133822.pdf
[2018 年 10 月 1 日閲覧]
16) 平井和恵, 飯野京子, 神田清子(編), 日本がん看護学会(監修)：見てわかるがん薬物療法における曝露対策. pp26-27, 医学書院, 2016.
17) 厚生労働省労働基準局安全衛生部：発がん性等を有する化学物質を含有する抗がん剤等に対する曝露防止対策について(基安化発 0529 第 1 号), 平成 26 年 5 月 29 日.
18) 菱川良夫(監修), 藤本美生(編集)：放射線治療を受けるがん患者の看護ケア, pp68-73, 日本看護協会出版会, 2008.
19) 長瀬ランダウア株式会社：NL だより. No. 454, 2015 年 10 月.
https://www.nagase-landauer.co.jp/nl_letter/pdf/27/no454.pdf [2018 年 10 月 1 日閲覧]
20) 草間朋子：看護実践に役立つ放射線の基礎知識, pp80-81, 医学書院, 2007.
21) 同上, p109.
22) 草間朋子, 小野孝二：放射線防護マニュアル. 安全・安心な放射線診断・治療を求めて 第 3 版, p70, 日本医事新報社, 2013.
23) 中央労働災害防止協会安全衛生情報センター：グルタルアルデヒド
www.jaish.gr.jp/horei/hor1-46/hor1-46-6-1-5.html [2018 年 10 月 1 日閲覧]
24) 厚生労働省通知：医療機関におけるグルタルアルデヒドによる労働者の健康障害防止について. 基発第 0224007 号, 平成 17 年 2 月 24 日.
25) 藤田 浩, 沢田泰之, 小川真規, 他：内視鏡消毒剤オルト・フタルアルデヒドによる健康障害とその対策. 産業衛生雑誌 49：1-8, 2007.
26) 日本ラテックスアレルギー研究会
http://www.latex.kenkuukai.jp/special/?id=1270 [2018 年 10 月 1 日閲覧]
27) 光畑裕正：アナフィラキシーショック 最善の予防・診断・治療：すべての医療者・教職員に向けて, p13. 克誠堂出版, 2016.
28) 厚労省：パウダーが付いてない医療用手袋への供給切り替えを促します. 平成 28 年 12 月 27 日. Press Release
29) 私大病院医療安全推進連絡協議会：都内私立大学病院本院の職員が患者・患者家族などから受ける院内暴力の実態. 日本医療・病院管理学会誌 50(3)：219-27, 2013.
30) 田中惠子, 佐々木奈美子, 黒澤澄恵：施設看護職員の患者暴力についての認識と施設に期待する支援. 第 44 回(平成 25 年度)日本看護学会論文集, pp217-220, 2014.
31) 三木明子：今日から実践！看護管理者ができる院内暴力対策. Nusing BISINESS 11(6)：68-74, 2017.
32) 小久保安朗, 前沢靖久, 吉沢修章, 他：看護職員の腰痛アンケート調査からみた腰痛の予防と対策. 日本腰痛学会雑誌 6(1)：52-55, 2000.
33) 藤村宜史, 武田正則, 浅田史成, 他：多施設共同研究における病棟勤務看護師の腰痛実態調査. 日本職業・災害医学会会誌 60(2)：91-96, 2012.
34) 伊丹君和：看護者の腰痛予防のためのボディメカニクス教育. 大阪教育学年報 13, pp17-28, 2008.
35) 厚生労働省：職場における腰痛予防対策指針及び解説.
http://www.mhlw.go.jp/stf/houdou/2r98520000034et4-att/2r98520000034mtc_1.pdf
[2018 年 10 月 1 日閲覧]
36) 船越光彦：腰痛対策はなぜ進まない？　Nursing BUSINESS 8(11)：38-41, 2014.
37) 厚生労働省 職場のいじめ・嫌がらせ問題に関する円卓会議：職場のパワーハラスメントの予防・解決に向けた提言. 平成 24 年 3 月 15 日.
http://www.mhlw.go.jp/stf/houdou/2r98520000025370-att/2r9852000002538h.pdf
[2018 年 10 月 1 日閲覧]
38) 厚生労働省：みんなでなくそう職場のパワーハラスメント　これってパワハラ

http://www.mhlw.go.jp/stf/houdou/2r9852000002d1om-att/2r9852000002d1q3.pdf ［2018年10月1日閲覧］

39）日隈利香：看護職員のハラスメント問題に関する研究―全国の保健・医療・福祉機関に勤務する看護師を対象にしたアンケート調査結果より．第43回日本看護学会論文集，精神看護，pp128-31，日本看護協会出版会，2013．

40）竹中君夫：看護と人事の協働で実現するWLB（ワーク・ライフ・バランス）．看護69(2)：99-101，2017．

41）The American psychological Association, Psychology Help Center：The Road to Resilience. http://www.apa.org/helpcenter/road-resilience.aspx ［2018年10月1日閲覧］

42）武井麻子：ひと相手の仕事はなぜ疲れるのか―組織と個人の間で．せいれい看護学会誌6(2)：24-28，2016．

43）平林慶史：個人のレジリエンス―人はどうしてへこたれるか．看護管理28(4)：286-295，2018．

44）平林慶史：組織のレジリエンス―「困る力」の高い組織を作る．看護管理28(4)：296-303，2018．

■参考文献

- 日本病院薬剤師会（監修）：抗悪性腫瘍剤の院内取扱い指針―抗がん薬調製マニュアル第2版，じほう，2009．
- 日本がん看護学会，日本臨床腫瘍学会，日本臨床腫瘍薬学会：がん薬物療法における職業性曝露対策の合同ガイドライン2015年版．金原出版，2015．
- 平井和恵，飯野京子，神田清子（編），日本がん看護学会（監修）：見てわかるがん薬物療法における曝露対策，pp30-33，医学書院，2016．
- 川村治子：看護師の労働安全衛生上の事故防止，医療安全第4版，系統看護学講座 看護の統合と実践2，pp217-234，医学書院，2018．
- 石井京子：レジリエンスの定義と研究動向．看護研究42(1)：3-14，2009
- 髙樽由美，藤田佐和：resilienceの概念分析―成人Ⅰ型糖尿病患者への教育への適用．高知女子大学看護学会誌39(2)：1-11，2014．
- 内野小百合：災害救助者におけるレジリエンスの文献検討．東京女医大看護会誌9(1)：15-20，2014
- 片山はるみ：感情労働としての看護労働が職業性ストレスに及ぼす影響．日本衛生学会誌65(4)：524-529，2010
- RESILIENT MEDICAL：【レジリエンス】定義と意味についてのわかりやすい解説 https://resilient-medical.com/risk/resilience-meaning-definition ［2018年10月1日閲覧］
- BIZHINT：レジリエンス　https://bizhint.jp/keyword/14198 ［2018年10月1日閲覧］
- オージス総研：
  第26回チーム力，組織力とは何かについて考える(1)―レジリエンス―
  　https://ogis.kansatsu.jp/blog/detail/128 ［2018年10月1日閲覧］
  第27回チーム力，組織力とは何かについて考える(2)―レジリエンスを高める組織マネジメント①―
  　https://ogis.kansatsu.jp/blog/detail/129 ［2018年10月1日閲覧］
  第28回チーム力，組織力とは何かについて考える(2)―レジリエンスを高める組織マネジメント②―
  　https://ogis.kansatsu.jp/blog/detail/130 ［2018年10月1日閲覧］

第8章 看護と情報管理のシステム

> **Learning Objectives**
> 1. 看護サービスを提供する際に必要とするデータ・情報の管理について知る
> 2. 求められている看護サービスの提供を支援する情報システムにはどのような機能をもつシステムがありえるのか，あるいは実際にあるのかを理解する
> 3. 看護を支援する情報システムとなるための課題を理解する
> 4. 看護を支援する情報システムとなるための標準・標準化活動について理解する

看護サービスの提供と情報管理

1 看護サービス提供のプロセス

　看護サービス提供のプロセスは，かなり標準化されてきた．標準化とは画一化ではなく，よりよいやり方，当該時点でのベストプラクティスを基準とすることである．この標準があることによって，看護師が交替しても同様に看護サービスを継続していくことができ，またどの病院でも同様な看護が受けられるという安心感を患者（顧客）に与えることが可能となる．すなわち，標準化は，担当看護師の能力に左右される部分をより少なくして，誰が行っても一定の看護サービスが提供されるような質保証をもたらすといえる．

　初期時点で整備される標準は，最低の質保証を実現するための基本的な看護サービスかもしれない．それでもないよりはよい．次のステップとして，より高度で複雑な看護サービスを標準化していくことで，充実した看護サービスの質を保証して提供できる病院が増えていく．

　看護サービス提供のプロセスは，「看護職が自律的に患者の状態をアセスメントし，介入の必要性を判断し，介入内容を選択し，実施計画を立て，実施し，実施に対する患者の反応を確認し，次なる介入の必要性を判断する」というサブプロセスを繰り返していると考えられる．このプロセスを支援する情報システムが必要である．

　患者が入院してきたときの看護サービス提供のプロセスを追いかけてみよう．

a 患者情報の収集

　DPC（diagnosis procedure combination；診断群分類包括評価）を用いた入院医療費の定額支

払い制度による入院日数短縮化の影響を受けて，入院患者の情報収集にも効率化が求められている．多くの病院では，入院が確定した患者には，入院前の外来受診期間中に，入院に必要とする情報を問診票の形式で収集することが多くなった．また入院によって初めて実施できる生体侵襲の高い医療介入(検査や治療)等が多々存在するため，入院前から必要な説明を行ったうえで患者の同意を得て，入院治療が効率的に進行するように，手順が決められている病院が多くなった．すなわち，患者は多数の問診票に必要情報を申告・記入し，多数の説明を受けたのち，多数の同意書・誓約書等に署名し，提出して，初めて入院や手術が実施可能な状態となるのである．

　外来の看護師には，このような各種書類作成を支援する業務が存在し，確実に実施して，入院病棟の看護師に正確な患者情報を受け渡すことが求められている．情報収集漏れがあると効率的な入院医療が困難となってくるため，以前は入院してから病棟看護師が行っていた聴取作業は，現在では外来看護師が実施するか，病院によっては専任あるいは兼務の形で，入院をサポートする看護師が責任をもって実施する形態に変化してきている．

　病棟看護師が入院患者に対して行うべきことは，入院前に作成・提出されている書類を病院側がすべて受け取っているかの確認と，入院時点での患者状態(直前状態と今の状態，想定される次の状態)の把握となる．治療・看護を実施するうえで必要とする患者状態には，全身状態・局所状態・心理状態・疾患治療に対する理解および希望・社会的条件等がある．特に，疾患治療に対する理解および希望については，ある程度の時間をかけて，よい環境のなかで，対面して丁寧に聴き取ることが重要である．

　病棟における看護の役割は，そこで入院生活を送る患者が，より安定した入院生活を，自己コントロール感をもって送ることができるよう支援することにある．ケースによってはその家族に対する支援が必要となることも多い．入院患者と家族に対し提供される看護サービスは，この最初の情報収集の質によって，大きく影響を受ける可能性が高い．

b 看護計画の立案

　ある病棟で提供される治療の種類は限られているため，患者タイプ別の標準的な看護計画(標準看護計画)を作成しておくことは有用である．標準看護計画は，個々の問題に対して観察項目や直接ケア項目，教育項目等，看護師が行うべき内容の漏れをなくし，想定される問題の発生防止を含めて，経験知を生かし，事前に設計しておく．複数の標準看護計画のなかから，当該患者に適用可能なものを選択し，当該患者に最もよく合うように再設計(編集)する．こうしてできあがったものが，個別患者の看護計画となる．

　たとえば，虫垂炎の手術を受けるために入院してきた患者の場合，術前・術直後・術後・退院準備期等の標準看護計画を準備しておき，個々の患者の特性(性・年齢・価値観・ADL等)に応じた形で，必要な項目を修正・追加していく．これによって，当該患者の個別の看護計画を，より早く立案することができるのである．

　患者にとって，看護師による情報収集はより短時間であるほど，そして，看護ケアの提供開始はより早いほど望ましいことは明らかである．

　近年，標準的看護計画を組み込んだクリニカルパス(以下，パス)を，医療チームメンバー全員で共有する診療計画書として用いる病院が増えてきた．チーム医療の計画書

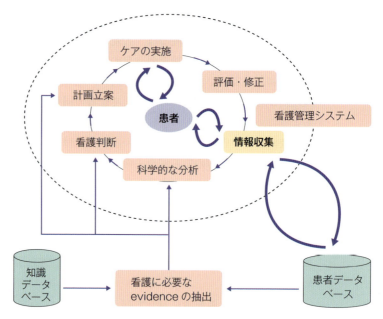

図 8-1 根拠に基づく看護をするための看護ケアシステム

〔水流聡子,江川隆子,中西睦子,他:Evidence Based Practice と看護情報システム.根拠に基づく看護アセスメントプロセス実現のための情報収集・記録・分析の手順と情報技術の活用.第 20 回医療情報学連合大会論文集,pp262-263,2000 より〕

を作成し,効率的・効果的に提供することで,DPC 等の支払い方式の変更・在院日数の短縮に対応できる可能性が大きいためである.それは,医療サービスの質を保証した入院日数削減の実現を意図している.このパスのなかに,前述の標準看護計画は組み込まれるべきものである.

C 計画の実施・修正・改善

標準看護計画に従って,日々提供される看護サービス内容が決定され,提供される.提供された内容とその結果(患者状態の変化・反応)は評価され,必要時,計画が修正・追加されて,変化する患者ニーズに,より適したものがリアルタイムに実施される.これらを記録し,その記録を分析することで,事実に基づく看護サービスの改善がなされていき,次の計画立案時に生かされる.これが看護の質保証のための PDCA(plan-do-check-act)サイクルである.

2 スタッフナースに必要な情報

患者のベッドサイドで,看護サービスを提供しているスタッフナースの仕事のプロセスと情報の動きを図式化すると,**図 8-1** のようになる[1].スタッフナースは,患者のベッドサイドでケアを提供しながら,絶えず情報収集をしている.こうして患者ニーズを分析するために必要とする患者情報が蓄積されていくのである.

患者ニーズの分析とニーズ充足のためのケア決定プロセスは,より科学的に実施されることが望ましい.そのため,スタッフナースの判断過程を支援するための患者データベースと,分析に必要な諸知識のデータベースの両者が整備されることが必要

である．このような環境整備が，根拠に基づいた看護実践の展開を促進することにつながる．看護に必要な情報が整備された患者データベースの構築とともに，病棟にいながらにして必要な文献検索や，ケアガイドライン検索ができるような環境が整備されることが望まれる．

　昨今の医療事故を考えたとき，スタッフナースが有すべき情報は，個々の患者情報だけではないといえる．時々刻々と変動する病棟状況に関する集約・加工情報を，スタッフナースがなんらかの方法で入手可能な状況にし，どのような病棟条件のなかで個別のケアを実施しているかを認識したうえで，ケアにあたる．このような業務設計が必要となってきている．それは，たとえば，「繁忙度のピークに食事時間が重なった場合に，誤嚥リスクのある患者の食事介助をするのは熟練した看護師か，十分に注意情報を与えて新人看護師に実施させる．決して知識技術のない無資格者にはさせない」といった判断と運用ができるようになることを意味している．

　以上により，スタッフナースに必要な情報は，当該患者もしくは，その日の受け持ち患者複数名に関する個別情報(個別の直接ケアを担当するスタッフナースが生産)と，集約・加工した病棟管理情報(リーダー等，看護管理者が生産)であるといえる．

3 看護管理者に必要な情報

　当該病棟の看護管理者が必要とする情報は，病棟の集約情報である．管理者にとって必要な情報を，静的・動的視点から，以下のように分類してみる．

a 静的情報

　静的情報としては，当該日の病棟全体の患者数，患者重症度の状況，スタッフナースの構成，検査件数，手術件数といった統計情報がある．これらによって，当該日の病棟における看護ケアの予測発生量と，提供されるケアの予測生産量が，おおよそ把握できる．すなわち，これらの統計量は，病棟の静的状態を理解する指標として有用である．

　当該日の終了時に，病棟管理日誌等に記載するのは，当日の最終時刻におけるサービス提供量の総和の統計情報である．これらを週・月・年単位でまとめて，それぞれの実績値として情報の集約を行うことで，将来の予測をしたり，次週・次月・次年度の計画に役立てることができる．

　これらの静的情報の収集は情報システムが導入されていなくとも可能であり，これまでも分析に用いられてきた．しかし，これら静的情報の収集と分析を自動化できれば，看護管理部門はもっと思考に時間をかけ，戦略的な人員配置等を検討することが可能となる．そのためには，これら情報項目の特定・定義・名称・算出方法等の標準化が必須である．この標準は全国標準として整備することが望ましい．全国標準の存在は，病院間・地域間のベンチマークを可能とする．このような比較によって，現在位置・問題の特定が可能となり，事実に基づく改善が促進される．

b 動的情報

　上述した静的情報に対し，時々刻々と変化していく動的情報が存在する．たとえば，1日に予定されている看護サービス提供量の総量があるとする．個々のスタッフナー

スがケアを実施するたびにそのケア内容を入力する．それらの情報が，リアルタイムに蓄積されていくとする．このような実施入力システムが実現した場合には，看護管理者は，必要時，ケア提供状況を定量的に把握することができる．

たとえば，日勤の2/3が過ぎた時点で，予定ケアが，全体的には3/4提供されているが，看護師によっては半分も消化していないケースがあるといった事実が発見されたとき，病棟師長はどのような動きをするだろうか．

スタッフレベルでは，少なくとも同僚間で互いに助け合うという状況が発生するだろう．しかしながら，ある病棟で試験的に調査した事例では，これらの相互支援は仲のよい者どうしで実施される場合が多く，仲が悪いあるいは協調性のないスタッフとは，実施されにくいため，結果的に患者間のサービスに格差が発生してしまう危険性が指摘されている[2]．つまり，スタッフ間の協調性だけに頼っているだけでは，患者間のサービス提供状況の格差が解消されない可能性がある．

このような場合は，ある時点で，管理者による，あるいは病棟内ルールによるスタッフ配置の再調整が必要になると考えられる．すなわち，患者個々のケア必要量とともに，スタッフ個々のケア生産量を計量化することが課題である．そのためには，患者ごと，看護師ごとに，当日提供する看護サービスが特定され情報システム内に登録されている状況が必要となる．また各看護師は登録されているケアを提供するたびに実施入力を確実に行うことが必要である．これによって，看護サービス提供にかかる進捗管理を支援するシステムが構築可能となる．

ⓒ 情報整備の必要性

Think for yourself
根拠に基づく看護を支援する情報システムには，どのような機能が必要だろうか．
科学的看護実践とするためのPDCAサイクルのしくみを設計できないだろうか．

病棟・病院をシステムとしてとらえ，看護管理者に必要な情報を考えると，inputおよびoutputとして示されるのが静的情報であり，サービス提供のプロセスを示すのが動的情報であるとみることもできる．これはドナベディアン（Donabedian）[3]の質評価モデルの，「構造（structure）」「過程（process）」「結果（outcome）」とも対応する．これらに加え，プロセスを制御するコントロール情報と，リソースの準備情報（使える状態にしておく）も重要である．

すなわち，これらの情報を整備することが，看護サービスの質評価とそれに基づく質改善を実現することにつながると考えられる．

看護を支援する情報システムの実際

1 求められている看護サービス

わが国の保健師助産師看護師法によると，看護師は"診療の補助"と"療養上の世話"をすることが，法的に認められている．患者が入院する目的は，入院生活のなかでしかできない治療や検査・教育といったサービスを受けることである．よって看護は，病棟でこれまでの日常とは異なる生活を送りながら，健康の維持・改善をはかろうとする患者を，診療面でも生活面でも支え，かつ自立を促すような方向へと支援していく．また退院に向けては，自宅および社会環境のなかで入院前と同様の日常生活を送れるよう，必要な情報提供・調整を行う．他方，外来では，日常生活のなかに通院・

自己管理という行為を組み込んでいけるよう，より時間的に効率的で効果的なサービス提供を実現する．これらが看護の業務といえる．

近年，先進諸国の厚生行政上の政策は，いずれも医療費抑制あるいは削減に向かっており，各医療機関では，科学的根拠に基づいた，効果的で効率的な医療サービスの提供が求められている．診療・看護サービスの質保証と経営努力という両輪のバランスをどのように保ちながら，サービスと組織の維持をはかればよいのか，医療機関では厳しい現実に直面しているといえる．

このような状況は，患者の安全に関する問題に発展する．医療事故の問題は，単純なミスや見落としの議論だけではなく，在院日数の短縮からくる急性期患者の増加と入退院・検査・手術の増加に対して，必要な医療スタッフの人員増がなされない現実の問題でもある．

以上の視点から，診療・看護サービスの安全を含む質の保証と健全経営という両者の実現，すなわち両者の調整を支援するような病院情報システムの開発・導入が進んでいる．

以下に紹介する情報システムは，近年では，コスト的に一般病院でも導入できるようになってきている．看護を提供するうえで，ICT（情報コミュニケーション技術）にかかわる知識をもって，業務設計をし，業務管理をしていくことが，看護管理者には求められている．

2 診療支援システム

a オーダリングシステムと伝票方式

診療支援システムは，より効率的・効果的で安全な診療サービスの提供を支援する情報システムといえる．本システムは，依頼（オーダー）・受付・実施・結果という情報が，物流や会計と連動して動くようなシステムとなっている．情報の発生者がシステムに入力する"発生源入力方式"注1が基本であり，これによって，より効率的な情報の流通が可能となる．このようなシステムは"オーダリングシステム"と呼ばれている．

従来の伝票方式で情報を伝達するシステムは，看護労働によって維持されていた．この伝票方式で動いていた某公立病院において，診療サービス提供に関連するすべての伝票類のライフサイクルを追いかけた研究[4]によると，診療関連行為のトリガー（引き金）となる最初の情報である"依頼情報"を発生させるのは，多くの場合，医師であるが，情報を紙という情報媒体の上に載せて（記入），移動させる（運搬）作業には，多くの看護労働が使用されていた．

また，依頼情報を起点として発生する一連の診療関連情報が最終的に到着する場所は，病棟や外来であり，それらを蓄積・管理するのにも看護労働が使用されていた．この調査結果からは，多くの看護労働が病院内の紙ベースの情報流通労働力として使用されており，そのため，本来の看護業務が阻害される可能性が強く示唆された[4]．

注1：検査の依頼は医師が，検査の受付・実施・結果の情報は検査部門が入力するやり方．発生情報が必要な複数部署に流通することで，従来の伝票方式での転記作業は激減する．

b 看護労働をより意味あるものに解放するオーダリングシステム

　病院内の情報処理には，かなりの診療的知識と業務的知識の両者を必要とするため，その両者を有する看護師の労働力が投入されていたと考えられる．しかし，病院の規模が大きくなり，診療業務が複雑になるにつれて，情報処理業務が多量に発生し，そのための業務量が本来の看護業務を圧迫するようになってきた．

　つまり，オーダリングシステムは，病院内の情報処理に投入されてきた看護労働を，本来の看護業務に戻すことを実現するメカニズムをもっている．業務プロセスとして，検査プロセス・薬剤プロセス・給食プロセス・各種運搬プロセスを分析すると，医療業務の特徴として，各専門職がサブプロセスを実施して全体プロセスを構成していることが理解できる．他の職種に比べ，看護職は，あらゆる業務プロセスに関与しており，情報生産・情報伝達・物流の業務を請け負っている場合が多い．これらの仕事にICTを活用することで，効率化がはかられ，患者に対する看護サービス提供の時間を確保できる可能性が高くなる．病棟で活用する検査・薬剤・給食・物流システムは，看護労働の活用に関する課題を解決するシステムともいえる．

◎ 検査システム

　検体検査の場合には，オーダリングシステムは，"依頼(医師) → 検体採取(医師・看護師) → 検体運搬(搬送者・搬送機器) → 検査実施(検査技師・検査機器) → 結果連絡(検査技師・検査機器) → 結果の利用(医師・看護師)"という一連の作業を支援する．

　また，生体検査の場合には，"依頼(医師) → 予約期日の決定と連絡(検査部門) → 当日の検査実施確定連絡(医師・看護師) → 患者移動(患者本人あるいは看護師による搬送) → 検査実施(患者・検査技師・検査機器・医師・看護師) → 結果連絡(検査技師・検査機器) → 結果の利用(医師・看護師)"という一連の作業を支援する．

　生体検査の実施時には，アレルギーや薬剤の使用禁忌・患者の障害等に関する患者情報を確認することができるよう，"患者データベースシステム"との連動をはかる必要がある．検査結果の管理も，患者データベースシステムで行う．

◎ 薬剤システム

　薬剤システムの場合には，安全面が特に優先される．医師にとって，患者情報と薬剤情報を確認しながら処方オーダーができることが必要である．患者データベース内の情報と薬剤データベース内の情報(薬品名，投与量，禁忌等)との対応によって，患者の疾病と薬剤の関係や，年齢・体重等と投与量の関係等が，自動および手動のチェックシステムによって，チェック済みの形で決定されていくシステムとなっていることが望ましい．

　特に急性期病院における注射オーダーシステムの場合には，患者状態の変動が激しいために，予測した患者状態でオーダーした薬剤が実施直前に不適切となる場合が多々あり，そのオーダー変更管理が必要となる．しかしながら，この変更管理がうまくできているシステムが少なく，現時点では運用によってカバーされている状況である．この変更管理の難しさは，実際の薬剤搬送という物流システムの整備状況からも発生している問題である．

　加えて，薬剤システムの場合には，実施に必要とする情報をオーダー時に入力する必要があるが，この項目に標準が存在しないこと，また医師の入力負担軽減措置がは

かられていないこと等から，情報の再問い合わせや，情報不足のまま実施して医療事故が発生する等，問題が多々発生している．

以上のように，薬剤システムは電子的にオーダー入力することで，転記作業軽減，転記ミス防止，集計作業の効率化，実施投薬履歴等，メリットも多い．しかしながら，システムの完成度としては未熟なものも残っており，そのことに留意して導入・運用することが重要である．

◎ 給食システム

治療食の場合，医師がオーダーを出すことになる．しかし，決定された治療食のなかで，たとえば，ご飯のやわらかさ等は，看護師が判断してオーダーを変更する場合も多い．オンライン化によって，これらの情報が給食部門に届く速度が速くなり，また全体の集計作業も効率的に実施されるため，内容変更や新オーダー発行の締め切り時間がかなり延長されたケースや，選択方式のメニューを準備できる病院も出てきて，患者サービスの向上につながっている．

看護師が観察した各患者の摂取状況と各種患者状態等の情報が，給食部門にフィードバックされることで，給食部門の分析が可能となり，給食サービスの改善にもつながる．この情報は，患者の栄養状態の指標となることと，給食内容の評価指標としても使用できる．このように，1つの情報は多方面から活用できる場合が多いため，異職種間での共通利用がはかれるようなシステムとしていくことが望ましい．

給食は，単なる食事オーダーシステムではなく，治療の一環としての"栄養プログラム"として位置づけられるべきと考えられる．

◎ 物流システム

病院内で使用する物品は，医薬品・医療材料・リネン等，非常に多種類で多量に及ぶ．これらの物品が適時・適材・適所に配送されなければ，各種サービスは滞ってしまう．物流が円滑でないと，部門ごとのストック量を多くする方向へ向かうため，使用期限切れの物品が多量に発生し，経営上好ましくないうえに，病棟の場所を必要以上に物品置き場として確保せざるをえない状況に置かれる．

物品管理業務のマネジメントコストも無視できない．検査関係の情報処理と同様に，物品に関しても，診療に関する知識を有する看護師にこれらの病棟物品管理業務が任され，看護業務を圧迫していた．

このような問題を解決するために，物品と情報を一元管理するための物流システムが開発されている．1週間単位で，医療材料がセット化された棚となっている"ラック"を，そのラックごと新品に交換するコストラック方式が，特に医療材料等を多量に使用する病棟では効果を上げた．物流システムの場合，経営情報とリンクできるため，情報システム導入効果が示しやすい．

以上，入院病棟を例としてオーダリングシステムについて述べてきたが，同様のシステムが外来で使われる場合には，当日の患者動態を考慮して，より時間短縮をはかるようなシステムとして設計されることを付記しておく．

3 看護ケアを支援するシステム

a 標準看護計画

　病院の機能別化が進行し，各病院は当該機能に応じたサービス提供を，効率的・効果的に実施できるよう人材や設備を整備する方向へ向かっている．すなわち，各病院に入院する患者は当該病院で治療可能な患者に限定されるため，患者のタイプが病院ごとに集約されてきているといえる．よって看護のなかの診療補助業務は標準化し，ケアの手順書等を作成しておくことが，医療サービスの質保証の観点からも望ましいといえる．

　このような視点から，診療補助業務に関連する基本フレームをもつ看護計画(例：○○手術患者の術前・術後の看護計画)を作成し，これを標準看護計画として活用することが試みられている．標準看護計画をベースにして，個々の患者特性に応じて編集していくことで，個別の看護計画を効率的に作成することが可能となる．標準看護計画は，特に新人看護師と熟練看護師との質的差を補完し，最低の質保証を実現するうえで重要と考えられる．

　標準看護計画を組み込んだパスを，医療のチームメンバー全員で共有する診療計画書として設計する病院が増えた．まだ院内標準の段階であり，適用できる治療種類も限られてはいる．しかしながら，チーム医療の展開が可視化された診療計画書を作成して，効率的・効果的に提供することで，DPC等支払い方式の変更・在院日数の短縮に対応できる可能性が示唆されはじめ，またチーム医療の実現に向けた情報共有効果が高いため，その作成と活用が進行している．このパスのなかに，前述の標準看護計画は本来組み込まれるべきものと考えられ，標準看護計画から全体診療計画へと視点を変えていくことが必要である．こうして他職種・患者との計画情報の共有が進むためには，そこで用いる用語やパスの枠組み等の標準化が必要である．

　既存の紙形式のパスでは，ダイナミックな患者変動に対応できないという課題があり，電子的な計画系の枠組み・用語の標準化が必要である．患者状態の変化に対応して次々と計画系ユニットを移行していく形式のパス(例：患者状態適応型パス)の開発が進められてきた[5〜9]．電子カルテシステムと併用して使えるシステムとして，東京大学で開発され，2018(平成30)年から病院への導入が始まった．

b アセスメントや計画立案に必要な知識情報の共有

　さまざまなガイドラインが，責任ある組織によって開発されてきている．看護を方向づける組織という点で，日本看護協会から出されるガイドライン(看護の職場における労働安全衛生ガイドライン等)は，看護現場にとって有用な情報と位置づけられる．多くの有識者たちによって吟味され開発されたガイドラインを，現場が向かうべき方向性や行動を決定する際に活用したいと，現場では考えている．

　しかし，看護に有用なガイドラインは，書籍・雑誌や報告書等，あちこちに存在しており，どのようなガイドラインがあるのか調べたり，必要なガイドラインを入手するのに，かなりのエネルギーを必要とするのが現実である．また，看護のアセスメントや看護計画の立案に必要な科学的根拠を検索・入手するためにも，個々の看護師が多くのコストをかけなければならない現実がある．

　多忙な現場にとって，このような知識情報が電子的にデータベース上で共有できる

ことは，非常に有用と考えられる．日本看護協会やナースセンター，看護の各学術学会等から，このような知識情報の共有を支援するデータベースシステムの構築とインターネットを活用した情報提供が実施されることが期待されている．たとえば，日本看護科学学会と日本看護管理学会では，学会のホームページのなかに論文データベースを開発し，書誌情報と抄録の検索は，誰でもアクセス可能な形で提供している[10]．

看護実践に必要な知識情報の提供システムに，病院の看護現場から直接アクセスできるような環境，および病院情報システムのなかに接続部分を組み込むことで，より看護の質向上がはかれるものと期待される．

c 看護サービス提供の支援1（看護業務ワークシート作成）

各患者の計画を立案するのは1名の看護師が責任をもって行ったとしても，24時間の看護サービスは1人では提供できず，複数の看護師が交替で実施していく．

立案された看護計画やパスに従って，毎日の看護ケアのオーダーが出されたと仮定しよう．また，医師の治療計画に従って，毎日の診療補助業務のオーダーが出されたと仮定しよう．両者オーダーは患者ごとに存在する．ある日の日勤帯を受け持つ看護師は複数の患者を担当する．この場合に，この看護師が実施すべき，受け持ち患者すべてのオーダーを一覧表にして出力しておくと，当該看護師は，効率的に，かつ漏れなくケアを実施できる．

このような一覧表をワークシートと呼ぶ．必要なワークシートの種類を企画・決定し，システムに組み込んでおくことで，個々の看護師が必要なワークシートを出力して，その日の業務手順を決定し，チェックしながら看護を実施するという業務の流れを支援することが可能となる．

d 看護サービス提供の支援2（患者スケジュール管理）

患者中心という視点によると，"患者スケジュール"という考え方がある．患者ごとに時系列で，当日の治療・看護ケアの内容を示す．そのスケジュール表を患者本人に示して，必要時，選択をしてもらう．つまり，患者が決定したスケジュールに従って診療・看護サービスが実施され，当日の患者の入院生活が進行していく．患者はより自己コントロール感をもつことができる．

某大学病院では，表形式で各スケジュール表をシステムとして構築することを検討した[11]．患者スケジュール（**表8-1**）は，時間を横軸で，治療・看護ケアを縦軸で示し，表内の各セルのなかには実施担当の医療従事者の名前が入る．これが患者に示される．他方，看護スケジュール表（**表8-2**）は，横軸が時間で，縦軸が当日の担当患者名リストで，表内の各セルにはケア内容が入る．これが，それぞれの看護師に渡される．1枚のスケジュール表に，患者・看護師各自の1日の予定が構造的に示される．このようなスケジュール表が，電子カルテシステムでは一般的に整備されてきている．

表 8-1 患者スケジュール表（患者個別管理用）

項目＼時間	6:00	6:30	7:00	7:30	8:00	8:30	9:00	13:00	14:00
検尿一般	自分で								
採血（血1・化1）		吉川							
食事（下膳介助）				吉川					
内服					自分で				
注射						医師A			
他科受診							河村		
処置								医師B	
入浴介助									河村
手術説明									
術前指導									

〔吉川文花，溝上五十鈴，水流聡子，他：電子ナーシングスケジューラ管理システムの開発．患者個別管理／ナースの受持ち患者管理／病棟看護管理／病院看護管理の一元化．第22回医療情報学連合大会論文集，pp186-187, 2001 より〕

表 8-2 看護スケジュール表（看護師の受け持ち患者管理用）

患者＼時間	9:00	9:30	10:00	10:30	11:00	11:30	13:00	13:30	14:00	15:00	16:00
広島花子	CT		処置							退院指導	
山口華子		耳鼻科診断									
岡山葉菜子		全身清拭			処置					IC同席	
島根羽奈子		脳外科受診						食事介助	シャワー浴介助		
鳥取波那子		入浴介助		処置							
徳島太郎		神経内科受診				入浴介助				Mチューブ交換	
香川次郎				洗髪							
熊本三郎			全身清拭			処置		神経科受診			
長崎四郎		術前検査						術前指導			
福岡五郎			MRI			処置	IC同席				

〔吉川文花，溝上五十鈴，水流聡子，他：電子ナーシングスケジューラ管理システムの開発．患者個別管理／ナースの受持ち患者管理／病棟看護管理／病院看護管理の一元化．第22回医療情報学連合大会論文集，pp186-187, 2001 より〕

4 看護管理を支援するシステム

a 勤務表作成の支援

　病棟師長は，24時間の看護サービス提供を実現するために，二交替あるいは三交替でのスタッフナースの割り当てを決めなければならない．この勤務表は毎月決定され，当該勤務月が開始する以前にスタッフナースに対して提供される．

　勤務表作成は，基本的な条件（保証すべき休日数の設定，深夜勤務が続かないようにする，深夜勤務の翌日は休みにする等）のほかに，個々のスタッフナースが希望する条件（某日は休日

にしてほしい，連続休日をとりたい，夜勤を避けたい等)と，安全や教育に関する管理的視点からの条件(夜勤を新人看護師だけにしない，手術日等に熟練者率を増加させる，新人看護師と熟練者との組み合わせ，研修会への参加等)を考慮する必要があるため，非常に複雑なアルゴリズムとなり，これまでにすべてを自動化できたシステムは開発できていない．

現時点では，最初の基本的な条件だけで自動的に勤務表を作成したあとに，師長が個々のスタッフナースが希望する条件や，安全や教育に関する管理的視点からの条件を組み込んでいき，そのあとに基本的条件のチェックを再度自動的にかけるというような使い方をしている場合が多い．しかし，この基本的条件の部分だけでもかなりの時間短縮につながっている．

b 勤務管理の支援・ケア提供状況の分析支援

日々の出勤状況や残業時間において，看護師間での勤務時間の交換があったり，突発的に出勤を依頼したり，待機状態の者が実質的に出勤となったりといった状況の変化が，医療現場には必ず発生する．個々人の勤務時間の実態情報が，事務部門に提供されないと，給与算定時に反映されなくなる．しかし，給与のみではなく，個々のスタッフナースの勤務状態をデータベース化して，他のデータベース内のデータ(たとえば，患者へのケア実施量)と，病棟を単位として結合させることで，看護管理に必要な分析が可能となる．

たとえば，「病棟全体の繁忙度の高い日が数日間続くと，残業率が増加し，病欠する看護師が〇〇％以上出現するようになる．あるいは，インシデントレポートの数が増加する．この場合の手術件数の閾値はそれぞれ△△件以上の日が××日続くあたりである」等というような分析ができる可能性もある．

このような当該病院のための独自の分析結果は，当該病院の人員配置や機器導入や運営案等の意思決定に有用な情報となる可能性が高い．今後開発が期待されるシステムといえる．

c ケア実施状況のモニタリング

各看護師が，ケア実施の際に，携帯端末やベッドサイド端末等の入力機器を持っているならば，リアルタイムに実施入力が可能となり，この意義は大きい．

前述の患者スケジュール・看護スケジュールのシステムで予定されているデータの総量を，患者・看護職・病棟患者全体・病院患者全体で集計し，同様に実施分のみを集計し，比率を計算すると，ケア実施状況のモニタリングが可能となる[11]．コンビニエンスストア等では，レジと在庫管理を連動させて，充足すべき商品リストを作成し，配送するシステムとすることで効率性を高めているが，それに類似したシステムといえる．

看護部長や病棟師長が仮に，病棟から離れたところにいても，病棟や病院全体の動きを知ることが可能であるため，必要な指示を出しやすくなると考えられる．中・長期的な人員配置のための看護要員配置計画への活用も期待される．しかし，これには，ケア量をどのように算出するかという課題が残されている[12]．

Think for yourself

看護スタッフ業務を支援する情報システムの機能には，どのようなものがあるだろうか．

看護管理者業務を支援する情報システムの機能には，どのようなものがあるだろうか．

看護情報システムの課題と展望

1 電子カルテと看護

a 電子カルテの定義と特徴

"電子カルテ"の定義はいまだ明確には示されていない．しかし，単にこれまでのカルテを電子的なものに置き換えたというわけではなく，取り扱うすべての情報を電子化し，IT（情報通信技術）の可能性を最大限に生かして，目標とする医療の実現をはかるものであるといえる．目標とする医療とは何か．たとえば，

- 患者中心の医療・開かれた医療・チーム医療等のメカニズムがシステムのなかに組み込まれていること
- ペーパーレスに近づいていること
- 標準的な電子的"データ交換規約"を介して，院外の他のシステムとの間でデータを共有できること

等の機能要件を有していることが必要と考えられる．

これらの機能要件を有することで，情報を通して医療をより見えやすい状態に置くことが可能となる．田中[13]は，IT時代の医療の目的を「情報化に耐えうる国民的医療の実現」と述べている．

電子カルテは，いつでも，どこでも，複数の人の同時アクセスを実現する．データは常にリアルタイムで更新・追加されていき，さらに最新の情報が利用者に提供される．利用者には，その属性に応じたアクセス権限が付与されて，許可された範囲内でのデータ入力と参照が許される．つまり，利用者IDを持たなければ，患者情報には近づけず，利用者属性に応じて部分的に患者情報を活用できる．そのためには，患者情報と利用者情報を，構造的に定義することが必要であり，また両者のデータが常に正確なものであることが要求される．これによって，患者のプライバシーを保護しつつ，ダイナミックなデータアクセスを実現することができる．

よく整備された標準フレームと標準用語をもつことで，電子カルテは医療の透明化に貢献するものとなりうる．

b 電子カルテを活用した医療サービス

電子カルテでは，情報が発生した場所から次々とリアルタイムに更新されていく．1人の患者の情報が，異なる職種によって異なる空間で生産されていくプロセスが支援される．また，患者情報をすべての職種がそれぞれのアクセス権限のなかで共有できる．つまり，看護師が検温の際に測定したバイタルサイン情報や観察情報がその場で入力されていき，朝採取した血液の検査結果情報が検査機器から自動的に入力されていき，さらに主治医が診察した結果が入力されていく．このように当日発生した患者状態を示す情報が次々と電子カルテ上に追加・更新される．たとえば，看護師は最新の患者情報を確認しながら，患者を観察しケアを実施し，その実施情報を次々とリアルタイムに入力していく．ケア行為を実施しながら，観察された結果は，新たに観察データとして追加されていく．

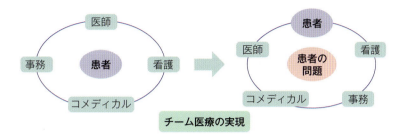

図 8-2　チーム医療の実現に向けた電子カルテの可能性
以下のようにチームメンバー内での，患者の問題に関する情報共有が進み，チーム医療の質が向上する可能性を有している．
1. 電子カルテでは，従来の紙カルテでは実現できなかった多量の情報の記録や検索・参照ができる．
2. 異なる場所から，同一電子カルテにアクセスできる．
3. チームメンバーが医療提供直後に実施情報を入力すれば，実施状況をリアルタイムで共有可能となる．
4. 「患者の問題」を中心とするステークホルダー（関係者：多様な医療従事者と患者）は，各自に設定されたアクセス権限のもと，患者情報を入力・参照することができる．

　すべての医療従事者が，異なる場所で発生した患者状態の情報を入力すること，許可された範囲の情報を参照することを実現することで，非常に効率的に情報が活用される環境を提供することができるのである．

　電子カルテ内の情報に対するアクセス権限は，当然患者本人にも適応される．患者は自分自身の情報に関してのみアクセスが許可される（ほかの患者データは決して見ることはできない）．すなわち，患者の健康上の問題が中心に存在し，周囲にその問題に対峙するチーム医療のメンバーが存在し，その輪のなかに患者本人が存在するという図式が描ける（図 8-2）．電子カルテは，このようなチーム医療を実現する可能性を有しているといえる．これは患者中心の医療を具現化した 1 つの形である．

C　電子カルテの実用に向けた標準化の作業

　電子カルテによって効率的に生産され，蓄積された患者情報を，患者が移動していく先の組織でも活用可能であれば，同じ検査や問診を繰り返す等のむだを省くことができるし，移動前に患者の承認済みの情報を移動先に送ることで，移動先の受け入れ体制を早期に整えることが可能となるため，移行期の患者生活の安定がはかれる．

　これらの情報共有は，両組織の電子カルテがあらかじめ約束されたデータ交換の方法で，データのやりとりが自動的にできる仕組みを備えていることが必要となる．このようなデータ交換の方法を，"データ交換規約"と呼び，データ交換規約の標準が存在しなくてはならない．保健医療領域におけるデータ交換規約の標準化は，産業領域と学術領域との協同作業で，国際標準として急速に整備されつつある．

　このように電子カルテがめざすものは，医療システムを効率的に実現することであり，医療の質保証と健全経営の両立が期待される．しかし，このためには，さまざまな標準化のための作業が必要であり，この標準化が完成されないとIT活用は困難であり，結果として効率性の実現が遠のいていく．特に看護領域の標準化は遅れており，看護師自身が標準化作業を行わないと，看護にとって効率性や効果性の低いシステムとなる危険性がある．加えて，医療システムから看護だけが取り残されていく危険性

も発生する.

2 看護実践のための分類基準(標準化の事例)

　患者情報の電子記録化をめざして,看護実践を表現するためのいくつかの分類基準が開発されてきた.病院における看護を中心に開発されてきたものには,北米看護診断協会(NANDA・I)が開発を進めてきた看護のアセスメント部分に関係する看護診断[14],アイオワ大学の研究チームが開発した看護介入分類(NIC)[15]と看護成果分類(NOC)[16]が,代表的なものとしてあげられる.また在宅ケア・コミュニティケアの領域では,オマハ大学の研究チームが開発したオマハシステム[17],サバ(Saba)がチームリーダーとして開発してきたHHCC(Home Health Care Classification)[18]が存在する.

　いまだ国際標準として認知・決定されたものは存在しないが,国際看護師協会(ICN)や国際標準化機構(ISO)では,国際標準を開発する活動が進行している.

　ICNでは,1993年のICN大会の際に,看護実践国際分類(International Classification for Nursing Practice:ICNP)を開発するという報告をしてから,アルファバージョン[19]を開発・報告し,続いてベータバージョン[20]を開発した.

　ICNPは,看護現象・看護行為・看護結果の3つで構成され,看護現象と看護結果は同じ分類軸をもち,その差でもって成果を示す構造となっている.すべてコンピュータ上で取り扱えるデータ構造をもつように構造的定義がなされている.

　ISOのヘルス(Health)に関係する標準化を取り扱うワーキンググループでは,看護の分類も組み込もうとしているが,そこに,このICNPで開発を試みている分類モデルを適用することも検討されたこともあった.ISOにおける医療領域の国際標準開発作業やICNPの開発作業には,国際医療情報学会(IMIA)のなかで唯一スペシャル・インタレスティング・グループ(SIG)として承認された看護情報学(nursing informatics:NI)の国際メンバーが,諸組織・諸活動をリンクする形でかかわっており,科学的・学術的・中立的なサポートをNIの国際ネットワークを活用して提供しようとしている.

　欧米諸国は,自国の看護に即した看護実践分類への取り組みと,このような国際分類への取り組みを,並行的に実施している状況にある.これは,看護が人々の生活を対象とするものであるため,当該国の文化・風土・生活習慣を無視しては成立しないことによるものと考えられる.

　わが国も,看護実践の内容を電子的に取り扱うことを目的として,国内標準と国際標準を同時に検討できる組織づくりを推進していく必要がある.加えて,これらの組織は看護だけの世界では通用しないことを認識する必要がある.患者中心の医療サービスの提供実現に向けた標準化作業であることを意識することが大切である.

3 臨床で用いる看護実践用語の標準化

　看護実践は,患者状態を認識して,必要とするケアを選択し,その患者に適切なやり方を考慮して,ケア提供を行う.ケア提供後に再度患者状態を認識して,提供したケアの効果を判断して,さらに必要とするケアが選択される.看護実践を表現する場合,「患者状態を示す観察用語群」と「状態適用型の看護ケア行為用語群」の大きく2つの種類の表現用語が必要となることが理解できる.

患者状態を示す用語とは，観察項目名称と観察結果である．提供した看護ケアとは，実施した看護ケア名称である．つまり，以下の用語が必要といえる．
①患者状態を表現する用語：観察項目名称と結果表記のセット化されたもの
②看護介入：看護行為名称

　2000（平成12）年9月21日，森喜朗内閣総理大臣（当時）が，衆参両院本会議（第150回国会）の所信表明演説において，「E-ジャパンの構想」を示した．その後，2001年第1次小泉内閣～第3次小泉内閣の間，e-Japan戦略として計画的に進められた．医療に対する要求は医療情報の標準化であった．このなかで医療に必要とする各種マスター整備が展開され，看護マスターの開発が始まり，①を観察マスターとして，②を行為マスターとして整備し，MEDIS-DC（医療情報システム開発センター）から無償公開される環境が設定された．

　MEDIS看護実践用語標準マスターは，「行為編（Nursing Action Master File）」と「観察編（Nursing Observations Master File）」で構成されている．入手方法は，財団法人医療情報システム開発センターの看護実践用語標準マスターのホームページ[注2]からダウンロード可能である．看護用語の標準化検討分科会作業班により年間を通して検討され，年1回（12月下旬）バージョンアップを行い，正確な変更管理を行っている．

　2016（平成28）年3月，厚生労働省は，MEDIS看護実践用語標準マスターを，厚生労働省が承認する「電子カルテのためのマスター」として通達した．厚生労働省標準マスターとなったことから，各医療組織の標準として，MEDIS看護実践用語標準マスターを採用することが薦められる．

4　臨床看護知識の構造化と再利用

　前述のような看護実践標準用語を活用して，臨床看護知識を構造化することができる．構造化された知識は再利用がよりしやすくなる．たとえば，ワードで作成した文書よりもエクセルで作成した表のほうが再利用しやすいという経験は誰にでもある．

　外科系の臨床を，患者状態に合わせて，術前・術直後・術後急性期・回復期に区分した場合の，術後合併症に関する看護の観察知識を術直後と術後急性期のフェーズで構造化する試行を行った研究がある[21]．この構造化された看護ナビコンテンツが前述の患者状態適応型パスコンテンツのなかに組み込まれ，標準看護計画として電子化された．標準看護計画を活用して個別の患者計画を立案し，実施・記録を連動させるシステムが運用されはじめている．このような臨床看護の構造化知識コンテンツを整備することは，医療の質安全に貢献する．また必要とする知識を誰もが使える状態にしておくことは，社会技術としての医療を確立するうえで重要である．

（水流聡子）

Think for yourself
　看護用語にばらつきがあると，患者や看護師・医療者はどのような被害を被るだろうか．
　良質の看護サービスを提供するためには，どのような看護標準・標準化活動が必要だろうか．

注2：行為編：www2.medis.or.jp/master/kango/koui/
　　　観察編：www2.medis.or.jp/master/kango/kansatsu/

■引用文献

1) 水流聡子，江川隆子，中西睦子，他：Evidence Based Practice と看護情報システム．根拠に基づく看護アセスメントプロセス実現のための情報収集・記録・分析の手順と情報技術の活用．第20回医療情報学連合大会論文集，pp262-263，2000．
2) 竹光三枝子，溝上五十鈴，水流聡子，他：入院生活日内スケジュールの保証を目的とするサービス提供のモニタリング．患者スケジューラ開発過程におけるシステム要件の一考察．第20回医療情報学連合大会論文集，pp288-289，2000．
3) Donabedian, A.：Explorations in Quality Assessment and Monitoring, Health Administration Press, IL, 1980.
4) 水流聡子：病院内で移動する文書情報のライフサイクルの分析．医療情報学 12(2)：49-61，1992．
5) 飯塚悦功，水流聡子，棟近雅彦：患者状態適応型パスシステムに込めた医療質マネジメントの思想．看護管理 15(11)：886-891，2005．
6) 水流聡子，棟近雅彦，飯塚悦功：患者状態適応型パスによる標準臨床プロセスの可視化と電子化．看護管理 15(11)：898-906，2005．
7) 棟近雅彦，水流聡子，飯塚悦功：患者状態適応型パスによる標準臨床プロセスの実施と医療質安全保証．看護管理 15(11)：892-897，2005．
8) 飯塚悦功，水流聡子，棟近雅彦：医療の質安全保証を実現する患者状態適応型パス（事例集2005年版），日本規格協会，2005．
9) 飯塚悦功，水流聡子，棟近雅彦(監修)，PCAPS研究会(編著)：患者状態適応型パス―臨床知識の活用・分析，医療の質安全保証に向けた臨床知識の構造化(3)，日本規格協会，2012．
10) 美代賢吾，堀内成子，水流聡子，他：JANS論文データベースの活用．日看科会誌 20(3)：111-119，2000．
11) 吉川文花，溝上五十鈴，水流聡子，他：電子ナーシングスケジューラ管理システムの開発．患者個別管理/ナースの受持ち患者管理/病棟看護管理/病院看護管理の一元化．第22回医療情報学連合大会論文集，pp186-187，2001．
12) 溝上五十鈴，水流聡子，石川 澄，他：高度先進病院における看護管理支援情報システム．看護の質評価指標の構造化．第22回医療情報学連合大会論文集，pp192-193，2001．
13) 田中 博：電子カルテとIT医療，エム・イー振興協会，2001．
14) Kim, M. J., McFarland, G. K., McLane, A. M.：Pocket Guide to Nursing Diagnoses(7th ed), Mosby, MO, 1997.
15) Butcher, H. K., Bulechek, G. M., Dochterman, J. M. et al：Nursing Interventions Classification (NIC)(7th ed), Mosby, MO, 2018(黒田裕子(監訳)：看護介入分類(NIC)原著第7版，エルゼビア・ジャパン，2018．)．
16) Moorhead, S., Swanson, E., Johnson, M. et al.：Nursing Outcome Classification(NOC)(6th ed), Mosby, MO, 2018(黒田裕子(監訳)：看護成果分類(NOC)原著第6版，エルゼビア・ジャパン，2018)．
17) Martin, K. S., Scheet, N. J.：The Omaha System. A Pocket Guide for Community Health Nursing, W. B. Saunders, PA, 1992.
18) Saba, V. K.：Twenty care components；An educational strategy to teach nursing science, Medinfo'98 Proceedings, pp756-759, IOS Press, Netherlands, 1998.
19) 特集―看護の共通言語を構築する看護実践国際分類(ICNP)/アルファバージョン．INR 20(3)，1997．
20) International Council of Nurses：International Classification for Nursing Practice BETA, 1999.
21) 水流聡子，渡邊千登世(監修)：看護思考プロセスナビゲーター――IT化時代の臨床看護，日本規格協会，2011．

第9章 看護キャリア開発

> **Learning Objectives**
> 1. 専門職としての看護の役割機能を理解する
> 2. 専門化している看護職を組織化し活用する方法を理解する
> 3. 看護職の効果的な教育システムとその運用について理解する
> 4. 看護職のキャリア開発の手法と看護管理者の役割を理解する

専門職としての展望

　この30年の間に,看護の力が社会のなかで大きな位置を占めるようになった.その躍進の1つには,教育の力が大きい.看護系大学や大学院の急増,看護系学会の充実は,看護の知と技の開発にこれまでにない勢いで拍車をかけた.そして,その恩恵を受けた卒業生・修了生たちが臨床現場で力を発揮している.

　また,政治の力も大きい.診療報酬上で看護師の数や専門性が評価されることが増え,臨床での看護の影響力が強まっている.たとえば,専門看護師や認定看護師の活躍は,医師や薬剤師等との多職種チーム連携を促進し,根拠(エビデンス)に基づいた看護を意識づけ,確実に臨床の質を上げている.

　そのような時代にあって,今さら専門職としてのあり方を論じることもなかろうという声があるかもしれない.しかしその一方で,看護職者数や看護の質の地域間あるいは病院間格差は依然として残っており,160万人という就労看護職のなかには,必ずしも将来展望が豊かでない人たちもいる.

　このような背景から,本項では次の2点に注目したい.1つは,看護の専門職化(プロフェッショナリゼーション)が確立してきた背景を押さえること,2つ目は,看護職を専門領域に分化することの将来性について論じることである.

1 専門職とは

　一般的に,日本語で「専門職」という用語を用いるときには2通りの解釈がある.1つはプロフェッショナル(professional)の意味で用いられる場合,もう1つはスペシャリスト(specialist)の意味で用いられる場合である.この2つは混同されがちだが,はっきり区別しておく必要がある.

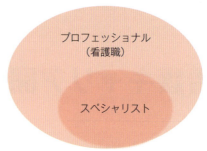

図 9-1 看護職におけるプロフェッショナルとスペシャリストの関係

　そもそも,「スペシャリスト」とは,知識や技術を多方面あるいは広範囲に発揮する「ジェネラリスト(generalist)」の対概念であり,特定の分野において特別な知識や技術を備えていると評価されている人を指す.他方,「プロフェッショナル」とは,「アマチュア(amateur)」や「ノン・プロフェッショナル」の対概念であり,田尾[1]によると,「素人には理解できない,高度の知識や技術によってサービスを提供する職業」につく人を指す.
　本項では「専門職」をプロフェッショナルの意味で用いている.看護職は一般の人がもちえない知識や技術を獲得しており,しかも看護に従事することを生業としているのであるから,立派なプロフェッショナルである.そして,専門看護師や認定看護師は,プロフェッショナルのなかのスペシャリストだと考えればよいだろう(図 9-1).

2 看護の専門職化(プロフェッショナリゼーション)

　看護職は,すでに専門職としての地位を確立しているが,ここに至るまでの過程は長く,古今東西の学者や臨床家たちが多大なエネルギーを費やしてきた.なぜ,これほどまでに専門性を追求する必要性があったのか.それは,社会学者たちによって特徴づけられたプロフェッショナルの特質を,その時代の看護職に照らし合わせた場合に,必ずしも一致をみなかったからである.
　専門職化とは,非専門職から専門職までの連続体にあるダイナミックな過程をいう.伝統的に,社会学において専門職側の極には医師,法律家,聖職者が位置づけられ,その他の職業は,専門職の特質をどの程度備えているかによって,その連続体のなかでの位置づけがなされてきた.たとえば,看護師や保育士等は準専門職,荷役や警備員等は非専門職とされていたこともあった[2].
　しかし,研究者の間でおおむね合意を得ている専門職の特質(表 9-1)を現在の看護職のあり様と照合させてみた場合,もはやこれまでの議論に甘んじる必要はないといえる.以下,表 9-1 に従って,専門職の特質について述べる.

(1)高等教育機関で教育を受け,独自の知識体系に基づいた高度で専門的な知識を有する

　看護師,保健師,助産師は,専門の教育を受け,規定の単位を修得しなければ受験資格をもたない国家資格である.さらに,高度医療の発展,少子・高齢社会の到来等の環境の変化や予期せぬ災害等に敏感に対応していくために,日々,新しい知識や技

> **表9-1　専門職の特質**
> 1. 高等教育機関で教育を受け，独自の知識体系に基づいた高度で専門的な知識を有する
> 2. 自律性を有する
> 3. 専門性に独占的権限が伴う
> 4. 独自の倫理綱領を備えている
> 5. 専門職業団体が存在する

術の習得に邁進している．

　それだけでなく，1994(平成6)年を境に看護の大学教育化が急速に進み，基礎教育のレベルアップもはかられた．大学基準によると，大学の使命は，「学問の自由を尊重し，高度の教育及び学術研究の中心機関として，豊かな人間性を備えた有為な人材を育成，新たな知識と技術の創造及び活用，学術文化の継承と発展等を通して，学問の進歩と社会の発展に貢献する」[3]ことである．

　看護系大学では，看護学の新たな知識体系の創造と，実践での応用の追究がなされる．看護の大学教育化が意味することは，そのような学習環境で教育を受けた学生が，それらをさらに発展させることのできる人材として，さまざまな領域に広がっていくことであろう．

　さらに，看護学の大学院(修士課程・博士課程)の数も年々増加しており，その修了生たちは，教育・研究・臨床・行政等の場で着実に評価されている．このように，応用科学として発展してきた看護学にとって，独自の知識体系を模索し，その発展に寄与できる人材が育っていることは意義深い．

(2) 自律性を有する

　自律性は，看護職には弱い部分だとされてきた．特に，保健師助産師看護師法(以下，保助看法)の解釈から，看護の専門性が医師の専門性の一部にすぎないという指摘もある[4]．しかし本来，自律性とは自らの立てた規範に従って自らを律することである．そして，専門職としての自律性は社会的使命を果たす責任のなかから生まれくる．

　人々が，心身ともに少しでも安寧でいられるようにケアすることが看護職としての使命だとすると，その責任を果たそうとする姿勢が自律に結びつく．自分たちの看護がこれでよいと確信できないときに，それを解決できる力を備えているかどうか，力がないときにはそれを獲得するだけの努力ができるだろうか，そんなふうにして自らに責任を問い，それを引き受けていくことが大切である．

　看護職は，開業や訪問という形で施設外に飛び出し，その独自の力を地域のなかで発揮しはじめた．起業する看護師もよく目にするようになった．また，学会や研究会等への積極的な参加も増え，同僚による建設的な批判を通じて，日常のケアを洗練しようとしている．これらの動きはすべて，社会的責任を自らのなかに引き受けようとする姿勢の現れである．

　保助看法でうたわれている"診療の補助"についても，看護師たちは「どうせ補助だから」と責任逃れの隠れ蓑とせず，胸を張って補助という責任を引き受けていくという気概をもって看護を実践している．

　それでも，実際の臨床の場では，自分の行動や考え方に迷いが生じたり，無力感を感じたりすることもあるだろう．そんなときには，「看護者の倫理綱領」に，一度立ち返ってみるとよい〔表10-3(☞245頁)参照〕．

(3) 専門性に独占的権限が伴う

独占的権限とは，簡単にいうと"看護職だからできること"である．人をケアすることは社会のなかで当たり前に行われている．しかし，保助看法では保健師・助産師・看護師・准看護師の名称独占や助産師・看護師・准看護師の業務独占がうたわれており，これが看護職が教育と実践のなかで習得した，素人には真似のできない知識や技術を通してケアを行っていることの根拠となっている．看護職だからこそできることを通して，専門職としての役割を果たしているのである．

(4) 独自の倫理綱領を備えている

ICN (International Council of Nursing：国際看護師協会)による「看護に適用される倫理的概念」が1973年に世に出たのち，それを受けて日本看護協会でも1988(昭和63)年に「看護婦(士)の倫理規定」[5]がつくられ，2003(平成15)年に改正がなされて「看護者の倫理綱領」と名称を変えた．

上述したように，素人にはわからない知識や技術をもつことは，専門職の特徴である．しかし，素人にはわからないことを備えているからこそ，その職務の遂行には共通の倫理規定が必要である．1人ひとりの心のなかにある人間としての行動規範に加え，看護を受ける人たちに"看護職"として対峙したときの職業上の行動規範は，専門職としての拠り所であり，宣誓であり，看護の受け手への声明でもある．

(5) 専門職業団体が存在する

ICNは，133か国の協会からなる専門職業団体である(2017年6月現在)．ICNの定款によると，その目的は「人々の健康の増進と病人のケアに看護がより貢献するように，各国の看護師協会が協力して共通の関心を分かち合う機関を提供すること」であり，そのための諸活動が行われている．

日本看護協会は，1949(昭和24)年からICNの加盟国となり，看護師，保健師，助産師，准看護師を合わせて約72万人〔2016(平成28)年度〕を有するわが国では最大規模の職能団体である．

このような専門職業団体は，加入者の専門職としての成長を助けるためのさまざまな諸活動を行っている．また，前述のような倫理綱領を策定し，加入者にその専門職倫理の遵守を周知し，社会への責任と貢献を確認している．さらには，同じ資格をもった者どうしが集合し，パワーをもつことで，社会に対してその威信を示していくことにもつながっている．

以上，看護職の専門職としてのあり様を，専門職の特質とされる5つの特徴から概観してきた．次項では，今後の看護職の姿をみていきたい．

3 看護の専門分化

看護職が専門職として成熟してきた過程と並行して，保健医療システムはますます複雑化してきた．高度化する医療技術，多様化する医療の受け手のニーズ，少子・高齢社会の到来，疾病構造の変化等，医療をとりまく環境の変化はめまぐるしい．当然，医療専門職として，看護にもこれまで以上に高度で特殊な知識や技術が必要とされている．

専門看護師，認定看護師は，そのような背景のなかで誕生したスペシャリストであ

表 9-2 専門看護師・認定看護師制度の目的

専門看護師	認定看護師
複雑で解決困難な看護問題を持つ個人,家族や集団に対して,水準の高い看護ケアを効率よく提供するための,特定の専門看護分野の知識・技術を深めた専門看護師を社会に送り出すことにより,保健医療福祉の発展に貢献し併せて看護学の向上を図ることを目的とする	特定の看護分野において,熟練した看護技術と知識を用いて,水準の高い看護実践のできる認定看護師を社会に送り出すことにより,看護現場における看護ケアの広がりと質の向上を図ることを目的とする

〔日本看護協会:日本看護協会専門看護師規程第1章第1条および認定看護師規程第1章第1条より抜粋〕

る.それぞれの制度の目的をみると(**表9-2**)[6,7),特定分野における高水準の看護ケアを提供し,社会的役割を担っていく看護の未来像が見えてくる.

しかし,これらの制度をつくりあげていく過程においては必ずしも前向きな意見ばかりではなかったようだ[8).特に,人間の身体的・心理的・社会的側面を包括的にとらえることを特徴とする看護の考え方からすると,看護が専門領域に細分化していくことへの懸念は否めない.また,米国では200以上の領域でCNS(clinical nurse specialist;臨床専門看護師)が活躍しているとのことだが,複数の看護団体や医療団体が資格認定に関与しているために,資格の質が一定でないといったような問題が確認されている[9).他国がその運用にあたって抱えているこれらの課題を未然に防止するために,わが国では,制度の設立にあたって十分な討議がなされた[9)ことは評価できよう.

制度の設立以来,毎年領域が増え,認定資格をもつ人たちの数も着実に数を伸ばしてきている.認定看護師数は2018(平成30)年に18,000名を超え,専門看護師数は2,100名を超える(2017年12月現在).それ以外にも,看護師は日本糖尿病療養指導士や3学会合同呼吸療法認定士等の資格取得が可能であり,看護の視点をもちながら専門性を高めることのできる機会は増えている.

4 専門分化の統合

そもそも,社会の仕組みとして転職することがめずらしくなく,その日からでもすぐに働けるような人材を求める米国では,スペシャリストを育成する土壌がすでにできあがっている.一方で,わが国の組織では,ローテーション(人事異動)によって,その組織内のことならどの部署のこともだいたいわかるというジェネラリストを育成するという考え方が一般的である.これは,看護の社会でも例外ではなく,いくつもの病棟や科を経験するというキャリアパスが奨励されることが少なくない.

こうした背景のなか,特定領域の認定資格を取得した人を雇用する組織は,諸々の課題に向き合わなければならない.たとえば,資格取得者とそれ以外の人たちとの役割や責任をどのように違えるのかといった活用方法の問題や,病棟に配属するのかフリーにするのかといった組織内の位置づけの問題や,資格手当を支給するのか職位を上げるのかといった処遇の問題等である.

今後,スペシャリストへの期待がさらに高まることを考えると,専門職団体において認められたスペシャリストが,その力量に対する正当な評価を受け,それを誇りに自らを高められるような組織としての支援が必要である.

その一方で,資格取得者以外のプロフェッショナルである看護職の存在がいかに重

要であるかを忘れてはならない．複数の疾患を同時に抱える人は多く，看護職者が求められるケアの種類は多種多様である．何にでも柔軟に対応できるプロフェッショナルも不可欠である．

　1人ひとりの看護職が今後のキャリアとして，ジェネラリストを選ぶのかスペシャリストを選ぶのかは，自らのなかにどのように看護を統合するかの問題であり，その優劣を論じる必要はまったくない．また，二者択一という単純な話でもない．大切なのは，変わりゆく保健医療システムのなかで，どのような看護職になりたいのか，どのような看護をすることが自分らしさを発揮できるのか等をしっかり見つめることである．そして，どのような選択をしたとしても，プロフェッショナルであることは変わりなく，専門職として互いの機能を認め合い支え合うことである．

　一方，これらの専門職を雇用する組織としては，看護職が分業しながらも必要なときには協働できるような支援システムや組織風土をつくっていくことが必要である．それが，ひいてはケアを必要とする人に適切に手をさしのべるようなシステムづくりにつながっていくからである．

キャリア開発の方策

1 キャリア開発に関連する用語の整理

◎ キャリアとは

　キャリア研究の大家であるホール(Hall)[10]によると，キャリアとは，「人の生涯にわたり，仕事に関連した諸処の体験や活動を通して，個人が自覚しうる態度や行動のつながり」とされている．つまり，昇格や昇進，あるいは資格取得を次々とこなすということではなく，人生を通して，生きていくなかで仕事をどのように引き受けていくかのつながりであり，広くて深い概念なのである．

◎ キャリア開発(career development)

　1950年代に，スーパー(Super)[11]は career development(当時の邦訳は「職業発達」)を社会的発達，情緒的発達，知的発達と同様に，個人の発達の一側面ととらえた．仕事も全人格を具現していくための媒介であるという考え方を示したのである．このような考え方や先のホールのキャリア観は，後述する生涯発達理論と深く関係する．

　一方，狭義には，企業で組織の成員が管理職に至るまでのキャリアを歩むうえで必要な道筋や仕事のタイプ等を計画することをキャリア開発と呼ぶこともある[12]．

　ノウデル(Knowdell)[13]によると，キャリア開発プログラム(career development program：以下，CDP)は次のように発展してきている．まず，1960年代から1970年代はじめにかけては，マズロー(Maslow)の自己実現モデルやモチベーション理論が活発に議論されるようになった時期である．この時期，CDPは組織の支援によるのではなく，あくまでも個人の自己啓発の一環としてスタートした．1970年代なかばに入ると，CDPは，組織内でキャリアパス・プログラムをつくり，昇進経路を明らかにすることを目的とするようになった．そして1980年代に入ると，組織がキャリア開発のための資源を従業員に提示し，管理者がキャリア・カウンセリングや指導を行い，従業員は

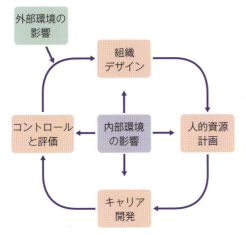

図9-2 人的資源管理の概念モデル
〔Gutteridge, T.G.: Organizational career development systems ; The state of the practice. In Hall, D.T. and Associates(eds.): Career Development in Organizations, p52, Jossey-Bass, CA, 1986 より〕

方向性を決めモチベーションを高めていくというように，組織，管理者，従業員の3者がともにつくりあげるプログラムへと発展していった．

現在では，個人の"生き方"へのニーズと組織の活性化へのニーズの両方を満たすことがキャリア開発となっている．そして，1人ひとりが自分の能力を十分に発揮し，満足のいくキャリアを歩むことで，結果的には組織に還元されて組織目標が達成されるという考えのもとにCDPが組まれるのである．

ところで，英語のcareer developmentの訳には，「職業発達」や「キャリア開発」のほかにも「キャリア発達」，あるいはその読みのまま「キャリア・ディベロップメント」等があるが，定訳はない．だが，それぞれの語が微妙に異なる響きをもつことは押さえておきたい．「開発」という言葉は，組織の作用で個人の力を伸ばすという語感をもち，個人の視点に立つと受動的である．また，「発達」は，個人が自ら成長していくような，むしろ能動的な様を想起させる．

このように，キャリア・ディベロップメントは，組織が個人を組織内でどのように生かすかを考える視点(開発)と，個人が自分の課題としてどのように成長していくかを考える視点(発達)とをもつが，本項では，前者を「キャリア・マネジメント」，後者を「キャリア・プランニング」として扱う．そして，両者を統合した概念として，「キャリア開発」という用語を使うことにする．

2 組織におけるキャリア開発の位置づけ

キャリア開発は，組織のなかでは人的資源管理のプロセスの一部である（図9-2）[14]．組織は内外の環境の変化を予測し，常にその影響を考えて組織の維持・発展をめざす．どのような組織をめざすかをデザインし，次に，そのデザインを具現化するために人的資源計画を立てる．そして，キャリア開発を実際に行い，その過程や結果を評価し，新たな組織デザインをつくっていくのである．

たとえば，外部環境の変化としては，大卒看護師の増加，国民の質の高い医療・看護に対するニーズの増加，国民医療費抑制の動き等が考えられる．また，内部環境の変化としては，看護師の在職年数の延長，病棟や病床数の増減等がある．これらの変化による影響をすべて考え，5年後，10年後，あるいはもっと先に，看護部がどのよ

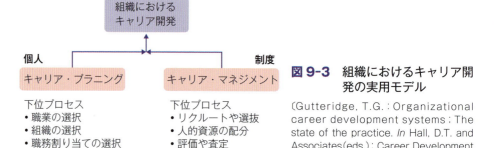

図9-3 組織におけるキャリア開発の実用モデル

〔Gutteridge, T.G.: Organizational career development systems; The state of the practice. In Hall, D.T. and Associates(eds.): Career Development in Organizations, p9, Jossey-Bass, CA, 1986 より〕

うな看護師を育てていきたいかをデザインし，CDPにつなげていくのである．

3 キャリア開発モデル

　キャリア開発モデルには，さまざまなものがあるが，ここでは，キャリア・プラニングとキャリア・マネジメントを統合した形で示したガタリッジ（Gutteridge）[15]の実用モデルを紹介しよう（図9-3）．

◎ キャリア・プラニング

　キャリア・プラニングとは文字どおり，自らのキャリア計画を立てることであり，目標設定と自己査定の継続的なプロセスである[16]．しかし，実際にはすべてを予測して綿密な計画を立てることは難しい．その意味で，キャリア・プラニングは人生の節目をデザインすることだといわれている[17]．

　プラニングには，次のようなプロセスがある[18]．まず，自分自身のことを理解し，周囲にあるさまざまな機会，制約，選択，起こりうる結果に気づくこと．次に，キャリアに関連した目標を明らかにすること．最後に，目標到達に向けて必要な仕事や教育，それに将来に結びつくような体験をどのように得るかを計画することである．

　その計画によって，自分がどの方向に向かえばよいのか，最適なタイミングはいつか，そしてどのような段階を踏めばよいのかを理解していくことになる．その下位プロセスとして，職業を選択したり，組織を選択したり，割り当てられている職務を選択したり，あるいはキャリアを自ら発達させていくための選択を行うプロセスがある．

　自分自身のキャリアプランを見直す手だてとして，シャイン（Schein）[19]は，キャリア・アンカーという概念を使っている．「アンカー」とは錨（いかり）のことで，港に船を停泊させる錨をキャリアと結びつけることで，生涯にわたる職業生活において拠り所にする自己概念を表している．この自己概念は，"才能や能力"，"動機や欲求"，"意味や価値"の3つの要素からなり，それぞれは，たとえば次のような問いから導き出される．

(1) 才能や能力
　● 私の才能や能力，力を発揮できる分野は何だろう．
　● 私の強みや弱みは何だろう．

(2) 動機や欲求
　● 私が一番に気持ちを駆り立てられることや，望むものは何だろうか．

表 9-3 キャリア・アンカー

①専門・職能別コンピタンス	⑤起業家的創造性
②全般管理コンピタンス	⑥奉仕・社会貢献
③保障・安定	⑦純粋な挑戦
④自律・独立	⑧生活様式

- 私が本当に望んでいるもの,逆にいまだかつてほしいと思ったことがないもの,一度は手にしたが,今後ほしいとは思わないものは何だろう.

(3) 意味や価値
- 私が何かをするときの判断基準になる価値観は何だろう.
- 今の仕事や組織の価値観は,私の価値観と合っているだろうか.
- 仕事に対して,どのように"誇り"や"恥"を感じているだろうか.

このような問いに答えて自己概念を意識しておくことは,自分のキャリアを評価し,キャリア・プランニングを見直すのに有効である.ただし,キャリア・アンカーはなんらかのきっかけがないと意識されない.忙しく走り続けていると見えにくいので,自己内省よりも他者との議論や対話から浮かび上がってくるものだといわれている[20].キャリア・アンカーには,次の8種類がある(**表9-3**)[19].

①専門・職能別コンピタンス
　ある特定の分野で能力が発揮できることにやりがいや喜びを感じる.

②全般管理コンピタンス
　管理責任のある仕事に興味をもち,問題分析力,対人関係能力,そして情緒の3つを統合させて,組織の期待に添うことに喜びを感じる.

③保障・安定
　雇用保障や世間並の収入等,経済的安定を得ることを求める.

④自律・独立
　組織の制約に縛られず,自由に自分の専門能力を発揮できることに喜びを感じる.

⑤起業家的創造性
　創造的・建設的欲求が強く,完全に自分の努力で成果を生み出すことに喜びを感じる.

⑥奉仕・社会貢献
　世の中を少しでもよくしたいという強い望みがある.

⑦純粋な挑戦
　障害や解決が困難な問題,あるいは手ごわい相手を負かすことに成功を感じることで,いったんそれらを負かすと,さらに困難な課題に挑戦しようとする.

⑧生活様式
　自分の仕事も家族も大事にしながらそのバランスをはかり,ライフ・スタイルを整えることを求める.

Think for yourself
自分がめざすキャリアの姿の達成に向け,キャリアデザインを描いてみよう.

◎ キャリア・マネジメント

キャリア・マネジメントとは,配置転換,潜在能力の評価,キャリア・カウンセリング,トレーニングや教育等に代表されるように,制度として人的資源を活用することで,組織成員の興味や能力を組織にあるさまざまな機会と一致するようにデザイン

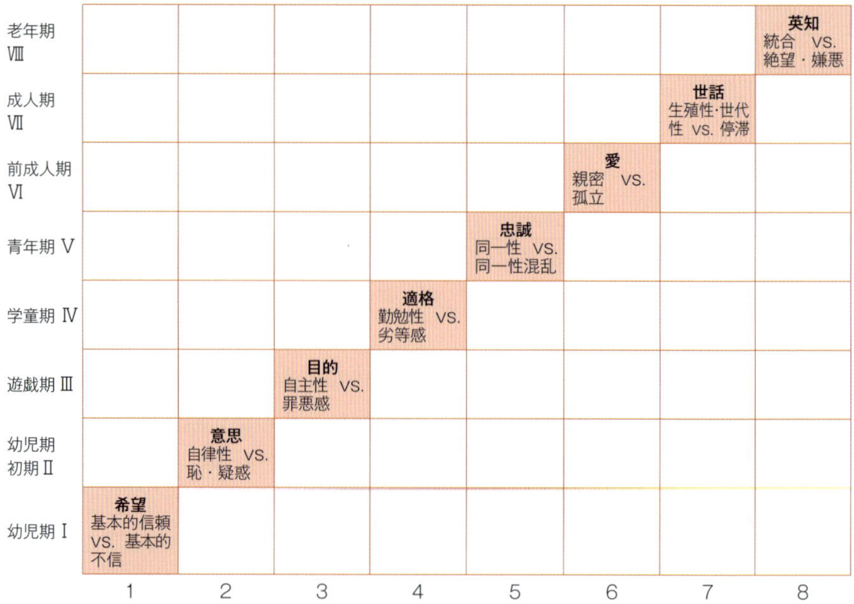

	1	2	3	4	5	6	7	8
老年期 Ⅷ								英知 統合 VS. 絶望・嫌悪
成人期 Ⅶ							世話 生殖性・世代性 VS. 停滞	
前成人期 Ⅵ						愛 親密 VS. 孤立		
青年期 Ⅴ					忠誠 同一性 VS. 同一性混乱			
学童期 Ⅳ				適格 勤勉性 VS. 劣等感				
遊戯期 Ⅲ			目的 自主性 VS. 罪悪感					
幼児期初期 Ⅱ		意思 自律性 VS. 恥・疑惑						
幼児期 Ⅰ	希望 基本的信頼 VS. 基本的不信							

図 9-4　人間のライフサイクルと心理・社会的危機

〔E. H. エリクソン，J. M. エリクソン（著），村瀬孝雄，近藤邦夫（訳）：ライフサイクル，その完結 増補版，p73，みすず書房，2001 より改変〕

していくことである[18]．個人と組織のニーズがうまく合うためには，個人と仕事のマッチングだけでなく，個人への精神的な支援も重要である．そのため，キャリア・カウンセリングは特に重要な制度である[21]．

医療施設に勤務する師長を対象に行った研究においても，師長をキャリア・カウンセラーと位置づけ，スタッフへの面接のなかで情緒的・精神的支援を重視していることが報告されている[22]．人的資源管理の一要素として，中間管理職が体系的なカウンセリング技術をもつ必要性が示唆されている．

4 生涯発達の視点

◎ 生涯発達心理学

生涯発達心理学とは，「人間の受胎から始まり，成人期・高齢期を含めた人間の全生涯に生起するすべての心理学的な発達的変化の記述と説明を目的とする学問」[23]である．

エリクソン（Erikson）[24]は，人間のライフサイクルを8つの時期に分け，それぞれに固有の課題があると考えた（図9-4）．そして，その課題を達成することができないと，心理・社会的危機に遭遇するとしている．成人期を例にとると，その課題は"生殖性・世代性"であり，子孫を生み出すことや生産性，創造性を発揮すること等が包含されている．この課題をうまく乗り越えられないと"停滞"という危機に陥るが，うまく乗り越えられると，大切にしてきた人や物の"世話"という新たな徳が生まれ，ほかの段階につながると考える．

このような生涯発達心理学の視点は，キャリア開発を人間の生涯発達と関連させて理解するという有効な視点を与えた．同時に，人はいくつになっても成長するという

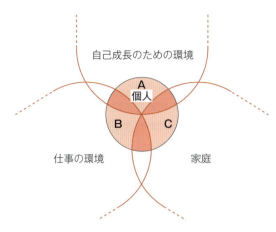

図 9-5　キャリア開発の 3 領域
〔Schein, E.H.(著), 二村敏子, 三善勝代(訳): キャリア・ダイナミクス. p56, 白桃書房, 1991 より〕

考えが基本にあるため，キャリア開発における能力観の見直しにも貢献している[20]．

◎ キャリア開発に関係する 3 つのサイクル

　生涯発達における危機は，個人およびその家族にもみられ，相互に関連し合う．そのため，キャリア開発においては，仕事の環境以外に自己成長のための環境(趣味，地域活動，交友)や家庭のバランスを考える必要がある(図 9-5)[25]．昨今では，ワーク・ライフ・バランス(仕事と生活の調和)という概念として浸透してきている．このバランスをうまくとるためには，①生物社会学的ライフサイクル，②キャリア・サイクル，③家族のライフサイクルの 3 つのサイクルを鑑みなければならない．

　シャインが提唱している 3 つのサイクルの具体例として，30 歳代前半の既婚看護師を例にとって考えてみよう．

事例

　新人時代はきつかったという人もいるけど，私はずっと看護師にやりがいを感じて仕事をしてきた．もちろん現場で看護をしていると，「イヤだ，辞めたい」と思うことがなかったわけではない．しかし，5 年目ごろからか，患者の身体や心の微妙な変化に気づくようになった．そして，そのタイミングで改めて患者の話を聞くことが，患者のその後の生き方や生活にどれほど大切なことなのかがわかるようになった．それからは，どんな業務のなかにも看護の意義を見いだして，看護を追求するようになった．

　29 歳で結婚して，30 歳のときに子どもができた．そのころの私は，看護にやりがいと誇りを感じていたため，結婚や出産は，むしろ看護を豊かにするものだと思っていた．しかし，実際はそんなに簡単なことではなかった．夫は育児に協力的だが，保育園には入れなかったため，思うように復職できなかった．最初のうちは，看護から遠ざかっていくようないらいらした感覚もあった．しかしやがて「私は子育てに忙しい」という理由を前面に出すことで，いらいら感に蓋をした．そのことが，看護への意欲をもどこ

> かに追いやってしまったのかもしれない．
> 　2年が経ち，ようやく復職した．職場ではワーク・ライフ・バランスを大切にするという雰囲気が強くなっていて，以前にはなかった短時間正職員制度ができていた．時間外労働もほとんどない．家庭との両立のためには，これらの制度をありがたく使わせていただいているが，とにかく前を向いて看護に邁進していた以前の私はもういない．1つのステージを終え，新たな私らしいステージを模索している感じである．まだ30代だし，これからの看護人生のほうがこれまでよりも長いのだから，今一度，看護，看護と言ってみたい気もする．

Think for yourself
ワーク・ライフ・バランスはうまくとれているが，看護師としてのやりがいが薄れてきている事例のような看護師に対して，あなたならどのようにかかわるか．

　この例のように，理想に燃えていた20代とは異なり，30代に入ると現実に目を向けるようになる看護師は少なくない．つまり，生物社会学的ライフサイクルにおいては，仕事と仕事以外の生活がコンフリクト（葛藤）を起こさないようにうまく管理するようになる．その一方で，夜勤がつらくなる・老眼が始まるなどの20代には感じなかった肉体の衰えも認識するようになる．

　キャリア・サイクルにおいては，職場でも信頼され，一目置かれるようになり，ある程度の独立を得て落ち着くようになる．そして，自分のキャリア・アンカーを評価し，未来に向けてキャリアを変えるか現状を維持するかを決める時期になる．たとえば，管理者コースに行くか，専門を究めるかといった選択や，これまで蓄えた知識や技術を地域で試すか，同一組織にとどまり，後輩指導の役を担うかといった選択等が考えられる．

　また，家族のライフサイクルとしては，独身の人も配偶者やパートナーがいる人もその人なりの生活設計を考えるようになる．たとえば子どもを何人育てるか，教育費をどのように調節するか，親の介護に関する調整をどうするか等である．

　もちろん，それぞれのサイクルには個人差があるのだが，組織の戦略としてこのような3つのライフサイクルは一般的に誰にでもあるという前提でキャリア開発を考えることが重要である．また，個人もそのようなサイクルを十分に意識したうえで自らのキャリアをデザインしなければならない．

　組織と個人がともに成長するためには，組織としてどのような人を育てたいと思っているのか，そのための資源はどのくらいあるのかを明示する必要がある．そして個人も，自分自身のキャリア計画をどのように考えており，どうありたいのかを明確に伝える必要がある．双方の誠実でオープンな姿勢がキャリア開発では最も重要である．

（勝原裕美子）

新人看護師教育―プリセプター制度

　看護師がキャリアを形成する際に，そのスタートラインは看護基礎教育終了後の看護師として就職した時期にあると考えられている．しかし，必ずしも入職した時期からがキャリア形成のスタートとはいえず，現実的には看護基礎教育を受けている期間も含めて看護師のキャリアのスタートと考えることもできる．

新人看護師教育―プリセプター制度

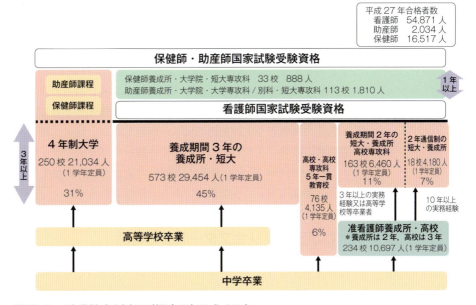

図9-6 看護教育制度図（概念図）平成27年
〔厚生労働省：平成27年看護師等学校養成所入学及び卒業生就業状況調査〕

　看護基礎教育については，図9-6に示すように非常に多様なコースがあり，中学卒業後に准看護師養成所を経て看護師養成所で学ぶ者もいれば，高等学校を経て看護大学や看護専門学校で学ぶ者，5年一貫教育校で学ぶ者もいることから，新人看護師といえども，その背景は多様である．さらに，最近では，3年課程の養成所において，ほかの職業を経験した社会人入学者が増加する傾向にあり，実際，30～50代の入学者も存在する．これまでは，高校卒業後に18歳で看護専門学校に入学し，21歳で卒業をして看護師になるというパターンが典型的であったが，大学で基礎教育を学ぶ者の増加も含め，さまざまなパターンを包含する状況へと変わりつつある．

　2010（平成22）年，厚生労働省より「新人看護職員研修ガイドライン」が提示され，新人看護職員の研修制度が努力義務として施行されるようになった．これは，看護基礎教育で習得される看護実践能力と，実際の臨床現場で求められる看護実践能力との乖離が大きくなっていることが指摘されたことによる．つまり，看護基礎教育の充実をはかるだけではその乖離を解消するのは困難であり，現場での新人への研修制度を充実させ，現場においても看護実践能力の育成をはかることが求められるようになった．これを受けて，ガイドラインに沿った新人看護師教育の取り組みも報告されている[26]．

1 プリセプター制度の歴史

　プリセプター制度は，1人のプリセプティ（指導を受ける側）に対し，1人のプリセプター（指導者）がマンツーマンで臨床での教育を行う方法である[27]．このようなプリセプター制度は，米国で臨床医養成のための研修制度から始まり，リアリティショックが原因で臨床を去る看護師への有用な対策として，1960年代から看護師養成に応用された．この方法は，学生が基礎教育で学んだ看護の理想的な世界から，現実的な臨床

世界へ移行することをスムーズにする On-the-Job-Training(OJT)として実施されている．

プリセプター制度はわが国では，1980年代なかばに『マグネットホスピタル』[28]という書籍のなかで，「世話役看護婦によるオリエンテーションプログラム」として紹介され，1990年代になって急激に取り入れられるようになった．当時，医療の高度化・専門分化に伴い，看護に対する社会のニーズの多様化とともに，新人看護師の人間的成長・発達の未熟さや実践能力の低下が問題とされ，臨床実践の担い手へと移行する新人看護師の教育システムとして，多くの施設でプリセプター制度が導入されるようになった．2004(平成16)年の調査では95%の施設がこの制度を導入していると報告されており，現在も同じような状況であると推測される[29]．

2 わが国のプリセプター制度の特徴

わが国で実施されているプリセプター制度にはいくつかの特徴がある．

たとえば，米国では学生が臨床実習を行う際に実施される場合と，基礎教育を終了し，1人の看護師として働きはじめる際に実施される場合とがあるのに対し，わが国では，新人看護師が臨床に出る際の新人教育として実施されていることがほとんどで，看護学生の臨床実習の際に実施しているという報告は見あたらない．

期間について，オリエンテーションプログラムの位置づけとされている米国では6〜8週間であるのに対し，わが国では1年間としている施設が多く，その状況は現在に至るまで続いている．

プリセプターを務める看護師について，わが国では，新人の気持ちを共感できることが必要とされ，その職場で2〜3年の経験を有する看護師が望ましいといわれている．海外の文献において，プリセプターを務める看護師の経験年数に関する記述はなく[30,31]，経験年数に対する見解は，試行錯誤を繰り返すなかで，わが国の文化や教育背景をもとに生まれたわが国独自のものといえるだろう．

3 プリセプターの役割

プリセプターの役割は，プリセプティが新しい環境に入ったとき，過度な不安や恐れを感じたり圧倒されたりすることなく(リアリティショックの緩和)，その職場で働くのに必要な知識や技術を自ら身につけていくことができるよう支援することである．また，プリセプター制度では看護管理者や看護スタッフがプリセプターを支援することが不可欠であり，「新人看護師教育」はプリセプター以外の看護職員全員の役割となる[32]．なかでも部署のリーダーである師長は，新人教育を含む人材育成の責任者であり，新人教育の計画やプリセプターの選考，ペアリングを行い，プリセプター制度が円滑に進むよう職場環境を整備する等の役割がある．それぞれが各自の役割を十分に果たして，初めてプリセプター制度は成立する．

4 プリセプター制度をめぐる混乱

リアリティショックの緩和に有用とされ，プリセプター制度が多くの施設で導入さ

れるようになった背景には，新人看護師の離職率が2003(平成15)年8.5％，2004(平成16)年9.2％という数値を示していたことが指摘されている[33]．2010(平成22)年以降は7％台で推移しているが[34]，新人看護師だけではなく，経験を積んだ看護師の離職率の高さも指摘されている．プリセプター制度が新人看護師の離職率に影響しているか否かについての報告はなく，新人看護師の離職率低下にプリセプター制度がどの程度有用かは定かでない．その一方で，この制度をとりまく多くの課題が報告されている．

a プリセプターに何を期待しているか

◎ 多くの役割を期待されるプリセプター

　プリセプターは，プリセプティのリアリティショックの緩和という支援的役割があるが，実際には業務の指導という指導的役割も担っていることが多い．そのため，厳しく業務を指導しながら，その一方でプリセプティの心のあり様にも気を配らねばならず，自己矛盾や役割葛藤を生じかねない．加えて，看護実践モデルの役割も期待される．また，プリセプター専任であることはまれで，新人看護師に対する指導・支援的役割と同時に，看護師として患者の看護をするという役割もこなさなくてはならない．さらに，プリセプターとして自らの成長も期待される等，同時に多くのことを期待される状況にある．

　プリセプターの役割は，その目的によって異なるため，部署ごとにプリセプターに何を期待しているかを明確にすることが重要であり，新人教育は部署全体の共通認識でなければならない．

◎ マンツーマンとは

　多くの施設でプリセプター制度期間は1年とされているが，1年間，常にプリセプターとプリセプティが一緒に勤務することは難しい．プリセプターは勤務がすれ違うなかで，プリセプティを指導し，支援しなければならないという困難な状況が生じる．上泉は，「一言にプリセプターシップと言っても，マンツーマンの捉え方が若干異なるものが見受けられる．（中略）ひとりにひとりの相談役を決めるというのは厳密にはチューターの意味合いが強くなる」[35]と指摘している．本来，プリセプティはプリセプターとともに働くことで，プリセプターを看護実践モデルとし，そこから実用的な技能を学び，看護師の専門的な態度や判断力を身につけていく．しかし，ともに勤務できなければ当然これらも難しくなる．プリセプター制度の目的と照らし，マンツーマンをどういった意味合いでとらえているのか，その役割とともに明確にする必要がある．

◎ プリセプターは誰が担うべきか

　プリセプティが抱く気持ちに近く寄り添えるという理由から，プリセプターは経験年数2～3年の者が適任とされているが，これはリアリティショック緩和を主軸としたオリエンテーションプログラムとしてのプリセプター制度においてのことである．プリセプター制度期間が1年とすると，この制度と新人教育はイコールとみなされてしまいがちであるが，経験年数2～3年の看護師が1年間，新人教育に責任をもち，新人看護師を一人前に育てる役割に適任といえるだろうか．また，周囲はそれを本当に期待しているのだろうか．

「3年目になったらプリセプターを務める」のように通過儀礼的になっている場合もあるようだが，各施設におけるプリセプターシップの目的や方法を定めたうえで，その目的を実現できる力量を備えた看護師を選出する必要がある．

◎ プリセプティの成長はプリセプターの責任か

プリセプティが計画どおりの目標に到達できなかった場合，プリセプターは自分の指導不足ととらえやすい．しかし，人材育成の責任は管理者にあり，プリセプター制度ではその一部をプリセプターに委任しているにすぎない．プリセプターが過剰に責任を感じることのないよう，責任範囲を明確にしておく必要がある．

b プリセプターが支えられていると感じられる支援とは

プリセプター制度の大きな課題の1つとして，プリセプターへの身体的・精神的影響が大きいことが報告されている[36]．

◎ プリセプターもまた新人

プリセプターの適任といわれる経験年数2〜3年の看護師もまた，やっと一通りの仕事を行えるようになったという段階である．そのような自分が役割モデルとして見られることに負担やストレスを感じたり，看護技術指導者としての役割は荷が重いと感じたりすることは少なくない．したがって，プリセプターという新たな役割に臨むにあたり，多くの支援を必要としているといえる．プリセプター自らが周りからの支援を受けているという認識がないと，「自分が新人を育てなければならない」という重責と，通常業務の多忙さとで疲弊し，プリセプター自身の離職につながることもある．

プリセプターは特に最初の1か月以内に，自分の指導不足・指導能力のなさ，自らの失敗等によりネガティブな気持ちを感じやすいため，意図的にプリセプターが気持ちを表出しやすい状況をつくっていくことが大切になる．また，特にプリセプターを初めて務める場合，プリセプティとのかかわりに不確かさを感じており，自信をもてずにいる．そのため，先輩スタッフや看護管理者からの「それでいい」という承認や助言等のフィードバックが必要である．

◎ プリセプターへの段階的支援

プリセプターの支援にも段階がある．初めはプリセプターも教えることに慣れていないため，目標を立てたあと，その目標に到達するために何をしたらよいのかについての助言や，指導後，その指導がよかったのか，よくなかったのかについても評価を求めている．つまり，周囲からのフィードバックや助言が必要ということである．3〜4週間もすると，プリセプターも教えることに慣れてくるため，必要時に他者から助言を受ければ，あとは自分で計画を立て，役割に臨めるようになる．

また，プリセプター制度終了時はそれを明言し，プリセプターの責任範囲もここまで，ということを誰の目にも明らかにすると，プリセプターが期間を超えて過剰に責任を感じる必要はない．

Think for yourself

プリセプターシップのほかに，どのような新人看護教育の方法があるだろうか．雑誌・書籍等で調べ，その効果を分析してみよう．

5 クリニカルラダーの活用

近年，標準化されたクリニカルラダーが用いられるようになり，「新人看護師教育」もこのクリニカルラダーに示されたコンピテンシーを用いた内容へと変わりつつある.「新人看護師教育」はプリセプター制度だけではなく，多重課題シミュレーションを用いた研修や，スキルラボの活用等さまざまな機会を通して行われている[37].個々の看護師が自身の実践能力について他者からの助言や指摘を通して省察し，目標を設定して取り組むことが期待されている.

「新人看護師教育」におけるプリセプター制度は，新人看護師の背景の多様性や基礎教育機関の差異，医療や看護職者への社会からの要請によって大きく影響を受けている.近年は，従来型の病院や医療施設を中心として考えられてきたシステムが，地域包括ケアへと方向転換しており，生活者としての対象者の理解が，これまで以上に重要となってきている.新人看護師は，スキルにおいては未熟な段階にあるものの，社会の変化に即した教育を受けており，新たな知識をもつ存在でもある.これまでのような「教える―教えられる関係」を超えた「共に学び合う関係」を構築し，看護職全体が質の高い看護実践の担い手になることが重要であると考える.

（佐藤紀子）

現任教育におけるキャリア開発
―見えにくい看護の知の見える化の方法

看護現任教育におけるキャリア開発とは，基礎教育を経て看護師として職務遂行にあたっている者の，看護業務に関連する知識・技術の向上と，チームおよび組織全体の質の向上をめざして，院内および院外において行われる教育である[38].つまり，**現に任**についている者の教育であるから，仕事上の経験を通して学びを促進させることが「現任教育におけるキャリア開発」であるといえる.

「キャリア発達」とは個人の側からとらえた表現であり，「キャリア開発」とは，支援者側からの働きかけをとらえた表現である.ここでは「キャリア開発」の視点から，看護師が仕事を通して学んでいくことを支援する方法としての現任教育について述べていく.

昨今では看護界のみならずさまざまな業界でキャリア発達・開発は，仕事上だけでなく人生を含めた生涯発達の視点から広く考えられるようになっている.

このような考え方がなされるようになったのは，2011（平成23）年度より，文部科学省が大学設置基準の改正によって「大学における社会的・職業的自立に関する指導等（キャリアガイダンス）」を義務化し，大学教育に一斉講義による知識修得型学習から，卒業後の就業を見据えた「就業力」の育成までを含めたことにより，大学側もカリキュラムや就業活動の見直しをするように迫られたためである[39].

文部科学省はさらに，従来の知識偏重だった講義形式を改め，「アクティブラーニング」による主体的・対話的で深い学びへと転換している.これらは，不透明な未来に生き抜くことのできる力を養成するために世界で取り組まれている流れであり，大学教育のみならず初等から中等・高等教育でも教育のあり方が大きく問われている.それ

は，看護の基礎教育および現任教育においても例外ではない．

これらの動向を踏まえて，まず成人期における社会的相互作用を基盤とした「省察的で相互的・組織的な学習過程」とする考え方に基づき，「仕事を通して学ぶ」「経験から学ぶ」方法として「看護経験の概念化」の重要性とその方法に焦点を当てながら述べる[40,41]．なお，看護師として独自に求められる専門職として必須な「知識・技術・態度」については，エキスパート・ナースの研究を長年続けて，経験重視の帰納的学習法を探求しているベナー（Benner）の以下の理論を参考にして考えていく．

- 技術の質と実践の創意工夫に焦点を当てることによって，専門職は，仕事とはどのようなものでありうるかということについてのビジネスモデルに代わるモデルを提供する[42]．
- 仕事は，公共の価値への貢献，モチベーションの根源，深い個人的満足を提供する[42]．
- 看護実践には，非常に多くのことが要求されるために，専門職である看護師は常に学習し，知識，熟練したノウハウ，倫理的態度を統合しなければならない[43]．

1 看護師という道を選択した者としてキャリア開発するという自覚

a 人間現象の探求者であること

ベナーは，看護教育がJ・デューイの影響を強く受けてきたことに触れ，経験学習の価値について強調し，実践状況における経験から学習することの重要性を述べている[44]．

人間の生と死を目の当たりにする医学や看護は，理論学習と同時に，経験的学習（実習）により人間の深い思いと反応に戸惑いながら学ぶ．また個別で多様な主体の複雑で，時には「なぜこの若さで亡くなるのか」というような理不尽な人間現象に向き合いながら，専門職として生涯学び続ける．

そのため看護という仕事を選んだ人々には，程度の違いはあれ，病いや老い，死といった人間現象に関心があると考えられる．生老病死は人間の意志だけではどうにもならない「不可解」で「不条理」な状況である．その状況に，看護師という職業を通して付き合っていこうとすることが職業選択，つまりキャリアデザインの第一歩ということができる．

そのような人々は，基本的には自らの意志をもって学び，キャリアデザインを描いて目標達成・夢の実現に向かっている自律した人たちである．キャリア開発を考えるとき，この点は重要な鍵になる．本人と上司も含めたともに働く人たちに，この職業を選択したという自覚が曖昧であると，現任教育の重要な場である職場が「成人学習」の場になっていかない．

b 看護実践の質的向上に不可欠な「実践を導く認識の深化・発展」

「看護は実践の科学である」とよくいわれるが，この言葉で終わっては看護という仕事の本質に迫っていけない．「看護は実践の科学」であり，「その実践は認識に導かれる」．実践の質的発展を促すには，経験を通して認識の広がりと深まりが生じなければ，"慣れ親しんだ実践・行動"の継続という「質」の伴わない状況が発生しうる．

人々は生老病死に際して"良質な看護"を望んでいるため，経験を通して認識の広が

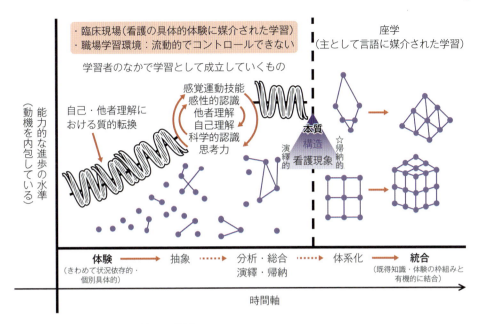

図 9-7 臨床における学習の構造
〔中西睦子：臨床教育論, p254, ゆみる出版, 1983 より改変〕

りと深まりが生じていない段階の看護師に，人間の「生まれる」から「死にゆく」場面を安心してゆだねることはできないだろう．したがって，看護師とは，経験を深めていくなかで看護の知を深化・発展させていく責務をもつ専門職なのである．

C 基礎教育場面での臨床における学習の構造

中西は『臨床教育論』のなかで，「臨床における学習の構造」として，一方に学生の実習場面を示し，もう一方に「座学中心の教室で行われる主として言語に媒介された学習」を示している（図 9-7）[45]．そして，「実習という学習形態も，臨床における学習も，看護という流動的な状況にあっては，事前にコントロールされることも体系的に与えられることも少ないため，指導者や教員がどんなに苦労しても，その学生の能力水準に見合った患者や状況を揃えるわけにはいかない．そのため，常にその能力水準以上の難しい課題に取り組んでいることになり，それは状況依存的である．それらの個別な体験が脈絡をもって知識体系のなかでつながってくるまでには相当時間がかかる」と述べ，教室での主として理論学習と実習という臨床現場の学習の統合の難しさについて言及している[46]．さらに中西は，「体験を土台にしつつ学習者の内部に起こっているのが真の学習であり，（中略）それは患者，看護師関係を軸とした看護実践を通して獲得される自己・他者理解の深まりを同じく主軸に据えつつ相関的に発達していく『感性的認識』と『科学的認識』としてとらえられる．それは，さらに個別具体的な体験に最も密接に結びついている思考力と感覚運動技能の相関的発達を促している」[45]と図の説明をしている．

この臨床教育論は，まさに「現任教育論」であり，この内容は突き詰めれば「理論と実践の統合」をめざして教育および現場学習を促進させていく構造であり，基礎教育から継続教育を貫く看護における教育全体の根本原理である．特に「感性的認識」と「科学的認識（理論的認識）」への言及は，いのちの現場での仕事を通して学んでいく看護教

育の重要な論点である．この体験を学習に変えていくプロセスが現任教育法「看護経験の概念化」であり，知識・ノウハウ・倫理的態度の統合の場としての職場における帰納的学習の特徴である．これらは冒頭のベナーがいう「ビジネスモデルに代わるモデルを提供するもの」という点と重なる．

2 キャリア開発(学習)の2つの方法

(1) 第一の学習：主として教室での理論学習．知識・スキルの獲得．科学的認識．
(2) 第二の学習：臨床現場における学習・経験学習，知識・スキルの獲得から，その意味を見いだしたり，学習する内容を自己に照らし合わせたり関係づけたりする学び方．クラブやサークルのような実践共同体でほかの人々とかかわることで成立する[40,47]．

　基礎教育は，主として教室での「第一の学習」であり，知識の獲得を中心として，患者を受け持つ等の方法で第二の学習へとつなげていくと考えられる．状況的学習論では，学習を個人と社会との動的で複雑な社会的構成としてとらえ，それまでの個人と社会との対立を超え，「実践コミュニティ」という概念で表している[47]．学習が社会的に埋め込まれている実践のなかで起こるということを強調し，これまでの成人教育の理論と実践に新たな流れを示したものであるが，まさに医療現場における学びは，医療というコミュニティに患者・家族が一時的に入り込んでくるそのなかでのできごとを学ぶ過程と考えることができる．しかもそれは「生から死」に至るまでのプロセスが日常的に生じている場なのである．このコミュニティのなかで起きていることを時には"瞬時に"，ある時には"時間をかけて"，患者の病い経験を通して熟達していけるようにすることが「現任教育」の中心である．それは，いま社会から求められている人間を深く見つめる思考法である「人間理解の学び方」であり，看護における「ディープ・アクティブラーニング」ということができるだろう[48]．

3 理論と実践の統合，統合体としての身体(達人レベルの熟達)をもつ専門職

a 技能の習得段階

　ドレイファス(Dreyfus)兄弟はパイロットやチェスの操者のスキル獲得段階を5つの段階として研究したが，この5段階が看護にも適用するのかをベナーが研究した結果，図 9-8 のように同様な段階があることを明らかにした．

　人間をケアする看護師は，技術的合理性とは異なる動いている現場の実践・状況へ反応しながら「過去の具体的な経験に照らし合わせて全体的状況を認識することを学ぶ」のである[49]．特に5段階目の「達人レベル」は，その熟達した技術によってものごとが見込みどおりに推移していない場合に，それを認識し懸念(気がかり，どこか変という暗黙知)によって実践のなかで論証を得て確証をつかんでいく．一方，看護師になりたての経験の浅い時期(初心者〜新人)は，理論的知識や基準，マニュアルに基づいた認識しかできない．やがて先輩らとの仲間集団(実践コミュニティ)のなかでの経験を経て，中堅から達人の時期になるにしたがい，理論から経験を通して重要な現象の背景にある意味がわかるようになり，最善を直感して行動することができるようになる．つま

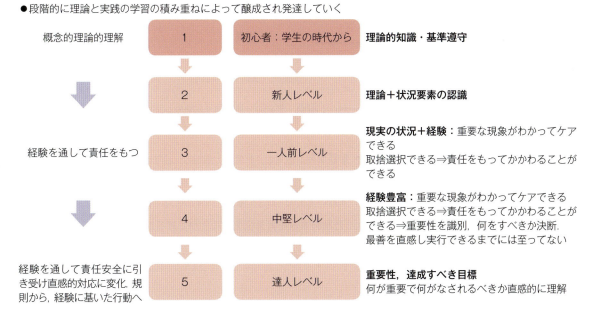

図 9-8　ベナーの技能習得の5段階

り，「理論と実践」の積み重ねによって段階的に発達していくのである．

b 経験学習が起こるとき

しかし，技能は必ずしも時間が経過すれば発達していくのではない．仕事を通した経験学習は，「パフォーマンスへのフィードバックが豊かで，経験的学習を明瞭に言語化して振り返る機会が意図的に計画されている環境において，最も多く生まれる」という[44]．このような仕事と学びが分けがたく一体になっている「環境に埋め込まれた知」は，仲間や上司，指導者らのかかわりが重要である．ベナーは「コーチングとメンタリング」の重要性を説いている[50]．特にDPC（診療群分類包括評価）を用いた入院医療費の定額支払い制度が始まってからの急性期病院における「在院日数短縮現象」により，スピード重視の医療に大きく変化している現在，師長や主任等による直接指導は，新人期以降一気に少なくなっている．先輩看護師全体が指導者となる，またコーチ役を置く等の方法も必要になる．

4 認識の発展を促す方法

「看護は実践の科学である．実践は認識に導かれる」という看護の基本的原理は，特に後半のフレーズが意外と認識されていないように感じる．専門職として社会から求められるのは「看護の提供」ではなく，「より良質な看護の提供」である．良質な看護の提供は，必ずしも経験さえ積めば実現できるというわけではない．経験における認識の広がりと深まりが必要なのである．では，どのようにして認識の広がりと深まりを促したらよいのだろうか．

その方法として「看護経験の概念化」がある．「看護経験の概念化」とは，「実践を導く認識の発展のあり方，認識の3段階連関理論」を用いて，認識の発展を"見える化"しよ

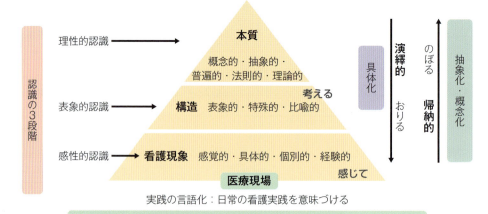

図 9-9 看護における認識の3段階

うとすることである[51]．

a 良質な実践を導く"認識の発展"をいかに臨床現場で促すことができるか
◎ 認識の3段階

　人間の実践行動は，「認識」という頭の働きである[52]．「実践」を単独で考えるのではなく，「実践を導く認識」，すなわち内省により概念化を促進し「認識と実践行動」を一体として考えていく．

　実践を導く「認識」を「3段階連関理論」で示すと図 9-9 のようになる．認識の1段階目は「事象・現象レベル（感性的認識）」，2段階目は「表象・構造レベル（表象的認識）」，3段階目は「本質・概念レベル（理性的認識）」である．また，この「認識」には，のぼり，おり，横ばい，という3段階もある．のぼりは「抽象化のプロセス（帰納的）」，おりは「具体化のプロセス（演繹的）」，横ばいは上下動せずに同じ段階内を別の言葉で言い換えていくことである．

◎ 認識ののぼりを起こす「体験のことば化」

　看護の現場は，まさに1段階目の「現象の海」である．臨床現場では，生死にかかわるさまざまな事象・現象が日常的に起きる．これらに対して，看護師は看護をしていく．そこでは，重症な患者へのケア，急変患者へのケア，退院間近な患者へのケア等，「その状況を認識する」だけではなく，「実践行動」として患者のその時々に最もふさわしいケアを選択し，看護を提供している．その看護実践行動として，たとえば患者の痛み（腹痛）という現象への対応としてケアを行ったとする．このとき，「痛みのある患者に〇〇の行為をした」という現象は，どのような看護行為といえるのだろうかとふさわしいことばを探すと，「安楽への看護」と抽象度が上がる．つまり，「腹部に痛みのある患者への看護行為は」→「安楽への看護という1つの形態（領域）であり」→「その状況のなかでできる最善の看護だった」と1段階目から2段階目へ，そして3段階目へと「認識ののぼり」が起きている．しかし，これを「腹部に痛みのある患者に鎮痛薬を投与した」と現象レベルでとどまると，「実践した段階」だけでとどまることになり，実践

行為の意味としての抽象化は起きない.

　忙しい現場では次々と実施する看護行為レベル(事象・現象レベル)で認識がとどまってしまうことが多い．つまり，「どのような看護を行ったのか」という2段階目の認識になる前に，「〇〇を行った」という事象・現象レベルで終わってしまうのである．そうなると,「〇〇をした」という認識は残るが，それはどのような看護だったのか「言語化」できない．このことは，中西のいう「体験からことばへ」という重要な「学びの初段階」が起きてこないことになる．認識の広がりと深まりを導くには，事象・現象レベルから表象・構造レベルへと「のぼる」ための問いかけやかかわりをすること，つまり学習者が自分の「ことば」でどのような看護だったのか表現できるように概念化を支援することが必要である．

◎ 看護の本質に向かう

　どのような看護実践だったのかを言語化できれば(表象・構造レベル)，認識の次の段階である「本質レベル」へと問いかける．「どうすることが患者にとってよい状況をもたらすのか」と問うことで，「いまできる最善の看護は何か」について考えることができ，「良質な看護とは」という本質レベルと照らし合わせることができる．

b 現任教育の基盤，認識ののぼりおり

　認識ののぼりおりができるようにするには「日常の仕事(現象)」で感じたことや思ったこと，考えたことを言い合える「知の相互作用のある職場づくり」が重要である．それは意識的に「体験・できごとをことばにする」ことであり，この認識の3段階を意図的に促進できるように職場内に教育的環境をつくり，先輩や仲間どうしが仕事を通して学び合うチーム，組織にしていくことである．要するに仲間どうしのコミュニケーションを活発にすることである[53]．しかし，DPC以後の看護の職場では，図9-10のように，個人の発達からチームの発達，さらに組織の発達へと，進化発展していくことが困難な現状がある．看護管理者はそのことを自覚して「知の相互作用のある職場づくり」を進めていくことが重要である．

c 現任教育の中核に据える「看護経験の概念化」

　概念化能力とは，人間が本来もっている能力であり，成長するに従って家庭教育～公共教育～高等教育へと，社会経験を経て育まれていく．

　看護現任教育における問題は「看護体験の概念化」の困難さである．看護は，その多くの部分が暗黙知という特徴をもつ．さらに「看護サービス」にはサービスの特徴である不可視，不可触がある．そして医療現場のスピード化がさらに追い討ちをかけ，「見えにくい看護という知」がさらに見えにくくなっている．

　実践の見える化の最も有効な方法は，「話すこと」と「書くこと」という言語化である．話す言葉は時間が過ぎると記憶から消えていく可能性が高いため，残すためには「書くこと」である．

　看護現任教育の特徴は「看護実践」したことを他者に伝え，書くことにより自他ともに思考が明確になり意味が広がり，深まっていく「概念化～言語化」へと進むことである．それは先の認識の3段階をのぼり(抽象化)，のぼったらおりる(具体化)ことである．知識としての理論や概念を頭に蓄積しても，それを具体的場面で使えない人(認識の"お

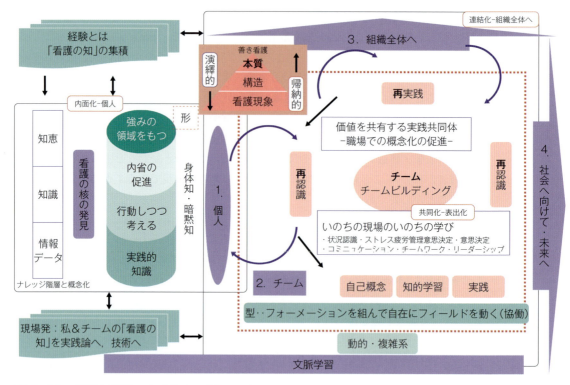

図 9-10 看護現場学・内発的発展学習モデル
①内発的発展のプロセス，②内発的発展の方向性，③内発的発展・個〜チーム〜組織〜社会へ

り"ができない人)がいる．書けない人(つまり認識の"のぼり"ができない人)は問題になるが，具体化できない人(認識のおりができない人)のことはあまり問題として上がってこない．キャリア発達としては"のぼり"，"おり"，"横ばい"が柔軟にできるようになることが発達の1つの確証として考えられる．

中西の「臨床における学習の構造」(図9-7)に，「言語による学習(理論学習)」と「体験による学習(職場学習)」の行き来を起こす「認識の3段階」を加えて考えると，その橋渡し役である「現任教育」とその教育支援者の重要性が見えてくる．

◎ 看護経験の概念化の方法：ストーリー法

動的・複雑系の医療現場で継続できる概念化の方法は「シンプル」かつ「時間をとらない」ことである．

看護の実践家の最も得意とすること，それは「臨床現場の看護実践を続けていること」であろう．その最も得意とすることを「概念化する」のである．看護経験の概念化方法として考案されたなかから以下に1つ紹介する．

看護概念化法—ストーリー法

1 段階目(記憶の想起)

個人で記述する：個人リフレクション(15〜20分)概念化シート使用

① 「一番忘れられない患者さんとそのできごと」を思い出す
② なぜその患者について忘れられないのか自問自答する
③ 忘れられないのは，そこに強い関心や気がかりをもっていたからだと考え，その患者に関する何について，またどのような看護について関心や気がかりがあったのか思い出しながら考える
④ ①〜③と考えてきたなかで，浮かんできたこと等を自由に書ける範囲で書く
⑤ ①〜④を行き来しながら，最後に「現在の自己の看護について」「大切にしている看護は何か」を考える

2 段階目(チーム内での相互交流)

仲間と語り合う：チームリフレクション(30〜40分)

① 各自のストーリーをグループ内で1人ずつ"ナラティブ"する
② 全グループのナラティブが終了するまで続ける

3 段階目(実践共同体での相互交流)

全体で看護の知の広がりと深まりについて実感し，その意味について振り返る

① 個人での記述と，仲間と語り合う，2つの方法の違いについて考える
② 仲間との知の相互作用が活発になると，書いた用紙やこれまでのナラティブを超えた自然な相互交流が起きてくる
③ 1段階で用紙に書いた以上のことを自然に話していたことに互いに気づく → 知の広がりと深まりが起きていたことに気づく
④ 書いていなかったが，自然とそれ以上のことを話していたことを自覚したら用紙に色を変えて追記する → 2色になる(知の広がりが起きたことが見てわかるようにする)

4 段階目(看護の関心領域の明確化)

こだわる看護の領域：内容の明確化

① 書き加えられた用紙を読み返し①〜⑤までが文脈になってくると，何かにこだわっていた自分，あるいは大切にしていたことが見えてくる
② 過去のできごとが，最後に「現在の私の大切にしている看護の価値」につながっていることが見えてくる
③ ①〜⑤をたどることが，認識の「事象・現象レベル」から「内省」を経て「表象・構造レベル」へと認識の段階をのぼっていることに気づく
④ ⑤は認識の3段階目の「本質レベル」であり「大切にしている看護」の言語化〜概念化に至るプロセスだったことを，認識の3段階と用紙を照らし合わせて自覚できるようにする

* 「一番忘れられない患者さん」が，10年も20年も前にかかわった人だったりすることは多い．ずいぶんと前のことを看護師は記憶している．その記憶をたどって「内省しながら」書いて，語っているうちにできごとがつながり，文脈になったときに「看護の知」が見えてくる．

* このプロセスは，基本的にはコルブ(Kolb)の「経験学習サイクル」と同じであるが，「忘れられない患者を通して書く」と「仲間と語り合う」を意識的に取り入れていること，「追記をして知の広がりと深まりを自覚できるようにすること」等が追加される．

5 段階目(関心領域を看護の強みに転換)

こだわる(関心の強い)看護を探求し続け，仕事を継続していく

最終的に「ナラテイブストーリー」となって，看護を継続し，語り，書き続けていく「こだわりの看護を探求し続ける生涯学習」につながっていく(図9-11)．

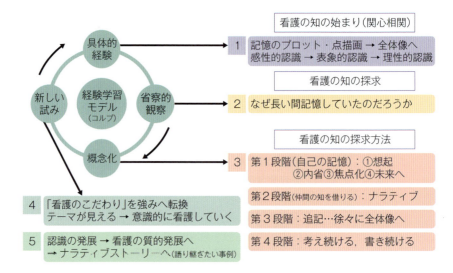

図9-11　コルブの経験学習サイクルと現場学合体

　これらのプロセスを経て「看護の手ごたえ」が感じられ，「看護のやりがい」へとつながり，各プロセスがつながってくるなかで看護師という職業を選んで，厳しくてもこれまでやめずに続けてきた仕事の意味がはっきりとしてくる．それは文脈学習となって生涯にわたる学びとなる．

　認識の，のぼり・おり・横ばいを通して「看護経験の概念化」が進んでいく．この認識の広がりと深まりが生じると，その後の「実践・行動」が質的に変わり，そのことが周りからも目に見えてわかるようになる．

　看護実践を通して認識を広げ深めながら，エキスパートとしての技(実践・行動)を磨くことは，理論と実践を統合することであり(**認識と行動の一貫した統合体**)，最終的には看護実践という倫理的行為を行いながら人々に貢献することである．現任教育は，職業を通して知識と技能をより磨き，育むためのものである．

5 実践を探究し，看護の知を創造していく

a 現任教育のゴール

　現任教育は，各施設がめざす育成の方針に沿って企画していくが，これまで述べてきたことはその土台になるような「医療という，いのちの現場の学び方」である．それは「理論学習」の演繹的学習法というよりは，現場で起きていることをみつめ，ケアをしながら「ことば」にし意味づけていく「現場学習」「経験学習」であり，主として帰納的学習法である．これらの学びを統合して「技」にしていくエキスパートナースを育成することが，現任教育のゴールである．エキスパートナースは異常があれば瞬時に反応し，医師に早期警告し，対応できる人であり，その存在は患者にとって「安全・安心」となる．また，患者の回復を促進でき，合併症の発生を防ぎ，予定どおりに退院を可能にし，結果的に経営にも貢献できる．

b 未来・将来を考えるとき

看護師の働く場所は施設が中心だったが，今後一気に広がる．施設から地域社会へとそのバリエーションは現在の予想をはるかに超えるだろう．施設中心の働き方は「組織のなかの一員」としての「チーム活動」である．基本的にはほかの看護師とともに，病室での24時間ケアを行う一方で，多職種連携と呼ばれるように，施設内においてもほかの職種との協働は欠かせない．これからは，もっと多くの他職者とともに，さまざまな場所でともに働くことになるだろう．

また，必要なケアを地域のなかでプロデュースする起業という形もより多く出てくるだろう．そのとき大事なことは，他職種との「共通性と相違点を認識して，独自性を発揮していくこと」である．「共通のヤード」のなかで「独自なヤード」をしっかり自覚して1つの目的に向かって協働できる人になり，患者の回復の証を概念化によって残し，伝えていくことである．

経験のなかで培った知・成果を言語化，概念化，自分なりに理論化していく帰納的アプローチは，既知の理論を使って説いていく演繹的アプローチではなく，専門職として個別のニーズに対応して看護を創造し提供してきたことを社会に伝えるときに必須な方法となる．

ベナーは，抽象的な理論の限界について言及し，看護では理論的知識・抽象的知識より理論−実践関係においてはるかに複雑な全体的状況に対応することから，教育がより形成的な役割を担うことの重要性について，ブルデュー(Bourdieu)の言葉を引用している[54]．「人間の知性と人間の問題解決にとって実践的論証の論理は，まず状況の本質的理解から始めるものだ」と帰納的アプローチが不可欠であることを強調している．キャリア開発の結果として，真の達人レベルの実践家になるためには現任教育としての経験学習が非常に重要であることを再度認識しなければならない．

看護師は予測不可能な"未来へ応答できる看護技術"を身につけ，現任教育を経てケアの達人になることにより，社会のあらゆる状況(現象)に対応できる社会的実践家として広く貢献することが今いっそう期待されている．

(陣田泰子)

> **Think for yourself**
> 看護職が学び続け専門職として成長し続けていくために，どのようなキャリア支援があるといいか．本文も参考にして，書き出してみよう．

■引用文献

1) 田尾雅夫：組織の心理学，p100，有斐閣ブックス，1991．
2) Etzioni, A.：Preface. *In* Etzioni, A.(ed.), The Semi-Professions and their Organization ; Teachers, Nurses, Social Workers, Free Press, NY, 1969.
3) 「大学基準」およびその解説，平成29年3月21日改定
   www.juaa.or.jp/updata/news/474/20170330_605728.pdf [2018年10月1日閲覧]
4) 中西睦子：社会的文脈からみた看護と管理戦略．看護管理 1(4)：202-213，1991．
5) 日本看護協会：看護婦の倫理規定．協会ニュース 267号，1988．
6) 日本看護協会：「日本看護協会専門看護師規則および細則」第1章第1条「専門看護師の目的」．
7) 日本看護協会：「日本看護協会認定看護師規則および細則」第1章第1条「認定看護師の目的」．
8) 南 裕子：専門看護師・認定看護師の分野特定について．看護48(6)：42-53，1996．
9) 南 裕子：日本における専門看護師の誕生と発展に向けて．看護47(14)：6-13，1995．
10) Hall, D. T.：Careers In and Out of Organizations, p12, Sage Publications, CA, 2002.
11) Super, D. E.：The Psychology of Careers ; An Introduction to Vocational Development. Harper & Row, NY, 1957.〔日本職業指導学会(訳)：職業生活の心理学．職業経歴と職業的発達．誠心書房，1960〕．
12) 金井壽宏：キャリア・ディベロップメント．神戸大学大学院経営学研究室(編)：経営学大辞典 第2版，

pp191-192, 中央経済社, 1999.
13) Knowdell, R. L.: Building a Career Development Program; Nine Steps for Effective Implementation, Davies-Black Publishing, CA, 1996.
14) Gutteridge, T. G.: Organizational career development systems; The state of the practice. In Hall, D. T. and Associates(eds.): Career Development in Organizations, p52, Jossey-Bass, CA, 1986.
15) 同上, p9.
16) Kleinknecht, M. K., Hefferin, E. A.: Assisting nurses toward professional growth; A career development model. J Nurs Adm12(7-8): 30-36, 1982.
17) 金井壽宏: キャリア・プラニング. AERA ムック(経営学がわかる), pp76-79, 朝日新聞社, 1997.
18) 前掲書14, p55.
19) Schein, E. H.: Career Anchors; Discovering Your Real Values. Jossey-Bass/Pfeiffer, CA, 1990〔金井寿宏(訳): キャリア・アンカー——自分のほんとうの価値を発見しよう. 白桃書房, 2003〕.
20) 金井壽宏: ニューウェーブ・マネジメント, pp153-158, 創元社, 1993.
21) 宮城まり子: ライフキャリアの開発とキャリアカウンセリング——生涯発達心理学の視点より. 組織科学 33(2): 14-22, 1999.
22) 岡島恵子: 個人のキャリア開発を支援する個別面接——キャリア・カウンセラーとしての病棟管埋者. 平成12年度兵庫県立看護大学大学院修士論文, 2001.
23) 村田孝次: 生涯発達心理学の課題, p3, 培風館, 1989.
24) E. H. エリクソン, J. M. エリクソン(著), 村瀬孝雄, 近藤邦夫(訳): ライフサイクル, その完結 増補版, p73, みすず書房, 2001.
25) Schein, E. H.: Career Dynamics, Addison-Wesley, London, 1978〔二村敏子, 三善勝代(訳): キャリア・ダイナミクス. p56, 白桃書房, 1991〕.
26) 能川ケイ, 亀谷文子, 迫田貴子, 他: 新人看護職員研修ガイドラインに沿った新人看護師教育の実際と評価. 看護実践の科学37(2): 66-71, 2012.
27) 上泉和子: プリセプターシップの理解と運用. 看護 53(2): 24-29, 2001.
28) アメリカ看護アカデミー(著), 前田マスヨ(監訳), 小寺和男(訳): マグネットホスピタル——魅力的な病院づくりと看護管理 資料編, メヂカルフレンド社, 1985.
29) 日本看護協会中央ナースセンター: 2004年新卒者看護職員の早期離職等実態調査報告書, 日本看護協会, 2005.
30) Fuszard, B.: Innovative Teaching Strategies in Nursing Second Edition, Aspen Publishers, NY, 1995.
31) Flynn, J. P.: The Role of the Preceptor, Springer Publishing Company, NY, 1997.
32) 木下千鶴, 田尻絵里子, 村田陽子, 他: 組織で取り組む新人看護師研修. 小児看護 33(3): 347-353, 2010.
33) 日本看護協会: 2007年病院看護実態調査(ニュースリリース)
http://www.nurse.or.jp/home/publication/research/pdf/81.pdf [2018年10月1日閲覧]
34) 日本看護協会: 2017年病院看護実態調査(ニュースリリース)
http://www.nurse.or.jp/up-pdf/20180502103904-f.pdf [2018年10月1日閲覧]
35) 上泉和子: 新人オリエンテーションとしてのプリセプターシップ再考. 看護管理8(7): 530-535, 1998.
36) 佐藤紀子: プリセプターシップは機能しているか. 看護管理 15(3): 170-174, 2005.
37) 眞下茂美, 茂木ゆう子, 亘 啓子, 他: 多重課題シミュレーションを導入した新人看護師教育. 小児看護 33(3): 354-359, 2010.
38) 手島 恵, 藤本幸三: 看護管理学——自律し協働する専門職の看護マネジメントスキル, p135, 南江堂, 2013.
39) 文部科学省「新しい学習指導要領等がめざす姿」:「学習活動の示し方や「アクティブ・ラーニング」の意義.
40) 松本 大: 状況的学習と成人教育, 東北大学大学院教育学研究科研究年報第55集, pp219-232, 2006.
41) 三輪健二: 成人学習論の展開-国際的動向と関連して, pp35-39, 東洋館出版社, 2004.
42) P. ベナー(著), 早野 ZITO 真佐子(訳): ナースを育てる, p13, 医学書院, 2011.
43) 同上, p15.
44) P. ベナー, C. タナー, K. チェスラ(著), 早野 ZITO 真佐子(訳): ベナー 看護実践における専門性, p13, 医学書院, 2015.
45) 中西睦子: 臨床教育論, p254, ゆみる出版, 1983.
46) 同上, p253.
47) ジーン・レイブ, エティエンヌ・ウェンガー(著), 福島真人(解説), 佐伯 胖(訳): 状況に埋め込まれた学習, 産業図書, 1993.

48) 松下佳代(編著):ディープ・アクティブラーニング 大学授業を深化させるために, p9, 勁草書房, 2015.
49) 前掲書44, p16.
50) 同上, p564.
51) 陣田泰子:看護現場学への招待, p74, 医学書院, 2006.
52) 庄司和晃:認識の3段階連関理論, p13, pp20-21, 季節社, 1985.
53) 陣田泰子:看護の見える化で現場が変わる, メディカ出版, 2015.
54) 前掲書44, pp532-533, p539.

■参考文献
(勝原裕美子)pp213〜224
- Goode, W.: Encroachment, charlatanism, and the emerging profession; Psychology, sociology and medicine. Am Sociol Rev 25(6): 902-914, 1960.
- Greenwood, E.: Attributes of a profession. Social Work 2(3): 45-55, 1957.
- ICN: ICN Position Statements 1986. ICN Publishing Company, 1986〔日本看護協会(編訳): ICN基本文書—看護の理念と指針, 日本看護協会出版会, 1988〕.
- 勝原裕美子:看護婦(士)のプロフェッションフッドを構成する要素の探求, 神戸大学修士論文, 1997.
- Katz, F. E.: Nurses. In Etzioni, A. (ed.), The Semi-Professions and their Organization; Teachers, Nurses, Social Workers, Free Press, NY, 1969.
- 唐沢昌敬:変革の時代の組織, 慶應通信, 1994.
- Kornhauser, W.: Scientists in Industry; Conflict and Accommodation, University of California, 1962〔三木信一(訳):産業における科学技術者, ダイヤモンド社, 1964〕.
- 草刈淳子:専門職(プロフェッション)の概念と専門職化が進み始めた看護職. INR18(1): 4-10, 1995.
- Lindberg, J. B., Hunter, M. L., Kruszewski, A. Z.(著), 内海 滉(監訳):看護学イントロダクション, 医学書院, 1997.
- Miller, B. K., Adams, D., Beck, L.: A Behavioral inventory for professionalism in nursing. J Prof Nurs 9(5): 290-295, 1993.
- Miller, B. K.: Just what is a professional? Nurs Success Today 2(4): 21-27, 1985.
- 南 裕子:「今, なぜ大学教育なのか」に改めて応える. 看護教育 35(10): 729-732, 1994.
- 中平健吉:看護専門職—その法的基盤と職業倫理, 日本看護協会出版会, 1990.
- 太田 肇:プロフェッショナルと組織—組織と個人の間接的統合, 同文館, 1993.
- 志自岐康子:看護職の専門職的自律性—その意義と研究. INR18(1): 23-28, 1995.
- Styles, M. M.: On Nursing; Toward a New Endowment, Mosby, MO, 1982.
- 田尾雅夫:ヒューマン・サービスの組織. 法律文化社, 1995.
- 田尾雅夫:看護婦におけるプロフェッショナリズムの態度構造. 病院管理 17(4): 289-296, 1980.
- Hall, D. T.: A theoretical model of career subidentity development in organizational settings. Organ Behav Hum Perform 6(1): 50-76, 1971.
- 平野光俊:キャリア・ドメイン—ミドル・キャリアの分化と統合, 千倉書房, 1999.
- Levinson, D. J.: A Conception of Adult Development. Am Psychol 41(1): 3-13, 1986.
- 金井壽宏:中年力マネジメント, 創元社, 1999.
- 三隅二不二, 南 隆男, 山田雄一:キャリア開発の課題—組織の行動科学, pp294-331, 福村出版, 1988.
- Morgan, M. A.: Managing Career Development, Van Nostrand Reinhold Company, NY, 1980.
- 横山哲夫(編):事例—キャリア・カウンセリング, 生産性出版, 1999.

第10章 看護倫理と看護サービス管理

Learning Objectives
1. 看護職が遭遇する倫理的ジレンマについて知る
2. 看護サービス管理の場の倫理的問題の構造について理解する
3. 看護サービス管理の倫理原則と看護管理者の役割を理解する
4. 看護倫理の問題に対処するために必要なことを知る

　日常，さまざまな看護倫理の問題に直面したとき，たとえば，私たちの職能団体である日本看護協会が主体的に表明している"看護師の規律"がただちに役立ち，困難な状況における行動選択を適正に方向づけてくれるかというと，必ずしもそうではない．一般倫理学の知識やこれをもとに整理された生命倫理原則に加え，"患者の基本権"等についての知識も必要であるし，それ以上に，そのような知識を演繹的に用いて実効性ある解決策を見いだすことがそもそも困難であることが，倫理的問題の特徴であるともいえる．

　特に看護サービスの場に生じる倫理的問題は，多かれ少なかれ組織の経営・管理の方針と関係してくることがめずらしくない．それだけ複雑で，解決も難しいことが多いわけである．病院経営コストの削減による増収計画や入院期間の短縮化等，ケア提供の条件を厳しくするような方針が病院経営者により示されるときは，なおさらである．この章では，看護倫理の問題を看護サービス管理の場に引き寄せて論じる．

看護職の体験する倫理的ジレンマ

1 看護職のジレンマの特質

　看護職は日々の仕事のなかでさまざまな倫理的問題に直面する．それがどのようなものであるかを日本看護科学学会が1991（平成3）年から1992（平成4）年にかけて調べたところ，**表10-1**のように5テーマ，10の問題状況が浮上してきた[1]．一見してわかるように，ほとんどが診断・治療場面に由来するものだが，この報告では，看護職はまだ診断・治療場面で自らがとるべき役割を確立するに至っていないとも指摘されている．

　同様の報告が，韓国の看護学部生を対象とした調査によってなされている（**表10-2**）[2]．分類のしかたが若干異なるので対比は困難だが，共通する状況も多いもの

表 10-1 看護職が日常の臨床場面で感じている倫理上の問題

テーマ	問題状況
1. 医療における情報提供	①患者が適切かつ十分な情報を得られていない状況 ②患者の個人情報が保護されていない状況 ③家族が患者の病状説明を求めても応じられない状況 ④患者の病状を説明する相手が適切とは考えられない状況
2. 医療への参加	⑤患者が医療に参加できない状況
3. 生死の決定	⑥胎児や小児の生死が親の選択に左右される状況
4. 快適な療養環境	⑦患者に快適な療養環境が保障されない状況
5. 不当な心身への侵害	⑧患者の身体が不当に侵害されている状況 ⑨患者の家族が心理的に不当に侵害されている状況 ⑩死亡直後の検査が承諾なく行われている状況

〔日本看護科学学会看護倫理検討委員会（横尾京子，他）：日本の看護婦が直面する倫理的課題とその反応．日看科会誌 13(1)：33, 1993 より〕

表 10-2 倫理的ジレンマのタイプと件数（n=100）

ジレンマ	件数	ジレンマ	件数
生命の尊厳	32	**看護師の専門的実践**	39
不治の患者に対する家族のあきらめ	15	原則から外れた看護行為	8
患者の安楽死	4	患者ニーズと医師の指示間の葛藤	4
患者や家族の同意のない人体実験	4	医師による疑わしい医療行為	4
不治の患者を治療しないでおくこと	4	乏しい医療資源の配分	3
生体臓器の商業売買	2	医師の過誤の隠蔽	3
人工妊娠中絶	1	プラシーボで患者をだます	3
予後不良患者への積極的治療	1	医療ミスを報告しないこと	3
医師が不治の患者にあきらめるようにいうこと	1	怠慢による誤薬事故	3
		無菌操作をすべきなのにしないこと	2
		疑問ある医師の指示をそのままにする	2
看護師と患者	23	患者ニーズと病院方針の間の葛藤	2
真実が患者に話されない	15	医師の診断に対する家族の疑い	1
患者の秘密が守られない	5	看護要員の不足	1
すべての情報を提示せずに患者に決定させる	3		
		看護師と共働者	6
		看護師と医師の間の葛藤	4
		同僚の薬物乱用を知りながら隠す	1
		専門学校卒看護師と学士看護師の葛藤	1

〔Han, S., Ahn, S.：Analysis and evaluation of student nurse's participation in ethical decision making. Nurs Ethics 7(2)：113-123, 2000 より〕

の，たとえば，「生命の尊厳」の項で「不治の患者に対する家族のあきらめ」が相対的に多くの回答を得ている等，いくらか特徴的と思えるジレンマも見いだされる．また，ここでは「看護師の専門的実践」に関するジレンマとして分類されているものがかなり多い．

　倫理的ジレンマは，人が倫理的問題に直面したときに体験するものである．特に対立する複数の選択肢が，いずれも道徳的に正当化できるか，または正当化できないときに，そのいずれかを選ばなければならないような状況で起こる．換言すれば，これは個人が体験する1つの価値葛藤である[3]．

たとえば，インフルエンザにかかったかもしれないと思ったときに，病棟勤務につくべきかどうかを悩むのは，倫理的ジレンマの一例である．なぜなら，勤務につくことは，職場の期待に応えて自分の責任を果たすことになる一方，高齢者をはじめ抵抗力の弱い患者のいる病棟で，自らが感染源となるリスクをはらんでもいる．急に勤務を休むことは，職場の期待を裏切ることになるが，脆弱な患者を感染の危機にさらさないという意義をもつことになる．つまり，勤務につくことにも休むことにも，プラスとマイナスの道徳的価値が見いだされ，どちらの選択肢も価値的に等価である．このような場合，いずれを選ぶにしても，個人にとっては苦しい選択になる．

また，選択の結果がどちらも他者に対して影響をもつときには，さらにまた選択が難しくなる．たとえば，自分の子どもが熱を出して元気がないとき，保育園に預けるよりも小児科医にみせ，安静にさせて見守ってやるのが親の道徳的つとめだとは思う．しかし，そのために急に職場を休むのは，同僚に迷惑がかかる．チームで仕事をする専門職として，子どもの病気ぐらいで勤務を休んではならないと思えば，親としては子への道徳的責任を軽視していることになる．この場合もまた，どちらをとっても苦しい．

2 複雑になった倫理的判断基準

このような問題は，かつては"職業倫理"として扱われてきた．職業倫理の問題は主に患者，同僚，医師との関係のなかの比較的単純な図式で成り立っていた．たとえば，最初にあげたインフルエンザの例では，同僚の期待に応え職務の責任を果たすことと，患者を感染の危機から守ることとのどちらの価値が大きいかといえば，それによって起こりうる結果の重大さからみれば，むろん後者の価値のほうが大きいといえる．万に一つでも脆弱な患者を感染の危険にさらすようなことは，専門職としては避けなければならない．したがって，この場合，同僚や上司から一時的な不興を買うことになっても，勤務を休むという選択をするのが倫理的にみれば正しい判断といえる．

しかし，現代の医療のなかでは，それに加えて，より複雑な構造をもつ生命倫理の問題が次第に増えてくるようになった．もちろん，看護職のジレンマは，患者ケアの場でより多く起こる．先に掲げた**表10-1**に示すテーマ「医療における情報提供」「医療への参加」「生死の決定」「快適な療養環境」「不当な心身への侵害」は，すべて生命倫理の問題と関係してくるのである．

倫理的問題は，簡単にいえば，道徳的に正当な行為がどういうものかわからず選択しにくいか，選択しようにも別の圧力が働いてそれを阻んでいるとき，また明らかに不当な行為が行われている場合，個人が時には明確に，時には漠然と認知するものである．ここでは，看護サービス管理の場に生じる倫理的問題のうち，まさに管理の仕事と関係する問題にしぼって述べていく．

看護サービス管理の場に生じる倫理的問題

1 看護管理者の体験する倫理的ジレンマ

　看護管理者は，組織全体がめざす目標を達成するために，看護職員に必要な職務を遂行させることに責任を負う．したがって看護管理者が責任を負う対象は，組織上の上位者，同僚，他部門，部下となる看護職員というように，少なくとも4つのグループで存在する．

　しかし，看護管理者も看護専門職であるから，患者や患者につながる社会に対して負っている責任がある．日本看護協会が表明する「看護者の倫理綱領」(2003年)（**表10-3**）は，そのことを明らかにしている[4]．ここにあげられている責務は看護職の誰もが負うべきものであって，組織のなかの地位によって変わるものではない．

　したがって，もう1つ重要なグループとして，患者および社会の人々があがってくる．それだけではなく，看護管理者の活動の舞台となる組織の特徴にも留意しなけれ

表10-3 看護者の倫理綱領

前文
　人々は，人間としての尊厳を維持し，健康で幸福であることを願っている．看護は，このような人間の普遍的なニーズに応え，人々の健康な生活の実現に貢献することを使命としている．
　看護は，あらゆる年代の個人，家族，集団，地域社会を対象とし，健康の保持増進，疾病の予防，健康の回復，苦痛の緩和を行い，生涯を通してその最期まで，その人らしく生を全うできるように援助を行うことを目的としている．
　看護者は，看護職の免許によって看護を実践する権限を与えられた者であり，その社会的な責務を果たすため，看護の実践にあたっては，人々の生きる権利，尊厳を保つ権利，敬意のこもった看護を受ける権利，平等な看護を受ける権利などの人権を尊重することが求められる．
　日本看護協会の『看護者の倫理綱領』は，病院，地域，学校，教育・研究機関，行政機関など，あらゆる場で実践を行う看護者を対象とした行動指針であり，自己の実践を振り返る際の基盤を提供するものである．また，看護の実践について専門職として引き受ける責任の範囲を，社会に対して明示するものである．

条文
1. 看護者は，人間の生命，人間としての尊厳及び権利を尊重する．
2. 看護者は，国籍，人種・民族，宗教，信条，年齢，性別及び性的指向，社会的地位，経済的状態，ライフスタイル，健康問題の性質にかかわらず，対象となる人々に平等に看護を提供する．
3. 看護者は，対象となる人々との間に信頼関係を築き，その信頼関係に基づいて看護を提供する．
4. 看護者は，人々の知る権利及び自己決定の権利を尊重し，その権利を擁護する．
5. 看護者は，守秘義務を遵守し，個人情報の保護に努めるとともに，これを他者と共有する場合は適切な判断のもとに行う．
6. 看護者は，対象となる人々への看護が阻害されているときや危険にさらされているときは，人々を保護し安全を確保する．
7. 看護者は，自己の責任と能力を的確に認識し，実施した看護について個人としての責任をもつ．
8. 看護者は，常に，個人の責任として継続学習による能力の維持・開発に努める．
9. 看護者は，他の看護者及び保健医療福祉関係者とともに協働して看護を提供する．
10. 看護者は，より質の高い看護を行うために，看護実践，看護管理，看護教育，看護研究の望ましい基準を設定し，実施する．
11. 看護者は，研究や実践を通して，専門的知識・技術の創造と開発に努め，看護学の発展に寄与する．
12. 看護者は，より質の高い看護を行うために，看護者自身の心身の健康の保持増進に努める．
13. 看護者は，社会の人々の信頼を得るように，個人としての品行を常に高く維持する．
14. 看護者は，人々がよりよい健康を獲得していくために，環境の問題について社会と責任を共有する．
15. 看護者は，専門職組織を通じて，看護の質を高めるための制度の確立に参画し，よりよい社会づくりに貢献する．

〔日本看護協会：「看護者の倫理綱領」．2003より〕

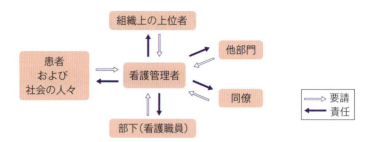

図 10-1 組織のなかで看護管理者が責任を負う対象

ばならない．保健・医療を提供する組織は，いまでは多かれ少なかれ近代化が進行しており，経済合理性を基本的価値の1つとしており，それゆえ効率のよさをめざして運営されている．組織運営を効率よくしようとすれば，それはいわゆる官僚機構に限りなく近づいていくのが通例である．各組織の経営者や上位管理者が定める運営の主要方針は，当然，こうした組織の存続と成長をねらいとしている．そのため，それが看護のめざそうとする人間の尊厳やヒューマニズムの理念と対立する場合も少なくない（**図 10-1**）．

たとえば，ある病院で，集中治療ケア棟から看護職員を増やしてほしいとの要求が看護部に届いた．「これ以上人手不足が続くならば，患者の命の安全は保障できない」というのがその理由である．しかし病院経営上，増員はできないというのが，病院経営者の徹底した方針である．この場合，看護管理者は，病院経営者の方針と部下である看護職員の要求との間で板挟みとなる．ここにジレンマが生じる．結果的に上位者の方針に従うことになっても，看護管理者にとって問題は解決しない．それは部下を過酷な仕事環境に置き，患者の安全に問題ある状況を温存してしまうことに対する道徳的責任が未解決だからである．

実際，米国の看護管理の雑誌が看護管理者を対象として行った調査(1992年)[5]では，なんらかの問題を倫理委員会に相談したことのある看護管理者は79%であったという．そのうち，それが生命倫理のジレンマだったという人は49%で，圧倒的に多い．そして管理と倫理の両方に関するジレンマだったと答えた人は30%となっている．先述の看護管理者が責任を負う対象と関連させるならば，前者は主に患者，社会への責任から生じ，後者は主に組織上の上位者，同僚，他部門，部下への責任から生じるという見方もできる．また，この調査では，看護管理者の70%が日常しばしばぶつかる問題として，性差別的態度をあげているということである[5]．さらに，わが国ではまだ考えにくいが，法的・倫理的ジレンマの1つとして，病院の経営管理に実権をもたされている看護の幹部管理者(nurse-executives)が，自発的にせよ強制的にせよ，辞めなければならないという事態が増えていることも報告されている[6]．

要約すれば，看護管理者は，"管理"という仕事の性格上，当然ながら組織経営の要請に応じる一方，部下というグループが加わることにより，複数の対立する要請に挟まれ，究極的にどのグループに対する責任を優先させるかというジレンマに陥りやすい（**図 10-1**）．それゆえ管理の仕事と関係する倫理的問題は，それだけ複雑になるわけである．

2 管理の場に生じる倫理的問題の例

　個々のケアの場に生じている倫理的問題は，それへの対応が適正に行われない限り，すべて看護管理の問題になる．1つの例をあげよう．

> **手術を望まない患者が息子と主治医の合意により手術され，死亡した例**
>
> 　92歳男性，食欲低下のため内科病棟に入院．胃カメラの結果で幽門部がんボールマン2型と診断され，外科病棟へ転科となった．内科では，食事は粥全量摂取，介助で10m先のトイレまで歩行可能．家に帰りたいともらしているが，家族は連絡しなければ来ない．同居の長男はほとんど現れず，遠方に住む次男の面会が最も多いとのこと．
>
> 　本人は手術を望んでいない．内科師長は主治医にその旨伝えるが，「リスクはあるが切ったほうがよいそうだから，外科に任せましょう」と，話がかみ合わない．
>
> 　外科師長は，内科での情報をもとに外科部長に「本人は自宅に帰りたがっているが，彼にはどのように説明したのか，いま手術が必要なのか」とただすと，「本人は黙っているけど，家族は手術をしてほしいと言っている」とのこと．転科後，患者は病室でもほとんど話してくれず黙っているため，本人と最もよく関係のとれている次男と話し合うことにした．
>
> 　次男によれば，本人は手術したくないし家に帰りたいが，自分が連れ帰って一緒に暮らすことはできない．長男は自宅で世話ができないため，施設に入れるため手術をしてもらいたがっている．自分には権限がないのでしかたがないとのこと．その後，主治医とのカンファレンス，麻酔医との話し合いをもつが，主治医は手術の意向を変えず，麻酔医は主治医の判断によると言い，状況を変えるに至らなかった．
>
> 　主治医は患者家族(長男夫婦・次男・長女)に対する説明を看護師同席のもとに行った．その席上，師長は長男に「本人は手術をしたくないと言ってますが，どう思われますか？」と尋ねたが，「家ではみられないから」と，手術への意向は変えなかった．
>
> 　ケースワーカーにも相談したが，疾患の診断がついた状態で治療せずに施設入居は困難であり，家族の介護体制の問題だとの見解だった．その後，主治医とも話し合ったが，「家族は面倒をみる気もないし，手術しないと施設にも行けないし，しかたがないのでは」とのことで，手術が実施された．
>
> 　術後，経過はよかったが，食事をほとんど摂取せず，IVH施行．約3か月後，下腸間膜閉塞による腸管壊死のため死亡した．

a 患者の自己決定の侵害について

　この事例に登場する外科師長は，患者の意向，つまり自己決定がないがしろにされている状況に関して明らかに問題を感じ，何度も関係者の関心を"自己決定の尊重"に向けようと努力している．しかし，患者の自己決定の"結果"を家族が引き受ける体制をつくれないため，もしくは家族にその意思がないため，家族は患者への手術を望み，医師はそれを追認するという選択をしている．「家族の介護体制の問題だ」というケースワーカーの言葉が，この状況の特質をいみじくも指摘しえている．ここでの治

療的選択は，いわば次善の策としてなされているのである．外科師長は，自覚的に患者アドボケータ（代弁者）としての努力をしたが，それは残念ながら実を結ばなかった．

このように，患者よりも家族の意向が優先される事例は，わが国の医療の現場では，まだまだ見受けられるであろう．すなわち，倫理原則からみれば明らかに問題であるにもかかわらず，当事者である患者が徹底して告発しないかぎり，それが社会的に不当とされることはまずない，ということである．

このような事例に，看護職として今後いかに取り組むべきかについては，のちに述べる「看護倫理を実現するシステムづくりと組織文化の創造」の節（☞252頁）を参考にしてほしい．

b 患者のプライバシー侵害について

ケアの場に生じている倫理的問題が，そのまま看護管理の倫理の問題になるもう1つの例をあげよう．たとえば，病院でしばしば起こる患者のプライバシー侵害ケースについて，英国のある調査[7]の結果は，以下のような場面をあげている．

- 看護師が，患者が清拭中または裸のときにもかまわず病室に入る．
- 医師は，患者の個人的なことをほかの患者がいる前で聞くことが多い．
- 医師の書いた（患者向け）指導ノートがステーションに開いたまま置かれている．
- プライバシーに触れるケアのとき，カーテンがきちんと閉められていない．
- トイレ設備が足りないため，その必要のない患者がカーテンの陰でポータブルトイレを使っている．
- 夜，音がうるさくて患者が眠れない．
- 患者に渡すものがベッドの足もとに置かれたりするため，ほかの患者や面会者に委細が知られてしまう．
- 医師の回診が予告なしに行われる．
- 診察室で医師が説明したことを患者が理解しているかどうかを，廊下で確認する．
- ほかの患者が同じ部屋で治療を受けているのに，医師が患者に種々聞いたりする．

このうち多くの場面がわが国の病院にも共通しているように思う．このように不用意に患者のプライバシーをおかしたまま，それが慣行になっている場合，そうした無神経な慣行を正していくのも看護管理者の責任となる．

Think for yourself
看護職が日常の臨床場面で感じている倫理的問題には何があるか．
また，倫理的問題に対応する看護管理者の役割には何があるか．

看護サービス管理の倫理原則と看護管理者の役割

それでは，看護管理者は，倫理的問題に対してどのように対応すべきだろうか．それを述べる前に，倫理に関する看護管理者の役割を考えておこう．

1 看護管理者の役割

看護管理者の役割として，基本的に以下の4つをあげることができる．

(1) 倫理に関する組織の方針策定に貢献し，その方針を浸透させる

これは，看護管理者の協議によることが望ましい．そのために看護倫理委員会を看護部で看護部長のもとに設けるならば，その後の検討や対応をより円滑に進めること

ができる．これについては次項で詳しく述べる．

(2) 問題状況を分析的にとらえ，関係者個々の責任範囲を明確化する

個々の看護管理者すべてに求められる機能である．特に患者の権利にかかわる倫理的問題状況においては，看護師はともすれば状況が打開できないことの責任を，すべて自分にあるとみなし，自責の念に駆られることが多い．たとえば表10-1に示す問題状況のうち，「①患者が適切かつ十分な情報を得られていない状況」を打開するには，医療における情報提供の責任をもつべき医師が動かなければならない．看護師が働きかけても，医師の側に患者に対して情報をより適切に提供する意思がないとき，看護師はどこまで患者に対して責任を負えるのかといったことを，議論により明確にしておくことが必要である．

(3) 患者と職員の基本的権利を守りつつ，価値の対立状況を調整する

これは，なかなか困難な仕事である．たとえば先に示した手術を望まないのに手術をされてしまった患者の場合は，きわめて調整困難な事例の1つであろう．ここに登場する外科師長は，患者権利の尊重という面から努力するのが精一杯であった様子である．また，師長が相談したケースワーカーの言葉から推測すると，この人も最初から調整をあきらめているようにも読める．考えてみると，微妙な家庭事情を背景とする患者の権利擁護の問題よりも，職員間の葛藤や他職種との葛藤から起こる問題状況のほうが，一般的に調整しやすいように思える．

(4) 管理上の倫理問題に関する意思決定を行う

これは，一般倫理原則・規則，看護師の倫理綱領を用いて考え，倫理的に正当化しうる行動選択を行うことである．バーグマン（Bergman）[8]による倫理的意思決定のモデルでは，〈状況出現〉→〈事実を集める〉→〈状況を定義づける〉→〈理念／知識を使って考える〉→〈代替案を選択する／決断する〉→〈行動する〉→〈評価する〉→〈一般化〉という過程が示される．

2 看護管理者の倫理原則

このような役割を果たすために，特に看護管理者にとって重要な倫理原則をあげることができる．それは，①患者の権利擁護，②限りある資源の公平な配分，③看護職員への配慮の3点である．いずれも組織の運営管理方針のもとでいかに達成するかが課題である．

a 患者の権利擁護

患者の権利とは，患者が尊重されるべき人格と意思をもった存在であることを示すものである．ともすれば医療従事者による一方的なサービス提供になりがちである医療現場において，サービスの受け手側の権利を明確にすることに意義がある．

医療サービスの受け手の権利は，医療問題に取り組む法律家や医療従事者らがつくる「患者の権利法をつくる会」[9]の掲げるところによれば，「医療に対する参加権」「知る権利と学習権」「最善の医療を受ける権利」「安全な医療を受ける権利」「平等な医療を受ける権利」「医療における自己決定権」「病気及び障害による差別を受けない権利」とされている（表10-4）．

患者の擁護という点でも諸国に先鞭をつけている米国では，合衆国連邦法として患

表10-4　医療における基本権

（a）**医療に対する参加権**
　　すべて人は，医療政策の立案から医療提供の現場に至るまであらゆるレベルにおいて，医療に対し参加する権利を有する
（b）**知る権利と学習権**
　　すべて人は，自らの生命，身体，健康などにかかわる状況を正しく理解し，最善の選択をなしうるために，必要なすべての医療情報を知り，かつ学習する権利を有する
（c）**最善の医療を受ける権利**
　　すべての人は，経済的負担能力にかかわりなく，その必要に応じて，最善の医療を受けることができる
（d）**安全な医療を受ける権利**
　　すべて人は，安全な医療を受けることができる
（e）**平等な医療を受ける権利**
　　すべて人は，政治的，社会的，経済的地位や人権，国籍，宗教，信条，年齢，性別，疾病の種類などにかかわりなく，等しく最善の医療を受けることができる
（f）**医療における自己決定権**
　　すべて人は，十分な情報提供とわかりやすい説明を受け，自らの納得と自由な意思に基づき自分の受ける医療行為に同意し，選択し，或いは拒否する権利を有する
（g）**病気及び障害による差別を受けない権利**
　　すべて人は，病気又は障害を理由として差別されない

〔患者の権利法をつくる会：「患者の諸権利を定める法律案要綱」1991年発表，最終改訂2004年10月17日(kenriho.org/legislative/guidelines.html)より〕

　者の権利を規定した「患者の自己決定権法(Patient Self-Determination Act of 1990)」が制定されている[10]．同法は，患者自身が受ける治療を承認したり拒否したりすることを含めて，意思決定を行う権利があることを文書で提供すること，このような権利に関する方針を文書化すること等を定めている．また，州レベルにおいても，1974年から1989年にかけて患者の権利章典が制定され，1990年代半ばまでにはすべての州で，治療に関する事前指示書(advance healthcare directive)が制度化された[11]．
　これらの法制化の動きに影響を与えたのが，米国病院協会(American Hospital Association：AHA)が1972年に制定した「患者の権利章典(A Patient's Bill of Rights：PRB)」である[12]．これは，12項目の患者の権利を具体的に列挙したもので，1992年には15項目への大幅な改訂が行われ，わが国の患者の権利の普及にも影響を与えてきた[13,14]．
　AHAは2003年に患者の権利章典に代えて，「治療におけるパートナーシップ(The Patient Care Partnership)」を制定した[15]．「治療におけるパートナーシップ」は，「患者の権利章典」で権利とされた事項を引き継ぎながら，その権利の実現には，医療従事者と患者双方の努力が必要であることを強調しているのが特徴である．「良質な医療」「清潔で安全な環境」「治療への関与」等の6つの分野について，患者の安全や満足のために医療従事者が最善を尽くすこと，患者の意思を尊重すること，そのために医療従事者は，患者からの正確な情報，治療に関する希望や同意を得ておく必要があることが記されている．同時に，患者の責任にも触れられている．これらの特徴をわかりやすくするために，「患者の権利章典」と「治療におけるパートナーシップ」それぞれの記述の対比を**表10-5**に示した[16]．
　国際的な医療機能評価機関であるJCI (Joint Commission International)は，「セクションⅡ：患者中心型の基準」のなかに，6項目の「患者と家族の権利(Patient and Family Rights)」を示している．ガイドラインには，患者の権利と患者中心型のケアを促進するため，患者と家族の権利を定義し，治療とケアを決断する際には，患者とその家族を参加させるところから始めることを強調している．患者は，自らの権利と，治療についてどのように決定を下すのかについて，十分な説明を受ける必要がある．このことを実現するために，医療機関は，患者との信頼関係と円滑なコミュニケーションを培うことに努め，個々の多職種協働チームメンバーには，患者の信念と価値を理解，

表10-5 AHAの「患者の権利章典」と「治療におけるパートナーシップ」における患者の権利の記述

権利の名称	患者の権利章典	治療におけるパートナーシップ
良質な医療を受ける権利	患者には，配慮と敬意ある治療を受ける権利がある．	私たちが最優先することは，あなたが必要とする治療を必要なときに，技術，熱意そして敬意をもって提供することです．
知る権利	患者には，診断，治療，予後に関して，最新で理解可能な情報を得る権利がある．	医師とともに意思決定をする際に，以下のことを理解しておく必要があります． ・それぞれの治療の利点とリスク ・その治療から通常期待できること，そして，その治療による，あなたの生活の質への長期的な影響
自己決定権	患者には，治療について自ら決定したり拒否したりする権利がある．	入院にあたっては，治療への一般的な同意書へのサインが，また，手術や実験的な治療の際には，治療計画を理解して同意することを文書で確認することが求められます．このプロセスは，治療に同意するあるいは治療を拒否するあなたの権利を守るためのものです．

〔大野 博：アメリカ病院協会の「患者の権利章典」の変化とその特徴―権利の宣言からパートナーシップへ．医療と社会 21(3)：312，2011 より〕

尊重し，患者の尊厳と自尊心を高め，保護し，細かいケアを提供するよう指導を受けることが求められている[17]．

以上の患者の権利擁護の流れの基盤となったのが，1981年の「第34回世界医師会」において採択された「患者の権利に関するリスボン宣言」である．ここでは「医師を自由に選ぶ権利」「外部の干渉を受けない医師の治療看護を受ける権利」「十分な説明を受け治療を受けるか拒否する権利」「機密的事項の尊重を期待する権利」「尊厳をもって死ぬ権利」「精神的道徳的慰めを受ける権利」の6項目があげられている．これらは先のバーグマンでいえば，〈理念/知識を使って考える〉段階で使うべき知識である．

これらの権利によってきたるところは，生命倫理原則である．患者権利のおのおのの局面を着実に守った実践はなかなか難しいが，管理的に生じてくる問題は，すべて患者権利の観点から吟味すべきである．たとえば，入院期間の短縮化を促す国の施策を受けて，早期退院をはかりたい病院側と，退院を不安に感じる患者や家族の間で調整が必要になることがあるかもしれない．そのような場合も，「最善の医療を受ける」患者の権利が損なわれていないかどうかを，まず考えてみる必要がある．

b 限りある資源の公正な配分

これは，人的資源や器材，予算等をいかに配分するかという問題である．人的資源では，看護職員配置(勤務交替や昇任人事，施設外研修派遣，増員要求への対応等を含む)が関係してくる．予算では，高額な機材の購入希望への対応等が含まれる．

たとえば，心肺モニター装置が，それをしばしば利用する病棟に常備されず，常に複数の病棟で共有する体制をとっているところもある．この場合，急遽それが必要になっても，たまたま共有相手の病棟で使用していれば調達できない．院内をくまなく探した結果，調達できればまだしも，そうでなければ，患者の最善のケアを受ける権利が損なわれると考え，看護師は大いに苦慮することになる．このような状況がたびたび起こるようであれば，資源の公正な配分という点から管理的に検討してみる必要がある．

人的資源の配分は，前項にあげた例のように，人手を増やしてほしい等，現有資源の配分以外の問題となると，なかなか大きな困難にぶつかる．どのような組織でも，組織の維持運営に不可欠の経費の増加は，極力抑えようとする．その増加が明らかに見込まれるものが人件費である．職員を常勤で採用すれば，年々支払い給与額が増え，それに伴いボーナス額も増え，さらに何年か先には退職金の支払い総額も増えるという具合に経費がふくらむ．したがって，経営者の立場からすれば，人員要求には簡単には応じられないのが現状である．そうではあっても，看護管理者は，資源の配分が実態として公正さを欠きはじめたとき，それを放置せず解決の手段を講じなければならない．

その解決の手段は，必ずしも看護職員の増員ということでなくてもよい場合がある．ある看護管理者は，看護師が病棟で行っている薬剤業務の全所要時間を割り出し，その業務を薬剤部に返上する代わりに，薬剤師の増員を病院経営者に要請し，成功した[18]．つまり，職員数は増やさなくとも仕事を減らしたのであって，これによって増員に等しい成果を得たのである．

C 看護職員への配慮

これは看護職員が，自らの価値観や信念に照らして，専門職として能力を伸ばしながら実践できる仕事環境を，いかに用意できるかという問題である．内容としては，看護職が専門職としてもつ自らの信念に基づいて実践を行う自由へのニーズや，尊厳を守られることへのニーズが尊重されているかどうかと関係してくる．

これはしかし，看護管理者，看護職員ともども巻き込む組織の経営方針と大いに関係してくるため，看護管理者としては，常々最も心をくだいている局面である．

「クライエントへの道徳的実践の主体である看護師は，彼女らの誇るべき義務と組織やその権力構造への責任を果たすこととの間で，基本的ともいうべき葛藤を体験している」というクリステンセン（Christensen）[19]の指摘がある．これは，おそらく日本の保健医療機関にも当てはまる問題であろう．

> **Think for yourself**
> 看護管理者として日常の管理場面で感じている倫理的問題にはどのようなものがあるだろうか．
> また，それらの倫理的問題に，あなたが看護管理者だとしたら，どのように対応すればいいのだろうか．

しかし最近は，病院経営における人事管理や労務管理のなかで，看護職の価値観や信念，さらには自己実現の重要性が改めて見いだされようとしている．病院はこれまで，管理原則が統制で終わっていたが，これからは，やりがいや自己実現のための環境をつくるために管理者は心をくだくべきだとの認識が生まれはじめている[20]．とはいえ，倫理原則の課題を実現するための看護管理者の挑戦は，国家経済を支える仕組みがどうあろうと，保健医療機関の存立に資源が必要であるかぎり，そして資源は常に有限であるかぎり，続いていくものとみなければならない．

そこで必要となるのが，看護サービス管理の倫理を実現するための方略，すなわちシステムづくりと組織文化の創造である．

看護倫理を実現するシステムづくりと組織文化の創造

看護倫理の問題に対処するには，看護職個人が知識をもち，自己の価値観を吟味しながら，状況を適切に分析して倫理的に正当な行動選択を行うこともちろん大切であるが，組織的な努力も必要である．

その1つは，看護職個々の倫理的感性や判断能力を高めるような教育の実施である．もう1つは，組織全体で一貫した取り組みができるようなシステムづくりであり，それを通して，患者の権利を尊重する文化を創造することである．これは先に述べた看護管理者が担っている役割の1つ，「(1)倫理に関する組織の方針策定に貢献し，その方針を浸透させる」(☞248頁)の一環となる．

1 看護倫理教育

看護管理者は，日常業務のなかで看護職員が倫理的問題の所在に気づけるよう感性を磨き，倫理的葛藤やジレンマに対処できるよう，職員を教育する必要がある．これは，最初は集合教育の形で，看護部がプログラムをつくり実施するのが比較的容易なやり方である．

たとえば，どのようにすればよいかを考える材料を紹介しよう．これは日本看護協会のいくつかの管理者研修で筆者が行っている演習をいくらか変更して，日本看護科学学会の看護倫理検討委員会の主催でワークショップとして行ったもので，一般の看護職を対象とする5時間の学習スケジュールである[21]．

そのプログラムは，**表10-6**のとおりである．冒頭の60分で看護倫理に関する概論的な講義を行い，その後，それぞれテーマを設けたセッションを3回(ワークショップ1～3)を組み入れてある．1回目と2回目のセッションは，主に倫理に関連する参加者の体験を引き出すもので，3回目のセッションは事例に基づいて倫理的意思決定を行う過程を演習として体験できるようにした．事例はあまり高度な専門的判断を要しないよう，一般的な看護場面に生じているジレンマを扱ったものとし，600～1,600字の範囲に整理したものを2例用意した．

そして，倫理的意思決定の過程をていねいにたどってみるために，**表10-7**のような問いを用意した．これは，事例に基づいて1～10の問いに番号順に答えていくと，自然に論理的な判断の積み上げができ，その帰結としてなんらかの対策が導き出せるように考案されている．参加者の手もとにある情報だけでは判断できない問いも

表10-6 看護倫理ワークショップのプログラム

展　　開	時間	テーマ
導入・講義・資料提示	60分	
ワークショップ①	45分	自己紹介 「現場での悩み：何が倫理問題か」 「患者権利が危ういとき」
昼食		
ワークショップ②	40分	「倫理的ジレンマを解剖する」
合同討議	50分	
ワークショップ③	40分	「倫理的ジレンマを克服する」
合同討議	50分	
まとめ	15分	「看護倫理ワークショップのすすめ」

〔平成10年度日本看護科学学会看護倫理検討委員会：実践現場の看護倫理ワークショップ報告．日看科会誌 20(1)：37, 2000 より〕

表 10-7 看護倫理ワークシートの問い

問い
1. 倫理的ジレンマとして感じていること
2. 患者の QOL はどうなっているか
3. 治療はどうか
4. 患者自身の意向や価値観はどうか
5. 家族や周囲の人の意向や価値観はどうか
6. 医師や看護師，医療施設の意向や価値観はどうか
7. 社会的・経済的サポートはどうか
8. 地域・社会への影響はどうか
9. 関係する倫理原則は何か
10. 理想的にはどうあるべきか

〔Bridget Carner, February 23, 1989 より．仁平雅子（訳），内部資料（非刊行物）〕

あるので，はっきりした判断が書けないところは，飛ばして作業を進める．

この作業によって，バーグマンの倫理的意思決定のモデルの〈状況出現〉→〈事実を集める〉→〈状況を定義づける〉→〈理念/知識を使って考える〉→〈代替案を選択する/決断する〉の部分を実際にやってみることになる．事例では当然ながら情報が限られているので，〈事実を集める〉段階は体験するわけにはいかない．

ワークショップの参加者は，そのほとんどが看護倫理を学ぶ機会はこれが初めてという人たちであったためか，事後の感想では，「もう少し時間がほしい」という要望が多くを占めていた．今回用意された課題に取り組もうとするには，5時間コースでは少々時間不足であったようだ．

なお，ワークシートの問いは，「今後に役立つ」と考えた人が多く，まずは倫理的判断をする際の1つの手がかりが得られたようにみえる．倫理的意思決定ももちろん1つの思考過程の産物であり，その思考を導いてくれるものが，一般倫理原則であったり，看護師の倫理綱領であったりする．その道筋をたどりやすくしてくれる道具が，このような問いによるワークシートである．

このように現実に則して考えてみる体験をしておくことは，倫理的感性を高めるために重要である．そしてこのような学習体験が，これまでのように倫理の問題をタブー視することなく，率直に議論を交わせるような組織文化をつくるうえで，個々の看護職が貢献することにつながるのである．

Think for yourself
あなたの看護倫理に関する事例について，**表 10-7** の問いに沿って整理してみよう．

2 システムづくり

組織的努力の2つ目は，看護倫理に則った実践をしやすくするようなシステムづくりである．直接的な方略は，日常的に起こる倫理的問題へのそのときどきの対処ができるように，問題を整理して倫理ガイドラインをつくったり，そのほかの方法で看護職員を教育すること，また，看護部門のなかに受け皿となる組織をつくり，倫理的問題についての相談体制を確立すること等である．

a 看護倫理実践システムの設計

これは段階的な計画で進めることを考えたい．まず最初の段階は，部門内で倫理に関する学習や実状の把握を行うことから始め，次第に組織全体に一貫した影響を及ぼすようなシステムへと発展させるのである．

◎ システムの発達段階

図10-2のように，このシステムは集団の自治に欠かせない委員会の発達をめざすものであり，3段階からなる[22]．

第1段階は準備段階であり，看護倫理検討会を設け，学習会機能と研究会機能を維持させる．すなわち，検討会では，実情の把握（データや情報の収集），問題の整理（看護部門固有の問題，他職種と共有する問題の選別），対応策の検討等を行う．検討会の生産性を高めるために，現状では，倫理学者やその他の専門家を積極的に活用することを想定している．

第1段階から第2段階への移行は，任意の集団に対する直接の義務を負わない「検討会」から，集団への直接の貢献が期待される「委員会」への発展であり，ここにおいて前段階の機能の転換と分化がはかられる．すなわち，学習会機能・研究会機能を，教育機能（ガイドラインの開発と機会教育），プロパガンダ／広報機能（方針声明や提言等），調整機能（看護倫理委員会の設置）へと発展させていく．

第2段階から第3段階への移行では，人材を育てつつ，システムそれ自体を向上させていく．すなわち，現任教育プログラムの開発と実施により育てられた人材が，看護倫理委員会に活用され，方針声明や機会教育を拡充させる等の機能を高めるシステムへと発展する．

◎ システムの特徴と実践的取り組み

このシステムの特徴は，次の点にある．
(1) 複眼的視野をもって，人づくりをシステムの発展と同時進行で進めていくこと．
(2) そのための母体となる看護倫理検討会の活動は，実証的なアプローチから始めさせていること．
(3) 現任教育によって育った人材を活用し，委員会組織等の機能を高めていく循環

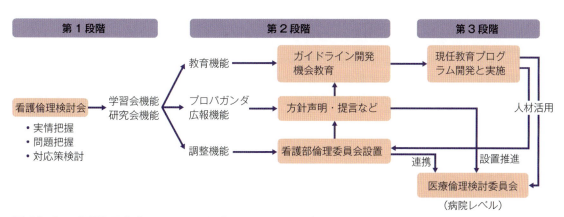

図10-2 看護倫理実践システムの設計
〔横尾京子：看護と生命：新生児医療に求められるもの．現代生命論研究日文研叢書9，p99，国際日本文化研究センター，1996より〕

的なシステムとして構想していること．
(4) 第2段階において，プロパガンダ/広報という言語活動を教育および調整機能に加え，1つの柱とし，それによって第3段階への移行の土壌をつくろうとしていること．

要約すると，看護の現場における倫理的問題に対応し，患者の人間としての尊厳を主軸にした看護を実践するためには，看護職個々の倫理的判断能力の開発と向上，そして看護部門全体の組織的取り組みの2方向からのアプローチが必要なのである．

b 経営部門の意識変革と仕事環境の整備

システムづくりのもう1つは，関係者(組織の経営者・上位管理者・他部門等)の意識づくり，あるいは環境づくりであり，どちらかといえば間接的な方略である．これは特に資源の公平な配分と関係してくる．

◎非採算部門としての伝統

これまで看護部門は，組織の財務管理にかかわり合うことが少なく，看護業務を遂行してきた．その理由の1つは，医療経済の仕組み上，看護が直接，組織の収益に貢献する形になっていないからである．むしろ看護部門は，その賃金の保障が現行の診療報酬の制約のもとでは困難であり，看護料は人件費の伸びに追いつかず，原価が保証されない"非採算部門"として病院組織のなかで位置づけられてきたのである[23]．

これは，看護ケアというサービスが，伝統的に奉仕の精神や無償の献身によって成り立つもので，経済対価の対象にはならない，あるいは対象にするのが難しいと考えられてきたことによる．その意味では，主婦労働と同じであった．

ところで，経済合理性を柱とする組織の運営管理原則からいえば，非採算部門，すなわち収益を生み出さない部門に，多くの投資をするわけにはいかない．したがって，看護現場がいかに人手不足であっても，職員を増やしたり，最新の高価な機材を購入して仕事環境を改善しようということにはならない．

そのようなわけで，いわば慢性的な資源不足が続いてきたのである．そのことが看護の仕事環境を貧困にし，働く看護職に多大な負担をかけてきた．その結果，患者が十分なケアを受けられないという形で，患者につけが回されていくのである．

◎看護ケア提供のための環境づくりの必要性

したがって，長期的にみれば，看護スタッフに必要な配慮をし看護ケアを守ること，すなわちケア提供に必要な仕事環境を整えることが，結局，患者の権利を守ることになるという展望を看護管理者はもつべきであり，そのための努力をしなければならない．

米国では，最近のいろいろな研究によると，看護は歳入(収益)を生み出していることがはっきりしているという．たとえ全職員に対する登録看護師の比率が増えたとしても，コストとしての支払い給与総額の割合は減っていることが報告されている[24]．

わが国の病院経営の分野では，医業収益に対する総額人件費の割合は経営の指標とされ，これが40〜45％くらいだと経営が安定しているといわれる[23]．また，人件費が医療収益の50％を超えると赤字になるといわれている[25]．看護職員の人件費は，

Think for yourself

組織のなかに生じる倫理的問題に対して，組織的・体系的に対応するしくみやシステムにはどのようなものがあるだろうか．

また，どのような支援やしくみがあればよいだろうか．

医療施設の総人件費の大半を占めるために，たいていの病院経営者は，これを抑えることに意を注ぐ結果となる．

ある意味では逆境ともいえるこのような状況において，看護ケアの価値を経営的な視点から証明し，看護職の貢献を目に見える形にすることが看護管理者の重要な課題であり，方略である．それによって，看護の資源を充実させる契機をつくることが，管理サービス管理の倫理の原点であるともいえる．

日本看護協会の「看護者の倫理綱領」(2003年) の第15項には，「看護者は，専門職組織を通じて，看護の質を高めるための制度の確立に参画し，よりよい社会づくりに貢献する」とある．また，国際看護師協会の「ICN 看護師の倫理綱領」(2000年) には，「看護師と看護専門職」という項で，「看護師は，看護業務および看護管理，看護研究，看護教育の望ましい基準を設定し，実施することに主要な役割を果たす」[26] ともある．

いずれにしても，看護ケアを提供する環境を自ら整えていくための努力は，倫理的にみてきわめて重要なのである．

（中西睦子）

■引用文献

1) 日本看護科学学会看護倫理検討委員会 (横尾京子，他)：日本の看護婦が直面する倫理的課題とその反応．日看科会誌 13(1)：32-37, 1993.
2) Han, S., Ahn, S.：Analysis and evaluation of student nurse's participation in ethical decision making. Nurs Ethics 7(2)：113-123, 2000.
3) Frankena, W. K.：Ethics (2nded.). Prentice-Hall, NJ, 1973.
4) 日本看護協会：「看護者の倫理綱領」．2003.
5) Blancett, S. S., Sullivan, P. A.：Ethics survey results. J Nurs Adm 23(3)：9-13, 1993.
6) Blouin, A. S., Brent, N. J.：Nurse administrators in job transition-Managing the exit. J Nurs Adm 22(10)：12-13, 1992.
7) Woogara, J.：Human rights and patients' privacy in UK hospitals. Nurs Ethics 8(3)：234-236, 2001.
8) Bergman, R.：Ethics；Concepts and practice. Int Nurs Rev 20(5)：140-141, 151, 1973.
9) 患者の権利法をつくる会：「患者の諸権利を定める法律案要綱」1991年発表，最終改訂 2004年10月17日　kenriho. org/legislative/guidelines. html
10) The Patient Self-Determination Act of 1990(PSDA) https://www.practicalbioethics.org/files/ethics-consortium-guidelines/PSDA-guidelines-2008.pdf [2018年10月1日閲覧]
11) Post, S. G.：Encyclopedia of Bioethics 3rd ed, Macmillan Reference, NY, 2004.
12) American Hospital Association：A Patient's Bill of Rights, 1992. http://www.americanpatient.org/aha-patient-s-bill-of-rights.html [2018年10月1日閲覧]
13) 石崎泰雄：患者の権利確立への道．法学界雑誌 49(1), 171-199, 2008.
14) 新見育文：患者の権利宣言（案）をめぐって．判例タイムズ 551：314-350, 1985.
15) American Hospital Association：Patient Care Partnership, Understanding Expectations, Rights and Responsibilities, 2003. https://www.aha.org/system/files/2018-01/aha-patient-care-partnership.pdf [2018年10月1日閲覧]
16) 大野　博：アメリカ病院協会の「患者の権利章典」の変化とその特徴―権利の宣言からパートナーシップへ．医療と社会 21(3)：309-323, 2011.
17) Joint Commission International：Accreditation Standards for Hospital-Including Standard for Academic Medical Center Hospital 6th ed, 2017.
18) 野尻昭代，中西睦子：看護業務省力化の一方略―薬剤部門増員への貢献．看護管理 4(7)：431-437, 1994.
19) Christensen, P. J.：An Ethical Framework for Nursing Service Administration. In Word, M. J.,

Price, S. A.(eds.）:Issues in Nursing Administration-Selected Readings, pp87-93, Mosby, MO, 1991.
20) 萩田　強, 青木　亘, 齋藤嘉明, 他:「人」を管理できなければ良質の医療は提供できない. 最新医療経営 Phase3, 79：21-27, 1991.
21) 平成10年度日本看護科学学会看護倫理検討委員会(高谷嘉枝, 他):実践現場の看護倫理ワークショップ報告. 日看科会誌 20(1)：36-43, 2000.
22) 横尾京子:看護と生命:新生児医療に求められるもの. 現代生命論研究日文研叢書9, p99, 国際日本文化研究センター, 1996
23) 西中正久:民間病院の労働実態の現状とその課題. 最新医療経営 Phase3, 79：28-31, 1991.
24) 前掲書19, p89.
25) 岸田良平(編):看護管理とマネジメント入門. p328, 日総研出版, 1993.
26) 日本看護協会:「ICN 看護師の倫理綱領」. 2000.

第11章 看護サービス管理における教育と研究

> **Learning Objectives**
> 1. 看護サービス管理の研究の動向を知る
> 2. 看護管理研究・教育におけるICTの活用について知る
> 3. 研究成果の看護サービス管理への応用の方法について理解する
> 4. 看護管理者の能力開発のための教育機関と方法を知る

看護サービス管理における教育

1 看護サービス管理の基礎教育

a 基本的考えと教育の目的・内容

(1) 看護基礎教育における看護管理教育

わが国において看護基礎教育のカリキュラムは,国家試験の受験資格を得るための「保健師助産師看護師学校養成所指定規則」(以下,指定規則)に定められた科目構成についての授業,実習時間を実施しなければならない.この指定規則の2009(平成21)年度入学生から適用されるカリキュラム改正において,新たに「統合分野」として「看護の統合と実践」が教育内容に加えられた.この教育内容には,「チーム医療及び他職種との協働の中で看護師としてのメンバーシップ及びリーダーシップを理解すること」,「看護をマネジメントできる基礎的能力を身につけること」,「医療安全の基礎的知識を習得すること」等が留意点として明記され,看護管理の内容が看護基礎教育として含まれることとなった.このカリキュラムの改正により,科目名称や形態はさまざまであるが,看護管理についての授業は実習も含めてすべての看護師養成校で実施されることとなった.

さらに,野嶋[1]らによる「看護系大学におけるモデル・コア・カリキュラム導入に関する調査研究報告書(平成22年度先導的大学改革推進委託事業)」の「学士課程においてコアとなる看護実践能力を基盤とする教育 看護実践能力・卒業時到達目標・学習成果」では,「Ⅳ群 ケア環境とチーム体制整備に関する実践能力」,「Ⅴ群 専門職者として研鑽し続ける基本能力」として,基礎教育として教育すべき内容が明確化された(**表11-1, 2**).この「学士課程における看護実践能力と卒業時到達目標(到達目標2011)」について,看護系大学248校を対象とした吉本[2]らの調査によると,全体の73.7%がカ

Think for yourself
基礎教育において看護学生が看護管理を学ぶことの意義を整理してみよう.初学者にマネジメントを効果的に教育するために,工夫すべきこととしてどのようなことがあるだろうか.

表 11-1 ケア環境とチーム体制整備に関する実践能力

看護実践能力 群	看護実践能力 能力	卒業時の到達目標	教育の内容	学習成果
Ⅳ ケア環境とチーム体制整備に関する実践能力	14) 保健医療福祉における看護機能と看護ケアを改善する能力	(1) 保健医療福祉における看護の機能と看護活動の在り方について理解できる (2) 看護の質の管理及び改善への取り組みについて理解できる	□保健医療福祉制度と法律 □看護の機能 □組織論 □看護の組織 □看護体制 □看護ケアのマネジメント □看護と経営 □情報管理システム □看護の質評価 □看護の費用対効果 □看護活動のPDCAサイクル	□保健医療福祉における看護の役割について説明できる □医療機関における看護の組織、看護体制、看護の機能について説明できる □組織のなかでの役割分担、権限委譲の在り方について理解できる □保健医療福祉のなかでの情報管理システムについて理解できる □看護の質を評価する必要性とその方法について理解できる □看護管理における費用対効果の重要性について理解できる □看護活動をPDCAサイクルを用いて改善する意義と方法について理解できる
	15) 地域ケアの構築と看護機能の充実を図る能力	(1) 自主グループの育成、地域組織活動の促進について理解できる (2) 個人・グループ・機関と連携して、地域ケアを構築する方法について理解できる (3) 地域における健康危機管理及びその対策に関わる看護職の役割について理解できる	□地域ケアに関わる医療政策 □集団の形成・発達 □自立・自律支援 □個人・グループ・機関との調整 □ケアネットワークづくり □支援システムの構築 □地域組織活動 □地域ケアの体制づくり □健康危機発生時の緊急対応 □心的外傷後ストレス障害 □災害看護活動 □被災者に対する安全な環境	□地域で活動する多様な集団やNPOなどの組織、及びそれらの活動について理解できる □ケアのネットワーク、支援システムの構築の方法について理解できる □看護の対象に必要なケアについて、関連機関や支援者と連携・調整する方法について理解できる □地域の健康を促進し、管理する方法について理解できる □当事者グループの集団の特質や機能について理解できる □地域における組織や当事者グループを看護専門職者として育成し、支援する意義や方法について理解できる □地域における日常的な健康危機管理の重要性と看護の活動・役割について理解できる □健康危機発生後に生じる健康課題と看護活動の在り方について理解できる □被災者及び被災集団への災害看護活動の在り方について理解できる
	16) 安全なケア環境を提供する能力	(1) 安全なケアをチームとして組織的に提供する意義について説明できる (2) 感染防止対策について理解し、必要な行動をとることができる (3) 医療事故防止対策について理解し、そのために必要な行動をとることができる	□リスクマネージメント □安全文化の形成 □安全性の基準 □医療事故の現状と課題 □医療安全対策 □医療器具・医薬品管理の安全対策 □感染防止対策 □標準予防策(standard precaution) □有害事象の予防(転倒・転落などの事故、褥瘡など) □医療による健康被害(薬害を含む) □インシデント(ヒヤリ・ハット)レポート	□リスクマネージメント、有害事象(転倒・転落などの事故、褥瘡など)の予防方法について説明できる □医療のなかで安全文化を形成し、チームとして取り組むことの意義について説明できる □医療安全対策など医療機関の取り組みと看護の活動・役割について説明できる □安全を脅かす要因、及び医療器具・医薬品の安全な管理や薬害防止、安全な医療環境を形成していく意義について説明できる □感染防止対策、標準予防策(standard precaution)について理解し、実施することができる □医療事故の予防と発生時対応、発生後の分析と評価について説明できる □インシデント(ヒヤリ・ハット)レポートの目的を理解し、必要性について説明できる

(つづく)

表 11-1 （つづき）

看護実践能力 群	看護実践能力 能力	卒業時の到達目標	教育の内容	学習成果
Ⅳ ケア環境とチーム体制整備に関する実践能力	17) 保健医療福祉における協働と連携をする能力	(1) チーム医療における看護及び他職種の役割を理解し，対象者を中心とした協働の在り方について説明できる (2) 保健医療福祉サービスの継続性を保障するためにチーム間の連携について説明できる	□チーム医療 □保健医療福祉チーム員の専門性と相互の尊重 □チームのなかでの看護専門職の役割 □リーダーシップ □カンファレンスの運営方法 □情報の共有 □継続看護 □在宅医療と社会制度 □在宅医療推進と看護活動 □保健医療福祉機関の連携・協働 □ケアマネジメント □家族を含めた対象者中心の連携 □退院支援・退院調整 □地域包括支援センターとの連携 □訪問看護ステーションとの連携 □地域保健・産業保健・学校保健との連携	□チーム医療，保健医療福祉チーム員の機能と専門性，チーム医療のなかでの看護の役割について説明できる □チーム医療のなかでの責務として，情報の共有と守秘義務，対象者を中心とするチーム医療の構築方法について説明できる □チーム医療のなかでの，相互の尊重・連携・協働について説明できる □チーム医療のなかで効果的な話し合いをするための方法について説明できる □在宅医療を推進するために，保健医療福祉機関の連携・協働を含めた看護の活動・役割について説明できる □ケアマネジメントやチームの連携方法について説明できる □継続看護，退院支援・退院調整など，地域の関連機関と協働関係を形成する看護援助方法について説明できる □病院，保健所，市町村保健センター，地域包括支援センター，訪問看護ステーション，診療所，学校，職場などとの連携の必要性について説明できる □同僚や他の医療従事者と安定した適切なコミュニケーションをとる必要性を理解し，指導のもとで実践できる □チームの一員として，報告・連絡・相談の必要性を理解し，指導のもとで実施できる
	18) 社会の動向を踏まえて看護を創造するための基礎となる能力	(1) 疾病構造の変遷，疾病対策，医療対策の動向と看護の役割について説明できる (2) 社会の変革の方向を理解し，看護を発展させていくことの重要性について説明できる (3) グローバリゼーション・国際化の動向に看護の在り方について理解できる	□人口構成と疾病構造 □保健医療福祉の歴史と看護 □保健医療福祉に関する基本的統計 □保健統計や歴史を踏まえた看護の展望 □看護行政と看護制度 □医療保険制度 □診療報酬制度 □国際看護活動 □グローバリゼーション・国際化の動向 □看護職としての発展の方向性	□人口構成と疾病構造，保健医療福祉に関する基本的統計から，健康や保健医療に関わる課題について説明できる □保健医療福祉制度，保健医療福祉政策の歴史などから，看護の現状と動向を説明できる □社会政策や看護政策が看護の発展に影響を及ぼしてきたことを説明できる □保健師助産師看護師法，医療法及び関連する法律と看護実践との関連について説明できる □グローバリゼーション，国際化のなかでの国際看護活動の意義について理解できる □看護職の発展の方向性について自分なりの意見を持つことができる

〔野嶋佐由美：看護系大学におけるモデル・コア・カリキュラム導入に関する調査研究報告書（平成22年度先導的大学改革推進委託事業），2011より〕

リキュラムの検討や教育内容の網羅性の確認等に，この到達目標2011を活用したとの報告がされており，国内の看護管理教育内容として定着してきている．

(2) 看護管理教育の目的・目標

臨床において看護管理を実践するための学問的な基盤を提供する看護管理学は，組織論や組織心理学，政策論，経営学等の知識を看護に応用するとともに，看護管理にかかわる独自の知識の理論的な体系化をめざすものである．また，看護管理者ばかり

表11-2 専門職者として研鑽し続ける基本能力

看護実践能力		卒業時の到達	目標教育の内容	学習成果
群	能力			
Ⅴ 専門職者として研鑽し続ける基本能力	19)生涯にわたり継続して専門的能力を向上させる能力	(1)日々の自己の看護を振り返り，自己の課題に取り組む重要性について説明できる (2)専門職として生涯にわたり学習し続け，成長していくために自己を評価し管理していく重要性について説明できる	□看護の振り返り(Reflection)の方法 □自己洞察 □役割モデルの活用 □批判的分析力 □論理的思考 □情報リテラシー(情報活用力) □研究方法の活用 □キャリアマネジメント □生涯学習とその機会 □自己教育力	□自己の看護の向上に向けて，看護の振り返りや自己洞察の重要性について説明できる □専門職としての成長に必要な批判的分析力，論理的思考力の意義について説明できる □看護の課題を解決するために，情報リテラシー(情報活用力)を活用することができる □専門職としてのキャリア発達の過程や生涯学習の意義について説明できる □専門職としての自己管理や自己主張の意義について説明できる □長期的展望に立ち自己学習計画をもつ意義について説明できる □自己学習や自己教育力が専門職には重要な要件であることを説明できる □指導のもとで自己評価及び他者評価を踏まえた自己の課題を見いだし，取り組むことができる
	20)看護専門職としての価値と専門性を発展させる能力	(1)看護専門職の専門性を発展させていく重要性について説明できる	□看護の定義とその歴史 □看護学の歴史と発展過程 □医療の歴史 □プロフェッショナリズム □看護職能団体とその活用 □看護政策 □保健師助産師看護師法 □看護実践の範囲・資格・法律 □看護実践と研究の連動と発展	□科学の発展や社会の動向から影響を受けて，看護学が発展してきたことについて説明できる □看護実践と看護研究の連動を理解し，研究が看護学の発展に果たす役割について説明できる □社会政策や看護政策が看護学の発展に影響を及ぼしてきたことについて理解できる □看護の専門性や価値について，自分なりの意見を持つことができる □さらに発展が求められる看護の専門性について，自分なりの意見を持つことができる

〔野嶋佐由美：看護系大学におけるモデル・コア・カリキュラム導入に関する調査研究報告書(平成22年度先導的大学改革推進委託事業)，2011より〕

表11-3 継続的・統合的看護管理教育カリキュラムの必要性

①拡大し進化する看護の役割
②拡大，複雑化，専門化する看護管理の役割
③管理に関する知識の増加
④政策との関係で管理をとらえる必要性
⑤分散した看護管理教育
⑥基礎教育でのマネジメント教育の必要性
⑦看護教育の大学化に伴う大学院の増加

〔上泉和子：ケア時代の看護管理者の育成．日看管会誌 4(2)：7, 2001〕

でなく看護職者の知識や能力として必要とされる看護管理の基礎知識を学習することが求められ，前述した野嶋[1]らによる報告書「Ⅳ群」「Ⅴ群」の基礎教育のなかで教育すべき看護実践能力では下記の14)～20)があげられている(**表11-1, 2参照**)．

14)保健医療福祉における看護機能と看護ケアの質を改善する能力
15)地域ケアの構築と看護機能の充実をはかる能力
16)安全なケア環境を提供する能力

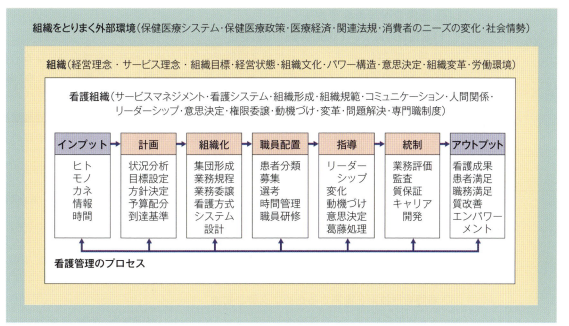

図 11-1 看護管理学概念図
〔加納川栄子,山田 覚:高知女子大学の看護管理学教育の考え方と目指すもの.看護展望 26(6):36-41,2001 より一部改変〕

17)保健医療福祉における協働と連携する能力
18)社会の動向を踏まえて看護を創造するための基礎となる能力
19)生涯にわたり継続して専門的能力を向上させる能力
20)看護専門職としての価値と専門性を発展させる能力

　これらの内容は,看護管理者に必要とされる看護管理教育の必要性(**表11-3**)[3]を満たす基礎教育の目標とされる.

(3)看護管理教育の内容

　看護管理学としての教育範囲は,管理をめぐる環境的側面(政策,ヘルスケアの動向,使命・目標),組織のあり方(組織,仕事・役割,構成員,構造とその調整),管理プロセス・戦略等の広範囲であることがいわれている[4,5].この教育範囲に対して,金井[6]は,システム論を基盤として看護管理概念モデルを提唱し,加納川[7]らは,システム論から看護管理学概念図(**図11-1**)を構成し,看護管理教育の対象を整理している.これらは,看護管理の対象や方法論を示している.さらに,看護管理学の学問形成として必要な看護管理理論や,看護管理理論開発のための研究方法については大学院で教育されることが期待される.

　また,看護管理についての技術的な細項目内容[8]である,指示・統制,スタッフ教育・開発,組織変革,葛藤解決,リスク管理,財政管理等についての教育を含むことが必要と考えられる.

　科目としては,「看護管理概論」,「看護システム論」,「看護組織論」等の名称で実施されているが,昨今の目まぐるしい診療報酬制度の改定等にみられるような,医療経済,医療行政・政策に対応する「看護政策管理学」[9]等についても看護基礎教育課程での実施が検討されるようになってきている.

b 看護管理学の教育方法

(1)看護管理についての知識獲得の必要性

看護管理学は，前述したように他学問領域を含むため広範囲な学習内容になる．これらの他学問領域と，看護領域についての学習を既習内容として必要とするため，3～4年次に科目展開されている例が多い[10]．

これらについて必ずしも講義形式が適しているとは限らないが，まず看護管理学概論として，基本的な概念(管理の概念，看護管理の概念等)を学んだうえで，看護管理の実践としての方法論について基本的な学習を行う．以下にその学習内容を示す．

◎ 看護管理プロセス

看護過程に相当する看護管理を実施するための思考過程(組織情報収集，分析，看護管理目標設定，看護管理計画，実施，評価)について

◎ 看護管理技術

看護管理の実施に必要な技術(指示，統制，人員配置，組織化，予算管理，調整機能，記録・報告等)

◎ 看護管理技術を実施するために必要な知識

- 人間関係についての理論的知識(コミュニケーション，葛藤解決，交渉，動機づけ，リーダーシップ等)
- 管理工学に関する理論的な知識(組織論，権限，変化理論，品質管理，プロジェクトマネジメント，調査統計，情報管理等)
- 看護管理に必要な周辺的な知識(医療経済，医療政策，法律等)

これらの看護管理の主要な知識や技術は，ほかの学問領域の知識や技術を応用するものも多いため，学生は，他学問領域からの知識を切り売り的に講義されることになりかねない．そのため，看護管理学がどのような内容の構成となっているかを学生に十分理解させる必要がある．

(2)効果的な学内演習

看護管理技術の習得には，学内での演習が必要とされる．

看護管理教育実状についての報告[11]によると，そのほとんどが管理者の業務の見学であったり，看護管理に関連する社会情勢についての情報収集というような授業形態をとっている．看護管理技術の演習について実施報告は，ほとんど見当たらない．これは，看護管理学の基礎教育での学習目標が，管理者の育成を直接めざしているのではなく，看護管理についての基礎的な知識の理解をめざしているためと考えられる．つまり，看護管理技術の教育はまだまだ十分とはいえない．

看護管理技術演習としては，医療安全や多重課題への対応技術，1つの病棟の勤務予定作成等，学生が比較的理解しやすく，限定された技術として実施できる内容が現実的であろう．

(3)看護管理学実習

基礎教育で看護管理学の実習について実施報告例はほとんど見当たらない[12]．前述したように，現行カリキュラム(平成21年度入学生から実施)では，「看護の統合」領域の実習科目「看護の統合と実践」に看護管理の内容が含まれているが，看護管理を実施する実習とはいえない．看護管理学の実習とは，看護管理の対象である組織についての情報を収集し，分析し，看護管理目標を設定し，看護管理技術を実施し，目標達成を評

価するという一連の看護管理を実践することである．このとき，思考プロセスとしての看護管理プロセスの実施と，看護管理活動としての看護管理技術の実施が必要とされる．

◎ 実習内容
- 看護管理プロセスの展開
  看護管理対象の組織についての情報収集（NMMDS：Nursing management Minimum Data set 等）
  組織に組織分析（SWOT 分析等）
  看護管理目標の設定（目標管理手法）
  看護管理技術の実施
  目標達成の評価
- 看護管理技術の実施
  看護管理活動に必要な資源の獲得
  看護管理活動に関する組織計画
  看護管理活動の計画と実施
  看護管理活動としての統制方向づけの技術
  人的な資源管理
  看護管理活動・達成目標の評価

以上のような思考プロセスの展開と看護管理技術の実施については，実習期間中にすべての項目が実施されるわけでなく，組織の解決すべき課題や設定目標等によって部分的にならざるをえない．これらの看護管理の実践を通して，看護管理理論についての理解を深める，看護管理手法について理解する等の実習目標の達成をめざす．

(4) 実習施設の選定と教員の役割

看護管理の対象としては，医療施設が一般的に考えられる．学生にとっても看護学実習の経験があり，医療施設についての知識が活用できることが期待される．また，看護管理の対象として医療経済や看護政策等についてテーマを設定することも可能であるため，医療施設にこだわらずに，実習での学習目標達成のために適切な実習施設や環境設定が必要である．医療施設以外では，高齢者福祉施設や小規模多機能施設等，看護職が働く職場，さらに，看護職能団体や看護政策立案過程について学習する機会が得られそうな団体，海外での看護にかかわる機会等での学習が考えられる．これらの場合には，既存の学校が定める教育目標や教育方法での学習形態より，インターンシップのような職場での状況に沿った学習内容や指導方法が適切と考えられる．

指導教員は，臨地実習場の看護管理状況について十分に把握しておく必要がある．たとえば，実習場で調達できる資源や実習の対象となる看護職員の能力等の状況，学生には情報収集困難と思われる職場風土や暗黙の了解事項等である．学生が設定する看護管理目標がどの程度達成可能であるかも把握しておく必要がある．

さらに，学生への指導時に教員自らも適切な組織アセスメント方法や看護管理活動の計画立案・実施等を教示できるよう看護管理技術を十分習得している必要がある．指導教員は，学生に対する教育者であると同時に，実習場での管理者モデルとしての機能を求められる．

> **Think for yourself**
> 看護管理者を育成する教育課程（カリキュラム）はどのような視点で見直しがされているのだろうか？

C 学習評価

(1) 学生の学習達成についての評価

　看護学領域の教育評価と同様に，知識獲得の達成評価としてはペーパーテストを行う．また専門職としての態度形成については，知識獲得と合わせた行動に対する理解や，演習や実習時の行動について評価する必要がある．さらに，実習については，看護管理目標の達成度，さらに達成までの過程における学生の看護管理技術を実施するうえでの工夫や努力，適時性，緻密さ，根拠の理解等が評価対象となる．

　演習等で看護管理的要素を加味したグループダイナミクスに対する貢献，たとえば，「グループワークでは組織的な役割を十分発揮したか」，「活動を進めるうえで外部組織との葛藤解決に努力したか」，「グループでの作業において効率性や効果を考慮して活動したか」等についての評価の視点を加えることで，看護管理の学習の一環とすることができる．

　さらに，課題達成についての発表に際しては，学生自らが設定した学習目標を達成できたかどうかについて自己評価的な視点も取り入れる．たとえば，以下のような項目を加味するとよい．

- 個人またはグループ学習は有効であったか．
- ほかの学生発表から学んだか．

　これら，評価の項目や配分，視点等は，授業の開始前に学生に説明することにより，課題への取り組みの方法を示唆したり，取り組みの動機づけを高める効果も期待できる．

(2) 学生からの授業に関する教員・授業評価

　学生からの授業評価については，近年さまざまな形式や項目で実施されているが，看護学については，杉森ら[13]の提唱した以下の7項目は使用が容易で，妥当性についても報告されている．

①講義過程[14]のダイナミクスと講義の意義・価値の伝達
②学生への対応
③教材の活用・工夫方法
④具体と抽象の関連と教員意見の折り込みの程度
⑤内容の質と独自性
⑥内容の難易度と時間的ゆとり
⑦教員の話術

　これらの項目は，教員の側に，看護学の広範な内容をいかに工夫して授業展開するかが求められていることを示していると思われる．しかし，看護管理学教育では，学習内容がほかの看護学領域から独立している内容が多く，学習のレディネスも多様であるため，学生の興味や学習に対する動機づけをいかに高められるかに多くの力を注がなくてはならない場合も多い．

　看護管理学科目の学習目標については，ほかの看護学の領域からの学習転移は望めず，学生にとっては学習内容がどれも初めての内容となり，理解することが難しい場合も多い．そのため授業後の学生の達成感や充足感，満足感等も授業評価として重要視する．この授業での達成感等が，現任教育や継続教育で看護管理学に興味をもち，継続的に学びつづけることにつながるのではないかと期待している．

（藤本幸三）

2 看護管理者の育成と大学院教育

a 認定看護管理者制度の変遷

(1)認定看護管理者制度とは

　認定看護管理者制度は日本看護協会が独自に設けた制度であり，看護管理者の教育と資格認定が体系化されたものである．その教育課程は，ファーストレベル，セカンドレベル，サードレベルの3レベルに分かれ，各レベルの教育目的とカリキュラム内容が示されている[15,16]．各レベルの教育は，日本看護協会の認定看護管理者制度委員会で審査され，認定看護管理者教育機関として認定された73機関〔2017(平成29)年10月4日現在〕で行われている．さらに，2002(平成14)年度の認定看護管理者制度の改定から，看護系大学院において看護管理を専攻した者等はサードレベルを修了した者と同等とみなされるようになり，認定看護管理者認定審査の申請資格の出願範囲が拡大された．

　認定看護管理者とは，日本看護協会によれば，「本会認定看護管理者認定審査に合格し，管理者として優れた資質をもち，創造的に組織を発展させることができる能力を有すると認められた者」をいう．その役割は，多様なヘルスケアニーズをもつ個人，家族および地域住民に対して，質の高い組織的看護サービスを提供することにより，保健医療福祉に貢献することとされている[15]．このような人材を育成するために，認定看護管理者制度のもと教育がされているが，本来の管理者のあるべき像を考えると，現行制度のもとで看護管理者教育がされることが最善であるか否かを検討する必要がある．

　認定看護管理者の資格認定審査を受けることができる者は，①認定看護管理者教育課程サードレベルの教育を修了している者，②看護系大学院において看護管理を専攻し修士号を取得しているもので，修士課程後の実務経験が3年以上ある者，③師長以上の職位で管理経験が3年以上あるもので看護系大学院において看護管理を専攻し修士号を取得している者，④師長以上の職位で管理経験が3年以上ある者で，大学院において管理に関する学問領域の修士号を取得している者等，多様な道が設けられている[15]．資格認定審査は書類審査と筆記試験があり，5年ごとに資格更新の審査を受ける必要がある．2018(平成30)年7月現在，資格更新した者も含め，認定看護管理者登録数は3,760名であり，年々増加している[15]．

(2)認定看護管理者制度の歴史

　日本看護協会が「看護管理者」と明記して，看護管理者研修を初めて行ったのが1962(昭和37)年である．その後，日本看護協会や大学，病院，研修センター等のさまざまな設置主体によって看護管理者研修や教育が行われてきた．

　このような看護管理者教育が行われた背景には，厚生省(当時)が1987(昭和62)年4月に公表した看護制度検討会報告書において看護管理者の育成が重要であると指摘したことにある．さらに，1989(平成元)年にはICNから看護管理についての所信表明と看護管理者養成に関するガイドラインが提示された．これらを受け，日本看護協会は看護継続教育のなかに看護管理者教育を位置づけることとし，1989年に「看護管理者教育検討委員会」を設置した．そして，看護管理者の職務と教育のあり方をまとめた．その内容は，複雑化する病棟管理を円滑に行っていくため，教育，訓練を受けたマネジメントのできる能力をもつ中間管理者を早急に育成する必要があり，看護管理者とし

て認定するシステムを確立すべきであると提言している．1992(平成4)年には日本看護協会通常総会で「看護管理者教育と資格認定制度案」が承認され，資格認定制度〔1998(平成10)年に認定看護管理者制度と改称〕に基づいて1993(平成5)年よりファーストレベルから段階的に教育が開始され，セカンドレベルは1994(平成6)年より始まった．サードレベルの前身として1993(平成5)年に，厚生省(当時)の看護研修学校において1年間の管理コースが開講され，その卒業生が臨床・教育・行政等の幅広い分野で活躍してきた．その後1998(平成10)年よりサードレベルが始まり，現在に至っている[17]．さまざまな設置主体が看護管理者教育の必要性を感じ，独自の管理者研修を行ってきたが，それらは体系的なものではなかった．

(3) 認定看護管理者制度の改定

保健医療福祉をとりまく環境や制度等の著しい変化のなか，複雑化する実践現場では看護師の役割が変化し，看護管理の重要性が増してきている．その重要性の1つとして，看護管理者は人材育成や活用のみにとどまらず，地域連携や診療報酬に結びつくようなより広汎な働きかけを統括する役割も求められるようになってきた．このような時代の要請に見合ったリーダーを育成できるように，日本看護協会は1993年に認定看護管理者教育と資格認定制度の見直しを行い，2002年に最初の制度改定(教育機会の拡大，認定審査の申請資格の拡大，認定審査に試験を導入，教育課程の見直し等)，2012(平成24)年に2回目の制度改定(教育課程の見直し等)を行った[18]．

この制度改定の主要な点は，次の4点である．

◎ 認定看護管理者の教育機会の拡大

旧認定看護管理者制度では，資格認定を受けようとする者は全員，ファーストレベルから段階的にサードレベルまで受講するというシステムであったが，セカンドレベルやサードレベルを直接受講できるようになった．その結果，現職の管理者や大学院で看護管理を学んだ者が認定看護管理者を取得しやすくなった．

◎ 認定看護管理者審査の申請資格の枠の拡大

認定看護管理者審査の資格要件は，サードレベル修了者のみに限定されていたが，現職の看護管理者や大学院で看護管理等を学んだ者にまで拡大し，学習経験の多様性も受け入れる方向に転じた．しかし，2回目の制度改定を受け2013(平成25)年の認定審査から，看護管理の経験者で看護管理者研修を受講した者は資格要件から除外されることになった．除外される理由の1つとして，サードレベルの教育課程や看護系の大学院が増加してきていることがあげられる．

◎ 認定看護管理者の認定審査に試験を導入

認定審査の申請資格の枠の拡大に伴い，認定資格申請者のもつ教育背景が多様化したのはすでに述べたとおりだが，そのため，より明確に認定看護管理者としての能力を評価できるように2002年の制度改定から試験制が導入された．

◎ 教育課程(カリキュラム)の見直し

時代の変化，医療の「複雑化」「高度化」「多様化」等に伴い，看護サービスを組織的に実践していくため，高い管理能力が看護管理者に求められる．このような時流に即した看護管理者の実践力の強化と教育機関の裁量拡大を目的としてファーストレベル，セカンドレベル，サードレベルの各々の教育目標および科目，教育内容の見直しがされている．制度改定前の認定看護管理者制度は病院看護管理に主眼を置いていたが，2002年の改定後，介護保険の確立に伴い訪問看護ステーションの所長や介護福祉施設

の責任者のような新しい分野の管理も教育内容に組み込まれ，企業家の育成も視野に入れたものになった．

b 大学院における看護管理教育
(1) 看護管理者の育成と大学院教育

政治・経済・文化をはじめ社会のあらゆる領域で活躍するための基盤として，新しい知識・情報・技術の習得が飛躍的に重要性を増している．このような社会を「知識基盤社会」というが，知識・情報・技術を習得するうえで，大学院がきわめて重要な役割を果たすと言われている（文部科学省）[19]．大学院は，「個人の人格形成を促し，社会・経済・文化の発展や新興をもたらし，国際競争力を確保する」と考えられている．また，これではあまりにも総合的な見解に過ぎて的がしぼりにくいと考え，大学基準協会による「看護学に関する大学院基準（平成8年3月改正）」をみると，看護学の大学院は，看護学の学術の理論および応用を教授研究し，専門知識・技能を有する人材を育成する教育機関であると同時に，学術研究の中核機関であると述べられている[20]．つまり，大学院における看護管理教育には，看護学という1つのサイエンスに研究的にアプローチする能力の養成と優れた実践家の育成とが期待されていることになる．

看護職は，看護を実践する際には職場環境や条件等を整え，よりよい看護ケアが提供できるように努力している．そして，勤務時間内で必要な看護ケアを組み立て，ほかの看護職とコミュニケーションをはかりながら看護ケアを提供している．その1つひとつを慎重に采配しながら日々の業務をこなしている．さらに，看護職はチームで行動することがきわめて多く，そのチームがいかに有効な組織として機能し看護サービスを提供できるかは，看護管理者の責任と役割が大きく影響するといってもいいだろう．

また看護管理者は，臨床のなかでよりよい看護サービスを提供するために組織全体に関する重要な意思決定に参加し，患者や家族等の立場から看護サービスの質に関心を向ける必要がある．このような活動をするためには，多角的な視点で物事をみることができ，質の高い看護サービスを考え保証していくだけの実践能力を育成することが必要となる．本来，大学院は上述した文部科学省や大学基準協会の示す役割を果たしており，看護管理者という資質を育てるためには看護管理者教育を大学院で行うのが望ましいと考える．

(2) 看護管理教育の現状

前述のように，2012年から看護系大学院で看護管理を学んだ者に対し認定看護管理者の認定審査受験資格が得られるようになり，看護管理学領域を設ける大学院も増えつつある．さらに，MBA（経営学修士）を取得する看護師も徐々に増えてきている．

一般に看護系大学院の看護管理教育では，研究（修士論文）を中心としたカリキュラム構成となっており，実務的な教育内容になっていないことが多い．このため，日本看護系大学協議会では「看護管理コース教育検討委員会」が設置され，看護系大学院修士課程における看護管理者教育のあり方が検討された．ここでは看護管理を大学院で学び，高度実践者をめざすためには専門職大学院教育が望ましいと考えられた．しかし，指導教員数や施設等の環境を整えるのが難しいこと等から実現する見通しは立っておらず，各大学の創意に任されており，従来の研究を中心としたカリキュラム構成となっている大学院が大半を占めている．

（3）大学院における教育方法の一例

　高等教育を代表する教授方法の1つとしてゼミ方式がある．ここでは，一例として筆者が実際に参加したゼミを紹介する．そのゼミは，サイエンスとしての学問にどのように取り組むかを中心に組み立てられるもので，これをアカデミックトレーニング（学問的体力の強化）の場としてとらえている．そのようなトレーニングは，看護学では今のところ大学院教育の場に求めざるをえない状況である．ゼミの参加者は，その場で提供される論点に沿って物事を論理的かつ総合的に考え，議論できるように計画されている．このようなトレーニングを意図的に行うことが学問的な活動につながっていくことを期待している．なお，このゼミでは大学院修了生が積極的に参加しているが，彼ら自身が刺激を受ける場としてこの場を活用すると同時に，適切なコーチ役割も果たしている．

　このようなアカデミックトレーニングの主な柱として，「概念化」，「分析・総合」，「構成力」，「表現力」の4つが考えられる．「概念化」は，文献を読みそれらを構造化し端的かつ明快に叙述する能力を指しており，主としてゼミや研究等で用いる資料づくりや論述の仕方等があたる．「分析・総合」は，論理的思考や科学的思考，データ等を読み取る能力等を含んでおり，これらは説得力の核となるものである．「構成力」は，異質な要素を組み合わせて1つの全体をつくりだす能力であり，リーダー資質の基本を育てるものである．4つ目の「表現力」は，プレゼンテーションスキルをも含み，また交渉術のもとになるものであろう．これらは1つで成り立つものではなく，複合的に訓練する必要がある．これらを訓練するには，ディベートは有効だと考える．一般的にディベートは，公的なテーマについて異なる立場に分かれ，対立する見解を，根拠を明示しながら論じ合う能力を身に付けていく試みである．なお，ディベートの進め方の一例を示す．

> **Think for yourself**
> 看護管理者として多職種者と交渉する際に基盤となる能力はどのようなものがあるだろうか？

ゼミで訓練している能力を磨くための試み：ディベート

　ゼミで行ったディベートのテーマの例としては，「卒後3年以上の看護師のローテーションは看護実践能力を高めるために有効か有効でないか」，「日勤者の多様な勤務体制は，患者の安全を保つことができるのか否か」，「患者の立場から考えて患者指導は必要ではない」等であった．

　ディベート参加者に観察された2つの局面をここで紹介しよう．

　1つ目の局面は，ディベートの範疇になかなか達しない行動である．本来ならディベートは根拠または論拠を明確にして論じ，その根拠なり論拠から導き出された主張の論理的整合性を戦わせるべきものである．それなのに相手の論説の論理的整合性の破綻に気づかず，片言隻句に反応してしまうというパターンである．それは，相手の言うことを飲み込みその意見に対し批判的に聞くことに慣れておらず，論争するという考えになじみがないからだと考える．そのような思考パターンは，アカデミックトレーニングの柱の1つとする「分析・総合」の能力に関係しており，研究作業を進めていくうえで大いに悩む結果になる．

　2つ目の局面は，論拠となる知識を十分に身につけてディベートに臨み，満足すべき論陣を張ったケースである．それは，「患者の立場から考えて患者指導は必要ない」というテーマで賛成論側に立ったディベーターのケースである．こ

の参加者はまず「指導とは〜」,「教えとは〜」,「教育とは〜」,「導くとは〜」といくつかの同義的な用語の意味を明確にし,そこから「患者指導とはどういうことであるのか」と概念規定を行った.それを基盤に,患者指導は必要ないと主張し,その理由を以下のように述べた.「患者にパンフレットを使用して指導をしても4割程度の患者が退院時にそれを置いて帰る等の経験や同等の報告がいくつかみられている.その理由として,看護師からの指導は<u>ある目的や方向に,意図的・計画的に働きかけていない</u>からである.それゆえ,看護師からの患者指導は<u>なんとなく儀式的かつ偶発的に</u>行われている傾向にあるのではないかと推測できる.それはおそらく,看護師はなんらかの指導が必要であるとは判断しても,何についてどのように指導するかという計画性がなく,患者自身が必要とすることと看護師が行おうとすることにズレが生じているからである.これでは看護師が行った行為は自己満足にすぎず,患者の利益にはならない.このような<u>儀式的かつ偶発的な指導</u>は患者を混乱させるばかりかやる気をそぐことにもなる.この意味において,現在の患者指導は必要でないと考える」と理路整然と論じた.思うにこのディベーターには,科学的・論理的思考や情報・資料の構造化といった基礎能力がかなり備わっていたのであろう.

ディベートの進め方の一例

テーマ:「卒後3年以上の看護師のローテーションは看護実践能力を高めるために有効か有効でないか」

ディベートの流れ:
1. 導入:司会者Aよりテーマや進行等についての説明がされる.
2. 賛成論と反対論に分かれて着席する.
3. 賛成論の論説を資料を提示し述べる:賛成論のディベーター(B,C,D)1人ずつ順に2〜3分程度述べる.
4. 反対論の論説を資料を提示し述べる:反対論のディベーター(E,F,G)1人ずつ順に2〜3分程度述べる.
5. 質問タイム(5分程度)
6. 休憩タイム(7分程度):作戦会議
7. 各ディベーターに対して,論理的に弱いところに対し論駁し合う(各5分程度).
   賛成論:B⇔反対論:F
   賛成論:C⇔反対論:G
   賛成論:D⇔反対論:E
8. 賛成論,反対論どちらかが論理的かつ説得力があったのか審判者のHが評価する(3分程度).
9. 観察者であるI,J,Kからの意見を聞く(各2分程度).
10. 最後にO教授より,総評をいただく(5〜7分程度).

注)上記の流れは,ディベートを授業内で行ったため1時間程度の設定として時間配分している.

＊資料以外に,ディベートするにあたり,基本資料も添付する.今回のテーマのときは,「配置展開とは」「配置転換と業務命令(労働法の基本知識)」「人事異動」「米国看護師の働き方の選択肢(海外論文の要約)」等が添付されていた.

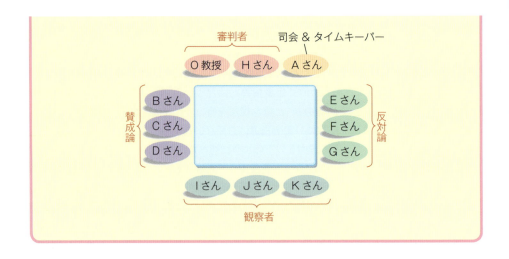

毎回のゼミのプレゼンターとなる学生は，看護をとりまく社会動向のトピックスや自分の興味関心のある内容をテーマとして取り上げる．それに関する文献・資料を土台にしてそこから論点を見いだし，文献・資料とともにその論点をゼミの参加者に提供する．

ここで一番難しいのが，自分のまとめた資料から論点を見いだすことである．その理由の1つとして，既存の文献を批判的にみる力が脆弱であることがあげられる．それというのも看護基礎教育は，限られた時間のなかで目標達成が課せられていることが多く，どうしても教員や臨床指導者から一方的な指示や型にはめ込むようなノウハウを中心とした教育になりがちなことが1つの背景としてあげられるだろう．また，臨床に出てもマニュアルに沿った業務を教え込まれることが多く，自分で考え工夫しながら看護ケアをする機会が減っていること等も影響していると言えるだろう．それゆえ，このような背景をもつゼミ参加者は，自分のまとめた内容をどの視点から切り込めばいいのか等の思考力が弱体化している傾向にあるのではないかと考える．

これまで述べてきたゼミでのトレーニングは，このような傾向にある学生の能力を学問的な探究に近づけるために必要であると考える．

（鳥原真紀子）

> **Think for yourself**
> あなたが看護管理者として他職種と交渉するとしたら，どのような準備や戦略を立てたらいいだろうか．

3 看護情報の電子化は研究と教育をどのように変えてきたか

a ITの進化と看護の現場

情報技術（information technology：IT）の発達と拡大は医療分野に多くの変革を巻き起こした．病院では，診療報酬を計算するための医事システムから始まったIT導入により，医師からの処方や処置，指示を電子化し，効率的に診療計算，処置をするオーダリングシステムに発展した．その変化はオーダリングシステムのみにとどまらず，やがて患者情報全体を電子化する電子カルテに発展しつつある．

看護は，オーダリングシステムのみの電子化のときは他人事であったが，患者情報全体を電子化する電子カルテでは，看護記録も電子化され，もはや他人事ではなくなった．しかも，あまりに急激な変化であり，十分に看護用語や看護内容を検討することなく進んでいった．また多くの病院では，看護記録の電子化は，単に記録として

残すためだけのものになって，多大の時間と経費をかけたわりに有益さが見いだせないでいる．

電子カルテとなった看護記録では，POS記録やフォーカスチャーティング，経時記録をそのまま文字にして，テキストデータの形式で入力しているところもあるが，バイタルサインや治療・処置，ケア内容等はデータベース化され，それぞれの階層で保管されている．

処置や治療，ケア内容を件数化するのは容易であるが，看護ケアを数量化するのは，現在のところ難しい面がある．一部では現在のケアをアルゴリズム化して，クリニカルパスやそれに近い状態で記録しているところもある．しかし，多くの病院では看護記録の質的な記録を十分データベース化しうる形にまで，ケアのアルゴリズムを明示できていない状態で電子カルテ化が進んでいるようである．また，そのクリニカルパスにおいても，推奨されているケアの質の保証として行うクリニカルパスではなく，現在あるケアをそのまま提示したものが多い．

b 看護研究の基盤

看護領域の急速な電子化の背景には，パーソナルコンピュータの性能の飛躍的な向上とそれらを相互に接続した情報ネットワークの発展がある．個人レベルでも施設レベルでもコンピュータが浸透し，所属施設，自宅とも各自がコンピュータを所有または占有することができ，しかも，そのコンピュータが光ファイバーやLANによってインターネットにつながっている状態である．

これによって，美代[21]が述べているように情報の電子化がよりいっそう進み，「情報の共有」「高速な情報伝達」「高速な情報検索」「情報の関連づけ」「情報の再構成」「情報の再利用性」，そして「高い情報密度」といった情報の電子化の長所がより明確になり，ますます電子化が進んでいると考えられる．

◎ 看護記録の電子化

電子化とは，一般にさまざまな形で存在する情報をコンピュータで利用できる情報形式，つまりデジタルデータに変換することである．たとえば，紙に記録されている文章をコンピュータに入力することや，写真や図等の画像をスキャナでコンピュータに取り込むことによってデジタルデータとして保管することである．この情報の電子化によって，紙の上や口頭の情報では実現できないさまざまなメリットが生じるのである．看護記録の電子化のメリット・デメリットや電子化における看護の現状については，以下のようなことが考えられる．

(1) 情報量の圧倒的多さと俯瞰の困難さ

電子化された情報は，紙に比べて保管スペースを小さくできる．たとえば，書類データをノート型パソコンやタブレット型パソコンに保存しておけば，膨大な量の書類を持ち歩かなくてもすむ．また，書籍や辞書，教科書も電子化されていれば，1台の電子機器に収めることができ，保管場所を確保する必要も重い書籍類を持ち運ぶ必要もなくなる．

しかし，膨大な情報をコンピュータの1画面上で見ることはできないため，全体を俯瞰することは必然的に困難になる．情報は多くても，人間の処理能力が高くなったわけではなく，かえって紙の情報のほうが全体を把握するのに適していることもしば

しばである．特に，文章型の看護記録やインタビュー記録の質的データでは，全体をつかむのは困難である．

(2) 情報検索の高速化と看護用語の不統一

　大量に記録されたデータから必要な情報を抽出する作業は，コンピュータの得意とするところである．検索機能を生かして，膨大な過去の看護記録やインタビュー記録から，たとえば，患者教育事例をすべて抽出し，これまでの教育方法の検討を行い，今後の看護に生かすことができたり，新しい方法を見いだしたりすることが可能である．しかし，この検索では，看護用語の統一が不可欠である．同じ行為，同じ方法であってもいろいろな言葉で記録・表現されている看護現場では，この高速情報検索のメリットも半減する．病院・病棟・年代ごとに異なる看護用語は，看護の電子化のメリットを損なう主な原因である．

　この問題の解決に向かって日本看護科学学会の看護学学術用語検討委員会が『看護行為用語分類』[22]を刊行し，その後も用語を追加しているが，看護記録の電子化の進度に比べると用語の検討は遅々として進まず，むしろ看護情報の電子化の足を引っ張っている感がある．

(3) 情報の再利用

　紙に記録された情報は，コピーを重ねるたびに文字のかすれや歪みが生じるが，電子データでは何度でも再利用が可能である．看護記録においても，劣化することのない電子情報にすることで，レトロスペクティブな研究が可能になる．ただし，客観的なデータとしてアセスメントの根拠となる客観的観察データや患者の言動をも記録しておく必要がある．そうすれば，看護記録は分析を待つ宝の山となる．病院情報システムの患者情報を再利用して，看護記録や看護サマリーを分析することが期待される．

　この情報の再利用には看護記録での客観的なデータ記述が不可欠である．しかし，多くの看護記録では，アセスメントは記載されていてもアセスメントの根拠となる客観的観察データや患者の言動がほとんど書かれてないことが多い．看護記録を振り返ってレトロスペクティブな研究をしようにも，生データのない情報では，分析のしようがないのである．

(4) 情報の再構成

　電子化された情報は，さまざまな形で瞬時に再構成することが可能である．たとえば，表形式のデータをグラフに変換したり，蓄積された情報から必要なものだけを検索して抽出し，適当な形に自動的にまとめたりすることもできる．看護では日々の記録のバイタルサインを熱型表にしたり，看護記録の特定の観察項目だけを抜き出したりすること等が可能である．分析過程においても，情報の再構成は，内容の把握や整理に役立ち，看護行為の理論化や患者への情報提供の際に生かすことができる．

(5) 高速な情報伝達

　ネットワークシステムにより，電子情報を相互に高速に伝え合うことができるため，現在，多くの病院や訪問看護ステーション間でサマリーやデータをネットワーク上で交換している．

　研究グループ間での情報伝達にもメリットが大きい．数字情報だけでなく，質的な分析を必要とするインタビューのテープ起こしの文字情報や音声情報をもインターネットを介して高速に送付することができるのは，大きなメリットである．

　その一方で，個人情報保護の点からはデメリットもある．具体的には，コンピュー

タウイルスやハッカーにより個人情報が外部に漏れる危険は大きく，大量のデータが瞬時に無関係な人々へ配信されることもありうる．プライバシーの保護の対策が必要で，利便性とセキュリティの相反する要求にどのように答えるかも課題である．

(6) 情報の共有

蓄積された情報を，コンピュータネットワークを介して高速に伝達することによって，同じ情報を同時に多地点で見ること，つまり共同研究者間・協力者間における情報の共有が可能となる．データ収集により得られた情報は看護研究に重要で，いつでもどこでも仲間どうしで情報を共有して分析・討論できるという電子化のメリットは大きい．

しかし，このメリットを十分に生かしている研究グループは多くない．看護では多人数での研究の歴史が浅く，まだまだ多人数での情報共有ができることのメリットを生かしきれていないのが現状であろう．

> *Think for yourself*
> あなたの組織では，医療の電子情報を看護サービスの改善にどのようにいかしているだろうか．また，電子カルテ等の情報を活用して質改善活動を行っている例を調べてみよう．

◎ IT による研究の変化

IT による研究関連の変化には，大きく分けると 3 つある．1 つ目は，調査研究の方法であるインターネット調査と呼ばれるものである．多くはマーケティング調査に用いられるが，時間と労力の節約目的から，このマーケティング調査方法が拡大しつつある．

2 つ目は，研究を支援するものとして，文献検索とパーソナルコンピュータでの統計分析ソフトの普及がある．ついひと昔前の日本では，文献検索システムが不十分であったために文献検索に多大な時間をかけたのであるが，現在では学会誌等の電子化と文献検索システムの充実により，どこにいても検索できるようになった．また，統計分析ソフトの普及は，多くの看護研究者に調査研究の実施を促した．かつて分析方法は単純集計と記述統計のみであったが，現在では多くの変数を操作する多変量解析が用いられている．

3 つ目は，ブラックボックスといわれてきた看護実践内容の可視化とアルゴリズム化に関する研究が促進されつつあることである．この点は，病院のカルテや看護記録の電子化に歩調を合わせて，看護ケアのアルゴリズム化，クリニカルパス化等が質の保証の論議を受けながら進んでいる．

◎ インターネット調査のメリット・デメリット

消費傾向をみるためのマーケティング調査は，かつてたいへん手間と費用のかかるものであった．依頼を受けてから，該当集団の聞き取りのための調査票を作成し，それを紙に印刷して，対象となる人々に配付し，2 週間ほどあとに回収する．まさに人海戦術で，どんなにがんばっても半年はかかったものである．その間の人件費は膨大になり，誰もが行えるものではなかった．

このように費用と時間のかかる調査のデメリットをインターネットによって克服することができる．インターネット調査では，調査票はインターネット上に存在し，ときには電子ファイルの形でやりとりされる．回答者はインターネット上の調査票に自ら入力し，データの回収はインターネットを通して行われる．つまり，調査票を回収したのちの手間のかかるデータの入力も必要ないのである．紙媒体を郵送・配付する必要はなく，調査票の配付や回収は一瞬で行われるため，調査を開始してからデータ

を分析するまでの時間は少なくてすみ，時間と費用の削減効果は絶大である．

　個人情報保護法施行以降，調査の実施困難さが目立つようになり，住民台帳や選挙人名簿の非開示，病院の患者調査の拒否等が多数発生している．国勢調査ですら，都市部では調査拒否が続出し，特にマンションやアパートでは建物内に調査員が入れず，マンション単位で調査をあきらめる事態にまでなっている．この事態は，世界一の精度を誇ってきた日本の調査精度を揺らがせるほどの影響を与えている．その点，インターネット調査では，もともと調査に応じる意思のある者だけが回答するため，調査拒否は起こらない．

　その反面，インターネット調査には，母集団の代表性がない．そもそも母集団がどのようなものかもわからない．インターネットの調査協力告知により募集し，調査協力の意思のあるものが登録して，その者に調査を行うのであるから一般化が難しいところもある．インターネットユーザーの回答に限られることから，当然インターネットにつながっていない人々が対象になることはなく，回答者に偏りが生じやすい．登録者からランダムにサンプリング，あるいは有意なサンプリングを行っていることもあるが，登録者数を母集団としても，二重登録や重複回答もかなりの数になるため，回収数もはっきりしない．悪質な不正回答や代理回答もあるとの報告もあり，回答の精度も不明である．

　結局，インターネット調査に適切な調査内容は，対象母集団と想定される，インターネットに普段から親しんでいる集団の動向であろう．つまり，流行の先端を探索したり，一部の集団の動向を知るための調査である．

◎ 公的機関からのインターネットによる実態調査

　最近は，日本私立看護系大学協会等看護の公的機関でも，会員校を対象にした実態調査をインターネットで行うことが増えてきた．毎年，実施するような実態調査では，研究としての目的はあまりなく，時系列的な変化を明らかにすることや政策提言，事業企画のためのデータ収集であることが多い．この場合は，母集団は明らかで，しかも大部分が調査に応じ，分析は瞬時に行われ，時間と手間が大幅に少なく，データの信頼性も高い．残念なのは，研究目的をもって行っている機関が少ないことである．

◎ 遠隔看護に関する研究

　中村ら[23]，一色ら[24]は，ITの特徴を生かした看護として，テレビ電話を用いた糖尿病患者教育の継続的支援の研究をしている．離島や過疎地で身近に十分な糖尿病医療・教育相談を受けられる機関がなく，自己管理に苦慮している患者や家族が，遠距離通信の技術を使った遠隔看護を実験的に受けているのである．慢性期で，日常生活において継続的なケアが必要な対象である患者・家族に対して，在宅にある対象との直接的なかかわりをリアルタイムで，また時には非リアルタイムで行う[25]．

　ITによるリアルタイムの生活習慣病の看護支援では，日々の自己管理で発生する患者の不安，疑問，問題をEメール等を通して，直接担当看護師に相談するというものがある．非リアルタイムの生活習慣病の看護支援としては，在宅型の医療・看護が実践され，たとえば，血糖自己測定結果等が，定期的に訪問看護師が常駐する地域ケアセンターや訪問看護ステーション等に送られ，必要時に訪問看護師が訪問するシステムが構築されている．また，マルチメディア生活習慣病教育資源を使って，時間をか

けた患者教育が患者や家族に行われている．ITに慣れ親しんだ若い世代からは有効になってくるであろう．

◎ 看護実践の可視化研究

臨床実践のガイドラインである意思決定のフローチャートを構造化したアルゴリズムの研究は，ITの発展なしには考えられない．水流ら[26～28]の看護用語の標準化の取り組みや高度専門看護実践の可視化とアルゴリズムの抽出研究は，患者カルテの電子化に伴って，カルテから看護実践内容を記載する欄がなくなることを恐れて，急遽行われた．

この看護実践内容を電子カルテに入れるようにする作業は，同時にブラックボックスと呼ばれていた看護実践内容を明らかにする作業にもなり，看護実践の可視化につながった．たとえば，河口ら[29]の研究では，熟練看護師の質の高い糖尿病患者教育内容を分析し，経験の少ない看護師に理解できるように看護行為を要素化し，アルゴリズム化した．その作業は取りも直さず看護実践の可視化となった．つまり，看護記録の電子化は看護実践の可視化を促進し，同時に看護の質の向上にも寄与する可能性があると思われる．

看護情報の電子化は看護研究を変えただろうか．その疑問への回答は難しい．ITによって研究が変わったところもたしかにあるが，今のところ「激変することはなかった」というのが答えだろう．たしかに文献検索や統計処理等においては高速化が進み，電子カルテ等の臨床現場では可能性を秘めているが，それによる新しい研究の創造までには至っていない．看護情報の電子化は看護の研究者にとって未開の世界である．

未来はともかくとして，現在までの変化でいえることは，看護研究は基本的に変わらないということである．研究は，文献検索や統計処理における時間が節約されたとはいえ，根本は，地道な探索行動にあり，人がこつこつと現象を真摯に追いかけ，観察し，丁寧に分析することである．研究に近道はなく，地味な観察をし続ける「しつこさ」「忍耐」こそが研究の王道で，ITはそれを助けるものにすぎない．

C 看護教育への遠隔授業の広がり

研究に比較し，教育は大きく変わってきた．IT機器が進歩するに従い，高画質・高音質のウエブ会議システムにより双方向の遠隔授業が可能になった．一部の情報関係の大学・学部で始められた遠隔授業は，今や過疎地での小中学校の分校と基幹校を結ぶまでになった．看護系大学においても，複数の大学で1つの共同看護学専攻を構成する大学院(以下，構成大学)が開設され，遠隔授業によって教育の質を落とさず，教員・教育資源を最大限に活用するグローバルな教育形態が一般化しつつある[30,31]．

この共同看護学専攻(博士後期課程)では，各地域に分散して設置されている大学間を専用の光回線で結ぶテレビ会議システムにより，高品質の映像・音声を用いた遠隔授業や個人指導を行っている(図11-2)．このテレビ会議システムを用いることにより，共同看護学専攻を構成する大学に在席する大学院生は，各大学の教員の授業や個人指導をリアルタイムに受けられることになる．このような遠隔授業では，複数の大学で1つの教育課程を成立させることができるため，限られた人的・物的資源を有効に活用することができる．また，他大学の人的資源を活用できることから，各大学が

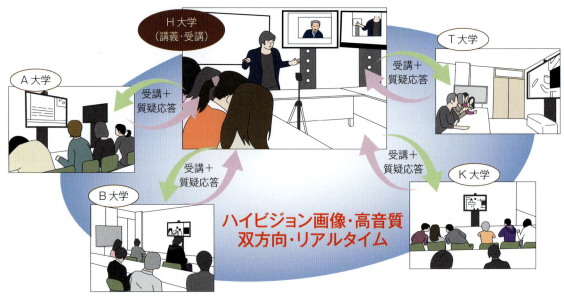

図 11-2　遠隔授業のイメージ

単独で授業を設計するよりも，多様な授業を学生に提供することができる．すなわち，構成大学個々がもつ教育資源を，1つの課程に一体化，融合させることで，人的・物的資源を有効活用できるうえ，教員間や学生間にシナジー効果をもたらすことが期待される．

学生は，遠隔教育システムにより，他大学のさまざまな経験をもつ多くの教員の多様な考えや発想に触れることができる．また，学生はこの多様な教育の選択肢のなかから，個々のニーズや能力等に応じ，専門領域の垣根を越えた「オーダーメイド」な教育研究指導を受ける機会を得る．教員は，看護学の「知の共同体」としての組織体制を，構成する複数大学間で構築し，看護の諸現象に関する研究成果の発展的活用に向けた教育・研究活動のいっそうの拡充をはかることができる．そして，専門領域の垣根を越えて，あらゆる看護現象に対してアプローチすることができる研究者・教育者・実践者等，看護の発展に寄与できる人材の育成をめざすことができる．

◎ 遠隔授業の適応

遠隔授業を受けた学生からは，①画面は思ったより見やすく，他大学院生の様子も十分に見ることができた，②画面上の資料も支障なく見ることができた，③音声は聞きやすかった，④遠隔授業へ集中できた，⑤遠隔地との意見交換ができて有意義であった，等の感想が寄せられた．また，大学間の専用回線によるテレビ会議システムだけでなく，構成大学外のウエブ回線を利用したコミュニケーションツールを加えると，学生は大学だけでなく，病院内でも，在宅でも，どこでも双方向の授業・演習を受けることができる．学生の身体的・経済的な負担が軽減でき，教育の機会の拡大が望めるのである．

テレビ会議システムを活用した遠隔授業は，特に大学院博士課程の授業等少人数の教育に有効であると思われる．博士課程の学生の多くは，看護の実践者であり，研究の経験者でもあるため，研究方法の授業内容においても，看護専門領域の討議内容に

看護サービス人管理における教育

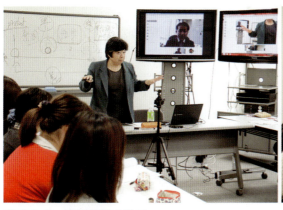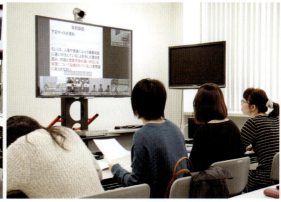

図 11-3 遠隔授業の様子

おいても，具体的なイメージをもちながら講師の説明を聴いたり，お互いの意見を述べ合ったりすることができる．したがって遠隔授業でも1つの教室で行う講義と変わらない量と質の学びを得ることができる．一方，多人数の学部授業や研究初学者の修士課程の学生では，実践経験も研究経験も十分にないことから，まるでテレビを見ているような受け身な感覚になりがちで，自ら意見を述べるところまで至らず，教育効果は期待できない．総合的に判断すると，テレビ会議システムの活用は，少人数の，討議内容に豊富な経験をもつ人たちの授業において，対面授業とほぼ同等の効果があると思われる．

◎ 遠隔授業の具体的方法

テレビ会議システムを活用した遠隔授業の具体的方法では，担当教員から各回のテーマに関して必要な資料を，受講者に事前に配信し，各学生がそれに応じて課題を準備して授業に臨む形式で行われる．

授業の展開は，各テーマに関する学生のプレゼンテーションとそれに基づくディスカッションが中心となる．プレゼンテーションにおいては，発表者の音声はそのままにして，テレビ会議システムのモニターに，PowerPoint® 資料等の PC および OHC のデータを直接映し出す形である．時には受講生全員で DVD 等のメディア教材を視聴し，そのなかから課題を見つけ出し，ディスカッションを行う．ディスカッション時には，他大学の受講生の様子が高画質な映像配信機能により大型液晶テレビ画面に映し出されるため，参加したすべての受講生が，それぞれの受講場所にいながらにして別の受講場所にいる受講生の表情を目にしながら，議論ができる．つまり，受講生はそれぞれの受講場所でお互いの反応を確認しながら，主体的に活発な意見交換ができる（図 11-3）．また，発言の際以外はマイクをオフにできることから，不要なノイズを抑え，必要な事柄のみをやりとりすることもできる．

◎ 遠隔授業の課題

遠隔授業の課題としては，受講生の関係性がある程度構築されるまでは，対面と同等の効果が望めないことである．初対面では遠慮がちで，意見をはっきり言わない日本人の国民性からして，少なくとも初回は同じ場所に集まり，対面での授業もしくは懇親会等の機会をもつことが必要である．授業の参加者がお互い既知の存在，なじん

でいる状態でテレビ会議システムでの遠隔授業に臨めば，有効な活用が期待できる．

また，多人数の授業では，サテライト側の学生に緊張感がなくなりやすい．しかもサテライト側の音声をオフにできるため，おしゃべりしても講師には聞こえないことから教員も気づきにくい．

これ以外にも，専用回線ではなくインターネットのウエブ回線で参加している場合は，ウエブ回線の契約内容により，映像や音声の乱れや，突然中断する等の弊害もある．インターネット環境やパソコンをハイスペックなものにしておく等条件を整える必要がある．

看護情報の電子化は看護教育を変えるかもしれない．たしかに教育の王道は，対面での教育であるが，初期教育はそのとおりであるにしても，看護師となった以降の継続教育や大学院教育，専門看護師等の熟練看護師間の意見交換においては可能性を秘めている．受け身の学習でなく，自ら調べ発表し，意見交換しながら修正していく自律した実践家，教育者，研究者養成教育においては，ITによる場所を問わない教育は機会の増大を意味する．学会誌等も電子化が進み，文献検索は容易になり，臨床で働きながらの継続教育臨床研究を容易にしている．また遠距離にいる経験豊富な看護師間での意見交換は実践知の可視化に寄与する等，大いに期待できるであろう．看護情報の電子化は，高度看護実践に関する看護教育にとって，可能性を秘めている．

（河口てる子）

4 ケース・メソッドによる看護管理者教育

a ケース・メソッド教育とは

ケース・メソッドは，米国のハーバード大学ビジネス・スクールで1930年代に開発された教育方法である．もともとは同大学のロー・スクール（法科大学院）で用いられていた判例研究の授業のやり方を，ビジネス・スクールでの経営教育に導入し発展させたものである[32]．

今日では，経営教育のみならずさまざまな実践学問領域において，世界の多くの教育機関が教授法の1つとしてケース・メソッドを採用している．わが国でも1962（昭和37）年に慶應義塾大学ビジネス・スクール（KBS）がケース・メソッドを導入し，この教育方法で授業を始めている．その後，実践型教育，実務者養成教育の分野の大学院へと広がり，最近では高等学校でも生徒の自立性の養成をめざした教育としてケース・メソッドが試みられ注目されるようになってきた[33]．

医療分野におけるにおけるケース・メソッドの応用領域は，国際保健，臨床医学から看護まで広範囲にわたっている．1980年代より公衆衛生分野に導入され，国立保健医療科学院等が公衆衛生教育にケース・メソッドを積極的に取り入れている[34]．また，看護管理の領域でも，大学院や認定看護管理者教育課程の研修等で用いられるようになってきた[35,36]．

(1) ケース・スタディとの違い

ケース・メソッドとは「ケース教材をもとに，参加者相互に討議することで学ばせる授業方法」[37]のことである．英文では，"case method of instruction"，"case method of teaching"と表記されるように，「教える」という意味が強調されている．類似の言葉

にケース・スタディがあるが，これは，一般に事例研究という研究方法かその成果物（論文や報告書）を指すものである．

(2)自ら解を選び取る力を育てる

ケース・メソッドは，1つの正解や正しいやり方を知らしめるものではない．先行事例をケースに用いるが，そこから単に教訓的・技術的知識を学ぶことが目的なのでもない．ケースと似た問題が生じることはありうるが，全く同じ問題が起こることは皆無といっていいであろう．似た問題でも条件や状況が微妙に異なる．現実の社会においては，多くの場合1つの明快な解答はないのである．不確実な状況のなかで，何が問題であるのかを見つけ出して分析し，自分の組織にとって最善と思われる解決策を考え，それを実行する手立てを意思決定していかなくてはならない．まさに，「自分なりの解」を自ら選び取るという作業の連続である．

ケース・メソッドは経営・管理に必要な態度(tough mindedness)をつくるものでもある．この態度は，問題を直視して逃げない態度であり，不確実な状況のなかで，複数の選択肢から解決策を選ぶ意思決定をする態度であり，決めたことは必ず実行する態度である．修羅場は困難に立ち向かう態度を養成する．修羅場を教室の中で実現する，ケース・メソッドはそれを可能とする1つの教育方法なのである．

b ケース・メソッド教育方法の特徴

ケース・メソッドは伝統的な講義形式の授業方法と比較して，2つの際立った特徴がある．1つは講師の役割である．ケース・メソッドでは講師は自説を述べず，また講義もしない．講師は，討論にきっかけを与え，舵取りをする役割に徹し，参加者や学生が講師と一緒になって発言し合い，参加者どうしが討論することで学び合う．いわゆる，"参加者を中心に据えた学習活動(participants centered leaning)"のファシリテーターの役割を担っている．

2つ目はケースを教材として用いることである．ケースは講義形式の教科書とは異なる性質をもっている．ケース・メソッドのケースには，現場を直接体験できない参加者が，ケースを読むことによってその状況を疑似体験できるように，現実の経営・管理活動がありのままに，そして結論を導くのに十分な情報が記述されている[38]．

ケースには単に事実情報が記述してあるだけではなく，経営・管理教育で取り上げる「人材活用」や「経営分析」等の訓練主題が含まれている．一方そこには，状況分析のための理論や公式，結論は書かれていない．

これらのことからわかるように，ケース・メソッドでは，ケースの質がきわめて重要となる．

c ケース教材の作成と選択

ケース・メソッド教育で「動的な学び」を促進し，「統合力」と「意思決定力」を鍛えるための素材となるのがケース教材である．教育目的に合わせて適切に教材を選択することはとても重要である．

◎「分析ケース」と「意思決定ケース」

参加者は頭のなかで「分析」「考察」「検討」「吟味」「判断」「選択」と行った知的な活動を行っている．ケース教材は，大きく「分析ケース」「意思決定ケース」に分類されるが，

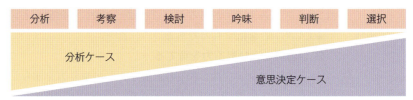

図 11-4　分析ケースと意思決定ケース
〔高木晴夫(監修)，竹内伸一(著)：ケース・メソッド教授法入門，p168，慶應義塾大学出版会，2010 より〕

図 11-4 で示したようにケースの分類によって，その知的な活動の比重は変わる．
「分析ケース」を用いたディスカッションの目的は，ある状況下で起こっている問題を多面的に分析し考察する力を高めることである．これにより，異なる状況下においても応用して代替策を検討することができるようになるのである．
一方，「意思決定ケース」は，総合的な判断力と意思決定力を養うことを目的としたディスカッションで用いられる．参加者をケースの問題状況に直面させ，その解決策を検討させることで，考慮すべき要因を視野に入れた意思決定の訓練を行う．そして，その過程を通して，参加者に自分ならではの価値観の形成を促し，これを確立させることをねらっている．

d 管理者研修へのケース・メソッドの導入

ケース・メソッドによる教育を導入する際は，講義型の研修を設計する以上に，綿密な計画が必要になる．ケース・メソッド教育がどのような教育方法であり，そこからどのような教育効果が得られるか，また具体的にどのように運営していくかについて，講師だけでなく研修の主催者も十分に理解しておく必要がある．研修の成功は，その前段階でどのような準備や検討が行われたかにかかっているといっても過言ではないだろう．

看護管理者研修のような職能研修や，職場研修にケース・メソッド教育を取り入れる場合，教育効果を高めるためにどのような準備が必要なのか，ここではそのポイントを述べる[39]．

(1) 参加者を理解する

参加者の背景情報と，研修への希望を事前に把握することは，効果的な研修をデザインするうえで不可欠である．病院で研修を行う場合は，できれば事前にその病院を訪問し，主催者とケース・メソッドによる研修の目標のすり合わせを行うとともに，参加を予定している診療部長や看護部長等にインタビューを行い，研修で取り上げるテーマについての認識や期待すること等を聞いておくと，ディスカッションを深めるための準備を具体的に進めることができる．

また，事前に，ケース・メソッドによる研修の進め方と目標を明確に，参加者に伝える必要がある．ケース・メソッドはほとんどの参加者にとって初めての体験である．多くが講義型の学習スタイルに馴染んでいるので，ケース・メソッドのねらいを知らずに，「正しい解答」や「すぐに役立つこと」を教えてくれると期待して参加すると，混乱や大きな失望を招いて，討議型のセッションに価値を見いだせないまま研修を終えてしまう恐れがある．募集時に，ケース・メソッド教育を用いる意図や教育目

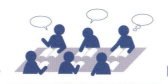 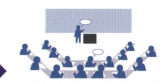

事前個人研究　　　　　グループ・ディスカッション　　　　　クラス・ディスカッション

各自がケースの当事者の立場に立ってケースを分析・検討し，具体的な提案を準備する

事前個人研究の成果を参加者が持ち寄り，少人数のグループで議論のウォームアップを行い，各自の問題意識を発展させる

教員のリードにより，多数の参加者の意見を通して，参加者全員がディスカッションを重ねる

図 11-5　ケースメソッドの学習手順
〔慶應義塾大学大学院経営管理研究科：慶應型ケースメソッド www.kbs.keio.ac.jp／about／casemethod.html より〕

的を参加者に明確に伝え，自ら学ぼうという意志がある人を集めることも大切である．

職場研修では上司からの指名で研修参加を決めることも多いであろうが，ディスカッションスタイルで主体性を重んじる研修であることを理解したうえで参加するように勧めるのが望ましい．ケース・メソッドを用いた研修の成立には，少なくとも参加者が発言しようという気持ちをもち，事前にケースを読み込んで準備をすることを厭わないことが，最低条件だからである．

(2) 適切なケース教材の選択

研修の教育目的に合わせ，参加者がテーマに興味をもち，知的活動が促進され「議論したい」という気持ちがわき起こるような，ケース教材を選択し，設問を想起する．

筆者は，ディスカッションの楽しさを体感してもらうことを目的とした場合，単純だが奥深いテーマに焦点を当て，専門知識がなくてもケース内容を理解できて，自分の意見をもちやすいケース教材を選ぶよう努めている．これまでの経験から，研修参加者のワークロードを把握したうえで，ケースのボリュームを選択することも重要だと感じている．筆者は事前にケースを送付することができない看護管理者研修等では，5分程度で読める医療機関のケースを選定している．

しかし，可能なかぎり参加者が前もって準備できるよう，事前（1か月程度，少なくとも1週間前）に研修のねらい，講義資料，ケース，ディスカッションの設問を送って，十分に読み込み設問について自分なりに考えて参加するよう依頼している．

(3) ディスカッションを誘発する運営計画

以下に，筆者が行っているケース・メソッドを紹介する（図 11-5）．

◎ 研修のはじまり

研修当日は冒頭で，ケース・メソッドによる研修のねらいとディスカッションのルールを説明している．ケース・メソッドによるディスカッションでは，発言の連鎖によって集団の叡智をつくり出していくので，協働するための条件として「勇気」「礼節」「寛容」の精神を大切にしていること，「学びの共同体」が機能するよう参加することの重要性を強調している．

ディスカッション授業では基本的に多様性が必要である．同質な人や類似の経験をもった人だけではディスカッションの幅と深みに欠けるきらいがある．多様な参加者

が確保されても，多職種が参加する場合等によく見られるが，職種ごとに固まって座ってしまうと，豊かな討議が期待できない．そのような場合は，簡単な共同作業を伴うゲーム等，「学びの共同体」をつくるためのアイスブレーキングを行うといいであろう．

また，ケースを読んだうえで参加することが前提であるが，事前に目を通してきた者を確認し，その人数が半数に満たないような場合は，グループ・ディスカッションの前にケースを読み考える時間をつくるといった配慮も必要であろう．

◎ グループ・ディスカッション

1グループ5名程度とし，複数の職種・職位で構成する．クラス・ディスカッションの前のウォームアップとして，ほかのメンバーに意見を聞いたり，自分の考えを述べて自分自身の論点を整理したりする時間を設ける．講師はグループ・ディスカッションを観察し，討議が活発になるようコメントを加える等の支援を行う．

◎ クラス・ディスカッション

全体のディスカッションを活発にするためには，場の設定も重要である．図11-5のように，できれば扇形に椅子を配置して，講師が全体を見回せるように，また，参加したメンバーが互いに顔が見え，発言している人に注目できるように工夫する．また，職種や職位が混じるように，着席する場所を工夫するのがよい．

そのうえで，再度，「勇気」「礼節」「寛容」の態度で臨むようメンバーに呼びかけ，よい学びの共同体をつくるように励まして，全体討議を開始する．

目的に沿って参加者にとって価値のあるディスカッションになるよう進行するために，筆者は事前に以下のような授業計画を立てている（表11-4）．特に，討議運営計画は綿密に検討して研修に臨むように心がけている．ディスカッションは生きものなので，途中で何が起こるかわからない．そのため，討議運営計画にしばられることなく，計画は目的を見失わないための羅針盤と位置づけるのがよい．

Think for yourself
あなた自身の意思決定力や看護管理上の分析力を強化するために，どのような取り組みをしているだろうか．また，どのような取り組みが必要だろうか．

e 組織改革への活用

さらに一歩進めて，ケース・メソッドによるディスカッションを，医療機関等の経営改革，組織改革への助走として活用することも可能である．特に医療機関を取り巻く環境の急激な変化に直面した経営層が，新しいビジョンに沿って組織と人の動きをめざすべき方向に導きたいと考えているときに，職員がその目的を理解して主体的にその方向に向かって動くことを促すための教育方法として有効だといわれている[40]．

また，職員に理解してもらいたい課題や共有したい課題についてケース教材を作成して，課題の構造や解決の糸口をつかむためにケース・メソッドを用いることもできる．この場合，その医療機関で今起こっている特定課題に基づいたケース教材を用いるとより効果的である．組織内のコミュニケーションを活性化する方法としても活用することもできるであろう．

さらに，組織の次世代リーダーの育成とそのリーダーシップ開発の手法としても有効である．リーダー候補者たちに，ケース・メソッドによるディスカッションを継続的に行うだけでなく，ディスカッション・リードの役割を体験してもらうことで，課題解決のために職場のメンバーを巻き込み，やる気を高めながら実現に向けて動かし

表 11-4 授業計画書の構成（例）

1. ケース教材
   ケースの特徴，状況の要約を記す
2. 参加者
   参加者の人数，バックグラウンド，興味関心等のポイント
3. 教育目的
   - ケースイシュー
   - 教育目的
   - 討議を通して考え，自分のものとして獲得してほしいこと
4. ディスカッションの設問
   設問数は 30 分に 1 問程度
5. 討議運営計画
   1) 討議の流れ
      ① 導入
         呼びかけ，問いかけ
      ② 設問ごとの討議
         議論を深めるきっかけになりうる発問のリストをつくっておく
      ③ ラップアップ
         - 討議を振り返ってのコメント
         - 原則化一般化可能な知見を黒板上で強調
         - 討議から得たことを結晶化させるコメント
         - 次の問いを立てるコメント
   2) 板書
      板書内容の割り付け計画
      （黒板を設問ごとに割り付け板書するかを，あくまでも理想型の 1 つとし準備）
   3) リソースパーソン
      このケースの授業で，顕著な貢献が期待される特定少数の参加者
   4) 注意事項
      参加者への配慮
      （参加者の属性やケース教材が扱っているテーマ等に起因して起こりえることに対する配慮）

〔高木晴夫（監修），竹内伸一（著）：ケース・メソッド教授法入門，pp171-186，慶應義塾大学出版会，2010 を参考に筆者が作成〕

ていく能力を開発することができる．

　このように組織内に相互に活発に議論できる手段をつくっていくことは，変化の激しい医療環境において次の経営局面に備える積極的な準備になるといえるだろう．

（小池智子）

看護サービス管理における研究

　これまで看護管理の多くの場面では，看護管理者の暗黙知（経験知）を頼りにマネジメントが行われることが多かった．しかし，医療をとりまく環境が次々と変わるなか，看護サービスの質と安全を確保するためには，改善を進める根拠となるデータを示し，より迅速で合理的な意思決定ができるように組織に働きかけていく必要がある．また，医療サービスの消費者である患者・家族，市民の理解と満足を得ていくために，看護サービスを可視化し，限られた医療資源のなかで効率的かつ効果的な看護サービスを提供していることを説明するためのデータが，より重要になってきている．

　本項では，看護サービス管理に関する最近の研究の動向を概観し，現在進行している医療制度改革の内容や診療報酬の決定プロセス等の変化を念頭に，看護サービス管理研究のこれからを考えていく．

1 看護サービス管理研究の動向と課題

a 看護サービス管理研究をとりまくこの 10 年の背景

◎ 看護サービス管理研究の推移

　看護サービス管理に関連した原著論文は，2000（平成12）年を境にその数を増し，そ

の研究主題も多様化してきた．**表 11-5** は『医中誌Web』を用いて，「看護管理研究」「看護管理」「看護管理者」をキーワードに過去10年間(2008～2017年)の原著論文として収載されている論文を検索したものである．重複しているもの等を除いて，『医中誌Web』に要約が掲載されているものはその要約で，要約がない文献は閲覧により内容を把握し，発表年および研究主題別に集計した．

◎ 看護サービス管理研究の増加の背景

2000年以降，2018(平成30)年の間に4度の医療法改正が行われていることでもわかるように，この十数年間はまさに医療制度の大改革の時代であった．第四次医療法改正により病床区分(療養病床・一般病床)の見直し等が行われ，2006(平成18)年医療保険制度改革では，「健康保険法等の一部を改正する法律」により医療費適正化計画等が，また「良質な医療を提供する体制の確立を図るための医療法等の一部を改正する法案」で患者への医療情報提供の促進や，医療機能の分化・連携等が急速に推進されていった．これを背景に，2006年の診療報酬で，急性期医療の手厚い体制の評価として7対1入院基本料が新設され，平成20年度改定からは算定基準の1つとして「一般病棟用の重症度・看護必要度に係る評価票」が導入されている．

2009(平成21)年以降，さらに改革が加速し，2012(平成24)年「社会保障制度改革推進法案」の成立により，2025年のめざすべき将来像に向けて，医療機能分化と連携および在宅医療の充実やチーム医療の推進等の動きが促進された．

2013(平成25)年の社会保障制度改革国民会議において社会保障制度改革の方向性が示され，これを受けて同年，「持続可能な社会保障制度の確立を図るための改革の推進に関する法律案」(プログラム法案)が可決した．これは，社会保障4分野(少子化対策，医療制度，介護保険制度，公的年金制度)の改革項目と実施時期を記したものである．この法に基づき，2014(平成26)年には効率的かつ質の高い医療提供体制と地域包括ケアシステムを構築することにより，地域における医療および介護の総合的な確保を推進するため，医療法，介護保険法等の関係法律について整備等を行う「地域における医療および介護の総合的な確保を推進するための関係法律の整備等に関する法律」が公布された．この法のもと，消費税増収分を活用した新たな基金の都道府県への設置や，医療機関が都道府県知事に病床の医療機能(高度急性期，急性期，回復期，慢性期)等を報告する病床機能報告制度と，それをもとに地域医療構想(地域の医療提供体制の将来のあるべき姿)の策定，在宅医療・介護連携の推進や地域支援事業の充実等，施策の具体的な実施が促進された．

このような改革のなか，看護サービス提供のありようは大きな影響を受けてきた．養成および人材確保という観点からみると，2009(平成21)年には看護基礎教育カリキュラムがされ，また，同年7月の「保健師助産師看護師法及び看護師等の人材確保の促進に関する法律」の改正により，新たに業務に従事する看護職員の臨床研修等が2010(平成22)年4月から努力義務化された．これを受けて，2011(平成23)年2月には「新人看護職員研修ガイドライン」が示されている．また，同年6月には医政局長，労働基準局長等が共同で『看護師等の「雇用の質」の向上のための取組について』の通知を発出し，"魅力ある職業"のための「職場づくり」「人づくり」「ネットワークづくり」の推進に向けたさまざまな取り組みが本格化し，2014(平成26)年の医療法改正による「医療機関の勤務環境改善システム」の制度化につながった．

表 11-5 看護管理に関連した論文数の推移

	2008	2009	2010	2011	2012	2013	2014	2015	2016	2017	計
●ケアの質保証と顧客満足											
看護ケア評価・看護業務改善	6	14	9	9	7	4	9	11	11	9	89
看護業務量測定・看護必要度	3	2	4	10	3	4	5	0	0	0	31
クリニカルパス	3	0	0	0	0	0	0	0	0	0	3
外来看護	3	5	6	4	0	3	1	3	7	8	40
退院調整・地域連携	11	4	3	1	2	6	3	5	5	5	45
患者満足	9	1	6	0	1	1	2	4	1	3	28
小計	35	26	28	24	13	18	20	23	24	25	236
●組織・システム											
看護サービス提供方式	2	2	1	0	1	2	3	9	8	6	34
勤務体制・病床管理	1	2	0	0	1	2	9	7	4	2	28
組織変革・組織文化	2	1	5	2	7	4	0	2	2	5	30
チーム医療・多職種協働・役割分担	5	2	4	3	7	2	13	6	9	8	59
小計	10	7	10	5	16	10	25	24	23	21	151
●人的資源管理											
看護職員配置・ローテーション	4	3	5	3	4	7	4	5	2	0	37
目標管理・人事考課	4	3	1	0	2	5	3	2	3	2	25
専門・認定看護師等の人材活用	2	5	6	6	8	7	5	5	4	1	49
再就業支援・ワークライフバランス	4	4	6	14	5	2	9	2	5	6	57
小計	14	15	18	23	19	21	21	14	14	9	168
●人材育成・キャリア開発											
新人看護職員教育	27	43	24	9	27	23	17	15	9	10	204
臨床実践能力開発・継続教育	28	24	22	7	21	15	12	27	16	26	198
動機付け・エンパワーメント	6	3	3	6	7	8	4	2	3	9	51
看護職員のストレス・バーンアウト	19	12	9	8	14	11	3	10	4	5	95
職務満足・キャリア継続	15	22	10	15	20	17	19	28	22	14	182
院内看護研究・研究活用	10	10	5	5	3	1	2	2	3	3	44
リーダーシップ	1	2	2	3	4	4	1	1	6	5	29
看護倫理	2	5	3	3	1	2	8	2	3	2	31
職業意識・自律性	0	4	1	2	4	0	0	0	3	4	18
小計	108	125	79	58	101	81	66	87	69	78	852
●患者安全・リスクマネジメント											
医療安全管理対策	25	19	16	12	13	13	15	21	16	11	161
感染管理対策・褥瘡予防対策	4	2	0	1	1	2	2	7	6	5	30
労働環境・労働安全衛生	14	14	21	9	10	10	18	7	8	8	119
小計	43	35	37	22	24	25	35	35	30	24	310
●医療情報・看護情報											
看護記録・医療情報	3	5	4	2	2	2	0	0	1	0	19
看護支援システム	0	0	0	0	0	3	0	0	1	3	7
インフォームドコンセント	2	1	0	0	0	1	0	0	0	0	4
小計	5	6	4	2	2	6	0	0	2	3	30
●看護管理者に関する研究											
看護管理者の役割・能力	6	11	8	8	5	13	16	16	15	5	103
看護管理者教育	8	10	2	4	4	10	3	6	14	13	74
看護管理者のストレス・倫理的ジレンマ	2	4	4	4	1	1	4	2	2	3	27
災害・事故時の看護管理	3	1	6	3	3	5	4	4	4	0	33
小計	19	26	20	19	13	29	27	28	35	21	237
●医療コスト・病院経営・効率	5	3	5	0	1	0	1	1	0	0	16
●看護政策・制度	4	5	7	1	2	1	2	2	1	0	25
●在宅・介護施設等における看護管理	7	13	8	5	8	5	7	12	8	3	76
●その他	12	11	13	14	6	9	11	10	12	12	110
計	262	272	229	173	205	205	215	236	218	196	2,211

また，経済連携協定(EPA)に基づき，2008(平成20)年よりインドネシア，翌年からはフィリピン，2014(平成26)年からベトナムの外国人看護師・介護福祉士候補者の受け入れが始まり，現在に至っている．

さらに，看護サービス提供そのものも大きな変化を迫られている．医師不足の解消が喫緊の重要課題として広く認識されるなか，2007(平成19)年12月28日厚生労働省医政局長通知「医師及び医療関係職種と事務職員等との間での役割分担の推進について」の発出を契機に，医療関係職種の専門性の発揮と適切な役割分担が急速に推し進められ，新しいチーム医療のあり方が探求されてきた．これを背景に看護職でなければ従事できない看護のコアサービスを明確化しこれに専念できるよう，ほかの専門職や看護補助者等の非専門職との業務整理等が行われている．また，看護師の高い臨床実践能力の活用という観点から，「チーム医療の推進に関する検討会」において，特定の医行為を診療の補助の範囲に位置づけ，2014(平成26)年には保助看法を改正し，「特定行為に係る看護師の研修制度」が創設された．厚生労働省は，2025年に向けて約10万人以上の養成をめざすとしている．

さらに，2017(平成29)年には「新たな医療の在り方を踏まえた 医師・看護師等の働き方ビジョン検討会 報告書」が公表され，チーム医療におけるタスクシフティングの推進等，今後の医療のあり方とそれを踏まえた医療従事者の新しい働き方・確保のあり方が示された．

このような大きな変革のなか，看護実践の現場においても，看護サービスの組織的提供を改善する根拠となり，その発展につながる学術的研究が求められてきた．1996(平成8)年，看護実践のあらゆる場における看護サービスの発展をめざして，看護サービスの組織的提供の仕組みを社会的諸要素との関係から学術的に追求する目的で，日本看護管理学会が設立された[41]．学会発足以来，学術集会の発表演題数や学会誌への投稿論文数はともに大きく増加し，看護サービス管理研究の発展の牽引役を果たしている[42]．

また，先駆的に活動していた日本病院管理学会のほかにも，日本医療マネジメント学会(1999年設立)，日本医療情報学会看護部会・看護情報研究会(2000年)，日本予防医学リスクマネジメント学会(2002年)，医療の質・安全学会(2006年)，日本臨床看護マネジメント学会(2008年)，日本看護評価学会(2010年)，看護経済・政策研究学会(2010年)等，2000年を境に次々と医療・看護サービスのマネジメントに関連した学術学会が設立された．これらにより，サービス管理の研究に取り組む組織や職種，人材の裾野の広がりがみてとれる．また，2005(平成17)年7月に看護系学会等社会保険連合(以下，看保連)が設立され，看護系団体が連合して，診療報酬改定の医療技術評価や要望を出す根拠となるエビデンスを調査・収集し，看護技術や看護体制の効果を主張するようになったことも大きい．

また，看護管理学の教育ならびに研究機関も，格段にその数を伸ばしてきた．学部看護系の修士課程・博士課程ならびに医療マネジメントに関連した大学院の設置の増加に伴い，看護マネジメント領域の研究に従事する大学院生の数も増加している．さらに，近年は看護系大学(学部)に付設される研究所や研究センターが次々と開設され，看護サービス管理研究の活用と研究実践に取り組む場が広く拓かれてきた．近年は，経営管理に関する大学院の修士課程や専門職学位課程，いわゆるビジネススクールを修了した看護管理者も徐々に増えてきた．

質の高い組織的看護サービス提供を行う実践者の育成への取り組みも，この間大きく進展した．日本看護協会認定看護管理者制度が設立され，1999(平成11)年に初の認定看護管理者が誕生して以来，2018(平成30)年7月現在3,760名まで増加している[43]．認定看護管理者制度の教育課程では，ファーストレベル，セカンドレベル，サードレベルのそれぞれの課程において，受講者は看護サービスの質の評価や改善の方策等について学び，看護サービス管理研究の成果の活用やデータ収集のための調査の設計等に取り組んでいる．また，看護職副院長も2011(平成23)年には全国で約350人を超え[44]，その後も増加している．

b 看護サービス管理研究の主題の傾向

研究主題ごとにその原著論文の推移をみると，前述の法改正や看護職員数の確保が経営上の重要課題としていっそう強く認識されるようになったことを背景に，人材育成・キャリア開発に関連した研究領域の論文数が最も多く，新人看護職員教育に関する実践研究，中堅看護師の定着等実に多様な取り組みが行われている．次に，患者安全・リスクマネジメント領域で，「医療安全管理対策」が多く，近年は，医療機関の勤務環境改善の意識の高まりもあり，「労働環境・労働衛生」に関連する研究が増えている．また，看護管理者養成の広がりもあってか，看護管理者についての「役割能力」「教育」に関する論文数も伸びてきている．このほか，医療機能の分化・連携およびチーム医療の推進に関連して，人的資源管理と組織・システムに関する研究も充実してきた（**表11-5**参照）．以下，研究主題別に，その特徴を述べる．

◎人材育成・キャリア開発に関する研究

最も論文数が多い領域である．看護職員の臨床実践能力の開発モデルやキャリア発達理論等，研究の概念枠組みの基盤となる社会学・心理学・教育学の理論が確立されている領域でもある．この領域の研究の多くは，職場単位あるいは看護部門で，臨床能力の開発を行い，その評価に取り組んだものである．

近年は新人看護職員の離職率の高さや法改正に伴う研修の努力義務化，医療機関系の開設者の責務が明確になったことを背景に，新人看護職員の教育の方法[45〜48]およびそのリアリティショックの緩和・職場適応の促進に関連した研究が増えている[49〜51]．

資質の高い人材の育成とその定着は，経営においても重要な課題となっている．看護職員の職務満足をテーマに，これを阻害あるいは強める要因を探索し，職業継続を支援する基盤の整備や，ストレスやバーンアウトの予防・緩和のための対策を考察している研究が多い．特に，ジェネラリストとしてリーダー役割を担い職場の看護の質の維持に不可欠な中堅看護師やベテラン看護師の職業継続やキャリア支援に資する研究[52〜55]や，中途採用の中堅看護師が抱える困難を明らかにし，サポート体制を模索する研究[56,57]の増加が目立つ．

◎リスクマネジメントに関連する研究

リスクマネジメントに関する原著論文数の変化は，国・医療機関の医療安全への取り組みと期を一にしている．1999(平成11)年の手術患者取り違え事故を発端に，国ならびに医療機関は，医療安全管理対策に真剣に取り組みはじめ，2002(平成14)年4月

には「医療安全推進総合対策」をとりまとめた．同年，医療安全対策について医療法施行規則が改正され，医療機関の特性に応じた医療安全管理体制の確保が管理者に義務づけられた．

医療安全管理対策に関連した研究は，2002（平成14）年以降，急激に増加した．その多くが，主に病棟や看護部門単位で，インシデントレポートや事故要因を分析し，これに基づいて事故の再発防止に役立てるための改善策を立案したり，医療事故防止の取り組みの効果を評価したりしたものである[58～60]．

医療安全文化の定着等，組織文化の側面から医療安全を検討した研究も目立ってきた[61]．

近年は眼球運動計測等の解析により，医療事故発生のメカニズムを人間工学的に分析して医療安全対策の有用な基礎資料となっている研究[62,63]や，携帯型超音波装置を用いた経鼻胃管の位置の確認方法の有効性を示す等，安全性を高める技術の検証を行う研究も見られるようになった[64]．また，職業感染と抗がん剤曝露予防[64,65]や，医療機関で働く保健医療従事者のための保健活動の実態[66]等，医療勤務環境改善の資料となる知見が示されている．

さらに，医療機関職員が患者から暴言を浴びせられたり，身体的暴力行為を受けたりする「院内暴力」やハラスメントが社会的問題となっているが，この実態を調査しスタッフが安全な環境で働くための院内整備等の取り組みを示した研究も，増加の傾向にある[67～69]．

◉ ケアの質保証に関する研究

看護サービスの質の保証とその向上のための取り組みは，看護管理者の最大の関心であろう．2014（平成26）年に特定機能病院の第三者評価の受審が努力義務となっており，公益財団法人日本医療機能評価機構（Japan Council for Quality Health Care：JCQHC），国際的医療機能評価機関（Joint Commission International），一般財団法人日本品質保証機構等の第三者機関による評価を受ける医療施設が拡大し，TQC（total quality management）の導入等，医療施設全体での質改善の活動が活発化してきた．これに伴い，研究活動を通して質の改善に取り組んでいる医療施設が多くみられるようになり，看護ケアの評価や看護業務改善の成果が報告されるようになってきた．

2003（平成15）年のDPC（診断群分類包括評価），平成26年度の「一般病棟用の重症度・看護必要度に係る評価票」が導入されて以降は，電子カルテの普及等データの電子化が促進されたこともあり，これらの諸データを活用した業務分析や，看護管理業務への看護必要度データの活用に関する研究が行われるようになってきた[70～72]．さらに，看護に関するデータ・マネジメントや，看護ケアプロセスの可視化による効果を報告する研究もみられるようになった[73,74]．

病院機能の分化と医療間連携，在宅ケアおよび介護サービスとの連携が促進されるに伴い，外来看護活動や退院調整指導に関する研究の広がりがみられるようになった．特に外来では，外来看護機能を高めるための環境整備や，看護外来等看護師を専従または専任で配置し療養指導を行っている実態やその効果が検討されている[75～78]．退院調整支援は地域での連携の要となることから，効果的な調整・連携方法の検討等に関する研究が増えている[79～81]．また，地域包括ケアの推進に資する研究もみられるようになってきた[82]．

◎ 組織・システムに関する研究

看護サービス提供方式と勤務体制は，これまでも現場で取り組まれてきた看護管理の研究テーマである．近年のパートナーシップ・ナーシングシステム（PNS）の広がりに伴い，導入の成果や効果性の検証を行った研究が目立ってきた[83,84]．

在院日数の短縮やフレキシブルな勤務体制，働き方改革等の動きを背景に，新しい方式や体制への変更が模索され，効果的な方法の導入が研究的に取り組まれている[85]．また，病棟の医療機能の変更等さまざまな組織変革が迫られているなか，変革への取り組みやその変革プロセスの分析を行った研究もみられるようになってきた[86]．

チーム医療の進展に伴い，多職種によるチーム形成のプロセスや[87]，協働に不可欠な要素を探索する研究や[88～90]，看護師が専門性の高い仕事に注力するための環境整備や業務委託等を行う際の意思決定にかかわる基準を明らかにした示唆に富む研究が多い[91]．

◎ 人的資源管理に関する研究

人的資源管理の領域で最も多かった論文は，専門看護師・認定看護師の活用に関連したものである．1996（平成8）年に専門看護師が初めて誕生し，翌年には認定看護師が誕生した．その活動の成果を示す論文もみられるようになった．当初は看護管理者の認識も低く，また役割に対する期待も高いものではなかったが，その後，緩和ケアチーム加算，外来化学療法加算等の診療報酬の算定において，一定の経験と研修を受けた看護職を専従または専任でおくことが要件となったことや，医療法改正により専門看護師・認定看護師について広告が可能となり魅力的なキャリアパスとして広く認知されるようになったこと等から，専門・認定看護師の活動に対する期待が高まっており，看護管理者の専門・認定看護師活用に関する調査も多くみられるようになった[92～94]．

また，看護職員不足対策として，71万人いると推定されている潜在看護職員の再雇用支援・セカンドキャリア開発が課題になっており，これに関する論文が発表されている[95]．特に，定年退職後看護職者の人材活用[96]や，ワーク・ライフ・バランスの観点からフレキシブルな雇用形態や働き方を模索する研究が目立つようになった[97,98]．近年は，男性看護師の仕事と育児の両立等に着目した研究も増え[99]，外国人看護師の雇用と支援に関する報告も見られる[100]．

◎ 看護管理者に関する研究

看護管理者の役割・能力に関する研究は古くから行われてきたが，医療提供体制の大幅な変革のなか，看護管理者のこれまでの経験だけに頼ることはできなくなりつつあり，変革に対応し質の高い看護サービスを提供するためには，効果的なマネジメント能力の獲得が不可欠になってきている．

これに伴い，看護管理者のコンピテンシーの要素，看護管理者の能力の開発，病院経営への参加意識等に関連した原著論文は数多く発表されている．特に，看護管理者に求められるコンピテンシーを探索した研究が増えており[101,102]，看護管理実践のための自己評価指標の開発[103]，プログラム開発や評価に関する研究[104]へとその深まりをみせている．

認定看護管理教育課程サードレベルの対象者の受講による変化として，「病院経営

管理への参画」「交渉力の向上や信頼関係の確立等組織行動での変化」「組織の変革・新規事業の立ち上げ」「組織外での活動や役割の拡大」等があげられている．財務知識を修得した看護管理者の経営参画の研究についても興味深い[105]．

また，看護管理者のストレス・倫理的ジレンマや，コンフリクト対処行動等看護管理者が直面する課題に切り込んだ研究も増えている[106,107]．

災害に関連したマネジメントに関する研究が散見されるようになったのもこの10年で際だった特徴といえよう．災害時の活動に必要な看護管理者のマネジメント能力やリーダーシップに関する研究が行われている[108,109]．

◎ 医療情報・看護情報に関する研究

医療におけるIT技術活用の進展に伴い，看護記録・医療情報および看護支援システムに関する論文が増えてきている[110]．

また，近年はあらゆるモノがインターネットを介してつながり，相互に情報交換し情報を蓄積できるようになる「モノのインターネット化(IoT : Internet of Things)」等の医療現場への導入に伴い，これらによる生体情報を活用した業務改善や質の評価に関する研究もまた見られるようになってきた[111]．

◎ 「在宅・介護」「医療コスト・経営・効率」「看護政策・制度」に関する研究

在宅ケアの進展によりさまざまな課題が増加するに伴い，福祉施設における看護職員と介護職員の役割分担，介護事故予防，訪問看護師の困難といった問題を検討する論文がみられるようになった[112〜114]．

地域医療構想のもとに進められている病床機能の分化の現状と課題を調べ，政策提言につなげることを目的とした研究[115]や，診療報酬における看護活動の評価やがん等の政策に寄与する研究[116,117]も散見される．さらに，看護職の政策・政治への参画に関する原著論文も発表されている[118]．

また，経済連携協定(EPA)に基づく外国人看護師候補者の受け入れ等，国内外の経済的動向を踏まえ，広い政策的観点から研究を行い，課題を投げかけているものもあった[119,120]．特定行為研修の実施から間がないためか，看護管理学の視点から特定行為について検討した研究は，まだわずかである[121]．

c 看護サービス管理研究の対象とフィールド

原著論文の研究対象をみると，研究者の所属している病棟あるいは医療施設が約88％，複数の医療施設・地域を対象としていたものが約9％，その他3％であった．研究対象や研究目的から，研究を3つに分類することができる．

◎ 現場で直面している問題を解決する研究

抽出した原著論文2,700編のうち論文要旨等で調査対象を確認できたものの約9割は，現場の問題状況の把握，改善への取り組みを行ったものである．病棟・病院内の現場の問題の所在やその要因を発見し，研究的手法を用いて解決を試みるもので，臨床現場の改善活動の一環として取り組まれている．システム改善，業務分析による業務の改善，組織変革に向けたデータの整備，最適な改善策の模索，導入した方法の効果性の検証等が含まれる．

> **Think for yourself**
> 自分が関心をもっている看護管理研究について文献を調べてみよう．

◎ 臨床現場に共通する看護問題・課題の実態を把握する研究

臨床現場に共通して存在する問題や課題に切り込んで，その実態を明らかにするとともに，これらの問題を引き起こしている背景や要因を分析するものである．このような研究では，看護職間あるいは医療従事者との間で広く問題・課題を共有し，ここで得られた調査結果を基盤に，看護提供のあり方や看護職の活動のあり方を検討している．また，広く実態を把握するため，複数の施設，地域，あるいは全国を対象とした調査が行われている．

◎ 政策策定・決定の根拠となる研究

看護活動は，医療法，保助看法，診療報酬制度等，医療サービス提供活動を規定しているさまざまな法制度のもとに展開されている．

医療現場のなかでの問題解決にはおのずと限界がある．そのため，医療現場の問題・課題を明らかにして，医療提供体制や診療報酬の評価等を，現状に合った形に適正に変えるためには，政策に影響を与える研究が不可欠である．また，政策の策定や決定においては，その根拠を提供するデータを収集し提供するシステムを構築することが必要である．

診療報酬改定や政策決定過程への影響を意図した研究も行われるようになってきた．たとえば，2018(平成30)年，診療報酬改定においては，看保連が看護系学会・団体の研究等をとりまとめた医療技術評価提案書のうち，「在宅酸素療法指導管理料および在宅持続陽圧呼吸療法指導管理料の遠隔モニタリング加算」や「乳腺炎重症化予防ケア・指導料」，「在宅経肛門的自己洗腸指導管理料」等が，評価されている．看護技術の評価研究においても，そのケアの有効性，費用対効率等を証明する研究がより求められている[122]．

d 看護サービス管理研究の活用

情報公開とその透明性が医療の領域においても求められるようになり，看護職にも医療の一員として accountability(説明責任)が要求される時代となった．自分たちが提供する看護サービスをどのように説明するのかが大きなカギになろう．

Evidence-Based Nursing(EBN)は，患者に最善の看護サービスを提供するための手段である．看護の熟練者の経験と知識に基づいて行われてきたこれまでのケアに代わり，現時点で得られる最新の科学的な根拠を活用し，個々の患者にとって最善のケアを提供していこうとするものであると同時に，患者・家族に対する説明の根拠となるものである．

患者にとっての最善の看護サービスは，「エビデンス」「患者の意向」「臨床の専門的知識」「資源」の4つの要素を総合的に判断して決定される[123]．患者の個別性を重視することが大前提であり，どんなにエビデンスが高いケアであっても，患者・家族に受け入れられなければ提供することができない．また，費用対効果等の効率性や，実施にあたって活用できる資源等も考慮に入れながら提供するケアを決定する．

医療の領域では，熟練者の経験知に基づいて行われてきたさまざまな行為が妥当であるかどうかの見直しが行われている．臨床実践のガイドラインやクリニカルパスの作成においても，その時点で得られる最良の看護サービスであるかどうかの吟味が求められる．臨床現場で，個々の看護師が問題意識をもって最適なケアを探求し，どの

ようなエビデンスが公表されているかをサーベイする関心をもつ一方で，看護管理者にはエビデンスを利用しやすい環境を整えることが求められる．

e 国民の理解を得るために—これからの看護管理研究

医療制度改革が推し進められる過程で，Evidence-Based Medicine（EBM）という科学的根拠に基づいた医療サービスの提供を行うことが強調されてきた．また，多くの政策プロセスにかかわる審議会や検討会では，傍聴者に公開され，資料や議事録も厚生労働省のホームページから閲覧できる等，透明性が確保されてきた．しかし，その一方で，医療サービス提供における情報の非対称性という状況から，患者や国民には，「医療従事者側が無駄な治療や検査を行い，医療費を必要以上に浪費しているのではないか」「医師や看護師の経験や勘という客観的な評価が難しいものさしで，医療サービスが提供されているのではないか」という不信感も根強く残っている．

税と社会保障の一体改革のもと，消費税等による社会保障財源の確保をはかり，医療提供体制の制度改革が推し進められていこうとしている．厳しい経済状況のなか，医療財源に占める公費の割合が増えれば増えるほど，医療費が適正に使用されているのか，エビデンスに基づいた適切な医療が提供されているのか，質と安全が確保されているのか，費用対効果は確保されているのか等について説明ができるデータを示し，医療費の適正な使用のみえる化をはかっていくことが厳しく求められることになるだろう．

2012（平成26）年5月，中央社会保険医療協議会（中医協）に費用対効果評価専門部会が新たに設置された．この部会では，医療技術や医薬品等の医療上の有用性や効率性等を踏まえ，患者に提供される医療の質の観点から，診療報酬上の評価方法や算定ルールの決定において，費用対効果を可能な範囲で導入することについて検討が行われる．これも，医療費の適正使用を求める動きから発している．

◎ 適切な原価の確保，成果に対する評価の必要性

医療の質と安全の確保には資源が必要である．それには原価が存在する[124]．質を保つための原価である「品質原価」は，品質不良を発生させないように評価し，予防するために発生する原価（管理原価）と品質不良が発生してしまったがゆえに発生した原価（失敗原価）とに分類される．管理原価の1つの事故を予防するための「予防原価」としては，安全や質の保証に必要な医療安全教育・訓練費や，器具・機械・材料費，安全の手順，プロトコルやクリニカルパスの設計，QC（quality control）等の改善活動があるだろう．さらに，インシデントやアクシデントの発生の有無を監視・調査するための活動に支出される「評価原価」というものがあり，そこには，医療安全のためのカンファレンス，インシデントレポート等の分析がある[125,126]．

現在，すべてを支える財源はない．医療の適切な原価を確保し，医療の質と安全を保証するためにはどのようにすればいいのだろうか．原価の充当のみを探求するには限界がある．早く離床ができる，自分の口から食事がとれるようになる，自分で排尿ができるようになる等，患者にとってより価値のある医療・看護サービスが高く評価されるシステムが必要ではないだろうか．

そのような看護サービスが評価されるためには，社会のなかで国民が享受する医療・看護のあるべき姿を描き，効果性を証明するためのエビデンスを集積し，それを

わかりやすく公開して国民に説明し，世論にはたらきかけ政策に切り込んでいく説得力が必要である．また，限りのある医療資源のなかで高い成果を上げるためのマネジメントの開発や，日々の看護管理活動のなかで，効果性や効率性を示すデータを蓄積する等，看護サービス管理における研究はますます重要になっているのである．

◎ データ，テクノロジーを活用した看護管理活動

厚生労働省は，2018（平成30）年「データヘルス改革推進本部」を設置し，2017（平成29）年の「保健医療分野におけるICT活用推進懇談会」提言や，「データヘルス時代の質の高い医療の実現に向けた有識者検討会」を踏まえて，ICTを活用した次世代型の保健医療システムの実現に向け，具体的施策の検討を開始した[127]．これは，個人情報の確実な保護を前提に，健康・医療・介護の縦割り構造を排除し，「データを有機的に連結可能にするICT環境の整備」「保健医療データプラットフォームの構築」や「ゲノム解析やAI等の最先端技術の医療への導入」等に向けた体制を整備するものである．現在，医療現場では，DPCデータや重症度・医療看護必要度や，レセプトデータ等の診療実績データを経営情報として活用し，医療サービスの質の向上と経営効率の改善に役立てることができるよう，情報環境を整える動きが進んでいる．看護管理においても，データとテクノロジーを活用して，業務の効率化をはかって，生産性を高めることを通して，看護の本質的な業務に専念する体制をつくり，患者の早期の回復とQOLに貢献することに資する研究がますます必要とされていくだろう．

(小池智子)

Think for yourself
看護サービス提供の質を改善するための研究体制について考えてみよう．

2 研究成果の看護サービス管理への応用―データを生かす

めまぐるしく変化する医療環境のなかにあって，看護管理者がデータ収集から統制へとつながる問題解決過程を展開していくうえで，看護管理者自身も研究の手法を用いることなしに一定の成果を得ることは，もはや困難な状況になってきている．また，看護管理者として組織運営に参画するにあたっては，新しい研究成果をはじめとするエビデンスをフルに活用してモノを言わなければ，相手を納得させることもできないし，交渉を成功へと導くこともできない．そして何より，研究の成果を実践に活用することができるのは，実践の場に身を置く看護管理者をおいてほかにはいないのである[128]．

a 看護サービス管理におけるEBM（Evidence-Based Management）とは

Evidence-Based Managementは，「科学的根拠に基づく管理」あるいは「根拠に基づく管理」と直訳される．これに類似した概念として，Evidence-Based Medicine（根拠に基づく医療），Evidence-Based Nursing（以下，EBN：根拠に基づく看護）があるが，本項の論点であるEvidence-Based Management（以下，EBM）は，あくまで信頼性の高い根拠としてのデータを利用する立場の，看護管理者のための行動指針という考え方に依拠する[129]．

これを踏まえ，本項でEBMを定義すると，「研究成果によって得られた入手可能な範囲で最も信頼できる根拠を把握したうえで，限られた資源（ヒト・モノ・カネ・情報）のなかで行う看護管理のプロセスである」ということができる．その際，看護管理をめぐ

る現象が複雑であることや，研究で明らかにされていないことが多いことを考慮すると，研究成果だけでなく，理論や専門家の専門的知識等も根拠として含まれる場合もある．

いずれにせよ，ここで強調したいことは，EBMはただ単に「科学的根拠」を追求するものではなく，よりよい看護サービス管理を選択していくための実践方法までを含むという点である．言い換えると，EBMでは，看護サービス管理に適用しようと考えた研究成果が信頼性のあるものであると看護管理者が判断したとしても，看護管理プロセスにおける「実施」とその後の「評価」が重視されなければ，EBMとしての価値を高めることはできない．

b 看護サービス管理におけるEBMの背景

看護サービス管理におけるEBMの背景には以下の2つがあげられる．

1つ目は，これまでの看護サービス管理は看護管理者の経験や直感に依存し，必ずしも科学的根拠に基づいて行われているとはいえない状況であったことである．めまぐるしく変化する医療環境において，看護管理者は重要かつ待ったなしの看護管理上の意思決定を迫られることが多い．その際の判断をこれまでのように経験知に委ねるのではなく，信頼できる科学的根拠に基づいた判断を行うことが看護管理者にとってますます必要となってきている．

2つ目に，ITの進歩と普及により，複数の研究結果を統合するメタアナリシスとしての第二次情報が整備され，質の高いエビデンスが世界的に集約されてきたことや[130]，情報のアクセシビリティが向上したことである．

インターネットにより，求める根拠情報が容易に手に入るようになった．その一方で，インターネット上で手に入れた情報は，必ずしもその確かさが保証されているものではなく，真に科学的根拠に基づく価値のあるものかを見定めることが求められる．つまり，アクセスする側のリテラシーが問われるのである．

c 看護サービス管理におけるEBMの進め方

EBNの実施手順は5段階に分かれる[131,132]．これをEBMに適用すると，①疑問となる管理的問題を明確にする，②管理的問題についての研究成果（エビデンス）を探す，③得られた情報を批判的に吟味（クリティーク）する，④エビデンス（研究成果）を看護管理実践に応用する，⑤実施した成果を評価する，となる．以下，それぞれのプロセスの実践方法について説明する．

(1) 疑問となる管理的問題を明確にする

看護管理上の問題が発生したときに，まず何が問題なのかを明確にすることから始める．問題を明確にするにあたって含まれる要素は，
- 対象にとって解決すべき問題は何か
- 問題に含まれる要素は何か
- 解決あるいは意思決定するために必要な情報は何か

である．これらに対してできるだけ回答可能な表現に文章化していくことが重要である．例を示すと，病棟の看護師長が「病棟の忙しさに対して，今の看護師配置数は足りないのではないか？」という疑問をもったと仮定する．まず看護師長は，自部署の忙しさがどの程度なのかを調べるかもしれないし，そもそもどのような基準で各病棟の看

```
Patient（その対象に）
      ↓
Implementation（何をすると）
      ↓
Comparison（それをしなかった場合に比べて）
      ↓
Outcome（結果はどうなる）
```

図 11-6 EBN における問題の定式化

〔小山眞理子：看護のこと，もっと知りたい！Today's Focus EBN って何だろう？ クリニカルスタディ 28(4)：267-271, 2007 より一部改変〕

護師数が決定されているかを調べるかもしれない．

　ここで，問題をより明確にする方法の1つとして，EBN でも用いられている「問題の定式化」を使うと，何を明らかにしたいかがより明確になる[131]（図 11-6）．それぞれの頭文字をとって「PICO を立てる（書く）」と呼ばれるが，この場合，看護師長は次のような PICO を立てることができる．

　P＝入院患者に対して
　I＝看護師数が増加した場合は
　C＝現在の看護師数の場合に比べて
　O＝看護サービスの質が向上する

　ここでの作業は，第2段階の文献検索のキーワードとして用いることができるため，現象を適切に言語化することが重要である．

　また，この場合，P を「看護師に対して」，また O を「職務満足度が高まる」と設定することもできる．しかし，看護サービス管理の目的は，質の高い看護サービスを提供することであることを考えると，たとえ看護師の職務満足度が高まったとしても，それが看護サービスの質向上につながらなければアウトカムとはいえないのである．このように，その成果が何で評価されるかということを予測しながら問題を明確化する必要がある．

(2) 研究成果（エビデンス）を探す

　次のステップは，エビデンスとなり得る研究成果を探すことである．研究成果が掲載される文献以外に，インターネットによるデータベースを用いることも有効である．

　前例のキーワードとしては，「看護師配置数」「看護の質」「繁忙度」「必要看護師数」等があるであろう．これらのキーワードで検索した場合，多くの文献がヒットすることもあるが，看護師配置数のエビデンスとして利用することができるかという視点で探すことが大切である．例として，看護師配置数と患者アウトカムについての，海外における研究成果を以下に示す．

- エイズ患者ケアユニットでは，1日につき患者1人あたりの看護師数を1名増員することが，30日以内の死亡率の50％減少と関連があるとされている．
- 夜間の看護師が少数であることと，術後に起こる特定の肺合併症発症リスクの上昇・転倒転落発生率の上昇・疼痛管理における患者満足度の低下との間の関連が明

らかにされた．

- 内科および外科患者の分野横断的分析で，看護師の1日に占める看護時間比率が高いほど，また看護時間数が長いほど，在院日数の短縮，尿路感染症・上部消化管出血・肺炎・ショック・心停止の発生率の低下，救命失敗事例の減少がみられることが明らかになった[133]．

　感染症や合併症の予防こそが看護師の貢献として明らかな部分であり，それを指標にして評価し，看護の成果を明示することで，看護師配置数のエビデンスとしての活用が可能となる．

　また，わが国においてはここ数年，特定集中治療室での重症度・看護必要度を一般病棟にも適用させて，病棟単位で患者が必要としているケアの量が測定されるようになり，これらを看護師配置数のエビデンスとして用いることができるようになった．ただ，看護必要度は病棟の繁忙度を主観ではなく，ケアが必要とされている状況を客観的に示すことに主たる目的を置いているため，これらが患者アウトカムに対応するエビデンスとして成立するものではない．

(3) 得られた情報を批判的に吟味(クリティーク)する

　このステップでは，得られた情報について信頼性と妥当性を検証する．たとえ活字になっているものであっても，その情報が信頼できるものであるという確証はない．研究目的に合った方法で研究が行われているか，研究結果やデータの信頼性はどの程度あるか，測定用具(ツール)は適切なものを複数用いているか，妥当性を検証する方法が明記されているか，倫理的配慮はなされているか，統計処理は適切か等について批判的に吟味する必要がある．これに関しては，批判的に吟味するためのスキルが必要であり，また1つの研究成果だけでなく，複数の文献を吟味することが重要であるため，看護管理者にとっては時間的にも困難な場合が多い．

　これに対して，米国政府の機関であるAHRQ(The Agency for Healthcare Research and Quality)を参考にすると，「エビデンスの水準」が高度，中度，低度にランキングされているため，確信をもって意思決定することができる．またこれ以外に，信頼できる学会，団体，専門委員会が作成した研究成果にアクセスし，情報を得ることは，信頼性，妥当性を維持するうえで有効である．

(4) エビデンス(研究成果)を看護管理実践に応用する

　選択した最も有効なエビデンス(研究成果)を，看護管理実践に適用できるか判断し，それを応用する段階である．その際，①対象者の意向，②臨床の専門性，③資源，④研究成果という4つの判断基準を用いて適用の可否を意思決定する[132]．

　具体的にいうと，たとえエビデンスの水準が高く評価されているものであっても，対象者のニーズがない場合や，それを行う専門的技能がない場合，コストパフォーマンスが悪い場合，また研究成果を組織に適用したり浸透させたりするための組織化ができない場合には実践に応用できなくなる．

　これに加えて，看護管理における意思決定に関しては，看護管理者1人の判断では決定できない場合が多く，そのような場合はチーム全体，組織全体で意思決定することが重要である．特に，看護師の人員配置に関する問題は，病棟の看護師長がどんなにエビデンスのあるデータを集めて，部署の看護師を増員させようと思っても，看護師の確保や配置の権限が看護師長に与えられていない以上，病院経営者や看護のトッ

看護サービス管理における研究

プマネジャーに人員増を要求する交渉が重要となってくる．

(5) 実施した成果を評価する

ここでは，エビデンスに基づく実践を行ったことで，問題は解決されたか，アウトカムは達成できたかを評価する．その際，何をもって達成とみなすかという評価指標を明確に規定することが重要である．

前例でいうと，看護師配置数が現在より増えることで，看護サービスの何がどのように向上したかという視点でアウトカムを評価する必要がある．

Think for yourself
解決あるいは意思決定するために応用できる研究成果には何があるか調べよう．

d EBMとベンチマーキング

現場の看護管理者は，「自施設(自部署)で行われている看護サービスはどの程度質が高いのか」「他施設(他部署)と比較してどのような水準なのか」「最も模範となる施設(部署)はどのような手法を展開しているのか」といった関心をもちながら，今よりもっとよい手法を探し出している．

自施設(自部署)の現状をデータに基づいて客観的に把握し，それをほかと比較することで，「ベストプラクティス」に向けてどこをどのように改善すればよいかが明確になる．ここで有効となるのが，ベンチマーキングという手法である．

(1) ベンチマーキングとは

ベンチマーキングは，1986年にキャンプ(Camp)が提唱した用語で，その定義は「ベスト・プラクティスを探求し導入することである」[134]．ベンチマーキングを行うことでベストに学び，ベストと自身とのギャップを分析し，ベストを志向して継続的に改善することによって経営改革を進めることができる[135]．

重要な点は，ベンチマーキングは1つの目標設定作業であり，他施設のベストプラクティスの情報を絶えず収集し，それを自施設の経営の意思決定につなげるものであって，決して優劣をつけるものではないという点である．ベストプラクティスを中心課題に据えると，どうすればベンチマークが達成できるかはっきりと意識した全体的方向が見えてくる．真のベンチマーキングの価値は，相手が行っている業務方法を理解し，それを自分たちの組織に効果的に取り込むことではじめて生まれるのである[136]．

ベンチマーキングの方法として，大きく次の4つに分けることができる[137]．

①病院間での業績の比較(competitive benchmarking)
②ほかの病院のプロセスを比較(process benchmarking)
③病院以外との比較(functional benchmarking)
④院内(部署間・関連病院間)での比較(internal benchmarking)

このなかで，院内での比較はすでに実施されているであろう．しかし，病院以外の組織との比較を行わなければ，ベンチマーキングの意義や特性を生かすことはできないし，新たな展開を見いだすこともできない．

実際にベンチマーキングを行うにあたっては，**表11-6**に示すように10段階の手順に沿って進める[138]．このなかでも特に「何をベンチマーキングするのか(第1段階)」，「誰をベンチマーキングするのか(第2段階)」，「計画および実地調査(第3段階)」，「業績のギャップ分析(第4段階)」が，ベンチマーキングの成功の行方を決定づける重要な鍵となる．なぜならここで明らかになった結果が，今後のとるべき行動を決める客観的根拠となるからである．

表11-6 ベンチマーキングのプロセス

1. 何をベンチマーキングするかを決定する
2. 誰をベンチマーキングするかを決定する
3. 計画および実地調査
4. 現行の業績とのギャップを明確にする
5. 将来の業績レベルとしての目標値を明示する
6. ベンチマーキングでわかったことを明確に伝え，了承を得る
7. 業績目標を新しいものに替える
8. 行動目標を策定する
9. 行動計画の実施および進捗度合の把握
10. ベンチマークの再調整

〔ロバート・C・キャンプ(著)，高梨智弘(監訳)：ビジネス・プロセス・ベンチマーキング―ベスト・プラクティスの導入と実践―，pp19-23，生産性出版，1996を参考に作成〕

(2) 看護の質指標を用いたベンチマーキングの開発と参加

米国看護師協会(American Nurses Association：ANA)は，看護師人員配置と患者アウトカムの関係を科学的に検証することを目的として，1994年からNational Database for Nursing Quality Indicators(NDNQI：全米看護質指標データベース)に取り組んでいる．

ANAは，データベースに採用する看護質指標の特定，看護質評価方法に関する教育・研修，データ収集システムの予備調査，インターネットを使った本格的データ収集，と段階的に着実に事業を展開してきた．現在，全米2,000以上の病院からのデータが継続的に収集されている．NDNQIが蓄積しているデータは以下のものである[139]．

①患者1人1日あたりの看護提供時間
②転倒転落率(受傷を伴うもの)
③院内感染率
④カテーテルによる尿路感染率
⑤中心静脈カテーテルによる感染率
⑥呼吸器関連の肺炎の発症率
⑦小児疼痛アセスメント，介入，再アセスメントサイクル実施率
⑧小児病棟における24時間平均疼痛アセスメント回数
⑨入院中に形成された褥瘡率
⑩身体および性的暴力発生率
⑪抑制頻度
⑫看護師の教育と免許
⑬看護師の職務満足度調査
⑭スキルミックス(職員数，配置)

これらのデータの特徴は，質向上のためのドナベディアンモデルによる「構造-過程-アウトカム」の，「構造」と「アウトカム」に焦点を当てていることである．看護ケアによって直接もたらされるアウトカムを測定することは，確固たるエビデンスとしてきわめて有用である．

一方，わが国においては，1993(平成5)年から「看護ケアの質評価に関する研究班」が看護ケアの質評価ツールの開発に着手し，これを引き継いだ「看護QI研究会」が「Web版看護ケアの質評価総合システム」を提供している[140]．

また，東京大学大学院医学系研究科看護管理学分野は2003(平成15)年に「NQI看護質

指標研究会」を組織し,患者の経験に基づく看護サービスの質評価,看護師の職務満足と質の高いケア提供への姿勢等について,包括的にデータを蓄積するとともに,ベンチマーキングの開発を行っている[141].

さらに,国際看護師協会(ICN)は「質の高い職場環境は,質の高い看護ケアにつながる」として,人員配置と患者アウトカムとの関連性について多くのエビデンスを示し,各国の取り組みを推奨している.これを受けてわが国においても,日本看護協会では看護職の労働環境の改善と看護の質向上をめざして,看護管理者のデータマネジメント力を強化する取り組みとして,2012(平成24)年度から「労働と看護の質向上のためのデータベース事業 DiNQL(ディンクル:Database for improvement of Nursing Quality and Labor)」に取り組んでいる.

このように,開発されたベンチマーキングの指標に基づき,参加施設が看護の質に関する臨床指標を提供し,データベース化し,全体と個別の集計結果を各施設にフィードバックすることで,参加施設が看護サービスの質改善に役立てることができる.信頼性の高い大規模なプロジェクトによって集められたデータと自施設のデータとのギャップを把握することで,改善に向けた意思決定の方向性を定め,具体的な目標を定めることが可能となる.

しかしその一方で,ベンチマーキングによって自施設の弱みや欠点も見えてくる.それらを改善して効果が出るまでには時間がかかる場合もあり,看護管理者は,看護サービスの質を高めるために腰を据えてベンチマーキングに取り組むことが必要である.

(松浦正子)

■引用文献

1) 野嶋佐由美(代表):看護系大学におけるモデル・コア・カリキュラム導入に関する調査研究報告書(平成22年度先導的大学改革推進委託事業),2011.
2) 吉本照子(代表):学士課程における看護実践能力と卒業時到達目標の達成状況の検証・評価方法の開発(平成27-29年度)最終報告書.千葉大学大学院看護学研究科附属看護実践研究指導センター,2018.3.
3) 上泉和子:ケア時代の看護管理者の育成.日看管会誌 4(2):6-14,2001.
4) 上泉和子,豊増佳子,金井 Pak 雅子,他:現行看護管理教育カリキュラムの分析.日看管会誌 3(1):27-34,1999.
5) 岩井郁子:聖路加看護大学大学院の教育・研究内容.看護管理学.Quality Nursing 6(1):62-64,2000.
6) 金井 Pak 雅子:看護管理学に関する研究の動向と今後の課題.看護研究 33(4):291-298,2000.
7) 加納川栄子,山田 覚:高知女子大学の看護管理学教育の考え方と目指すもの.看護展望 26(6):36-41,2001.
8) Yoder-Wise, P.: Leading and Managing in Nursing(Fifth Edition), Elsevier Mosby, MO, 2011.
9) 北爪明子,巴山玉蓮,加藤栄子:看護基礎教育課程における「看護政策管理学」の構成要素の検討,群馬県立県民健康科学大学紀要 第9巻,pp44-89,2014.
10) 浦田喜久子:神戸市看護大学の看護管理学教育の考え方と授業の実際.看護展望 26(6):23-29,2001.
11) 上泉和子:看護管理教育体系化への試み.看護展望 26(6):17-22,2001.
12) 井上悦子:佐賀医科大学の看護管理学教育の実際.看護展望 26(6):30-35,2001.
13) 杉森みど里(代表):看護系大学・短期大学における自己点検・評価システムの開発.平成8〜10年度科学研究補助金基盤研究B(2)研究成果報告書,1999.
14) 亀岡智美,舟島なをみ,趙 秋利,他:授業過程の質の日本・中国間比較─看護基礎教育課程の講義に焦点を当てて.国立看護大学校研究紀要 10(1):40,2011.
15) 日本看護協会:認定看護管理者について
http://nintei.nurse.or.jp/nursing/qualification/cna[2018年10月1日閲覧]

16) 日本看護協会：認定看護管理者カリキュラム基準(2018年3月9日改正)
   http://nintei.nurse.or.jp/nursing/wp-content/uploads/2018/03/cna_curriculum_2018_main.pdf[2018年10月1日閲覧]
17) 日本看護協会：資格認定制度の経緯
   https://nintei.nurse.or.jp/nursing/wp-content/uploads/2015/09/history201509.pdf[2018年10月1日閲覧]
18) 日本看護協会：認定看護管理者カリキュラム基準改正の概要について
   http://nintei.nurse.or.jp/nursing/wp-content/uploads/2012/09/cal-kijyungaiyo.pdf[2018年10月1日閲覧]
19) 文部科学省：大学院教育について
   http://www.mext.go.jp/a_menu/koutou/daigakuin/index.htm[2018年10月1日閲覧]
20) 澤田　進(編集兼発行人)：21世紀の看護学教育，財団法人大学基準協会，資料第56号，pp13-21，2002.
21) 美代賢吾：看護サマリーの電子化，第1回看護サマリーネットワーク研究会論文集，pp22-29, 1998.
22) 日本看護科学学会第6期・7期看護学学術用語検討委員会：看護行為用語分類，日本看護科学学会，2005.
23) 中村慶子，薬師神裕子：継続的なケアを目指しての試み―領域を絞った専門性の高い連携．テレビ電話を用いた糖尿病患者教育の継続的支援．看護展望27(2)：262-267, 2002.
24) 一色保子，中村慶子，伊藤卓夫，他：栄養指導におけるIT活用の効果と可能性．テレビ電話による小児の1型糖尿病患者の自己管理支援．臨床栄養100(1)：34-37, 2002.
25) 瀬戸奈津子，正木治恵，野口美和子：糖尿病外来における電子メールを使った看護相談システムに関する研究(1)．電子メールを使った看護相談に関するニーズ調査．日糖尿教看会誌4(1)：5-13, 2000.
26) 水流聡子，中西睦子，川村佐和子，他：高度専門看護実践の可視化とアルゴリズムの抽出．高度専門看護実践における知識の可視化研究．看護研究38(7)：523-532, 2005.
27) 水流聡子，内山真木子，渡邊千登世，他：看護業務を支える病院システム―医療情報としての看護用語の標準化の取り組み．看護観察マスターの開発とその概要．看護管理15(7)：551-554, 2005.
28) 水流聡子，中西睦子，川村佐和子，他：看護業務を支える病院システム―医療情報としての看護用語の標準化の取り組み．看護行為マスターの開発とその概要．看護管理15(7)：540-550, 2005.
29) 河口てる子，東めぐみ，横山悦子，他：高度専門看護実践の可視化とアルゴリズムの抽出―糖尿病自己管理教育(食事療法)の高度専門看護実践アルゴリズム試案．「認知と行動」に依拠するアルゴリズムは可能か．看護研究38(7)：579-592, 2005.
30) 日本赤十字北海道看護大学：共同看護学専攻(博士課程)の特色．
   http://ns2.rchokkaido-cn.ac.jp/graduate/kyoudou_tokusyoku.html[2018年10月1日閲覧]
31) 日本赤十字看護大学：5年一貫制博士課程共同災害看護学専攻(DNGL)．
   https://www.redcross.ac.jp/graduate/dngl[2018年10月1日閲覧].
32) 高木晴夫(監修)，竹内伸一(著)：ケース・メソッド教授法入門，慶應義塾大学出版会，2010.
33) 安藤輝次(編著)：学校ケース・メソッドで参加・体験型の教員研修，図書文化社，2009.
34) 西尾範博：ケース・メソッド授業研究―需要の視点からの考察，流通科学大学教育高度化推進センター紀要4：31-46, 2007.
35) 小池智子，川村佐和子，大藪　毅，他："ケースメソッド"でステーション経営の頭を鍛える！．訪問介護と介護15(7)～16(4), 2010～2011.
36) 小池智子，他：【連載】管理的思考の育成！ケース・メソッド入門①～⑩．看護展望39(4)～(13), 2014
37) 前掲書32, p8.
38) ルイス．B．バーンズ，アビー．J．ハンセン，C．ローランド．クリステンセン(編著)，高木春夫(訳)：ケース・メソッド教授法―世界のビジネス・スクールで採用されている，ダイヤモンド社，2010.
39) 前掲書33, pp18-42.
40) 高木晴夫，竹内伸一：実践！　日本型ケースメソッド教育，ダイヤモンド社，2006.
41) 日本看護管理学会：沿革
   janap.umin.ac.jp/p02_2.html[2018年10月1日閲覧]
42) 日本看護管理学会：過去学術集会・年次大会の推移．
   janap.umin.ac.jp/pdf/p05_taikai_archive_2017.pdf[2018年10月1日閲覧]
43) 公益社団法人日本看護協会(http://www.nurse.or.jp/nursing/qualification/kanrisha/touroku.html)[2018年10月1日閲覧]
44) 法人日本看護協会：協会ニュースVol. 533(2011.12.15)
45) 高木詠子，大利友美，佐藤真紀子，他：新人看護師の基本的な看護技術を習得するためのローテーション研修導入の効果，日本看護学会論文集(看護管理42号)，pp65-67, 日本看護協会出版会，2012.

46) 武村雪絵：組織ルーティンの学習過程の明確化　新たに病棟に配属された新人看護師と経験者との比較．看護実践学会誌27(2)：19-30，2015．
47) 青木真希子，竹内千恵子：コミュニケーションスタイルのタイプ分けを用いたプリセプターシップへの介入効果．日本看護管理学会誌17(1)：28-36，2013．
48) 保田江美，中原　淳：中堅看護師からの支援が新人看護師の入職初期の臨床実践能力に及ぼす影響．医療職の能力開発3(2)：83-98，2015．
49) 髙谷嘉枝：新人看護師の適応促進を目的とした看護管理者が用いる支援方法の開発．兵庫県立大学看護学部・地域ケア開発研究所紀要18巻，pp91-107，2011．
50) 小野田舞，内田宏美，津本優子：新卒看護師の職場適応とその影響因子に関する縦断的研究．日看管理会誌16(1)：13-23，2012．
51) グレッグ美鈴，八木哉子，玉田雅彦他：新人看護師教育における教育担当者の役割遂行のための支援．神戸市看護大学紀要20巻，pp5-13，2016．
52) 実藤基子：熟練看護師における就業継続の内的要因についての質的研究．看護・保健科学研究誌11(1)：11-20，2011．
53) 加藤栄子，尾﨑フサ子：中高年看護職者の職務継続意志と職務満足に関する要因の検討．日看科会誌31(3)：12-20，2011．
54) 山崎恵子，内田宏美，長田京子，他：中高年看護師の職業継続のプロセスとその思い．日看管理会誌16(1)：34-44，2012．
55) 関　美佐：キャリア中期にある看護職者のキャリア発達における停滞に関する検討．日看科会誌35(1)：101-110，2015．
56) 伊東美奈子：中堅看護師が転職前に行う予測と転職後に遭遇する現実との相違の構造．日看管理会誌15(2)：135-146，2011．
57) 樫村香利，江藤京子，田中マキ子：中途採用看護師と教育支援担当看護師の教育支援に関する認識の相違．日本看護学会論文集（看護管理43号），pp235-238，日本看護協会出版会，2013．
58) 茂木美香，石原裕起：緩和ケア病棟におけるチェックボードを用いた転倒転落防止対策．日本医療マネジメント学会雑誌18(3)：147-152，2017．
59) 工藤尚也，小松諒子，渡辺美樹子，他：心臓血管外科術後患者におけるチューブトラブル発生の要因．日本看護学会論文集（看護管理47号），pp293-296，日本看護協会出版会，2017．
60) 西山史江：専従医療安全管理者のインシデント報告を利用した安全文化醸成行動．日本看護管理学会誌19(2)：76-85，2015．
61) 伊藤綾子：情報照合時の眼球運動　情報の見落としの有無・照合方法との関連において．お茶の水看護学雑誌9(2)：14-27，2015．
62) 飛田伊都子，林知江美，山田利恵，他：看護師における筋骨格系障害の労働医学的検討-作業の負担と人間工学的検討．日本看護学会論文集（看護管理43号），pp479-482，日本看護協会出版会，2013．
63) 駒形和典，藪中幸一，仲上豪二朗，他：携帯型超音波装置を用いた経鼻胃管の位置確認の検討．看護理工学会誌5(1)：52-57，2018．
64) 白鳥さつき，田嶋紀子，中畑千夏子，他：全国の看護管理者を対象とした職業感染と抗がん剤曝露予防に関する調査．愛知医科大学看護学部紀要14：13-22，2015．
65) 飯野京子，神田清子，平井和恵，他：看護師のがん薬物療法における曝露対策に関する実態調査，がん薬物療法における曝露対策合同ガイドライン発行前調査　日本がん看護学会ガイドライン委員会報告（平成24〜27年度）．日本がん看護学会誌29(3)：79-84，2015．
66) 水野ルイス里美，高山直子，近藤信子，他：100床以上の医療機関における産業看護活動についての実態調査．日本産業看護学会誌2(1)，9-15，2015．
67) 三浦百合子，田中淳子，野水桂子，他：看護職が患者・家族から受ける暴力行為と組織対応に向けた取り組み．日本看護学会論文集（看護管理39号），pp279-281，日本看護協会出版会，2009．
68) 友田尋子，三木明子，宇垣めぐみ，他：患者からの病院職員に対する暴力の実態調査―暴力の経験による職種間比較．甲南女子大学研究紀要4号，pp69-77，2010．
69) 森岡真美，三木明子：新人看護師に対する暴力防止研修の成果．日本看護学会論文集（看護管理41号），pp231-234，日本看護協会出版会，2011．
70) 松本智晴，信太圭一，宇都由美子，他：DPCを用いた入院期間に及ぼす影響要員と看護ケア量との関係性に関する分析．日本医療情報学会看護学術大会論文集12回，pp22-25，2001．
71) 伊藤直子，古幡明子，渡辺綾子，他：看護必要度とインシデント発生の関係―インシデント項目別にみて．日本看護学会論文集（看護管理42号），pp249-252，日本看護協会出版会，2012．
72) 秋山智弥，秋山直美，林田賢史：DPC/PDPSにおける入院基本料と看護必要度の関連の検討．日本看護評価学会誌3(1)：11-20，2013．
73) 高井裕美，菰野朱美，山名比呂美，他：看護管理に情報を活用するDiNQL参加による看護管理者の医

療・看護の質評価・改善につながるマネジメントへの影響．日本医療情報学会看護学術大会論文集 15，8-9，2014．

74) 香西瑞穂，佐野雅隆，金子雅明，他：管理に向けた看護ケアプロセスの可視化方法に関する研究．日本医療・病院管理学会誌 53(1)：19-29，2016．
75) 新井能理子，佐藤初江，丸山なみ子，他：外来看護業務の効率化―検査及び入院・手術説明の集中化．日本看護学会論文集（看護管理 38 号），pp437-439，日本看護協会出版会，2008．
76) 津佐知江，佐伯圭一郎，草間朋子，他：外来看護の質向上のための環境システム整備に関する調査．看護科学研究 8(2)：21-28，2009．
77) 関　弘子，湯沢八江：外来での疾病管理に置ける看護師の役割拡大に関する研究―権限の委譲に焦点をあわせて．日看管理会誌 12(2)：86-93，2009．
78) 徐　延美，西垣昌和，池田和子，他：エイズ拠点病院 HIV/AIDS 外来における看護師配置と療養指導実施状況．日看管理会誌 14(2)：22-29，2010．
79) 丸岡直子，伴真由美，川島和代，他：退院調整部門の組織発達における看護管理者および退院調整看護師の役割．石川看護雑誌 6：67-76，2009．
80) 佐瀬真粧美，酒井郁子：退院に向けて病院看護師が他組織と連携をすすめるための必要な要素と課題．千葉看護学会会誌 16(1)：77-85，2010．
81) 大脇吉子，木下千鶴，内田美恵子：NICU における退院支援の現状調査．日本新生児看護学会誌 23(2)：25-33，2017．
82) 籏持知恵子，薮下八重，中山美由紀，他：地域包括ケアに向けた専門看護師ネットワークシステム構築のための基礎的調査．大阪府立大学看護学雑誌 24(1)：91-98，2018．
83) 丸岡直子，田村幸恵，田甫久美子，他：パートナーシップ・ナーシング・システムの導入効果と定着への課題．石川看護雑誌 12：75-83，2015．
84) 田中久美子：パートナーシップ・ナーシング・システムを通した清潔ケアの実践指導．日本新生児看護学会誌 22(1)：34-36，2016．
85) 大儀律子，萩原桂स子，野田部恵，他：文献にみる看護職のフルタイム勤務者と短時間勤務者の協働．大阪市立大学看護学雑誌 11：37-44，2015．
86) 栗原良子，古家幸代，大田敦子：中小規模病院の組織変革にむけた看護部長への支援．日本看護学会論文集（看護管理 47 号），pp31-33，日本看護協会出版会，2017．
87) 大原裕子，瀬戸奈津子，米田昭子，他：慢性疾患領域における医師と看護師との役割分担と連携に関する研究．日看科会誌 31(4)：75-85，2011．
88) 中川典子，林千冬：医師関係における会話の特徴と協働関係形成の条件．日看管理会誌 12(1)：37-48，2008．
89) 小味慶子，大西麻未，菅田勝也：Collaborative Practice Scales 日本語版の信頼性・妥当性と医師―看護師間の協働的実践の測定．日看管理会誌 14(2)：15-21，2010．
90) 多崎恵子，稲垣美智子，松井希代子，他：看護師の糖尿病チーム医療を促進する実践およびチーム連携状況の実態．日本糖尿病教育・看護学会誌 19(2)：139-147，2015．
91) コリー紀代：看護の業務委託に関する意思決定基準の国際比較．日看管理会誌 15(1)：66-73，2011．
92) 高見由美子：「専門看護師サポートネットワークシステム」の開発における専門看護師が求めるサポート内容の明確化．兵庫県立大学地域ケア開発研究所活動報告集，4 巻，2010．
93) 田口実里：感染管理認定看護師の資格取得における役割の変化．日本赤十字看護大学紀要 25：53-64，2011．
94) 石倉晴美，上條優子，須森未枝子：専門看護師や認定看護師と協働するペア・ナーシング活動前後の看護の質指標の変化．山梨県立大学看護学部研究ジャーナル 3：59-66，2017．
95) 神戸美輪子，細田泰子，星　和美：病院看護部における潜在看護師の復職研修と受け入れに関する全国調査．畿央大学紀要 9(1)：1-12，2012．
96) 山崎あゆ子，本田みき子，鈴木淳子，他：セカンドキャリア活用に関する看護管理者及び定年退職を控えた看護職への意識調査．日本看護学会論文集（看護管理 46 号），pp88-91，日本看護協会出版会，2016．
97) 豊嶋三枝子：ナースセンターにおける定年退職後看護職者の登録状況と再就業サポートシステムの現状．日本看護学会論文集（看護管理 41 号），pp121-124，日本看護協会出版会，2011．
98) 南谷志野，平井さよ子，賀沢弥貴，他：ライフイベントを契機としたパート看護職へのトランジションの様相．日看管理会誌 15(2)：113-125，2011．
99) 井上　誠，土路生明美，鴨下加代，他：共働きをしながら幼児期の子どもを育てる男性看護師の仕事と育児の両立への思い．看護・保健科学研究誌 17(1)：84-91，2017．
100) 中村悦子，尾崎フサ子：外国人看護師候補者の受入れ施設の課題と候補者の生活・職場・学習環境への適応．日本看護学会論文集（看護管理 43 号），pp219-222，日本看護協会出版会，2013．

101) 井上仁美：看護中間管理者のコンピテンシー．高知女子大学看護学会誌 40(1)：109-116，2014．
102) 本村美和，川口孝泰：中規模病院の看護管理者におけるコンピテンシー評価尺度の開発．日本看護研究学会雑誌 36(1)：61-70，2013．
103) 奥　裕美，井部俊子，柳井晴夫，他：看護管理実践のための自己評価指標(MaIN)改訂版の信頼性と妥当性の検討．聖路加看護学会誌 15(2)：16-25，2011．
104) 倉岡有美子，井部俊子，佐々木菜名代：コンピテンシーを基盤とした看護管理者研修プログラムの開発と評価(第一報)．日看管理会誌 20(1)：26-37，2016．
105) 溝口幸枝，青山ヒフミ：財務知識を習得した看護管理者の経営参画の実際．大阪府立大学看護学部紀要 21(1)：41-48，2015．
106) 田代朱音，三木明子，黒田梨絵：新任師長の業務ストレスと職場の支援，ストレス反応との関連．日本看護学会論文集(看護管理 43 号)，pp367-370，日本看護協会出版会，2013．
107) 村井孝子，中尾久子：看護師長が体験した倫理的問題とその頻度―県全域の看護師長を対象とした質問紙調査より．日本看護倫理学会誌 8(1)：70-77，2016．
108) 高谷嘉枝：看護部長の災害時におけるマネジメント能力の検討．兵庫県立大学看護学部・地域ケア開発研究所紀要 18：81-90，2011．
109) 野貴美子，河原加代子，小原真理子，他：災害時の看護活動におけるコンピテンシーモデルの開発―震災発生直後の看護活動におけるコンピテンシー要素の抽出と構造化．日本災害看護学会誌 12(2)：18-36，2010．
110) 高野与志哉，下条円華，内山詞恵，他：看護管理に医療情報は活かされているか！データ分析を Evidence とした看護記録業務改善に対するアプローチの一例．日本医療情報学会論文集 14：15-16，2013．
111) 越後雅博，横井宏佳，鈴木三弥子，他：生体情報モニタのアラーム発生状況の可視化による不要なアラーム削減への取り組み．医療の質・安全学会誌 10(1)：31-40，2015．
112) 武村雪絵：療養病床の看護職員・介護職員のキャリアアイデンティティの測定．医療と社会 14(4)：83-98，2005．
113) 相撲佐希子，大嶋光子：老人保健施設における介護事故予防の現状　安全管理体制と看護職員の安全意識に影響する要因．日本看護医療学会雑誌 15(1)：16-26，2013．
114) 森　陽子，大山裕美子，廣岡佳代，他：新たに訪問看護分野に就労した看護師が訪問看護への移行期に経験した困難とその関連要因．日看管理会誌 20(2)：104-114，2016．
115) 前川一恵，星山佳治：在宅療養者の緊急入時に地域包括ケア病棟は足りているのか　「地域包括ケア病棟の受け入れ指標」による検討．厚生の指標 65(6)：11-17，2018．
116) 北川公子，酒井郁子，深堀浩樹，他：認知症ケア加算 2 算定申請をした病院の看護管理者からみた認知症看護研修の効果．老年看護学 22(2)：97-102，2018．
117) 李　慧瑛，下高原理恵，深田あきみ：論文表題におけるがん看護研究と対がん政策との関連―テキストマイニングを用いた過去 46 年間の時代的変遷の分析．日本看護医療学会雑誌 19(2)：60-71，2017．
118) 奥　裕美：看護の資格を有する無所属地方議員の政策過程と看護の視点で政策に関与することの有用性に関する研究．日本看護管理学会誌 11(2)：17-25，2008．
119) 古川恵美，瀬戸加奈子，松本邦愛，他：経済連携協定(EPA)に基づく外国人看護師候補者受け入れ施設の現状と課題．日本医療マネジメント学会誌 12(4)：255-260，2012．
120) 飯田貴映子，酒井郁子：高齢者長期ケア施設における外国人看護職・介護職の就労の現状と課題．文化看護学会誌 4(1)：3-12，2012．
121) 松脇孝太郎，間宮直子，池田惠津子：訪問看護師と特定看護師が関わる在宅でのチーム医療　重症の多発褥瘡ケアの 1 事例から．日本看護学会論文集(看護管理 47 号)，pp189-192，日本看護協会出版会，2017．
122) 中央社会保険医療協議会：診療報酬基本問題小委員会議事録，2007 年 2 月 28 日．www.mhlw.go.jp/shingi/2007/02/txt/s0228-5.txt [2018 年 10 月 1 日閲覧]
123) Dicenso, A., Cullum, N., Ciliska, D.：Implementing evidence-based nursing. Some misconceptions. Evid Based Nurs 1(2)：38-39，1998．
124) 今中雄一(編著)：医療の原価計算―患者別・診断群分類別コスティングマニュアルと理論・実例，p27，社会保険検収所，2003．
125) 今中雄一：医療における安全・質確保のための必要資源の研究：「品質原価」と「持続可能性のための原価」の測定と分析．平成 17 年度厚生労働科学研究費補助金政策科学推進研究事業研究報告書，2006．
126) AHRQ(編)，今中雄一(監訳)：医療安全のエビデンス―患者を守る実践方策，医学書院，2005．
127) データヘルス改革―ICT・AI 等を活用した健康・医療・介護のパラダイムシフトの実現―
https://www.kantei.go.jp/jp/singi/keizaisaisei/miraitoshikaigi/dai7/siryou5.pdf [2018 年 10 月 1 日閲覧]

128) 中西睦子(編)：看護サービス管理，p259，医学書院，1998．
129) Denise, M. R.：Is there Such a Thing As "Evidence-Based Management"? Academy of management Review 31(2)：256-269，2006．
130) 山田豊子：EBM/EBNの意義と課題．京都市立看護短期大学紀要第31号，pp101-104，京都市立看護短期大学，2006．
131) 小山眞理子：看護のこと，もっと知りたい！ Today's Focus EBNって何だろう？ クリニカルスタディ 28(4)：267-271，2007．
132) 角濱晴美：研究成果の実践への活用(EBN・EBP)．看護管理学習テキスト 第2版 第8巻 看護管理研究，pp100-104，日本看護協会出版会，2012．
133) 国際看護師協会(著)，日本看護協会(訳)：2006年国際看護師の日―安全な人員配置は命を救う，p25，日本看護協会，2006．
134) ロバート・C・キャンプ(著)，高梨智弘(監訳)：ビジネス・プロセス・ベンチマーキング―ベスト・プラクティスの導入と実践，p15，生産性出版，1996．
135) 菅田勝也(編)：看護管理に活かすベンチマーキング―看護サービスの質改善のために，p5，中山書店，2012．
136) 前掲書134，p16．
137) 新田章子：ベンチマーキングとクリニカルインディケーター―質の改善・評価と，その指標．看護管理 12(1)：24-26，2002．
138) 前掲書134，pp19-23．
139) 坂下玲子(訳)：全米看護の質指標データベース(NDNQI)のための看護の質指標の開発．看護研究 43(5)：344-348，2010．
140) 菅田勝也：看護評価の地平．The Journal of the Japan Academy of Nursing Administration and Policies 12(2)：5-11，2009．
141) 前掲書135，p118．

■参考文献
(鳥原真紀子)pp267-272
- 井部俊子，山田雅子，松本直子，他：力のある看護管理者をどう育てるか―日本看護協会認定看護管理者制度の改定案．聖路加看護大学紀要 No38，pp63-70，2012．
- 國井治子：管理者育成の重要性と認定看護管理者認定制度．看護 53(6)：32-34，2001．
- 北角栄子：認定看護管理者制度の仕組みと改正のポイント．看護 53(6)：35-38，2001．
- 井部俊子，中西睦子(監修)：看護管理学習テキスト 第2版，第1巻：看護管理概説，pp2-26，日本看護協会出版会，2017．
- 澤田 進(編集兼発行人)：21世紀の看護学教育，財団法人大学基準協会，資料第56号，2002．
- 文部科学省：「新時代の大学院教育(平成17年答申)」の検証について 医療系ワーキンググループ(報告(素案))
  http://www.mext.go.jp/b_menu/shingi/chukyo/chukyo4/009/siryo/attach/1293300.htm
  [2018年10月1日閲覧]
- 茂木秀昭：ザ・ディベート―自己責任時代の思考・表現技術，筑摩書房，2010．
- 平井さよこ：大学院で認定看護管理者コースを開設した意義．看護管理 19(10)：878-883，2009．

(小池智子)pp280-285
- ウィリアム・エレット(著)，斉藤聖美(訳)：入門 ケース・メソッド学習法―世界のビジネス・スクールで採用されている，ダイヤモンド社，2010．

索引

数字・欧文索引

Ⅰ型療養床　75
Ⅱ型療養床　76
3つのM要素　58
── を用いた査定　58
21世紀(2025年)日本モデル　100

A Patient's Bill of Rights　250
ADL維持向上等体制加算　122
administration　5
AHRQ　298
career development　218
CNS　217
DiNQL　301
DPC(diagnosis procedure combination)
　15, 81, 196, 233, 290
DRG(diagnosis related group)
　14, 167
DRG/PPS　14
EBM(Evidence-Based Management)　295
── の進め方　296
── の背景　296
EBN(Evidence-Based Nursing)　293
ICN　216
ICNP　210
IPC　115
IPE　115, 125
IT　272
── による研究の変化　275
JCI(Joint Commission International)　153, 250
JCQHC　154
── の病院機能評価　155, 158
malpractice crisis　175
management　5
MBO(management by objectives)　42
medical safety management　175
NDNQI　300
NQI看護質指標研究会　300
nursing management　1
Patient and Family Rights　250
patient safety management　175
PICO　297
PNS(partnership nursing system)　67
PRB　250
RCA(root cause analysis)　180
SBAR　124
team competency　115
The Patient Care Partnership　250
TQM(Total Quality Management)　161, 166
X理論　40
Y理論　40

和文索引

あ
アカデミックトレーニング　270
アサーティブ　72
アドホクラシー機構　4
アポイントの入れ方　71
安全の欲求　29

い
委員会型組織　36
移行期ケア　111
移行期支援　109
維持要因　30
医政局看護課の所掌事務　131
一般システム理論　16
医療
── における危険要因　179
── における基本権　250
── における組織　34
── の質　155
── の質の3つの要因　164
── の質評価表　158
医療安全管理　175
医療介護総合確保推進法　139
医療過誤危機　175
医療経済学　15
医療経済実態調査　81
医療サービスの特性　55
医療事故　177
医療専門職
── の補完の強化　119
── の役割の拡大　119
医療費対GDP比率　12
医療部会　142
医療保険財政　80
医療保険(制度)　76, 77, 91
医療保険部会　142
インシデント　175
インシデント報告　161
インターネット調査　275
院内暴力　189
── への組織的対策　190

え
栄養サポートチーム加算　116
エキスパートナース　238
エビデンスの水準　298
遠隔看護　276
遠隔授業　277
── の課題　279

お
オーダリングシステム　201
オペラント条件づけ　31

か
介護医療院　75
介護サービス　88
── の計画立案　88
── の利用手続きの流れ　87
介護支援専門員　90, 107
介護報酬　86
介護保険事業所の組織　97
介護保険(制度)　85, 86, 92
── の仕組み　86
── の理念　90
── で給付されるサービス　89
介護保険法　86
介護予防サービス　90
介護療養病床　75
概念化能力　24, 235
科学技術の7つの構成要素　165

307

索引

家族のライフサイクル　223
環境要因　30
看護
　──のコアサービス　118
　──の仕事　2
　──の大学教育化　215
看護QI研究会　300
看護過程　56
看護管理　1
　──に必要な組織コミュニケーション　48
　──のシステムアプローチ　17
看護管理学　261
　──としての教育範囲　263
　──の実習　264
看護管理学概念図　263
看護管理技術の習得　264
看護管理教育
　──，大学院における　269
　──の必要性　263
看護管理者　246
　──が必要とする情報　199
　──に関する研究　291
　──の仕事　1
　──の役割，倫理に関する　248
看護技術の評価　145
看護基礎教育　225
　──における看護管理教育　259
看護行政　130, 149
看護行政担当課　132
看護業務ワークシート　205
看護記録の電子化　272
　──のメリット・デメリット　273
看護ケア提供方式　64
　──の採用基準　67
看護計画の立案　197
看護系技官　131
看護経験の概念化　233
　──の方法　236
看護サービス
　──におけるマネジメント　53
　──の結果に対する評価項目　57
　──の質向上　165
　──の質の査定　56
　──の内容　57
看護サービス管理　1
　──の対象　7
看護サービス管理研究　285
　──の推移　285
　──の増加の背景　286

看護サービス管理システム　17
看護サービス推進室　131
看護サービス提供のプロセス　196
看護事故　177
看護師全体の平均離職率　84
看護実践国際分類　210
看護実践の可視化　277
看護実践用語の標準化　210
看護者の倫理綱領　245
看護小規模多機能型居宅介護事業　110
看護情報　107
看護職員確保　104
看護職員確保対策官　132
看護職員への配慮　252
看護職の職務満足に関する研究　170
看護師連携　109
看護政策　133
看護部長　23, 24
看護補助者との役割分担　122
看護マンパワー　104
看護目標のとらえ方　95
看護倫理教育　253
看護倫理実践システムの設計　255
患者
　──と家族の権利　250
　──の権利　249
　──の権利章典　250
　──の自己決定　247
　──の自己決定権法　250
　──の仕事　11
　──のプライバシー侵害　248
患者教育　157, 159
患者参画　160
患者情報の収集　196
患者スケジュール　205
患者満足度　167
　──に影響する要因　168
患者満足度調査　167
感情リテラシー　193
監督者層　6
看保連（看護系学会等社会保険連合）　146, 288
管理　5
管理者　6
　──の仕事　54
管理プロセス　56

官僚機構　4

き
議員提出法案　141
危険要因　180
　──への対応　181
期待理論　32
機能型組織　36
技能の習得段階　232
機能別看護　64
キャリア　218
キャリア・アンカー　220
キャリア・サイクル　223
キャリア・ディベロップメント　166
キャリア・プラニング　219, 220
キャリア・マネジメント　219, 221
キャリア開発　219, 229
　──に関係する3つのサイクル　223
　──の方法　232
キャリア開発プログラム　218
キャリア形成のスタート　224
キャリア発達　219, 229
給食システム　203
急性期医療における看護の課題　106
急性期看護補助体制加算　122
協会けんぽ　80
強化理論　31
協議的リーダーシップ　26
拠出金　80
居宅介護支援　90
居宅サービス計画　88
勤務体制　67
　──に関する基本的要因　68
勤務表　206

く
クリニカル・インディケーター　154, 158
クリニカルパス　197
クリニカルラダー　229

け
ケア環境とチーム体制整備に関する実践能力　260
ケアトランジション・プログラム　112

索引

ケアの質保証に関する研究　290
ケアプラン　88, 96
ケアマネジャー　90, 107
経営機能の垂直分化　35
経営理念の歴史的変遷　38
経験学習　233
経済活動　9
経済的要素　59
警鐘的事例　180
ケース・メソッド　280
　──の導入　282
　──の特徴　281
ケース教材　281
血液・体液媒介感染　185
結核　186
原価　294
権限　4
　──の委譲　63
健康保険料　77
検査システム　202
現任教育　229
　──のゴール　238

こ

抗がん剤曝露　186
後期高齢者医療制度　77
交渉　72
厚生労働省医政局看護課　130
行動化　70
公費医療制度　79
交付金　149
公平理論　33
効率性　58
コーディネーション　64
顧客が求める5つのクオリティ次元　163
顧客満足　166
国際看護師協会　216
国民医療費　12, 76
国民皆保険制度　154
国民健康保険（国保）　77
個別課題別多数事例の分析　182
コミュニケーション　44, 72
コンシューマリズム　8
根本原因分析　180

さ

サービス　2, 54
最高管理者層　6
在宅看護　95
　──の視点　95
　──のマネジメント　95
再入院率　112
参加的リーダーシップ　26
三交替制　68
三位一体の改革　149

し

ジェネラリスト　214
自我の欲求　29
時間管理　70
資源　3, 58
　──の公正な配分　251
自己概念　220
自己効力感　192
自己実現の欲求　29
仕事に対する姿勢　39
自助　99
システム思考　16
システム実践　17
社会的責任　166
社会的欲求　29
社会保障審議会　142
社会保障制度　99
社会保障制度改革国民会議　99
社会保障と税の一体改革　94
受保連（受療者医療保険学術連合会）　147
生涯発達心理学　222
状況依存的プラニング　61
状況別リーダーシップ　27
消毒剤グルタルアルデヒドの曝露　188
消費活動　9
消費者運動　2, 8, 175
消費者の8つの権利と5つの義務　8
情報　3, 18
情報技術　18, 272
省令　136
職業感染　185
職業性腰痛　190
職業倫理　244
職場環境　164
職務上のストレス　191
職務満足　169
　──に影響する要因　169
自律性　215
ジレンマ　246
審議会　148

人材育成・キャリア開発に関する研究　289
新人看護職員研修ガイドライン　225
診断関連群に基づく定額支払制度（DRG）　14, 167
診断群分類包括評価（DPC）　15, 81, 196, 233, 290
人的資源管理に関する研究　291
人的要素　58
診療看護師　134
診療支援システム　201
診療の補助における事故の防止　178
診療報酬　81
　──の改定　81
診療報酬改定の過程　142

す

スタッフ　36
スタッフナースに必要な情報　199
ストーリー法　236
スペシャリスト　214

せ

政策過程　133
政策決定過程の通年サイクル　142
政策評価　137
政策プロセス　147
　──への参加者　147
生産活動　9
静的情報　199
生物社会学的ライフサイクル　223
生命倫理　244
生理的欲求　29
セオリーZ　41
責任　4
セクシャルハラスメント　189
ゼミ方式　270
セルフマネジメント力　113
専門看護師　216
専門職　213
　──の特質　214
専門職化　214
専門職業団体　216
専門職者として研鑽し続ける基本能力　262

索引

専門職連携教育(IPE)　115, 125
専門職連携実践(IPC)　115
専門的能力　24
戦略的プラニング　61
　── の基本　62

そ
組織　3, 33, 43
組織・システムに関する研究
　　　　　　　　　　　291
組織化　63
組織構造　35
組織コミュニケーション　43
　── の最適化　48
組織コミュニケーション行動　50
組織コミュニケーション能力　46
組織図　36
　── の必要性　37
組織文化　60
ソフトシステム思考　17

た
退院支援・退院調整　106, 109
大学間連携教育　126
大学の使命　215
対人的能力　24
代理情報　167
多数事例の分析　182

ち
地域医療機関の連携体制　157
地域医療構想　111
地域医療連携における看護の課題
　　　　　　　　　　　107
地域包括ケアシステム　100, 105
地域密着型介護予防サービス　90
地域連携(クリニカル)パス　105, 118
チーム　115
チームSTEPPS　125
チーム医療　116
チーム効力感　115
チームトレーニング　124
チームナーシング　65
チームメンタルモデル　115
チームリーダー　23, 25
チーム力　115
チームワーク　115
中医協(中央社会保険医療協議会)
　　　　　　　　　　　142
　── の組織構成　144

中間管理者層　6
チューブ類の管理エラー・トラブル事例　182

て
ディベート　270
データ交換規約　209
電子カルテ　208
電子メールへの対応　71

と
動機要因　30
統制　73
動的情報　199
独裁的リーダーシップ　25
独占的権限　216
特定看護師　135
特定行為　120, 135
特定行為研修制度　133
トップ・マネジメント　6
　── の責務　6
ドナベディアン　155, 164
トランジショナル・ケア　111
トランジション・コーチ　114

な
ナースプラクティショナー　134
内閣提出法案　140
ナレッジ　53

に
二交替制　69
日本医療機能評価機構　154
日本看護管理学会　288
日本看護協会　216
入院時支援加算　112
入浴事故　182
二要因理論　30
認識　234
　── の3段階　234
認定看護管理者　267, 289
認定看護管理者制度　267
認定看護師　216

は
バーグマンによる倫理的意思決定のモデル　249
ハーツバーグ　30
ハードシステム思考　17

パートナーシップ，治療における
　　　　　　　　　　　250
針刺し　185
パワーハラスメント　190

ひ
被曝防護の3原則　187
ヒヤリハット事例　175
ヒューマンエラー　176
病院機能評価
　── で期待される効果　156
　── の新たな枠組み　156
病院機能評価認証　153
病院組織の構造　4
評価原価　294
費用対効果意識　15
被用者保険　77
標準化　196
標準看護計画　197, 204
病棟師長　23, 25
　── としてのリーダーモデル
　　　　　　　　　　　22
病棟専任薬剤師　122
病棟薬剤業務実施加算　122
ピラミッド型組織　35
品質原価　294

ふ
複合型サービス　110
物的要素　59
物流システム　203
プライマリナーシング　65
プラニング　61
プリセプター制度　225
プリセプターの役割　226
ブループリンティング　159
プロフェッショナル　214

へ
ベンチマーキング　299
　── のプロセス　300

ほ
暴言　189
放射線の曝露　187
放任的リーダーシップ　26
訪問看護サービスの採算性　101
訪問看護事業　100
訪問看護の特徴　101
暴力　189

ホーソン実験　170
保健指導官　132
保険診療の仕組み　78
補助金　149

ま
マーケティング　101
マクレランドの分類　39
マズロー　28
マトリックス型組織　36
マネジアル・グリッド　43
マネジドケア　14
マネジメント　23, 53

み
ミドル・マネジメント　6
民主的リーダーシップ　26

め
メディケア（老齢者・障害者保険）
　　　　　　　　　　13, 153
メディケイド（貧困者救済保険）
　　　　　　　　　　13, 153

も
目標管理方式　42
モジュラー看護方式　66
モチベーション　28, 32, 71
　── の3要因　32

問題の定式化　297

や・ゆ
夜勤体制　67
薬剤システム　202
優先順位のつけ方　70

よ
要介護認定　87
欲求体系　28
予防原価　294

ら
ライン　36
ライン・アンド・スタッフ型組織
　　　　　　　　　　　　36
ライン型組織　36
ラテックスアレルギー　188

り
リーダー　22
　── の役割　64
リーダーシップ　23
リーダーシップスタイル　25
リーダーシップ能力　24
リスク　175
リスクコントロール　175
リスクファイナンス　175
リスクマネジメント　174

　── に関連する研究　289
　── のプロセス　175
リスクマネジャー　176
立法過程　141
療養上の世話
　── と介護　108
　── における事故の防止　178
臨床指標　154
臨床専門看護師　217
臨床における学習の構造　231
倫理原則　249
倫理綱領　216
倫理的意思決定のモデル　254
　──, バーグマンによる　249
倫理的ジレンマ　243
倫理的問題　242, 244
倫理に関する看護管理者の役割
　　　　　　　　　　　248

れ
レジリエンス　191
　── の形成　192

ろ
老人医療費　14
老人福祉法　14
老人保健法　14
労働安全衛生上のリスク　185